中医非物质文化遗产临床经典名著

顾松园医镜

清·顾靖远 著

袁久林 校注

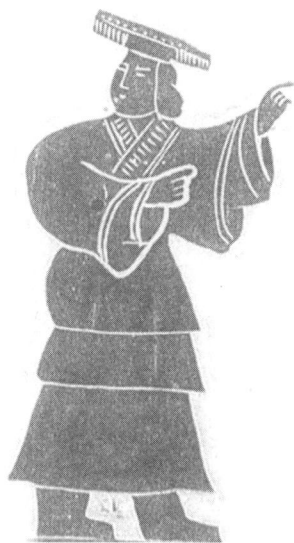

中国医药科技出版社

图书在版编目（CIP）数据

顾松园医镜/（清）顾靖远著；袁久林校注 . —北京：中国医药科技出版社，2014. 1
（中医非物质文化遗产临床经典名著/吴少祯主编）
ISBN 978 - 7 - 5067 - 6323 - 3

Ⅰ . ①顾… Ⅱ . ①顾… ②袁… Ⅲ . ①医案 - 汇编 - 中国 - 清代 Ⅳ . ①R249. 49

中国版本图书馆 CIP 数据核字（2013）第 198697 号

美术编辑 陈君杞

版式设计 郭小平

出版 中国医药科技出版社

地址 北京市海淀区文慧园北路甲 22 号

邮编 100082

电话 发行：010 - 62227427 邮购：010 - 62236938

网址 www. cmstp. com

规格 787 × 1092mm¹⁄₁₆

印张 18

字数 336 千字

版次 2014 年 1 月第 1 版

印次 2023 年 9 月第 3 次印刷

印刷 三河市万龙印装有限公司

经销 全国各地新华书店

书号 ISBN 978 - 7 - 5067 - 6323 - 3

定价 65. 00 元

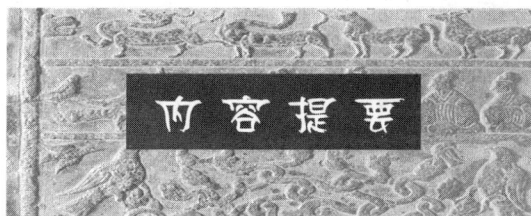

内容提要

《顾松园医镜》又名《顾氏医镜》，十六卷，为清代顾靖远（字松园）所著，刊行于清康熙五十七年（1718年）。全书内容共分六部分，其中"灵素摘要"两卷，包括摄生、阴阳、气味、治则、病机等；"内景详解"一卷；"脉法删繁"一卷，包括内经要语、先哲名言、持脉真诀等；"格言汇纂"两卷，包括论治大纲和辨证大纲；"本草必用"两卷，载常用药物二百八十种，论其性味功效等；"症方发明"八卷，主要论述伤寒、温热、中风及妇科经带胎产等各科病证之辨证要领和理法方药。

出版者的话

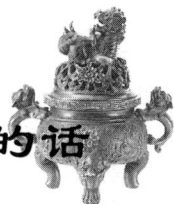

　　中华医学源远流长，博大精深。早在两汉时期，中医就具备了系统的理论与实践，这种系统性主要体现在中医学自身的完整性及其赖以存续环境的不可分割性。在《史记·扁鹊仓公列传》中就明确记载了理论指导实践的重要作用。在中医学的发展过程中，累积起来的每一类知识如医经、经方、本草、针灸、养生等都是自成系统的。其延续与发展也必须依赖特定的社会人文、生态环境等，特殊的人文文化与生态环境正是构成中医学地域性特征的内在因素，这点突出体现在运用"天人合一""阴阳五行"解释生命与疾病现象。

　　但是，随着经济全球化趋势的加强和现代化进程的加快，我国的文化生态发生了巨大变化，中国的传统医学同许多传统文化一样，正在受到严重冲击。许多传统疗法濒临消亡，大量有历史、文化价值的珍贵医药文物与文献资料由于维护、保管不善，遭到损毁或流失。同时，对传统医药知识随意滥用、过度开发、不当占有的现象时有发生，形势日益严峻。我国政府充分意识到了这种全球化对本民族文化造成的冲击，积极推动非物质文化遗产保护。2005 年《国务院办公厅关于加强我国非物质文化遗产保护工作的意见》指出："我国非物质文化遗产所蕴含的中华民族特有的精神价值、思维方式、想象力和文化意识，是维护我国文化身份和文化主权的基本依据。"

　　中医药是中华民族优秀传统文化的代表，是国家非物质文化遗产保护的重要内容。中医古籍是中医非物质文化遗产最主要的载体。杨牧之先生在《新中国古籍整理出版工作的回顾与展望》一文中说："古代典籍是一个民族历史文化的重要载体，传世古籍历经劫难而卓然不灭，必定是文献典籍所蕴含精神足以自传。……我们不能将古籍整理出版事业仅仅局限于一个文化产业的位置，要将它放到继承祖国优秀文化传统、弘扬中华民族精神、建设有中国特色的社会主义的高度来认识，从中华民族的文化传统和社会主义精神文明建设的矛盾统一关系中去理解。"《保护非物质文化遗产公约》指出要"采取措施，确保非物质文化遗产的生命力，包括这种遗产各个方面的确认、立档、研究、保存、保护、宣传、承传和振兴"。因此，立足于非物质文化遗产的保护，确立和展示中医非物质文化遗产博大精深的内容，使之得到更好的保护、传承和利用，对中医古籍进行整理出版是十分必要的。

而且，中医要发展创新，增强其生命力，提高临床疗效是关键。而提高临床疗效的捷径，就是继承前人宝贵的医学理论和丰富的临床经验。在中医学中，经典之所以不朽是因其经过了千百年临床实践的证明。经典所阐述的医学原理和诊疗原则，已成为后世医学的常规和典范，也是学习和研究医学的必由门径，通过熟读经典可以启迪和拓宽治疗疾病的思路，提高临床治疗的效果。纵观古今，大凡著名的临床家，无不是在熟读古籍，继承前人理论和经验的基础上成为一代宗师的。因此，"读经典做临床"具有重要的现实意义。

意识到此种危机与责任，我社于2008年始，组织全国中医权威专家与中医文献研究的权威机构推荐论证，按照"中医非物质文化遗产"分类原则组织整理了本套丛书。本套丛书包括《中医非物质文化遗产临床经典读本》与《中医非物质文化遗产临床经典名著》两个系列，本套丛书所选精当，涵盖了大量为历代医家推崇、尊为必读的经典著作，也包括近年来越来越受关注的，对临床具有很好指导价值的近代经典之作。

本次整理突出了以下特点：①力求准确：每种医籍均由专家遴选精善底本，加以严谨校勘，为读者提供准确的原文。②服务于临床：在书目选择上重点选取了历代对临床具有重要指导价值的作品。③紧密围绕中医非物质文化遗产这一主题，选取和挖掘了很多记载中医独特疗法的作品，尽量保持原文风貌，使读者能够读到原汁原味的中医经典医籍。

期望本套丛书的出版，能够真正起到构筑基础、指导临床的作用，并为中国乃至世界，留下广泛认同，可供交流，便于查阅利用的中医经典文化。

本套丛书在整理过程中，得到了作为本书学术顾问的各位专家学者的指导和帮助，在此表示衷心的感谢。本次整理历经数年，几经修改，然疏漏之处在所难免，敬请指正。

中国医药科技出版社

2013 年 10 月

校注说明

《顾松园医镜》又名《顾氏医镜》，十六卷，刊行于清康熙五十七年（1718年）。作者顾靖远，字松园，具体生平不详。据冯勖序及左国桢序所载，顾氏为明代昆山顾文康公（鼎臣）之孙，曾于太医院任职，所著尚有《医要》一书，亦无传本。

《顾松园医镜》全书共十六卷，包括"灵素摘要"、"内景详解"、"脉法删繁"、"格言汇纂"、"本草必用"、"症方发明"六部分。其中"灵素摘要"两卷，包括摄生、阴阳、气味、治则、病机等；"内景详解"一卷；"脉法删繁"一卷，包括内经要语、先哲名言、持脉真诀等；"格言汇纂"两卷，包括论治大纲和辨证大纲；"本草必用"两卷，载常用药物280种，分草部（128种）、木部（47种）、果部（24种）、菜部（10种）、谷部（14种）、金石部（17种）、人部（6种）、兽部（13种）、禽部（4种）、虫鱼部（17种），论其性味功效等；"症方发明"八卷，主要论述伤寒、温热、中风、燥、伤风、火、中暑、湿、疟、痢、肿胀、嗝、呕吐、霍乱、干霍乱、泄泻、伤食、不能食、嗳气、痞满、积聚、三消、虚劳、咳嗽、肺痿、肺痈、痰饮、喘、汗、不寐、健忘、怔忡、惊悸、痿、痹、厥、疝、癫狂痫、头痛、眩晕、目病、耳病、胃脘痛（胸痛、心痛、腹痛）、腰痛、胁痛、小便不通、交肠、关格、小便不禁、淋、遗滑、大便秘结、大便血、痓、脚气、及妇科经带胎产等各科病证之辨证要领、理法方药。现存版本主要有清康熙五十七年抄本、1921年杭城武林书馆铅印本、1931年河北深县于凤纲抄本、1934年扫叶山房石印本及1958年顾世培祖传献稿本等。

顾氏私淑常熟缪仲淳，旁及喻嘉言。他既批评浅学者"以药性方歌为至宝，不知入户一误，误己误人"，又批评"好高之辈又辄自称读金匮书，遵仲景法，偏执不化"，主张以灵素为宗，融汇各家；处方用药，平正效验，不尚奇异。顾氏书中，有不少自制方，这些处方看似极平淡，实际却是作者毕生经验所在。如治疗伤风咳嗽的疏金利肺汤，治痹证三方（行痹主方、痛痹主方、着痹主方），治虚劳三方（保阴煎、回生丸、长春广嗣丹）等。顾氏临床经验丰富，书中有不少新见解，足开人悟境。顾氏指出，如治温热病遇歇止之脉，有因火过亢，有因气血痰食停滞，阻遏其运行之机，其治或清其火热，或通其壅滞，脉自如常，勿拘于炙甘草汤之补。又谓炙甘草汤用于虚证，乃补胃生津，养血润燥，以为复脉之法，若内有热者，姜桂即不可轻用。又如对于温病，他认为天时温暖，人感微温之气，即谓之风温，当以辛凉轻散；而伏邪温病，则当用辛凉，微汗透表，兼以养阴顾其津液。顾氏之行辈在叶天士之前，故左国桢说他"实开苏医之先河"，实不为过。民国十三年（1924年），左国桢氏得到

《顾松园医镜》的抄本，认为"书中各症著论，均极精要，治法亦别具手眼"，"自制方多佳者"，再次把这部世不经见的医书付印，但流传仍不广。陆定圃（以湉）在《冷庐医话》中提到顾松园（靖远），而盛赞其医术之高，更发见与其同时的汪缵功窃取顾氏之作，为之不平。陆氏手眼极高，由此可见顾氏之医学功底及本书之学术水平之一斑。

本次校勘经对各种版本比较发现，该书现存版本均系抄本或由抄本整理而出版，如扫叶山房石印本和顾氏献稿本等，其中顾氏献稿本内容相对完备，错讹较少，因此作为底本，同时以扫叶山房石印本作为主校本。顾氏献稿本在编排顺序上与原书有较大差别，但内容基本相同，其包括："本草必用"两卷；"脉法删繁和内景详解"一卷，包括内经要语、先哲名言、持脉真诀和内景详解四部分；"灵素摘要"一卷，包括摄生、阴阳、脏象、气味、治则、病机、运气等部分；"格言汇纂"一卷，包括论治大纲和辨证大纲两部分；"症方发明"十一卷，其中第十三卷"癫狂痫"在"惊悸"之后，改成在该卷最后。原"中暑"方后所附"仲淳治疗疽一切肿毒神方"改在全书最后。顾氏本无左国楫序及凡例，均据扫叶山房本补。

原序一

　　医之为道大矣！医之为任重矣！世之言医者甚夥，具曰予圣，及经治病，则动辄颠复，因是而叹明通者之难其人也。吾友松园顾君，系出巨族，颖异天生，年方舞勺，铮铮黉序，特以屡试数奇，未逢伯乐之顾，乃以明经就选。其言曰："大丈夫不能致君行道，被泽于苍生，亦当济世立言，有功于造化。"遂择岐黄之术而为之肆力焉。寒暑靡间，寝食俱忘，不啻有人督促而为之者，二十年来如一日。夫以是道高矣，名著矣，彼虽不欲以斯术自见，然友之知其神而称其方者，户外之屦常满。其临症投剂，俱与俗下相悬殊，医弗能解，辄相谤之，然用卒奇中，亦未尝不心折之，遇险怪症必拱手而请质焉，松园往往起沉而生之，辄抚掌自快。曾供职御医院，旋以亲老归养，闭户著书，手辑医镜一编。其于"灵素摘要"、"内景详解"、"脉法删繁"则简而公；"本草必用"、"格言汇纂"则要而精；症方发明，则博而约，真业医之秘本，济世之宝鉴，医书中之罕见者也。行将达之朝廷，播之中外，跻斯民于寿域，传奕世以无穷，又安知圣天子不召对宣室，寄之重任，以展抱负也！勖其拭目以观之矣。

（翰林院检讨充修纂明史官）年家眷弟冯勖拜撰

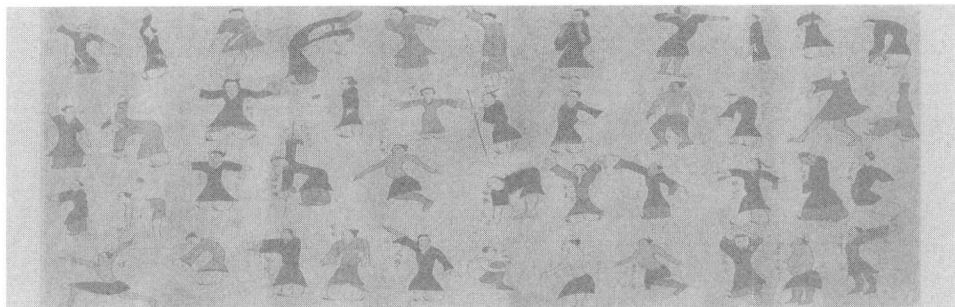

原序二

　　古来医书，充栋汗牛，难以悉数。如近代王宇泰之《证治准绳》，薛立斋之十六种书，则学者苦其太繁，而有望洋之叹。李士材之《必读》，赵养葵之《医贯》等编，又嫌其太略，而有未备之憾。求其简而明，约而该，切于时用而必效者殆罕觏焉！松园顾君情深利济，究心医术，积学有年，纂述医镜一编，书成请余为序。余一为披阅，见其所集本草、内经、脉诀、症方诸卷，删繁去复，独存精要，加之注释，义极详明。真令医者读之，顿开胸中茅塞，病家见之，亦恍然致疾根原，应寒、应热、应补、应攻，不为庸俗所误。所谓简而明，约而该，切于时用而必效者，是书足以当之矣。余甚欢喜赞叹，而弁数言于首。

　　赐进土及第资政大夫

予　告

经筵讲官内阁学士兼礼部侍郎加二级年家眷侍生徐秉义拜撰

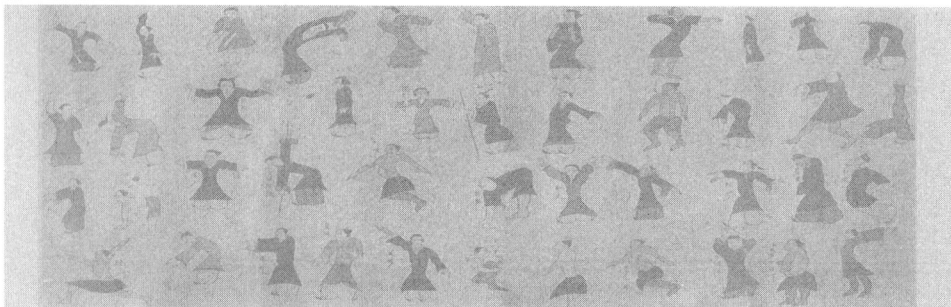

原序三

　　松翁顾公之于简，翁婿行也。简未遇时，吾父楚皋公与金陵赞先符公订姻姬。先是松翁弱冠，尝与符公有车笠之盟。后别二十年，符公客殁粤东，无子有女二，一归简尚未婚也，时孤露南中，吾父悯其母女无根据，迎来吴郡。一女为养媳。壬午秋闱，简幸得隽，与松翁往来颇厚，谈及符公，为之慨然曰：此吾故人女也，子尚未成姻，一切装赠，我当少助万一。简于时心服其高义凌云，而德施难忘也。予不得事符公，视松翁又一符公矣，因以舅视松翁，松翁即以婿视简。因得与嗣子宰为内兄弟，盖异姓而同怀不是过也。适见内弟所钞撮医镜一书，相与反复展玩，大有会悟，乃知翁之用心忠厚，视嗣子如所生，故视嗣女婿如己出。情至之人，天伦不薄，仁厚之意，遍济群生，宜其竭心力以活人，不肯作时下庸医所为，故其书之详审精密，至再至三改纂数四而后成也。简忝职守府，莅属东省，偶尔遘疾，以王事靡监，力疲奔命，延医诊视，如水投石，几致身陨，凡一年有余乃痊。特附家邮，达吾翁烦吾嗣内弟，速录成书达东省，可以济活万人，而吾岳翁一生苦心及吾内弟积年钞撮之成劳两无负乎！先草叙言一篇于翁自序之后，并以俟当代有识有力名公卿大人，以赞成刊刻之举，福祉永无极云耳。

时康熙五十八年七月嗣婿程简拜序于山东之官廨

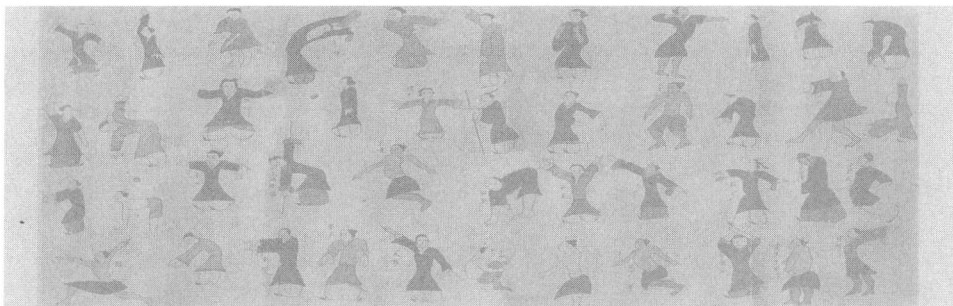

序

    辛酉秋国楫有蒐罗医籍之举，友人胡君仲文（炳炎）以《顾氏医镜》抄本相贻，检读一过，知为顾氏松园（靖远）所著之原本也。顾氏此书，未见他人著录，惟近人陆氏定圃（以湉）所著之《冷庐医话》盛称道之，言其书世无刊本。陆氏当时有假录一部，咸丰庚申之乱，失于杭州，深致惋惜。此本校陆氏所述，无徐侍郎（秉义）一序，抄写虽多伪舛，然一仍十六卷之旧，似尚完备。书分素灵摘要、内景图解、脉法删繁、格言汇纂、本草必用、症方发明六种，首以辨治二论，抒写心得。盖顾氏痛其父以时疾误服温热药而殒，故于此书，再三致意焉。顾氏为明昆山顾文康公（鼎臣）之孙，清初有声庠序，逮后入为太医院官，所著尚有《医要》一书，想世亦无传本矣。书内各症著论，均极精切，治法亦别具手眼，大旨推尊缪仲醇、喻嘉言二氏，用方不尽遵古法，然自制方多佳者，且有秘方，都载书内。其行辈在薛一瓢、叶天士之先，而法门乃不甚相远，诚为苏州医派之先河矣。方今薛氏、叶氏之书遍行宇内，甚且有以一己之著作，托其名问世者；而顾氏此书，乃为硕果仅存于乡僻间。同时如汪赞功等著述，初无及之者，汪氏且身受其治（详见本书辨治），亦未见称道，尤不可解，而冷庐更发见汪氏窃取顾氏之方矣。书之传不传，殆所谓有幸有不幸也。国楫既喜得见世不经见之书，因付印以公世，并为略考其梗概，以为读其书者，知人论世之助云。

中华民国十三年春节后八日左国楫济臣识于种香阁

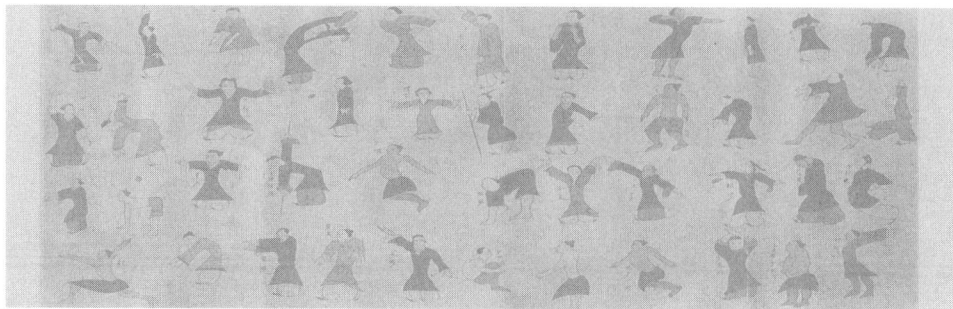

自　序

古圣王尝百草，著医书，而于万政之余，不肯自暇逸为劳者，诚以民生为大，而医事为重也。周礼以医事隶于六官，以保王躬，掌民疾，（且命医为师，）俾出政令，班固汉书以医并于神仙，其职贵，其道尊，故其时神良辈出，若周之长桑扁鹊，汉之华陀仲景，俱表表在人耳目间。自兹而降，上祇视为奉御之名，下直比于艺术之流，学士大夫，多所不讲，而业儒不成者，即粗躐方书，遂号为医，竟借以为肥家之计，盛盛虚虚，而遗人夭殃，致邪失正，而绝人长命，医学之荒也，由来久矣。虽唐宋以来，不乏哲人，然究寥寥易数。推其过，总由不学之咎。然学儒之读书也易，学医之读书也难，儒书则一定之可循，医书则多岐之易炫。儒之书，孔孟之书也，夫人而知读之矣，弗敢违也；医之书，炎黄之书也，亦夫人而言读之矣，而卒弗读也，何则？文辞古雅，理道渊深，难以解悟，故庸浅之流，望而蹙额，一见药性赋及症方歌诀等书，便奉为灵宝，不知入门一错，误己误人。少年不学，老大徒伤，追悔何及。而好高之辈，又辄自称读金匮书，遵仲景法，偏执不化，疗病投剂，务必争奇求异，是好高偏执之杀人，与庸浅不学之杀人等耳。故张、刘、李、朱本医之四大家也，其所著书，不过补前人之未备，而自成一家之言。即诸家各有所发明，亦补前人之未备者居多。是以赵氏云：读伤寒书，而不读东垣书，则内伤不明，而杀人多矣；读东垣书，而不读丹溪书，则阴虚不明，而杀人多矣；读丹溪书，而不读薛氏医书，则真阴真阳不明，而杀人亦多矣。故医而不精深孔孟之理，洞彻炎黄之义，广征诸子，遍考百家，

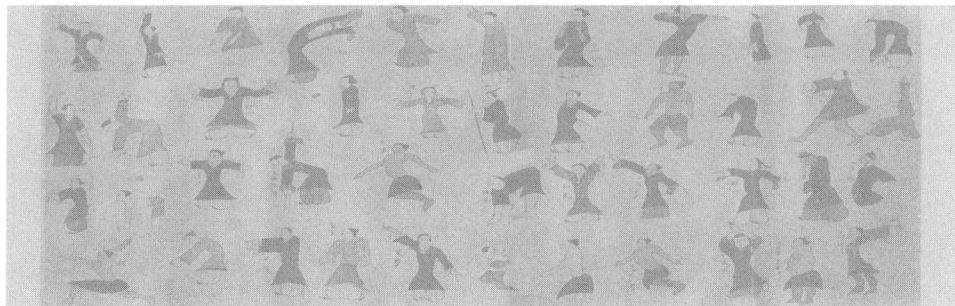

融会贯通，活泼治病，而欲求如桴鼓响应，犹拔刺雪污，称为工巧神圣，必无之事，熟云医为小道，而可易视为哉。闻之张长沙云：居世之士，曾不留心医术，上疗君亲，下救贫贱，中以保身，但逐荣利，企踵权豪，卒遇非常，身居死地，举寿命委付凡流，岂不危哉！玄晏曰：人受先人之体，有八尺之躯，而不知医事，此所谓游魂耳。虽有忠孝之心，慈惠之性，君父困难，赤子涂地，无以济之，此圣贤所以精思极论，尽其理也。予有感于二氏之言，因思古人有不为良相定作良医之语，因遂慨然而叹，谓可以事君，可以养亲，可以济世，可以全生，可以成名者，庶几有熊氏之风乎？于是毅然自奋，二十年来夙兴夜寐，殚炎黄之奥，究仲景之秘，渔猎方书，搜罗医案，忝得萤明。乃辑本草必用，脉法删繁，内景图解，灵素摘要，格言汇纂，症方发明，分为一十六卷，统名《医镜》，俱以岐黄仲景为经，诸子百家为纬，言言采其金石，字字摘其珠玑，明剖疾病之情，悉合时地之宜，俾庸浅者读之，则易为领略，好高者省之，遂难施险僻。更望当世巨公，慧眼品题，互相倡导，以挽颓风，使人皆得尽其天年，不负古圣王垂教之仁慈，是则余之大快也，而亦苍生之大幸也。

顾靖远松园甫自序

凡　例

　　——《内经》《灵枢》犹儒家孔孟之书，乃为医者之必宜熟读。先贤俱有发明，近人亦多纂集。今之逃儒归医者，全部则苦多而难读，纂要亦徒诵而未解。兹以张景岳《类经》为之摘其大纲，切要必不可无者，逐句释其病机，一门不详诸症者，以散见各门，不复重赘。

　　——藏象内景及经络不明，动手便差，故以内景绘图注释，经络歌括，重为考订，使学者昭然于心目。

　　——脉法先采《内经》要语，次摘先哲名言，后及持脉真诀，删繁存要，但能熟读此编，自有得心应手之妙。

　　——治病及辨证，俱宜先明其大纲，故立格言汇纂一编，参以管窥，务宜熟读。

　　——习医者，宜熟读药性。兹采必用诸品，加之注释，示以禁忌，欲求广博，有《经疏》《纲目》可考。

　　——伤寒，喻嘉言《尚论篇》已详，似无可赘。每见业医之士，犹未尽能熟读，余因会通全书，将六经症治，以及合病、并病、坏病、过经不解，并劳复、食复等症，参仲淳之法以用药，更立羌防香苏散，以代麻桂等汤，加减阳明经葛根汤一方，补太阴厥阴二方，以黄连阿胶汤一方，为治少阴经之病，出自管窥，亦合为一篇，以便诵读。若求深造，自有全书在焉。

　　——古来张仲景称治伤寒之圣，其解发明全书之奥旨者，惟《尚论》为最是。冬月正伤寒治法，业无余蕴。至若春温夏热之病，沈自南柴胡香豉汤用丹皮入心胞以治温病，香豉散火汤用骨皮入三焦以治热病，诚发前人所未发，惜其方名未妥，余故更之，一曰柴胡丹皮汤，一曰柴胡骨皮汤，使人知所分别用治。且汗出为三焦的症，苍术非宜，又注云有汗去之，是立骑墙之见，使人何以辨证耶？此味故检去。其辨症四时感冒总论、风温论、春月盛寒诸论，余统一为一篇，使读者一览晓畅无余。

　　——伤寒辛热诸方，原为误药从全暂用，并非传经伤寒正治之法，故不录者甚多，欲挽时弊，实非偏执。况温热病中，断然无处可用，有发明于后。

　　——诸症俱有论，凡《内经》《金匮》乃先哲名言，有关本门之症者，采其精要，选入论中，参以鄙见，合为一篇。篇中有所未尽者，复入方后阐发之。如虚劳一门，方书多气血阴阳混列，兹特阐发阴虚劳症一门，独抒己得，就正大方。

1

——方下所列之症，约注以明之。方中所用之药，逐品以析之。或方后更发明全方之旨，备加减之法以通其变，示服药之法以善其用，即附不可汗吐下之条于本方之下，及难用之方药标出以使人知所禁忌，备救误治之道及外治诸法。或本方加减一二味，即更方名。而治某症者，或症似本方而实非本方所治，即为剖别。而推用别方者，或用方下所列诸症，即为阐发病机者，备悉始终治要者，总一一指出，以便学者之用。

——先哲及愚医案，摘其平正切用效验者录之，医方亦然，其险僻者，一概不载。

医道积习通弊论

尝闻伊川先生有言：士生斯世，而无功德及物，乃是天地间一蠹耳。因思范文正公云：愿达则为良相，穷则为良医。噫！大丈夫之不遇于时者，庶几有熊氏之风乎？然有志而未逮也。居无何，先人患热症，病甚笃，遍求医。有荐者曰：某良工也，某士行也，急延之。有毁者曰：某贱工也，某不行也，遂舍之。自主补之议皆曰高，而参术之药入；自主泻之言俱称是，而硝黄之剂投；自主寒之论共赞出奇，而附桂之方用；自主热之说佥云有理，而芩连之汤进。薰莸莫辨，是非弗知，卒枉死于药，为终天恨，此不知医之祸也。于是奋志医学，诵灵素，读金匮，探百家之菁英。究诸药之功能，思起天下后世，沉疴残疾，而生全之，以稍偿百身莫赎之罪，岂为借区区一刀圭之术，以鸣一乡行一时哉！故不惮劳体，三十年来，焚膏继晷，孜孜屹屹，纂述《医镜》《医要》二编，冀振颓风，家贫，剞劂不克以自任，徒赉志莫伸云尔。窃念今日——

圣帝德流，亿兆无不沾恩，而医学舛谬，疲癃每多涂炭，苟无人焉起而正之，将误天下苍生者何时而已耶！吾郡最称人材之薮，其间通经论，识时务，出类拔萃者非少，或独善己身而不言者有之，或恐招众谤而不言者有之。吁！余何人斯，而敢为正医道之得失哉！余思之，余再思之，设亦钳其口，结其舌，其自为计则得矣，如有救苍生夭枉之心，则不能矣。余之更为此论也，急欲以明道，盖不得已也。昔贾洛阳治安策，言当年时势，可为痛哭长叹息。余谓今时医道之弊，有可为痛哭者三，可为长叹息者二，请试言之。如冬月正伤寒，世宗仲景韪矣，而不知仲景生于汉时，风气犹厚，居于北土，地高严寒，故其发表俱用辛热重剂；若在南方，寒不甚严，去古渐远，元气渐薄，凡用表散，只宜辛温轻剂；其春温夏热之解表，则宜辛凉辛寒之品，其法则可师，而其药不可泥，非违仲景也，变而通之，以从时地也。许学士云：吾读仲景书，宗仲景法，未尝专用仲景方。景岳云：余治伤寒，多非本门正方，随手辄应。斯真善学仲景者也。嘉言论仲景伤寒篇中，所载辛热诸方，多为误汗吐下，故不得已而从权暂用以回阳，辨之甚明，人不细审，见为成法，转相效尤，甚至春夏秋三时外感症中，亦恣用无忌。大概病家，辄称感风寒，受寒湿，见用温热，则情投意合，更于酷暑时令，闭窗下帷，和衣复被，致病者躁扰无奈，欲饮冷水，欲投入井，反谓阴躁，禁与寒凉，因枉其生，展转戕害，尚不觉悟而不改过，乃犹沮他医之寒药，岂不愚哉！嗟夫！温热瘟疫等病，皆热症也，从无感寒，阴自何来。即传经伤寒，亦系热病，虽传三阴，名为阴分，总属热邪，均宜清解为主，有下症者则下之，

1

与严冬寒邪，即直中少阴肾经而为阴症，应用干姜附桂者万万不同。嘉言明有阳症忽变阴厥，万中无一，古至今无一之说。吴又可有世间罕有阴症，若误引节庵冷过肘膝，脉来无力为阴，而竟投附桂，下咽必毙之论。余每宗治外感症，活者甚众，亦曾有白虎回生之说，谆谆相告，乃犹不加察，反讥余之善用寒凉。一见手足厥冷，发呃吐蛔，筋跳肉动，仍疑为阴症，而投热剂，千中千死，万中万死，间有一二脏厚耐毒不死，或素禀阴寒，或过用寒凉，与药偶合得生，遂为再造奇方，附桂神丹。此今时治外感之通弊，可为痛哭者一也。如杂症中之虚劳，尽属阴虚，大要宜壮水清金，培脾健中，一以甘寒为主，大剂久服，才有裨益。向缘方书，气血阴阳，混列论治，是以后人漫无指归。每见治斯症者，见其畏寒足冷，辄用八味引火归元，是抱薪救火，而上焦愈热。更有因泄泻而投以理中之燥热，复助阳劫阴，补中之升提，愈使阴火上逆。又有因寒热鼻塞，头胀而微痛，遂用辛温升散以发表；妇女骨蒸，血枯经闭，遂用辛热行血以通经，皆令促其速毙。又如肿胀一症，今人亦不审其因食因痰，思所消之；因水因血，思所行之；郁气凝结，何药开之；脾肾虚弱，何方补之。彼曰我宗薛氏也，此曰我宗赵氏也，不论寒热，弗分虚实，概投肾气、补中等汤，比比受害。又如膈症，实者可治，血衰液耗火炎者，本难挽回，今复投以补气健脾，香燥开郁等剂，只求延挨时日，尚不可得。他如阴虚痰火之用姜半星术，胃热呕吐之用姜半藿蔻，类中之概投六君参附，下痢之妄施八味理中，中暑冷汗脉虚之误用温热，产后瘀血未尽之遽用补益，常见服药之后，轻者益笃，重者即殒，此今时治杂症之种种通弊，可为痛哭者二也。又如老人天真渐绝，只有孤阳。譬如树老则滋膏干少，今乃血枯精竭之躯，不补阴之是务，而反用纯阳之桂附，劫尽残阴，是犹枯木而加之以烈火也，祸也，福也，此言故亦自有说。赵氏以人身譬之走马灯，火盛则动速，火微则动迟，火熄则不动。景岳亦言，真阳为人身之大宝。嘉言于"中寒门"谓：倘治病者以贵阴贱阳为药石，则治乖其治。复述高年妾多，服参附汤之如意，由是肾虚补火之药，举国信用而不惑。独不思火之盛衰，系于油之多少。经曰五脏者主藏精者也，不可伤，伤之则失守而阴虚，阴虚无气，无气则死，非油尽则火灭之谓欤！又不考景岳复言：余及中年，方悟补阴之理，活人之效，不能尽述。又言：阳和之火则生物，亢烈之火则害物。嘉言亦即于中寒门复云：辛热始先不得已而暂用，阳既安堵，即宜养阴，不可多服，转生他患。又言：盏中加油，则灯愈明。就二公之言以观，其意见皎然矣。故治老人大要，宜用添精填髓，血气有情之剂，峻补其阴方是良法。今人未悟此理，而老人又自妄用桂附，助阳逞欲，致令一团热火内燔，灼尽津液，促其天年，此今时治老人之通弊，可为痛哭者三也。在昔轩辕帝而医，岐伯相而医，稚川洞宾仙而医，弘景思邈隐君子而医，仲景孟铣士大夫而医。未闻有妇女而医也。昔人云：通天地人者曰太医，读书穷理者曰儒医。医操性命之权，责极重而极难，故具七尺之躯，堂堂男子，尚嗟灵素之浑浑无涯，畏金匮之诘屈聱牙，今乃中国之流，偶拾几方，专恃口给，诡言神授，假托秘传，亦俨然自附为医！试问其脉，果能辨浮沉迟数大小滑涩二十八脉之体象，及主用兼脉也？试问其药，果能明诸品之升降寒热温平毒之性，及主治参互之宜遵，简误之宜避耶？试问其立方，果能别奇偶大小缓急复七方之应用何方，宣通补泻轻重滑涩燥润十剂之应投何剂，以及君臣佐使之义耶？试问其治病，果能分在表在里，为寒为热，属实属虚，是邪是正之八要，以及至虚似实，大实似虚，阴极似阳，阳极似阴之疑症也？若斯之人，一理不能彻其底蕴，一症不能考其究竟，而乃庞然自大，妄自称医，此可谓长叹息者此弊一也。昔狄梁公未第时，曾假事以扶危，陆宣公解组归，尝集古方以惠世，前朝王节斋、王宇泰、聂六吾，皆各掇科甲，身居当路，犹且究心医药，集《明医杂著》，纂《症治准绳》，著《活动心法》，泽被当时，功及后代。夫医诚士君子之经济，其道不可不重，其品不可不立。故交际之间，不得不难于待下，而难于待上。大凡富多任性，贵多自专，顺之者是，逆之者非，自然之理。但病有虚实，故方立补泻，虚者不可强而泻也，实者不可强而补也，由我则愈，不由我则殆。设彼偏执己见，忠告弗听，或倨傲鲜腆，礼貌不恭，则卷舌渊其术，默其志，悠然而去，是则明哲士耳。若富贵之家，延医满座，主见各持，则是者从之，非者婉辞辨析之；倘疏不间亲，寡不胜众，道既不行，则宁为好好先生，唯唯而退，毋再较短论长，反贻妒贤嫉能量浅器小之讥！夫道之不明也，是我丑也；道既明而弗用，是彼医之无良，病者之不遇也，吾何丑焉？今之医则反是。甚者巧言悦听，谄媚取容，又甚者不邀自赴，又甚者沿门求售。在市井之流，固不足论，而衣冠之辈，亦有蹈此者，虽因衣食交谪，然士人安贫乐道之谓何，而忍为之也！稽之宋朝，有茅山道士，工医术，不轻售。一士乃衣仆衣进谒，愿供弟子职，而始得就诊治，其重道立品乃至如此，何业医者未之前闻，而更有为愈出愈奇，难述难言之举动，乃至如此！贻学士大夫之耻笑，招庸人竖子之轻侮，医风扫地，此可为长叹息者其弊二也。至如缙绅家眷，每忌望问，而无声色之参伍；恶详问，而避多言之庸劣。不知望闻问切，古圣尚不偏废，今舍三而取一，况有并一未明，而欲不失病情，万万不能。及有急性者遭迟病，每更医杂投，欲速效而反速害；重病者用轻剂，如车薪杯水，不大胆而贻大祸。更堪笑者，如病已阴虚咳嗽，反谓服地冬贝母枇杷叶之类，则成虚劳；症属大实极热，金云宜参归术附桂之品，恐防虚脱。尝见探疾亲切，自逞明鉴，言虚道实，指热称寒，摇乱人心，莫知所就，求卜无灵，陷害死亡。每闻延医不至，或有气质相加，果明良耶。其人必端，非能激之可致；如庸浅也，其术不工，何必强之使来。复奇病家，最喜议酬包痊，自为一无妄费，深得胜算。而医者不料病变难测，但知惟贿是图，冀幸成功，多致重财损命，嗜利者遭辱，或至追悔而无及。又如毁牌凌医之事，每出朱门，故富贵人病愈危笃，则药愈平淡，皆思免怨避祸，谁愿养病害身。若宜温补者，或不至死；倘应寒泻者，决难保生。如此之弊，难以悉数。余今披心腹，竭萤明，聊指诸讹，略陈积习，伏冀业医仁人卫生，君子不厌琐听，得赐周览，恕其狂妄，鉴此愚诚，附采刍荛，互相倡导，共绍圣道之真传，同挽时俗之流弊，将见由近以及远，由今时以及将来，其德其功，宁有量哉！而余之素愿，不亦惬乎？然犹有憾者，倘先大人有灵，尚必起九泉而责之曰：小子何歧黄之义，弗当年之是究，使我半百而杀于庸医之热药乎？呜呼！痛哉！惧哉！余故尝叹且泣下而言，凡为人子者，不可以不知医。

太史徐道绩曰：余因儿病瘰，尝延松兄至舍，得以见其著述诗文医学，洵称三绝。余于此论，三复读之，而知其存心之仁，好学之笃，立品之端，慕亲之孝，诚君子人也。

太史乔学斋曰：余与松兄，友而戚也，交甚厚。每过吴门，辄至其家。余亦笃好岐黄书，尝抽奥问难，松兄谈之凿凿，几忘寝食。性喜自适，淡于势利，从御医院告假归，下帷诵读，著述甚富。此论畅发治疗之通弊，力挽习俗之嚣风，真救世药言，余极叹服。兹有赘者，如痈疽症，皆由荣家实热气逆所结，治宜凉血活血，散结解毒，乃是常法。今外科开口，非说风寒，便云阴症，动辄桂枝姜附，自居大方手笔。受害甚多，毫不觉悟。更有丧心宵人，故意酿成大患，勒索厚报，及至势笃不救，委之天命，造孽莫忏。倘因余言知省，痛改前非，庶不至阎君殿下，追悔无及。

孝廉曹枚颖曰：吾甥松园，髫龄游庠，累试未第，苦攻举业，身多羸疾，已有志学医。旋因先姊丈患时症，遍请名医，议投温补者十居五六，因误听用之，卒为参附所误，深自悔恨，遂矢志岐黄，面壁九年，心得三昧，每立方疗治，无不奇中。兹论无一段不快彻，无一语不确切，俱从其学识久而阅历深得之。

贰守叔殿旭曰：先文康公以相业著宇宙，至今崇祀弗替，吾侄松园，以医书惠苍生，亦复垂名不朽。昔贤云：不为良相，当作良医。良相燮理阴阳，平治天下，良医燮理阴阳，挽回造化。今观此论，不独挽回造化，直欲转移风俗。

辨治温热病中宜用白虎汤并不伤人以解世俗之惑
并明概投附桂干姜杀人之误

温热病者，乃感春温夏热之邪为病，发于三四五六月间，俗呼为伤寒者是也。按仲淳云：伤寒时疫诸病，兼阳明症者独多。故一见潮热自汗，喜凉恶热，烦躁饮冷，舌苔谵语，发厥斑狂，脉洪大者，急宜白虎汤加竹叶、麦冬，解热生津止渴；势甚者，大剂连投，诸症自平。若夏月中暑，汗出恶寒，身热而渴，脉虚者，但于白虎加参治之。本草载石膏起死回生，功同金液，少则难效，世医不解，兹特表出。仲景于伤寒后，虚羸少气，气逆欲吐者，尚用石膏，以其甘寒，不比苦寒之伤胃气耳。忠可谓今人不忌芩连，而但畏石膏，岂其有白虎之称耶！噫！愚哉！夫白虎西方金神也，秋金之令行，则夏火之炎熄；方名白虎者，欲其行清肃之令而除热，非谓其如虎之猛而伤人也。试观喻、李立论，最重温补，仲淳用药，极称拘谨，凡遇前症，皆用是方。且曰虏荆，非六十万人不可，李信二十万，则奔窜矣。余因先大人热病，而为庸医投参附所杀，感于玄晏之言，而精研斯道者凡三十年。后得备员医院，见诸名家投此辄应，余亦治经多人，凡患阳明症者，是剂效难枚举。如缵功汪先生，感时疾，召诊，见阳明症具，因立白虎方，每剂用石膏三两，二剂热症顿减。吾乡著名世医骇谓遍身冷汗，肢冷发呃，非参附不克回阳，诸医和之，众议白虎再投必毙，余引仲景热深厥亦深之文，及嘉言阳症忽变阴厥，万中无一之说，吴论阴症为世间罕有之病，呃逆亦胃热所致，若拘冷呃之名，而投热剂，误人不浅。谆谆力辨，固执不从。迨彼投参附回阳敛汗之剂，汗益多而体益冷，反诋白虎之害。微阳脱在旦暮，势甚危急，举家惊惶，复来索治。余全不顾，仍用白虎。嘱其使者，暗投石膏三两，大剂二服，汗止身温。仍用前汤加减，数服方痊。由是观之，全由白虎之回生也。昔嘉言辨虚人伤寒，汗下和解药中，有不宜用参之言误人者，死入犁耕地狱。余谓今后温热病中遇渴欲饮冷之症，有谓不可用石膏者，亦死入犁耕地狱。嘉言谓伤寒不当用参而用之杀人者，皆是与芪术归姜附桂同行温补之误所致。余谓不当用白虎，而用之杀人者，乃症似白虎，惟失血家方有之，所以东垣有垂戒之条。人不细审，畏用石膏，且谓吾遵东垣，尚王道，泥执人病十有九虚，临症惟是温补之说，毋论外感内伤，寒热虚实，概投参芪归附，甚至加干姜附桂，致轻者重，重者毙。每见服热药，口干舌燥，咽疼齿痛，躁扰不安，甚至目赤面红，舌硬唇裂，筋跳肉动，诸窍出血，犹谓虚阳上泛，大剂促之，良可悲悯。更有因房劳而病感一症，嘉言谓世无不为阴症之名所惑，往往投以热药，促其暴亡，而诿之阴极莫救，致冤鬼夜号，全不悔悟，不知杀人将何底止。又如虚劳内热，骨蒸盗汗，咳嗽吐痰，失血等症，皆由肾水不足所致。故王节斋云：水虚成病者，十之八九；火虚成劳者，百无一二。仲淳以为世之病，阴虚者甚多；若真阳不足之症，千百中一二而已。乃盲师不察，概投温补，益助阳劫阴，以致咽痛喉烂，音哑声嘶而死，宜乎嘉言有天生庸医不用操刃而沿门屠戮之叹也。余目击心伤，老得萤明，曾纂《医镜》一编，冀挽颓风。今因诸医斥白虎汤而崇桂附，故不得已而先为梓行。余思三吴为人文之薮，岂乏高贤，无容余赘。在偏执之流，倘见是说，而肯为留心焉，未必不少补于世尔。或谓子既不行道，又非争名角利，而何贬人褒己之深，毋乃为众所怒乎！是吾子喜用白虎，而恶人用附桂也。附桂亦有起死回生之功，而白虎亦未必非杀人之剂，何子过之深也。余曰：唯唯。尝闻景岳云：余但知有轩岐，而不知有诸子，知有好生，而不知有避讳。此余之所以有是辨，知我罪我，所不计也。若子喜言白虎而恶附桂则非矣。古云：药不拘方，合宜而用。故有是病则用是药，病千变而药亦千变。宁有症属虚寒，可舍附桂而投白虎乎？故附桂原非杀人之药，亦顾用之何如耳。前吾宗叔小谢公老婶得外科病，百日间而用参十余斤者，是将又谓喜用人参矣。噫！医道之难言也如此。

太史朱慎斋曰：本经史之才，阐岐黄之学，宜其独出心裁，春回指下也。上国越人，洵堪贻赠。

太史冯方寅曰：医不执方，必随症诊治，以济颠危。今之医者，不辨阴阳，不分虚实，不别寒热，任情自由，动以参附为前驱，往往陷人于危而弗悔，是岂卢扁之旨哉。松园独能排众议，挽危为安，直揭妄用参附之罪。余亦病痢，几撄其毒，故书而赠之。

少宗伯宋彦公曰：余在都门时，即闻松兄大名，迨余婿顺思患弱症，诸医咸以为败症不治，而松兄独谓假象易医。次年春，婿巽昭亦患是病，诸医咸谓阳虚可愈，而松兄独谓真阴愈，不救。厥后皆验。倘非辨症十分明彻，岂能得此。每观松兄用药治病，似与症相反，而究相宜，如兹案者甚多，因是而知名不虚传。

国医贺右廉曰：医不择方，合宜则用。窃恨世俗庸流，往往泥于辛温峻补，见用寒凉，辄加私议，俾病家畏而不用，遂妄施平淡之剂。日复一日，乃至垂危，虽智者亦不能救，如此治死者十有其五，且毫不知耻，悲夫！松兄学问渊博，识见过人，此论洵为中流砥柱。

明经外翰王雪巢曰：松翁幼以弟子员著声场屋，旋以二守供奉医院，请归著书。亲友知其神而索其方者，多与医左，弗解辄谤，然用辄效，如前案者甚多。观此论用白虎汤及戒概投热剂，剖析详明，即聋愦亦醒，真济世之津梁也。

孝廉婿程亦可曰：此有关身命之作，当置之座右，毋遭毒手。

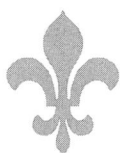

目录

1

卷一礼集　本草必用　（上）

草　部

（凡药性之有毒者，俱注明本药有毒；无毒者，俱不注）

人参（甘微温。入肺脾二经。反藜芦。去芦用。其色黄中带白，大而肥润者佳）补气安神，除邪益智，（气足则精神自安，正旺则邪气自除，心气强则善思多智）疗心腹虚痛，（得补则痛自止。按之不痛者为虚，可用之）除胸胁逆满。（得补则气自归元）止消渴，（气回则津液自生）破坚积。（气旺则脾健能运）胃虚得之而能食，脾弱得之而能消。

大补元气之圣药，能回元气于垂危，理一切虚证。气虚者固无论矣，即血虚者亦不可缺，所谓无阳则阴无以生，又血脱者补气是也。

参芦三五钱，煎汤，吐虚人胶痰留饮，用代瓜蒂甚良。

肺家有热，咳痰吐血，及痧疹初发，身大热而斑点未形，伤寒始作，症未定而邪热内炽，误投立祸。

甘草（甘平，入脾经。反芫花、大戟、甘遂、海藻。忌猪肉）补脾以和中，止泻长肌肉，（脾虚则泻，脾损则瘦）润肺而疗痿，治咳止咽疼。（皆益阴除热之功）解千般毒，（诸毒遇土则化，甘草为九土之精，故能解一切金石草木虫鱼禽兽诸毒）和一切药（调和诸药，相协力共为而不争。又热药用之缓其热，寒药用之缓其寒。理中汤用之，恐其僭上；承气汤用之，恐其速下）生则泻火，炙则温中。梢止茎中作痛，节医肿毒诸疮。调和群品，有元老之称；善治百邪，得王道之用。

甘能缓中，故中满者忌之。呕家忌甘，下焦药中宜少用，恐太缓不能自达。

生地黄（甘苦寒，入心脾肝肾四经。忌萝卜。产怀庆，黑而肥实者佳）凉血补阴，祛瘀生新。（新血生，则瘀血去）养筋骨，益气力。（补肝血，则筋受荣；益肾阴，则骨强而力壮）理胎产，主劳伤。（胎产劳伤，皆阴血为病，养血益阴，其症自痊）通二便，（肾开窍于二阴，况血主濡之故也）消宿食。（湿热甚则食不消，生地能去诸湿热）治手足心热，（掌中属心，足心属肾，凉心血，补肾阴，热自除矣）止诸窍出血。（血热则妄行，血凉则自止）

熟地黄（酒拌，九蒸九晒）滋肾水，封填骨髓，利血补脉。益真阴，治久病余胫股酸痛，（阴伤之咎）新产后脐腹急疼，（血败之故）补肾益阴之要药。熟者稍温，其功更溥。血热者宜生用，血衰者宜熟用。生地能生精血，天冬引入所生之处；熟地能补精血，麦冬

1

引入所补之处。

生地性寒而润，胃虚泻多，均在禁例。熟者性滞，若痰多气郁之人，能窒碍胸膈，当酌用。

麦门冬（甘微寒，入心肺胃三经。忌鲫鱼。去心用）退肺中伏火，（色白性寒，故清肺多功）清心内烦热。（如盛热得凉风，炎蒸若失）止渴益精，宁嗽除喘。（金不燥则不渴，金生水则益精，火不乘金，而咳喘俱宁）主妄行之血，（心主血，心清则血不妄行）除虚劳之热。（阴虚则热，养阴则热自除）能止呕吐，（胃热不上冲也）善疗痿躄。（清肺胃之热，痿躄治本之道也）治经水干枯及乳汁不下。（内热既除，精血自生）润肺除热清心，为心肺虚热之神品。以甘先入脾胃，故又为阳明之正药。《本经》谓其主羸弱者，胃病则脾无所禀，而肌肉不生。《别录》谓其疗身重目黄，心下支满，能消谷调中者，盖脾胃之热去，则湿除而诸症愈，脾胃安而能食肥健矣。

虚寒泄泻者忌之。

天门冬（甘苦寒，入肺肾二经。忌鲤鱼，去心用。色白而甘多者佳）止嗽消痰，而喘促得宁；除烦解渴，而诸血可止。（阴虚火动，上炎灼肺，而为咳为喘为烦渴，煎熬津液而为痰，水不制火而为血妄行。清热保肺而滋肾阴，故诸症自平）养肌肤，（肺主皮毛，肺喜清润，则肌肤得养而滑泽。又伏热在中，饮食不泽肌肤，热清而肌肤得养）去寒热，（补阴之力也）强骨髓，（肾为作强之官，而主骨。湿热下注，使人骨痿。苦能软坚，寒能除热，热去则湿除，肾

得滋补，而髓满骨强矣）疗疗痈。（治肺痿肺痈者，清金降火润燥之功）善杀三虫，（虚而内热，三虫生焉。补虚去热，三虫杀矣）能利二便。（肺清肃而气化及州都，性寒润而利大肠）润燥滋阴，清金降火。又下通于肾，为肺肾虚热之要药。

性寒而滑，若脾胃虚而泄泻恶食者，人非所宜；即有前症，当同米仁山药白芍甘茯用，或用麦冬代之，盖阴虚之人脾胃久❶弱故也。

葳蕤（甘平，入肺脾肝肾四经。蜜水拌蒸）补中益气，（味甘归脾，脾主中焦，故补中。脾为后天生气之源，故益气）润肺止咳。养肝而理目痛眦烂泪出，（血虚火炎所致。又云：头痛不安，加而用之，总借其滋补，则火自降也）益肾而除虚热腰痛茎寒。（阴精不足，则为发热，为腰痛，上盛下虚，则阴茎中寒。补肾则皆疗）滋益阴精，与地黄同功；增长阳气，与人参同力。润而不滑，和而不偏，譬诸盛德之人，无往不利。时珍每用治虚损寒热劳疟，及一切不足之症，用代参芪，不寒不热，大有殊功。

玄参（苦咸微寒，入肾经。反藜芦，忌铜器。蒸晒）补肾益精，退热明目。理虚劳骨蒸，（壮水之效）解伤寒斑毒。（散火之功）止烦渴，利咽喉。（俱滋阴降火之力）能散瘰疬，可消肿毒。（寒能解热，咸能软坚）色黑味咸，益阴除热，乃肾经君药也。《活人书》治伤寒汗下后，毒不散及心下懊憹，烦不得眠，心神颠倒欲绝者，俱用玄参。治胸中氲

---

❶ 久：扫叶山房本作"多"。

氲之气，无根之火，此为圣药。

性寒而滑，脾虚泄泻者忌之。

沙参（甘苦微寒，入肺经）清肺火，治久咳。肺痿须用，（清肺之功）寒热能除。（补阴之效）兼治身痒，复医疮癣。（肺主皮毛，清肺热则自安）沙参甘寒体轻，专清肺热，补阴而制阳。人参甘温体重，专益肺气，补阳而生阴。又云：沙参能补五脏之阴，人参能补五脏之阳，然亦须本脏药同用之。

寒客肺经而嗽者勿服。

贝母（辛苦微寒，入心肺二经。反乌头。去心研，川者佳）下气消痰，止咳定喘。疗痰红吐衄之血，（皆清金润肺之功）散胸中郁结之气。（辛主散也）兼治淋沥，（清心家之烦热，则小肠热亦解）复理喉痹。（散结除热清心之功）乳难可通，（肝胃二经之气结滞，则乳不通，辛能散结通滞）外科亦简。（取其散结除热，以消痈肿，痰症尤宜）辛宜归肺，苦宜归心。大抵心清气降，肺赖以宁，且润而化痰，故多功于西方。

贝母治肺经燥痰。若脾经湿痰及寒痰、食积痰，并禁用之。

知母（苦寒，入肺胃肾三经。去毛。上行酒焙，下行盐水焙）泻肺火，疗喉中腥臭痰嗽。滋肾水，治命门相火有余。（故阳强不痿者，每同黄柏天冬甘草车前治之有效）消肢体浮肿，（诸病浮肿，皆属于火。能泻肺胃膀胱肾家诸经之火，而又能利水，浮肿自消矣）除伤寒烦躁。（烦躁不眠者，肺热则烦，肾热则躁，胃不和则不卧也）善止消渴，能医色疸。（皆清热滋阴之效）主泻肾家之火，而又最能清肺胃之热。

阴寒之品，久服则令人泄。故肾虚阳痿，脾虚溏泄不思食不化食者，皆不可用。

天花粉（甘苦微寒，入心肺二经。反乌头）生津止渴，除烦消痰，利膈清心。除肠胃痼热而疗诸疸❶，（纯阴清寒，故除热疗疸）消扑损瘀血而通月经。（非若桃仁姜黄之能直行血分，热清则血不瘀，而经自通）治耳鸣猝聋，（清痰降火之功）能散肿排脓。实名瓜蒌，（捣烂）涤痰结而疗胸痹止消渴，（又治伤寒结胸，皆取其下气降火消痰之功。且又能洗涤胸膈中垢腻郁热，为治消渴之神药）润肺燥而除咳嗽利咽喉；（肺受火逼，失降下之令，则生痰咳嗽。今得甘缓润下之助，则痰自降，宜其为治咳之要药。利咽喉者，清润之力也）能利大肠，（煅末服之，可治久痢）又消肿毒。子名瓜蒌仁，（炒研用）润肺化燥痰。天花粉为润燥止渴，消痰解热之品，微苦降火，甘不伤胃，作粉食之，大宜虚弱人。

脾胃虚寒作泻者，仍宜忌之。

百部（甘苦微寒，入肺经。言微温误也）主咳嗽上气，（清热润肺下降之功）治传尸骨蒸。（传尸劳有虫，其性善杀虫。能治骨蒸，则性微寒可知）杀蛔虫寸白，除蝇虱蛀虫。（烧烟熏之，辟蝇去虱，杀树木蛀虫）祛虫蚕咬毒，治疥疮疡。（俱浸酒服之）清热润肺，性善杀虫。

脾胃虚人，须兼保脾胃药同用，恐其伤胃滑肠耳。

———————

❶ 疸：扫叶山房本作"疸"。

款冬花（辛甘温，入肺经，蜜水焙）化痰则喘嗽无忧，（又能降气）润肺则痈痿有赖。（辛苦能润）辛温开豁，而又能降下，并不助火，无分寒热虚实，皆可施用。为治嗽要药。

紫菀（辛苦温，入肺经，蜜水焙）疗肺病咳喘，（苦能下气，辛能散邪）治胸中结气。（亦辛之力）

冬花、紫菀皆辛温暂用之品。阴虚肺热者不宜专用多用，须二冬桑皮共之。

郁金（辛苦寒，入心肺胃肝四经。折之光明脆彻，苦中带甘味者真，但难得耳）治血气心腹之痛，（以其为血分之气药，故治血积气壅有神）止大怒气逆之血。（气降则血归经）能开郁滞，故为调逆气，行瘀血之要药。

阴虚火炎失血，非关气逆呕吐者用亦无功。

桔梗（辛苦甘平，入肺经）除风热而清头目通鼻塞，（入肺开发和解之功）治肺痈而止咽疼理痰嗽。（辛苦清肺，甘平泻火）止胸胁刺痛，（辛散苦泄甘和，则邪解而气和，痛自止矣）定痢疾腹疼。（因肺气郁在大肠之间，桔梗能开提之也）肺经要药，为舟楫之剂，能引诸药上至高之分。

凡病气逆上升，及攻补下焦药中勿入。

茅根（甘寒，入肺胃二经，捣碎）凉金定喘，疗诸失血。（甘寒，能除内热，则血不妄行。性又入血消瘀，故血闭而寒热者宜之）利水通淋，能祛黄疸。（内热解则便自利，淋自愈。治黄疸者除热利水之功也）

中寒者勿用。

芦根（甘寒，入胃经。捣碎）治消渴呕逆，除噎膈反胃。（皆除热降火之功）可清烦热，能止便频。（热甚则小便频数，火性急速故也）独入阳明，清热下降。笋性更佳，能解河豚毒。

呕吐因寒者勿服。

石斛（甘平，入脾胃心肾四经。酒拌蒸。形长细坚，味甘不苦者为真，不宜入丸）清胃生肌，逐皮肤虚热。（清胃中之虚热，则胃气平而肌肉生，皮肤虚热，岂有不除）补肾益力，疗腰脚软弱。（入肾壮筋骨之效）厚肠止泻。（益脾胃去湿热之功）安神定惊。（则入心矣）

勿误用木斛，大苦损人。

白芍药（苦酸平微寒，入肺脾肝三经。反藜芦。酒焙）安脾而止中满腹痛泻痢不和，（理中气则脾实而中满消，脾和而腹痛止，中气不下陷，而又使肝邪不敢犯，则泻痢除）敛肺而止胀逆喘咳腠理不固，（敛逆气则火不上炎而肺急胀喘咳逆俱平，收阴气则津不外泄而腠理自固）制肝而主血热目疾胁下作痛。（制肝则气得平，肝火不旺，而肝血不热，目疾胁痛之患除矣）赤者专行恶血，（白补而赤泻，白收而赤散故也）兼消痈肿，（行血凉血之功也）专入脾经血分，能泻肝家火邪，故功用颇多，一言以蔽之，曰敛气凉血而已矣。同白术则补脾，同人参则补气，同黄连止泻痢，同炙甘草止腹痛，惟治血虚腹痛有效。仲淳云：脾虚中满，夜剧昼静，属脾阴虚也。同山药茯苓莲肉扁豆石斛枣仁用，为补脾阴之药。

凡腹中疼痛，中满作泄，及肠胃中

觉冷者忌之。赤者破血，凡血虚诸症，及产后恶露已行，痈疽已溃，勿用。

当归（辛甘大温，入心肝脾三经，酒洗去芦。入止血药中醋炒）去瘀生新，（辛以散之润之，温以通之畅之，则瘀自行。甘以补之，则新自生）舒筋润肠。（筋得血养而舒，肠得滑剂而润）温中止心腹之痛，（寒则血凝，气滞而痛，得温则血行而痛止，且归为血中气药也）养营疗肢节之疼。（和血活血之功）女科沥血崩中，（归为血药，故补女子诸不足）外科排脓止痛。（亦和血活血之功，肿疡忌当归者，以辛温活血恐其散大也，已溃则补血而生肌肉矣。金疮及破伤风，俱活血补血为要，故咸补之）心主血，脾统血，肝藏血，归为血药，故入三经，为活血之要药。全和血，身补血，头止血，尾破血，能引诸血，各归其所当归之经故名当归。

性能滑肠，泄泻者禁用，呕家咳家血热家并禁。

丹参（苦平入心经。反藜芦）养血安神，（心血有养，则神自安）调经治疝。（养血则经水调，活血则疝痛止）去瘀血，生新血，安生胎，落死胎。女科恒用，外科亦宜。（有消肿，排脓止痛，生肌长肉之功）色赤味苦，为心经血分之药。古称丹参一味，与四物同功。

虽能补血，长于行血，妊娠无故勿服。

远志（辛苦温，入心肾二经，杀附子毒，甘草汤浸去水用）定心神而止惊悸，补肾气而治健忘。（肾藏精与志，志伤则善忘其前言。治健忘者，强志益精之功也）散心下郁气，疗一切痈毒。

（皆辛散苦泄温畅之力）心肾并补，为二经气分之药。

若心家有实火，应用黄连、生地者，禁与参、术补气等药同用。

秦艽（辛苦平，入胃大肠肝三经）祛风除湿而疗肢节疼痛，养血荣筋而治通身挛急。（长于养血，所谓治风先治血，血行风自灭。又能泄热利水，而去湿热）能理黄疸，可解酒毒。（去阳明湿热之功也）

下部虚寒人，及小便不禁，大便滑者忌用。

续断（辛苦微温，入肝肾二经，酒焙）补劳伤而续筋骨。（理肝肾之功）破瘀结而利关节。（通宣血脉之力）益气力，止腰痛。（补肾之效）胎产必收，（以其胎前能保，产后能行，且又止崩中漏血）外科亦宜。（以其有消肿止痛生肌之功）补而不滞，行而不泻，故女科外科，取用宏多。同归、膝、玄胡用，则行血理伤；同地、冬、枸杞、杜仲、五味、山萸、参、芪用，则止崩漏补不足。

茅草根似续断，误用令人筋软。

牛膝（甘酸平，入肝肾二经）壮筋骨而理腰膝软弱，（峻补肝肾精血之功）治痹症而解四肢拘挛。（补血则筋舒，行血则痛止，正旺血行邪自除矣）益精止腰脊之痛，填髓去脑中之疼。（腰为肾之府，脊为肾之路，脑为骨髓之海，脊髓上通于脑，精髓不满则空而痛，补肾则咸安）能除久疟，（热多则阴分伤也）善疗五淋，（小肠有气，则小便胀，有血则淋，有热则痛，故便淋或尿血，茎中痛甚者用之，取其性下行，逐恶血也）

破癥结，更主通经，堕胎，理折伤。又能消痈散肿。（皆行血逐瘀之功）肝肾二经之药。大抵酒蒸则能补精血，生用则能祛恶血。

善引诸药下行，上焦药中勿入，血崩不止者，切戒用之。

何首乌（苦涩微温。入肝肾二经。选大者赤白合用，泔浸，黑豆拌蒸，晒九天）养血益肝，而疗风疾；（如头面风疮，半体无汗，遍身瘙痒，大风疬疾诸病，皆取其活血治风之功）固精益肾，而能续嗣。（涩能敛精）强筋壮骨，黑发悦颜。（精血充足之征）止肠风下血，治女人崩带；（益血而涩又能收敛也）疗阴伤久疟，（养血益肝之效）及疥癣满身。（赤者能消肿毒，外科呼为红内消，又名疮帚）入肝而兼入肾，为益血祛风之上药。

与萝卜同食，能令须发早白，犯铁器损人。

五味子（甘酸，核中苦辛咸。性温，入肺肾二经。嗽药生用，补药微焙）滋肾经不足之水，强阴涩精，除热解渴；（精盛则阴强收摄，除热者壮水镇阳也，解渴者酸能生津也）收肺家耗散之气，疗咳定喘，敛汗固肠，（久咳则肺气耗散，酸能收敛，故止咳定喘。肺主皮毛，与大肠为表里，故敛汗固肠）敛肺保肾之药也。同扁豆、干葛，能解毒❶。

风邪在表，痧疹初发，一切停饮，及肺家有实热者皆禁。

沙菀蒺藜（甘温入肾经，炒用。状如肾子，带绿色，咬之有生豆气者真，不入汤药）沙菀者，强阴固精；（功专补肾）有刺者，（炒去刺研）明目治风。

（兼入肝矣，以肝开窍于目，又肝主风也。同首乌、胡麻、地黄、天冬，能治遍身风痒）

沙苑蒺藜，阳道数举，媾精难出者勿服。

覆盆子（甘平，入肾肺二经，去蒂酒蒸）起阴痿而令坚长，益肾脏而缩小便。（故有覆盆之名）固涩之品，精滑者宜之。

小便不利者禁用。

菟丝子（辛甘平，入肾肝二经。酒煮烂，焙干。不入汤药）添精髓而强阴茎，疗精寒自出，溺有余沥。（煖而能补肾中阳气故也）坚筋骨而益气力，治口舌燥渴，肝伤目昏。（补肾肝则筋骨强而气力增。水虚则内热津干，故口苦燥渴。肾恶燥，急入辛以润之，此与香燥之辛不同。明目者肝得血而能视也）

肾家多火，强阳（不痿）者勿用。

巴戟天（辛甘微温，入肾经，酒浸焙）强筋骨，起阴痿。（助火之功）

内热者忌之。

肉苁蓉（甘咸微温，入肾经。大至斤许，不腐者佳，酒洗去甲）益精壮阳事，补血润大肠。（若骤用之，反动便滑，故独用二三两，顿饮，治血枯便燥有神）滋肾峻补精血之要药。锁阳功用相仿，可代苁蓉。

苁蓉性滑，泄泻禁用，阳易举而精不固者勿服。锁阳禁忌亦同。

补骨脂（辛大温，入肾经。盐水浸三日，胡桃油炒）兴阳事，（补助相火之功也）固精气，（取其辛大温之气，

---

❶ 解毒：扫叶山房本作"解酒毒"。

以壮真阳，使之涵乎阴精而不走）止肾泄，（命门火衰，不能熏蒸脾胃，腐熟水谷。以致五更溏泄，丹田得暖，而泄自除）治腰疼。（肾气虚弱，或风冷乘之，或寒湿浸之，或因气滞不散，或因跌扑瘀凝，皆取其辛散温行，而又有补水脏之功）煖补水脏，壮火益土之要药。

大温而燥，凡阴虚内热之人及大便闭结者，戒用。

大茴香（辛大温，入胃肾二经。小如粟者力薄）补命门真火，治小肠疝气。

黄芪（甘微温，入肺脾二经。恶防风，得防风其功愈大。补气药中，蜜水炙；疮疡药中，盐水炒）补肺气而实皮毛，敛汗如神；益胃气而去肌热，止泻有效。（劳倦则发热，甘温能除大热也。止泻者，补中气之功也）肠风崩带俱用，（益气补虚，则得统摄而血止矣）止渴除喘亦宜。（气主煦之，故益气则津生，虚气则喘，故补肺则喘除）能托疮而生肌肉，（未溃能同败毒药而托出走表，已溃能同补脾药以生肌长肉）治风疬而理痘疮。（治风疬者，以邪之所凑，其气必虚；气充于外，邪无所容矣。痘疮因阳分表虚气不足者宜之，血热者则大忌也）

功能实表，有表邪者勿用；能助气，气实者勿用；能补阳，阴虚者勿用；多怒则肝气不和，亦禁用之。

白术（甘苦温，入脾胃二经。于潜者佳。泔浸土蒸，蜜水拌炒）健脾强胃，消谷嗜食，（土恶湿，湿去则脾健而消谷，胃强而嗜食）化痰逐水，消肿止泻。（湿客中焦则生痰生水，湿胜则为泻为肿，除湿则诸症自安）君枳实以消痞，（强脾胃之力）佐黄芩而安胎，（化湿热

之功）益气和中除湿之圣药也。人但知白术补脾，而不知脾恶湿，湿去则脾健，故曰补也。

若脾虚而无湿邪者用之，反燥竭津液，是损脾阴矣，此最误人，特表出之。凡阴虚内热，便秘滞下，肝肾有动气者勿服。

苍术（辛苦温入脾经。茅山者佳。泔浸蒸晒）燥湿消痰，（湿去则痰饮不生）发汗解郁，（辛主散，香快气也）除山岚瘴气，弥灾沴恶疾。（芳气能辟邪也）芳烈燥湿之品，为湿家要药。

无湿症者大忌。

香附（辛苦微温，入肺肝二经。童便浸晒焙。惧燥，蜜水炒；惧散，醋炒）开郁快气，（辛能散之，苦能降之，温能通之畅之）发表散邪。（亦辛温之力）消痰化食，治心腹之疼；（皆快气之功）调经止带，理胎产之疾。（血随气行，香附为血中之气药，气调则血亦从之而和畅，故能调月经而治胎产之疾也。诸气白带，因肝气郁而脾受伤，此能升降诸气，而治一切气疾故也）为三焦肝经气分之主药，而兼通十二经气分也。生则上行胸膈，外达皮肤，熟则下走肝肾，外彻腰足。得参术则补气，得归地则补血，得木香则流滞和中，得沉香则升降诸气，得茯神则交济心肾，得紫苏则解散邪气，得三棱、莪术则消磨积块，得苍术、抚芎则总解诸郁，得黄连、山栀则能降火，统领诸药，随用得宜，乃气分之总司，女科之主帅也。

辛香温燥之品，若月经先期者，法当凉血，不可误用。

木香（辛温，入脾肺肝三经，生用

理气，煨熟止泻）调诸气而开郁，能消食而止泻，疗心腹冷气之作疼。佐连黄白芍以治痢，三焦气分之药，能升降诸气。诸气愤郁，皆属于金，故上焦气滞者宜之，金郁则泄之也；中气不运，皆属于脾，故中焦气滞者宜之，脾胃喜芳香也。大肠气滞则后重，膀胱气不化则淋癃，肝气郁则为痛，故下焦气滞者宜之，塞者通之也。治下焦气滞药中，如后重须槟榔，淋癃须沉香降下之品以佐之。

香燥而偏于阳，肺虚有热，血枯而燥者，慎勿犯之。

砂仁（辛温，入肺脾胃大肠肝肾六经。炒去衣研）下气而治呕吐、奔豚，（可升可降。降多于升，故能下气，下气开胃，则呕吐止。奔豚属肾火虚衰，阴凝结气上攻。此能下气，温肾散结）化食而理心疼腹痛。（醒脾气则食化，散结气则痛止）霍乱与泻痢均资，（霍乱因正气壅塞，泻由食停，痢由积滞，故咸主之）安胎（胎喜疏利）与中满肿胀并效❶。（脾虚中满，佐补药以和中气。肿胀或因食积，或因痰因气因水，皆用之以理气）兼治上气咳嗽。（指寒邪郁肺，气不得舒之症。咳因肺热者不宜用之）开脾胃之要药，和中气之正品。若肾虚气不归元，非此向导不济。

性温而燥，凡因热火升，腹痛作呕，伤暑作泻，胎动由于血热，肿胀由于燥热，咳逆由于火冲，难以概投。孕妇食之太多耗气，必致难产。

白豆蔻（辛大温，入脾胃二经。去衣焙研）温中除吐逆，开胃消饮食。（脾胃喜香喜温喜通故也）疟症宜投，

（能消能磨，流行三焦，荣卫一转，寒热自平）腹痛须简。（取其辛温散寒，而又能散滞气也）

凡腹痛、呕吐因火热者忌之。

藿香（辛微温，入肺脾二经。忌见火）能开胃进食，（取其芳香也）止吐泻霍乱。（开胃理脾，正气通畅之功也）

阴虚火旺，胃热作呕者，勿用。

前胡（辛苦微寒，入肺脾胃大肠四经）散风邪，（辛也）清肺热，（辛先入肺，苦能泄热而性又微寒也）下气消痰，止咳定喘。（长于下气，与柴胡上升之性不同，气降则痰亦降，而咳喘俱止）能祛气实风痰，与贝母之治燥痰，半夏之治湿痰者各别。

凡阴虚火动之痰，及不因外感而有痰者勿服。

防风（辛甘温，入膀胱小肠肝胆脾胃六经，色白而润者佳）通治诸风，（三十六般风皆用）兼能去湿。（能去经络中留湿，以风能胜湿也，故疮科多用之）疗周身骨节之疼，（邪散痛自止）去头目四肢之疾。（如头痛头眩，头面湿风，目赤多泪，四肢挛急，亦邪散而诸症安）能防御外风，故名防风，乃风药中润剂也。卑贱之卒，随所引而至。

虚劳骨节疼痛，血虚火炎头痛，阳虚自汗，阴虚盗汗，诸症皆忌。

荆芥（辛温，入肝经。反驴肉、无鳞鱼、河豚、蟹黄、鳝鱼）祛风邪，除寒热，（散邪解肌，寒热除矣）头痛目眩可安，（亦散邪之功）便血崩中皆治。

---

❶ 安胎（胎喜疏利）与中满肿胀并效：扫叶山房作"鬼疰与安胎并效。（鬼畏苦香，胎喜疏利）治中满肿胀"。

（能入血分之风药，性升而上行也）童便调末，（炒研细末）而理胎产血晕；（其功能散瘀血，以其入血分，而有辛散温行之力，童便引之，功更捷矣）生地君之，而治遍身疥疮。（血热有湿则疮，凉血除湿而自愈）

风药主升主散，表虚有汗，非关外邪寒热，头痛目眩者忌之。

独活（辛甘苦微温，入膀胱小肠肝肾四经）善祛风寒，能除湿热。（羌独皆祛风散寒除湿透关利节之品）产中国者名独活，气细而治足少阴伏风头痛，（为肾家引经之药也）两足湿痹，不能行动。（肾为水脏，湿易流入）出西羌者曰羌活，（乃一类二种）气雄而治足太阳感邪头痛，（风寒湿三气皆邪也。为膀胱引经之药）四肢百节，一身尽痛。

若血虚头痛，及遍身肢节痛，误用增剧。

麻黄（辛苦热，入心肺膀胱三经。去根节煮去沫）主冬令之伤寒，（惟冬令太阳正伤寒症无汗者，方可用之）开毛孔而出汗。（轻扬入肺而善散也）头痛发热恶寒顿蠲，身疼腰痛脊强皆安。（皆太阳经伤寒之症，发散则邪去而安）咳嗽能止，痰喘可除。（皮毛外闭、则邪热内攻，入肺经而散火郁，则咳喘自除）其性轻扬，疗伤寒为发汗第一药。根节甘平，止汗如神。其性❶能行周身肌表，故引诸药外至卫分而固腠理也。又取为末，同牡蛎粉扑之甚良。加糯米粉尤效。

非冬月伤寒，及腠理不密之人皆禁用。汗多亡阳，能损人寿，戒之戒之。

葛根（辛甘平，入胃经）主阳明之风寒，（邪在太阳，未入阳明，误服之是引贼入室矣）善解肌而出汗，（轻扬开腠，为阳明解肌之要药，以胃主肌肉故也）头痛壮热随停，目痛鼻干可疗。（额颅痛属阳明，胃主肌肉，故大热目痛鼻干，皆阳明经症，汗出则邪自散而安）止泻痢，（以其能鼓舞胃气上行也）散郁火，（火郁则发之也）解酒毒，（蒸热用葛花更佳）发斑疹。（开腠解肌之功，已见者则勿用）

上盛下虚之人，虽有脾胃病亦不宜用。

白芷（辛温，入肺胃大肠三经。微焙）治头风目泪，止齿痛眉疼。（头风，偏正头风也。眉疼，眉棱骨疼也）肌肤瘙痒能除，（祛风则上症自除）肠风下血可止。（入阳明气分，兼入血分，气香而性升故也）治白带，（亦借其升之力。又风能胜湿也）解蛇伤。（敷服皆效）消痈散肿，止痛排脓。（辛香散结，而又活血消肿止痛，又能蚀脓故也）疗风之品，其气芳烈，能通九窍，阳明经额颅痛者，须用之。

燥能耗血，散能损气，阴虚血热之人大忌，痈疽已溃，宜渐减去。

柴胡（苦微寒，入肝胆二经。见火无效）治少阳伤寒，（寒热往来为少阳半表之邪，不可施汗吐下三法。法当和解，须用柴胡）疗时疾发热。（风温温热时气之邪，属肝胆三焦心包络受病，柴胡正为四家引经之药。性升散而气微寒，故解表除热）或诸疟或杂症，往来寒热悉能除；或早晨或日晡，身体潮热咸宜用。（东垣云：诸疟皆以柴胡为君，

———————

❶ 性：扫叶山房本作"气"。

9

随所发时，见何经症，佐以引经之药。又云：能引清气而行阳道，伤寒外诸有热者则加之，无热则不加，然亦须审察病源，合宜而用则可）头痛头眩，目赤目昏皆效；耳鸣耳聋，（皆风热上壅之故）胁满胁痛咸安。（邪解则上症自除）治热入血室，（经水适来适断，热邪乘虚陷入血室，其血必结。和解热邪，宣畅气血，症自愈矣。东垣云：其能散诸经血结气聚，功同连翘，十二经疮家皆可用之）升阳气下陷。（东垣云：其能引胃气上行，升腾而行春令。时珍又言：柴胡能引少阳清气上行，升麻能引阳明清气上行）

凡病人虚而气升，及阴虚火炽炎上者均忌。银州柴胡，俗治劳热骨蒸，按仲淳言其功用，不过优于升散，恐非除虚热之药，须酌用之。

升麻（辛甘苦温，入肺脾大肠胃四经，青色者佳。忌火）祛风邪，（言其祛皮肤风邪者，入肺发散也）解肌热。（言其解肌肉间风热者，入胃发散也）散邪气于至高之上，（故头痛喉疼，口疮齿痛，皆赖其散邪之功）升阳气于至阴之下。（故补中益气汤佐参，以升下陷阳气）泻痢崩带俱征用，脱肛遗浊共寻求。（皆赖提升之力也）属阳性升，凡吐衄痰嗽，气逆吐呕，切勿误投。

细辛（辛温。入心肺肝肾四经。反藜芦）治少阴头痛，（故仲景治少阴症，有麻黄附子细辛汤，亦止诸阳头痛，诸风通用）疗风寒鼻塞。（辛香开窍也）

大辛纯阳，凡血虚内热头痛，阴虚火升鼻塞戒之。即入风药，不过五分而止，以其性最燥烈。

川芎（一名川藭，辛温，入肝经）主头痛面风，止泪出涕多。（辛散上升，故多有功于头面，以其能治一切风也）去瘀生新，（又能治一切血疾，血活则去旧生新）长肉排脓。（以其为血中气药也）小者名抚芎，诸郁能开，（辛散之功）泻痢可止。（《左传》言：同小麦曲御湿，治河鱼腹疾。时珍用治湿泻，每加二味如神。血痢已通，而痛不止者，乃阴亏气郁，加芎为佐，气行血调而愈）血虚头痛之圣药，诸头痛必用川芎，如不愈，各加引经药。

凡虚火上炎，呕吐咳逆者忌之。单用久服，令人暴亡，为其辛散走泄真气故也。辛散之祸如此，司命者当知之。

天麻（辛平，入肝经。酒浸煨熟焙干）治风痰，定眩晕。（诸风掉眩，皆属于肝。东垣言：目黑头旋，风痰内作，非此不能除。为治风神药，头风头痛亦用之也）疗四肢湿痹麻木，（风药能胜湿也）医小儿风痫惊风。（小儿发病，或因风邪，或因惊骇入肝，定风消痰则安矣）

虽不甚燥，毕竟风剂助火，若火炎头晕，血虚头痛等症咸忌。

甘菊花（甘苦微寒，入肺肝肾三经）治头目风热，眩痛泪出。（能益金水二脏，益金所以平木，木平则风自熄；补水能祛风，除热即所以制火，火降则热自除。故治头眩头痛，目痛泪出诸病）祛身上游风，皮肤死肌。（治风先治血，血行风自灭。皮肤不营，则为不仁。祛风而能补阴血，则游风愈，而死肌得和矣）除胸中烦热，（血虚则烦，阴虚则热收于内。补阴益血，则烦热并除）救垂死疔疮。（疔乃风火之毒，捣汁饮之即活。根叶俱良）独禀金精，专制风木，为祛风除热益血之要药。与枸杞相对久服，终身无目疾中风疔疮之患。作枕大能明目。

钩藤（甘微寒，入肝心包络三经，嫩钩更效。临起入药一、二沸，久煎便无力）平肝风，除心热，治头目眩晕，疗小儿惊痫，（因惊骇叫号恍惚是也。惊痫眩晕，皆肝风相火之病。平肝木，通心包，风静火息，上症自愈）祛肝风而不燥。幼科珍之，用治寒热惊啼瘈疭诸疾。

威灵仙（苦温，入膀胱经。忌茶茗面）诸风皆治，痛风更宜。（其性好走，亦可横行，痛风上下皆宜）去腹内冷滞，（能宣通五脏，以其性温走而不守也）去膈间痰水。（风能胜湿而消饮也）性快，风药之善走者也。

多服泄人五脏真气，气弱者勿服。

香薷（辛微温，入心脾胃三经。忌见火）解寒郁之暑气，理霍乱之吐泻。（夏月乘凉饮冷，阳气为阴邪所遏，以致头痛发热恶寒，无汗，霍乱吐泻，用之以发越阳气，散水和脾则愈）辛散温通，为夏月解表而带和中之药。又能散水肿者，除湿利水之功也。

若劳役受热，反用香薷，重虚其表，而又济之以温，大误。故无表邪者不可用。今人谓能避暑，概用代茶，真痴人说梦也。

黄连（苦大寒，入心脾胃肝胆大肠六经。治心经之火生用，肝胆之火猪胆汁炒，上焦之火酒炒，中焦之火姜汁炒，下焦之火盐水炒，食积之火黄土炒，气

分湿热之火吴茱萸汤炒，血分块中伏火干漆水炒。忌猪肉。解巴豆附子毒。川产者佳）泻少阴君火，（苦先入心，为泻君火之主药）祛中焦湿热。（苦燥湿，寒胜热）止烦躁而定惊悸，（君火得宁也）止痢疾而解酒毒。（除湿热之功，故赤白痢疾及因酒毒下血腹痛者，必用之）天行热病宜投，心下痞满须简。（苦寒能清解热邪也）除心腹之痛，疗口舌之疮。（皆涤热清火之功）目疼赤肿泪流必需，（热盛则为痛为赤为肿，肝热则泪出，故为治目要药）蛔动疮家痘症均求。（蛔虫得苦则安，诸疮皆属心火，痘症必宜解毒）理妇人阴中肿痛，（清肝火而自安）医小儿疳热诸虫。（疳以湿热为咎，故多生虫，祛湿热而又苦能杀虫也）

大苦大寒，但能祛邪涤热，焉能济弱扶虚，凡血少气虚，脾胃薄弱者，均在禁例。

胡黄连（苦大寒，入肝胆二经。忌猪肉，解巴豆毒，折之尘出如烟者真）退骨蒸劳热，（入肌附骨之热，此能清之。然在初起时，脾胃健旺者，可暂用而不可久也）治温疟三消。（温疟病热在骨间，三消症皆从火断）祛阴汗，（湿热下流客之，故阴汗出，除湿热则止矣）厚肠胃。（祛湿热而肠胃自厚，与黄连之厚肠胃同，非补益而厚之也）痢疾疳家并用，（以同为湿热也）目赤痔痛均求。（皆属火症也）疳积甚灵，惊痫莫缺。大苦大寒，故能清肠胃以及骨间一切湿热邪热阴分伏热所生诸病。其功用相似黄连，产于胡地，故以胡名。

胃虚脾弱者，虽见以上诸症，亦勿

轻投。必不得已，须与保脾胃药同施。

黄芩（苦寒，入心肺胃胆大小肠六经。酒炒则上行，猪胆汁炒泻肝胆之火，枯而飘者泻上焦之火，实而坚者退下部之热）泻肺中火邪，祛脾胃湿热。止嗽降痰，而除喉中腥臭；（泻肺火，则咳嗽止，腥臭除。治痰者，取其火降而痰亦降）治痢医疸，而止少腹绞痛。（善治湿热，故主痢疾黄疸。火在少腹则绞痛，泻火则痛止，亦火热腹痛）利小肠，治五淋。（除湿热之功）疗天行热疾，理目赤肿疼。安胎须用，疗痈亦简。（皆取其泻火除热也）

苦寒清肃之药，其功能治诸热，而非补益之品，当与黄连并列。非系实火之症勿用，胎因血虚不安者亦忌之。

连翘（辛苦寒，入心胆大肠三经。捣碎）除心经客热，（为心经、包络气分之主药，最泻心火）祛脾胃湿热。治耳聋而通月经，（三焦经病则耳聋，热气上壅之故，直入三焦，清热则愈。通经者，清热散血结之功也）祛白虫而解蛊毒。（湿热除则虫自去，蛊毒非辛热不成，热解则蛊自消）利五淋小便不通，（心与小肠为表里，泻心火而小肠之热亦除）散诸经血结气聚。（十二经疮家必用，乃结者散之之义。又诸经客热，非此不除）消瘰疬瘿瘤，（皆胆经气郁有热而成。轻扬芬芳，以散郁结，清凉以除郁热，则自消矣）医痈肿恶疮。（无非营气壅遏，卫气郁滞而成）

清而无补之药，中病即止。痈疽已溃勿服。

龙胆草（苦涩大寒，入肝胆二经）主肝胆热邪，清下焦湿火。（能治脐下至足肿疼，湿热脚气诸疾。下行之功，同于防己）治目赤肿痛，瘀肉高起；（酒炒则能上行外行，佐柴胡为目疾必用之药）祛肠中小虫，婴儿惊痫。理疮疥，杀蛊毒。禀纯阴之气，但以荡涤肝胆之热为职。

脾胃虚人，不可轻投。

芦荟（苦大寒，入心肝脾三经。黑如漆者佳）祛膈热，（胸膈间热也）除烦闷。（清热之功）目疾宜求，（目不因火则不病）疳病必简。（五疳同为内热停滞之症，此能治诸疳热，又善杀三虫）至苦大寒，故为除热杀虫之要药。苦药皆燥，惟此性独润，一经滴水，即便粘手。昔人以朱砂为佐，用治大便不通者，得非取其寒润之功欤？

脾胃弱者大忌。

青黛（咸寒，入肝经。真者从波斯国来，不可得。用染瓮上沫之紫碧色者，或青布浸汁代之俱可。货者以干靛充之，内有石灰，每斤淘取一两，亦可用）治伤寒赤斑，（其性善解毒除热）散五脏郁火。（青色通肝，泄肝尤为要药）除疳热而杀虫，（小儿诸热，惊痫夜啼并主之）疗疮肿而涂敷。（热疮湿疮恶肿，并用敷之）

中寒者勿服。古方用治血症，使非血分实热者，大非所宜。

地榆（苦寒，入肝肾胃大肠四经）止血痢肠风，（善祛湿热为功）除带下崩漏。（湿热去则带下止，血不热则崩漏除）疗诸疮而定痛，（诸疮肿毒，莫不由血热所生，凉血泄热则热散血活，而肿消痛止矣）除恶肉而止脓。（血热极则郁，故肿而成恶肉。脓血不止，亦血热所致）沉寒入下焦，故多主下部湿热诸病。

脾胃虚寒而泄泻，气虚下陷而崩带者禁用。

茵陈（苦寒，入脾胃肝胆膀胱五经）善祛湿热，总治诸疸。（黄疸虽各有所因，然同为湿热所成）

蓄血发黄者，非此所宜。

山豆根（苦寒，入心肺二经）止咽疼而善治喉间诸疾，（含之咽汁，解咽喉肿毒。同白药子等份煎服，治喉风急症，牙关紧闭，水谷不下者神效）解诸毒而能消肿痛诸疮。（能解一切药毒蛊毒，痈肿诸毒。凡毒必热，清热则毒解）

大苦大寒，宜中病即止。

青蒿（苦寒，入肝肾二经。童便浸一宿晒干）祛骨蒸劳热，杀鬼蛀传尸。（芳能避邪，苦能杀虫也）

脾胃虚弱者，仍当避之。

防己（辛苦寒，入膀胱经）祛下焦湿热，（专泻下焦血中湿热，上焦禁用）治脚气肿痛。（脚气之疾，因湿热壅遏，喜通而恶塞，故用汉防己以通滞塞，且其性又能利大小便）防己分木汉二种，木者专风，汉者专水。

大苦大寒，其性猛悍。善用之，亦可敌凶突险，此暝眩之药也。服之令人身心烦闷，饮食减少，惟下焦湿热壅遏及脚气病，非此不效；须与米仁、石斛、茯苓、木瓜、萆薢之属同用则可。

萆薢（甘苦平，入胃肝肾三经。川者佳，勿用有刺者）治腰脚瘫痪不遂，（长于祛风除湿，风湿去而自愈）止白浊茎中作痛。（能治阳明之湿而固下焦，故能祛浊分清，而治是病）痹症脚气并

用，（二症皆由于湿）淋家疝病均宜。（经曰：脾受积食之气，小便黄赤，甚则淋。疝症，亦属湿热为病，但分寒热二途，湿去则皆安）

主用皆祛风除湿，无湿者勿用。土茯苓与萆薢形虽不同，功用相仿。亦善祛风除湿，祛浊分清，均治恶疮化毒。《东山经》言：食之已风，此头风方中，所以用之神效欤？俗称寒冷服之无子，不知本草谓其甘淡性平，又健脾胃，止泄泻，补下焦，治阴痿之功也。

忍冬（即金银藤，甘微寒，入脾经。茎叶及花，气味功用皆同，生者捣用更效，自然汁尤效）除腹胀满，（热气内盛，则为胀满。甘能和中，寒能除热）疗风湿气。（弘景言：煮汁酿酒，补虚疗风，以甘能益血也）能止偏头风痛，（取其益血清热治风）可医脚气作痛。（取其清热除湿）热毒血痢必征，（除热解毒之功）寒热身肿宜投。（热胜则肿）外科称圣药，（散热解毒消肿，一切肿毒痈疽，恶疮疥癣并效）痘症是神丹。（一味熬膏，小儿预服，出痘必稀）性极中和，故无禁忌。

牛蒡子（辛凉，入肺胃二经。酒炒研）散风热，利咽膈。（风热上搏，则为咽痛，为痰壅。咽膈不利，辛凉解散而自安）斑疹痧痘必需，（开毛窍，除热毒，故所必需）肿毒痈疽莫缺。（以其能散诸种疮疡之毒）散风除热解毒之要药。

性冷而滑，泄泻者忌用。

车前子（甘寒，入肝肾膀胱三经。酒拌蒸晒）利水止泻，（利小便而不走气，与茯苓同功；水道利则清浊分，而

13

泻自止）开窍通淋。（淋者欲尿而不能出，胀急痛甚，不欲尿而点滴淋漓也）能强阴益精，（男女阴中，各有二窍。一窍通精，乃命门真阳之火；一窍通水，乃膀胱湿热之水。二窍不并开。水窍开则湿热外泄，相火得宁。精窍常闭，而无漏泄。久久精足，精足则阴强。故补肾固精，种子药中每加之以利小便者，是此义耳，非其性之真能强阴益精也）疗目疾赤痛。（其性能祛肝中风热，且又善走下窍，所谓上病下疗也）

阳气下陷，肾气虚脱者勿用。

泽泻（甘咸微寒，入肾膀胱二经，去皮酒浸焙）利小便，治淋沥。（有宣通水道之功）泻心下水痞，祛脬中留垢。（以其能逐三焦膀胱停水故也）渗湿热，行痰饮。泄泻水肿痹症均求，头旋脚气疝疼咸疗。（皆利水除湿之效。时珍云：脾胃有湿热，则头重旋转，目昏耳鸣，渗去其湿，则热除而土气得令，清气上行，则天气明爽。故《本经》言，服之耳目聪明。若久服则降令太过，清气不升，且小便既多，肾阴潜耗，故扁鹊言其多服昏目。地黄丸用泽泻者，古人用补，必兼泻邪，去邪则补剂得力，专一于补必致偏胜之害也。仲淳云：入六味丸中，除阴虚病有湿热者。其说甚通）

性善逐水，病人湿无饮者勿用。肾虚精滑，虚寒泄泻等候皆忌。

木通（辛甘淡平，入心小肠膀胱三经。色白而梗细者佳）利水治淋，（泻心家之火，则肺不受邪，而气化及州都，随其性之通，而小便利。故曰君火为邪用木通，相火为邪用泽泻，利水虽同，用各有别。治淋者乃通窍之功也）除湿杀虫。（湿热生虫，利水则除湿，而热亦去，虫自杀矣）宣九窍，利关节。通血脉，下乳汁。（皆通窍之所致）关格可开，（仲景云：关则不得小便，格则吐逆。盖因丹田有热，故不得小便。火炎上升，故食即吐逆。此能利诸经脉寒热不通之气）疮疖兼医。（能泻心火，由小肠而出也）功用虽多，不出宣通气血四字。

性极通利，精滑气弱，内无湿热者忌用。能催生堕胎，孕妇勿服。

通草（甘淡寒，入肺胃二经）入肺，引热下降而利小便；（色白体轻，气寒味淡故也）走胃，通气上达而下乳汁。

孕妇勿服。

灯心草（淡平，入心小肠二经）清心必用，利水偏宜。

小便不禁者忌之。

淡竹叶（淡寒，入心小肠二经）专通小便，（淡味，五脏无归，但入太阳，利小便）能解心烦。（小便利，心火因而清之也）

有走无守，孕妇禁之。

海金沙（甘淡寒，入小肠膀胱二经）利水道而治诸淋，（淡能利窍，故通小便，水道利则清浊自分，而血淋、沙淋、膏淋涩痛愈矣。时珍云：惟热在太阳经血分者最宜）除湿热而消肿满。（肿胀因湿热者用之）

小便不利，由于肾水不足者勿服。

葶苈子（辛苦大寒，入肺大肠膀胱三经。酒炒。有甜苦二种，甜者其力稍缓）疏肺壅而除喘逆，利水道而消肿满。（肺中水气，膹满喘急者，非此不除。盖肺气壅塞，则膀胱不利，譬之上窍闭，则下窍不通，不通则水湿泛滥，为喘满，为咳逆，为肿胀。其性能泄气闭而不行，逐水亦能泄大便）肺痈必求，（仲景有葶苈大枣泻肺汤）痰饮亦宜。（能除胸中痰饮，降气行水走泄之功也）

性峻走而不守，不可混用，虚人尤为大忌。

泽兰（甘苦微温，入肝脾二经）活血有消瘀之能，（甘能活血，独入血海攻击稽留，故主产后百病）利水有消蛊之效。（利水消蛊者，乃血化为水之功，非脾虚停湿之水也）行而带补，服之无偏盛之忧。

益母草（辛苦微寒，入肝经。子名茺蔚子）治产后诸疾，（以其活血破血，故跌扑瘀凝亦主之）救喉闭肿痛。（捣烂入新汲水一碗，绞汁顿饮，吐之即愈。以其能解毒，一切乳痈疔肿亦饮之，并用敷之）

性善行走，无瘀血者勿用。

红花（辛温，入心肝二经。酒喷微焙）行男子血脉，通女子经水。（少用则养血，多用则破血）产后血晕急需，胎死腹中必用。活血润燥，为行血之要药。

过用使人血行不止而毙，可弗慎欤！孕妇禁之。

牡丹皮（辛苦微寒，入心与包络肝肾四经，酒焙）清血中之伏火，（伏火即阴火也，阴火即相火也。人但知黄柏治相火，而不知丹皮之功更胜）凉无汗之骨蒸。除肠胃积血，（以其能凉血行血也）治神志不足。（心藏神，肾藏志。治神志不足者，凉心血，清相火之功也）

凉血而又能行血，凡妇人血崩，及经水过期不净，忌与行血药同用。孕妇勿服。

三七（一名金不换，贵重之也。甘微苦寒，入胃肝二经，产广西者，味似人参。以末掺血中，则血化为水者乃真）治吐衄肠红赤痢，疗产后血晕瘀痛。（俱单服如神，以其止血而能散血也）杖仆刀伤血淋为末掺，（杖扑瘀血淋漓者，或嚼烂涂之即止，青肿者即消。若受杖时，先服一二钱，则血不冲心，杖后又宜服之。又名山漆，谓其能合金疮粘物也）无名痈肿疼痛醋调涂。（涂之即散，破者研末掺之）

阴虚火炎失血，非其所长，或与地冬滋阴之药同用亦可。

玄胡索（辛温苦，入肺脾肝心包络四经，酒炒）止腹痛心疼而治疝症，（血凝气滞则痛，温则和畅而气行，辛则走散而血活，痛自止矣）能调经利产而除血晕。（血气不和，因而凝滞，每多后期而至。活血利气，经自如常。性能破血，故利产后诸病）行血中气滞，气中血滞，故专治一身上下诸痛，乃活血化气之神药也。

走而不守，惟有瘀滞者宜之。若经事先期，产后血虚而晕，万不可服。

茜根（苦寒，入心肝肾三经）治诸窍之血，（如吐衄便溺是也。仲淳言其能凉血病之血，行已伤之血）疗跌扑之瘀。黄疸可医，（指蓄血发黄也）肿毒能消。（凉血行血之功）

虽有血症，而食少作泻者勿服，孕妇亦忌。

蒲黄（甘平，入心包肝二经。炒透亦能止血）服之则止心腹诸痛，（活血

15

消瘀之功）掺之则治舌肿满口。（凉血除热之效）

非因瘀血痛者勿用。

姜黄（辛苦温，入肝脾二经）除积血腹痛，（其性破血，而能兼理血中之气）止痹症臂疼。（戴元礼云：片姜黄能入手臂治痛，辛散破血之功也）

血虚者服之，病反增剧。

王不留行（苦平，入肝经）能下乳汁，（古云：穿山甲、王不留，妇人服了乳常流）可消痈毒。（活血之功）通血脉，走而不守，虽有王命亦不能留其行也，故妇人难产每用之。

孕妇及失血家并忌。

刘寄奴（苦寒，入肝脾二经）能破血下胀，敷金疮出血。

速走之性，又在血分，多服则令人痢。

京三棱（苦平，入肝脾二经。醋炒）下血积如神，化坚癖为水。（破血散血，能治一切凝滞有形之坚积。从气药则治气，从血药则治血）

能泻真气，虚者勿服。东垣五积诸方，皆有人参赞助，如专用克削，则脾胃愈虚，积安得去乎。孕妇勿服。

蓬莪术（辛苦温，入肝经。或醋或酒炒）治积聚诸气，疗心腹作痛。（其功能行气破血，散结消积，为气中之血药）磨积之要药。虚人当与健脾胃补元气之品同用，乃无损耳。

使君子（甘温，入脾胃二经）杀诸虫，治疳积。（空腹食数枚，虫皆死而出。疳积，脾虚胃弱所致，甘温能补胃健脾，不苦不辛，而能杀虫，此所以为小儿上药也）

服后忌饮水，犯之即泻。

旋覆花（一名金沸草，咸寒，入肺大肠二经。去蒂焙，煎成须绢滤清服之）治胶痰，（咸能软坚）祛留饮，（咸能润下）除噫气，（性能下气也）利大肠。昔人言其祛头目风，行水治肿，亦走散之药。

虚者不宜多服。

半夏（辛温有毒，入脾胃心胆四经。反乌头，忌羊血饧糖。洗净滑液，姜汁炒）治痰饮之咳嗽，（寒痰、湿痰，或因留饮致咳，宜用之。若阴虚痰嗽者大忌）止胃冷之呕吐。（因胃停积冷痰留饮致吐宜用，若由胃热火冲而呕则忌之）疗痰厥头痛眩晕，（湿痰厥逆而上，则上实而为痛为眩为晕，此为对症。若因血虚火痰而致者，用之则误）除留饮胸满短气。（膈有留饮湿聚则为满闷，射肺则为喘为咳，阻气不布，而为短气，此为的药。若非留饮满闷，阴虚气喘气短，投之立祸）燥湿消痰祛饮之要药。

古人有三禁，谓血家、渴家、汗家是也。若无脾湿，且有肺燥，误服半夏，悔不可追，慎之戒之。又有似中风热痰壅盛，此属阴虚者居多，大忌犯之。能堕胎，孕妇亦忌。每见世医，执丹溪言二陈汤治一身之痰，见痰即用，不知世之患燥痰甚多，惟此一味贻害不少，特表著误。

南星（辛苦温有毒，入肝经。火炮则毒性缓）入肝祛风痰，九制则燥性减。（性烈而燥，须用牛胆九制）因痰凝结核，（不拘何处，或大或小，或软或硬，不痛不痒，其色白者，乃痰块也）频涂则块渐消。（同半夏、海藻、昆布、大黄

等为末，醋涂自消）

非西北方真中风，大忌。破血堕胎，孕妇戒用。

海藻（苦咸寒，入肝胃肾三经。反甘草）消瘰疬瘿瘤，除卵肿疝疼。（苦能泄结，咸能软坚，寒能除热故也）

脾家有湿者勿用。

昆布（咸寒，入肝胃肾三经。洗净）瘿坚如石者，非此不除。老痰成噎者，用之可祛。散结软坚，除热之品，与海藻相同，多服令人瘦削。

常山（辛苦寒有毒，入肝经。酒炒令透，则不发吐）驱痰饮有灵，截疟疾必效。（无痰不成疟，善祛老痰积饮，故能截积年久疟有神）散瘴气寒热，治项下瘿瘤。（散瘴邪祛老痰之功）

其性暴悍，最损真气。截疟宜同补药用。虚人及孕妇大忌。

草豆蔻（辛温。入脾胃二经。炒研）散冷滞之气，止心腹之疼。

性温热，气芳烈，因火热作痛者忌用。

肉豆蔻（一名肉果。辛温，入脾胃大肠三经。面裹煨透。忌铁器）暖脾胃而消宿食，固大肠而止泄泻。

病人有火，泻痢初起，皆不宜服。

益智仁（辛热，入脾肾二经。盐水炒研）温中进食，（古人进食，必先益智，为其于土中益火故耳）益脾补肾。（芳香归脾，辛能润肾）摄涎唾，（脾为涎，肾为唾，补益二脏，则脾能统摄，肾能纳气归元，不致泛滥上溢矣）缩小便。（小便频数淋沥，因于肾气不固，须佐补肾药用）

功专补火，非脾肾虚寒者大忌。

蛇床子（辛苦温，入脾肾二经，地黄汁拌蒸三次后黑色乃佳）善起男子阳事痿，（性善益阳，治痿有奇功，不可以贱而忽之）能温妇女子宫寒。（阴有寒冷，蜜丸绵裹纳入阴中）止白带（带下如鸡子清不臭者宜之）而擦疮癣，洗阴痒（用猪肝葱椒油煎，先纳阴户片时，以引虫出，然后同白矾煎汤频洗。男子阴汗阴囊痒湿，并洗有效）而浴癞风。

温燥之品，相火易动者勿服。

兰叶（辛甘微寒，入肺胃二经。解牛马肉毒）止消渴必用，（芳香清润，生津止渴）散郁气最良。（辛芳故能散结开郁）开胃称神，（芳香而不燥也）利水颇效。（肺气郁结，则上窍闭而下窍不通，清肺开郁，水道自利）除胸中痰癖，（胃气莞滞，则水谷不能以时化，而为痰癖也）消痈肿蛊毒。（散结清胃之功）

白前（辛甘平，入肺经。汤泡去须焙）胸胁逆气能除，（长于降气故也）咳嗽上气可安。（咳则气逆痰随上壅，但坐不得卧，喉如水鸡声者，服之立愈）性无补益，肺因邪客痰壅者宜之。

若由气不归元所致者忌用。

白薇（苦咸大寒，入胃经）治中风支满神昏，（阴虚火旺，热极则生风。火气燔灼，故心下支满，痰随火涌，故神昏不知，益阴除热则愈）除邪气寒热酸疼。（热邪伤人，阴气不足，则阳独盛而为热。心肾俱虚，则热收于内而为寒。寒热作则荣气不能内荣，而肢体酸疼，是热淫于内，故治以咸寒）遗溺血淋俱用，（皆热在下焦所致，益阴除热自安）调经种子宜征。（经水先期，乃因血热，不孕多由阴虚内热，荣血日枯之故。益阴除热，则血自生旺，而令能孕矣）凡天行热病后，余热未除，及温疟瘅疟，久而不能解者，必属阴虚，除疟邪药中，类中风除热药中，俱宜加入。

中寒泄泻者勿用。

白及（辛苦涩微寒，入肝经。反乌头）肺伤吐血宜征，（色白性收，合乎秋金，故入肺止血，兼辛则收中有散）痈肿排脓必简。（能入血分，有泄热散结，去腐逐瘀之功）痈疽溃后，勿同苦寒药用。

白鲜皮（苦寒，入脾经）治痹症死肌筋挛，（地之湿气感人则害人皮肉筋脉，此药善除湿热，故主之也）理热毒风癞疥癣。（寒能除热，苦能杀虫，故也）

下部虚寒之人，虽有湿症勿用。

苦参（苦大寒，入肾经。反藜芦，泔浸焙）除热去湿杀虫，（味至苦故杀虫）止泪医疽治痢。（肝热除则泪自止，湿热去则黄自退，以其能泻血中之热，故治肠癖下血痢）疗足肿作疼欲脱，（除热去湿之功）除身发风疹癞疾。（皆除热凉血杀虫之效）

至苦大寒伤胃，无大热者勿用。

旱莲草（甘酸冷，入肝肾二经）益阴凉血，黑发乌须。（血热则须发易白，又其汁黑，故为变白之上药）止溺血而治赤痢，医痔痛而疗肠风。（皆益阴凉血之功）灸疮血出，敷之即已。（血凉则止）头风脑漏，滴鼻可安。（鼻窍通气于脑，故捣汁滴入。使热解而愈）

阴寒冷药，不利肠胃，便溏食少者戒用。

夏枯草（辛苦寒，入肝经）治目痛羞明，（有补养肝血除热之功）消瘰疬痈毒。（辛能散结，苦寒能下泄除热）

久用亦伤胃气。

谷精草（辛微温，入肝胃二经）治翳膜（晴生白翳也）雀盲，（至夜即不见物，并无翳也）疗头风齿痛。（辛散之功）补养肝气，为治目病之上药。

决明子（咸平，入肝肾二经）治青盲（俗名青昏）翳障，除赤肿泪流。益阴除热，决有明目之功。

木贼草（甘苦平，入肝经）专退目翳，（为搓擦之需故也）善能发汗。（中空而轻，有升散之功）

伐肝之品，不宜久用。

蒲公英（甘平，入肝胃二经）专治乳岩痈毒，（凉血解毒之功）主涂恶刺肿疼。（《千金方》云：余以手背偶触庭木，遂痛难忍，十日疮高大，以此涂之即愈）

紫花地丁（辛苦寒，入心肝二经）疗痈必简，敷服皆奇，外科圣药。

甘蔗根（甘大寒，入胃经。宜捣汁入药用）治时疾热狂烦闷，（甘寒清解阳明邪热之功）疗小便血淋涩痛。（凉血除热之效）止消渴而除黄疸，（亦取其甘寒清胃也）消肿毒而涂赤游。（同硝黄涂一切痈肿，小儿赤游，其效如神）

痈肿阴症，不焮肿，不发热者忌用。

大黄（苦大寒，入脾胃肝大肠四经。若邪气在上，必用酒浸，引上至高之分，驱热而下。如生用，则遗至高之邪热，是以愈后或头肿，或目赤，或喉痹，或膈上热疾生也。锦纹者佳）泻肠胃实热大便不通，（必转矢气，脐腹满痛。手不可按者，方可用之）治初痢腹痛里急后重。（祛其积滞，则痢自止。伤寒协热下痢，热结旁流，荡其热邪，涤其热结，亦自愈，皆通用之法也）下瘀血，（故桃仁承气汤用之）除宿食，（故三黄枳术丸用之）利水肿。（故舟车丸用之）疗诸火疮并目疾，涂诸火丹及肿毒。大苦大寒，长于下通，故为伤寒温病热病，实热结于中下二焦，大便不通，及一切有形积滞，并血分积热，发为痈肿诸疾之要药，有拨乱反正之功。

其性峻利猛烈，长驱直捣，苟非血分热结，六脉沉实者，切勿轻与推荡，戒之戒之。

牵牛（苦寒，有毒。入肺肾大肠三经）下虫积有神，涂雀斑（面上黑子）颇效。

辛辣迅速下泻之毒药。东垣深戒此品，慎勿轻用。孕妇大忌。

甘遂（苦寒，反甘草。面裹煨）伤寒水结胸症，非此不除；（驱水逐饮之功，用一分，不下渐加）痰迷心窍发狂，投之甚效。（不嫌药之峻厉者，以病势太甚，所谓有病则病当之也）迅速下泻之毒药，中病即止，过则必有大祸。凡水肿以甘遂末涂腹绕脐，内服甘草汤，即水下肿消；二物相反，而感应如神，其峻可知。

孕妇大忌。

大戟（辛苦寒有毒，入脾经。反甘草，水煮软，去骨用）驱痰饮，（控涎丹方中，用治痰涎流胸膈上下，使人颈项胸背胁腰手足牵引钓痛，皮肤麻痹）消水蛊。（通二便，能下十二经水）散痈肿，下蛊毒。（蛊毒必辛热，辛则散，

走脏腑，故假其辛寒，以搜其辛热，是以毒攻毒也）

阴寒迅速下泻之毒药，果形症俱实者，可暂一施。凡水肿类多脾虚，复用下泻，是谓重虚，虽快一时，未几再作，决不可救。孕妇大忌。

芫花（辛苦温有毒，反甘草。陈久者良。醋煮晒用。入肺脾肾三经）驱痰逐水，消痈杀虫。芫花、大戟、甘遂，性俱逐水泄湿，能直达水饮窠囊隐僻之处。仲景十枣汤，治心下硬满，痛引两胁，干呕咳嗽，用此三味为末，大枣煎服五分，使痰饮水气，自二便而泄。陈言《三因方》以三味枣肉和丸桐子大，治水气喘急浮肿之症，每服十丸，渐加至通利为度。

毒性至紧，取效甚捷，稍涉虚者，用之必殆。孕妇大忌。

附子（辛甘大热，有毒，入脾肾二经。童便浸一日，去皮，切作四片，童便浓甘草汤同煮，汁尽为度，则毒去矣。烘干生用则发散，熟用则峻补。重一两以上，矮而孔节稀者佳）补下焦之阳虚，（故八味丸，用以补右肾之真阳）除脏腑之沉寒。（可升可降，浮中有沉，无所不至，走而不守，为诸经引用之药）治暴猝中寒，凛栗无汗，厥逆吐利。（因严冬寒邪，直中少阴，唇青面白，凛栗无汗，厥冷直过肘膝，吐利色青气冷，小便清白，其脉微者宜用）疗风寒湿痹，手足麻木，瘫痪疼痛。（或拘挛不能动履，必无热症者可用。若郁邪日久为热，大忌）止脾肾冷泄，（如洞泄完谷，澄彻清冷，肾火虚衰，五更溏泄。然肾泄亦有不可用热药者）除心腹寒痛。（温

暖脾胃之功。因热痛者，勿误投之）能消水气浮肿，（必口不渴，不烦满，大便溏，小便虽少而不赤涩，内无热者，方可用之）善医寒疝腹痛。（若属湿热，则大忌之矣）退阴寒，益阳火，兼除寒湿之圣品。得肉桂则入命门益相火，引人参挽回散失之元阳，同生姜发散在表之风寒，佐白术善除寒湿，得甘草能缓热性。

初种者为乌头，（即川乌）象乌之头也。附乌头而旁生者，为附子，如子附母也。附而长三四寸者为天雄，功用相同。但附子性重滞，主寒疾；乌头性轻浮，主风疾。

温病、热病、暑病、燥病，俱系热病，万无可用之理。即传经伤寒，亦系热病，与直中阴经不同。仲景诸方，虽有用之，皆为误汗吐下而设，原非正治之法。若东南中风症，皆非真中风寒，俱当远避。阳厥症，虽有肢体尽冷，指甲青黑，自汗发呃，吐蛔下利，身卧如塑，六脉无力，或微或绝，种种似阴，审其内症，必气喷如火，咽干口臭，舌苔芒刺，渴欲饮冷，谵语太息，喜凉恶热，心腹胀满，按之痛甚，小便必黄赤短少，下利必臭秽殊常，误投下咽必毙。至若阴虚内热骨蒸，血液衰少诸病，吐衄肠红崩漏，均为大忌。老人精绝，少年失志，暑月湿热，皆令阳痿，不可误服辛热。能堕胎，孕妇亦大忌之。世徒见疗阳虚气衰，有起死之功，不细审辨用之，是不操刀而杀人矣，故特著其害，以表其非轻用之药也。

草乌（辛热大毒，反半夏、贝母、瓜蒌、白及）祛风寒湿气之邪，除痹症骨节之痛。（多用发麻，只用分许，如舌不麻，并渐加至微麻为度，三分为准）

辛热大毒之品，慎勿轻用。痹症若邪郁日久为热，大忌。能堕胎，孕妇亦忌。

蓖麻子（辛甘有毒，盐水煮去皮研）口眼㖞斜涂正（不㖞）处，子肠脱出贴丹田。半身不遂，同麝香、穿山甲、羊脂煎膏以频摩。针刺入肉，与蝼蛄屑（牙屑）捣敷而立出。偏头风痛（同乳香）涂太阳即止，诸般肿毒敷患处随消。长于收吸，能拔病气出外。外治累奏奇功，不可内服。

卷二礼集　本草必用　（下）

木　部

柏子仁（甘平，入心肝肾三经。蒸晒或炒研）安神定悸，（心藏神，肾藏志，入心养神，入肾定志，则神安而惊悸自除）壮水强阳。（肾藏精，肾恶燥，润肾补肾则精足而阳强）益血而容颜美少，补虚而耳目聪明。（悦颜聪明，皆心血与肾水互相灌溉耳。又心主五色，耳为肾窍，目为肝窍，三脏得补之功也）养心气，润肝肾。芳香能益脾胃，滋养之上品药也。

多油而滑，作泻者勿服，多痰者亦忌。有油透者勿入药。

侧柏叶（苦微寒，入肝经）治痹证历节疼痛，（其性挟燥，故祛风湿）止肠风，吐衄崩淋。（微寒带涩，故止诸血）

挟燥血家，不宜多服。

松节（苦温）祛风湿，而止骨节之痛。能舒筋骨，而除挛急之疴。性燥，血虚者，中病即止。

女贞子（甘寒，入肾经。叶长子黑者良，酒浸蒸）补肾治虚损，（除热益精，肾家要品）明目黑须发。（补肾之功）

阴寒之品，久服腹痛作泻。

茯苓（甘淡平，入心肾脾胃小肠五经。生于古松之下，感土木之气而成。产云南，白而坚实者佳。去皮用）安心神而定惊悸止健忘，（补心之功）益脾胃而治痰饮消水肿。（益脾除湿利水之功）除呕吐而止泄泻，（以其能和中益气也）疗咳逆而理痰壅。（以其能导气降火也）能利小便，（味甘淡渗，其性上行，滋水之源而下降，利小便）堪伐肾邪。（能降肾经水泛之痰，又治奔豚之症。地黄丸中用之，取其去胞中积垢，搬运之功耳）抱根者为茯神，主用相同，而安神独胜。红者为赤茯苓，功力稍逊，而利水偏长。茯苓皮，开腠理，通水道，治水肿多功。

若小便不禁，虚寒精滑者，皆不可服。

琥珀（甘平，入心肝小肠三经。用水调侧柏子末，置瓷锅中，置琥珀于内煮之，捣粉用）镇心安神（重可以镇心，明可以安神）杀鬼魅治癫痫❶，退翳明目消瘀血通五淋。从辛温药，则行血破瘀；从淡渗药，则利窍行水；从金石镇坠药，则镇心安神；用敷金疮，则止血生肌。

消磨渗利之性，不宜虚人。凡阴虚内热，火炎水涸者勿服。

酸枣仁（甘酸平，入心脾肝胆四经。

——————

❶ 治癫痫：扫叶山房前有"杀鬼魅"三字。

21

炒研）止惊悸而最治虚汗，（胆怯者心君易动，补胆气则惊悸止。凡服固表药而汗不止者，用枣仁为君，则汗必止，以汗为心液故也）除心烦而善疗不眠。（肝虚血少，则虚烦不眠，补肝养阴，则不烦而安眠矣）

肝胆脾三经有实邪热者勿用，以其收敛故也。

枸杞子（甘平，入肾肝二经）补肾而填精强阴止渴，（精不足者，补之以味，枸杞子是也。补肾益精则阴强，润肺生津则渴除）益肝以养营坚筋明目。（明目者，以肝开窍于目，黑水神光属肾故也）益精明目，滋补之圣药。

性润而能利大小肠，泄泻者勿用，或与山药、莲肉、茯苓同用则可泻矣。

地骨皮（甘寒，入肾经）解虚劳之客热，除有汗之骨蒸。（热淫于内，泻以甘寒也）主肝肾虚热，为三焦气分之药。又能降肺中伏火。

中寒者勿用。

桑根白皮（甘寒，入肺经。刮去粗皮，蜜水炙。有涎出，勿去之）泻肺火而止喘定嗽，（专泻肺中之伏火，若肺中有水气者，用之亦当）利小肠而消肿除胀。（长于利小水，故能治水气肿胀）下气消痰，（气降而痰亦降）除热止渴。（甘寒除内热，而渴自止）**桑叶**（甘寒）除寒热而止汗出，（甘能益血，寒能凉血，是以能止阴虚寒热，及因内热汗出也）治咳嗽而止消渴，（治咳嗽者，下气之功。止渴者，益阴之功）益血祛风，（血行风自灭也）明目长发。（煎汤洗沐甚效）

桑枝（苦平）治遍体风痒，（性能祛风，久服终身不患偏风）疗四肢拘挛。（以其能通利关节也。故许学士患臂痛，诸药不应，服此数剂即愈）咳嗽能除，（一少年咳嗽，百药不效，用南向桑枝，寸折煎汤，频饮而愈）脚气可用。（炒香水煎，空心服之）**桑椹**（甘寒）补血安神，生精止渴。

桑皮泻火，肺虚无火，因风寒而咳嗽者勿服。

竹叶（辛甘寒，入心胃二经）清心胃而涤烦热，（同麦冬、枣仁之属，治虚烦不眠，清心之功；入白虎汤中，治烦热大渴，清胃之效）治痰热而止咳逆。（胸中痰热壅滞，则咳逆上气，辛寒能解热结者，痰消气下而咳止矣）

竹茹（甘微寒，入胃经。刮去青皮，用第二层）疏气逆而呕呃与噎隔皆平，（胃热呕呃者宜之）清血热而吐衄与崩中咸疗。（甘寒能凉血清热，故又治女劳复）

竹沥（甘寒）痰在皮里膜外者直达以宣通，痰在经络四肢者屈曲而搜剔。失音不语偏宜，肢体挛蜷决用。（性滑流利，走窍逐痰，兼之甘寒益阴除热，痰热既祛则气道通利，经脉流转而诸症自除）竹种最多，惟大而味甘者为胜。

竹茹（甘寒）感寒挟食而呕吐者勿用。竹沥滑肠，脾虚泄泻者勿用，寒痰、湿痰、食积痰诸均忌。

天竺黄（甘寒，入心经。轻者真）治中风不语，（热痰壅塞上窍之故）理幼稚惊痫。（总取其凉心除热，豁痰利窍之功）

竹之津气结成，产于天竺国，与竹沥功用相仿，而无滑肠之患。

山茱萸（酸微温，入肝肾二经。核能滑精，酒润去之，烘干）补肾气而兴阳道坚阴茎，固元精而治淋沥止遗尿。（老人小便淋沥，及不禁遗尿，皆属肾虚。山萸气温而主补，味酸而主敛故也）月事多而可以止，（酸敛之效）耳鸣响而还其聪。（补肾之功）

强阳不痿，小便不利者，不宜用之。

金樱子（酸涩平，入脾肾二经。杵去刺及子）治脾虚久泄，疗肾虚精滑。（涩以固脱也）

性涩不利于气。丹溪曰：经络隧道，以通畅为和平，昧者喜其涩精而服之以纵欲，致生别疾，咎将谁归。

杜仲（辛甘温，入肝肾二经。去皮酥炙，或盐水炒）补肝益肾，强筋壮骨。（肝充则筋健，肾充则骨强）腰膝之酸痛皆痊，（腰脊不利，及脚膝酸疼，无力以行，加而用之）遍体之机关尽利。（东垣谓其能使筋骨相着）

肾虚火炽者勿用。

木瓜（酸温，入脾胃肝三经。忌铁器）最疗转筋，（以其入肝而养筋故也）善治脚气。疝病亦医，（有祛湿之能）呕逆可止。（和胃制肝之力）

伤食而呕吐者不宜用。

枳实（苦微寒，入肺胃大肠三经。麸拌炒）破气散结，（因气结刺痛者，看在何经，以引经药导之，中病即止）消积导滞。（痰食皆积滞也）痰也食也，停水败血也，气行而尽消；咳者喘者，呕逆腹痛者，气利而咸止。解伤寒结胸，（入陷胸汤中甚效。仲景治胸痹痛，每用之）除心下痞满。（胃之上口曰贲门，与心相连，胃中停滞，气壅则心下痞满，

故洁古枳术丸中用以消积除痞。元素曰：心下痞及宿食不消，并宜枳实、黄连）

枳壳（功用同枳实）枳壳枳实，古未分别，自东垣始分枳壳治高，枳实治下。然观仲景治胸痹痞满，以枳实为要药，诸方治大便秘塞，肠风脚气，里急后重，又以枳壳为通用。究其功用，皆为利气之品，分之无伤，不分亦可。但枳壳性缓，而行稍迟；枳实性烈，而善下达，为确当耳。

性皆消导，破气损真，凡气弱脾虚之人，慎勿轻用。瘦胎饮用枳壳为湖阳公主而设，以彼奉养太过，形气肥实，故相宜也。若一概用之，反致气弱而难产。

厚朴（辛甘大温，入脾胃二经。色紫味辛者良。刮去粗皮，姜汁炒）暖脾胃而止腹痛，（温能暖中，辛能散结，苦能泄满，是其性之所长，故因寒痛实痛者宜之。若脾阴不足，血虚腹痛者忌之）消食积而祛痰饮。（其性消导，下气消痰，能泻胃中之实，故承气汤用之。又佐苍术，以泻胃中之湿，故平胃散用之，以平胃土之过）疗气实胸满腹胀，（结者散之，此为神药。若非气实壅滞，胸满因气不归元，腹胀因脾虚者忌之）治胃寒呕吐泄泻。（若胃虚火炎致吐，火热暴注，皆非所宜）

元气虚弱者，切禁服之，孕妇亦忌。

槟榔（辛苦温，入胃大肠二经。见火无功）宣脏腑壅滞，疗心腹疼痛。（辛温能散结破滞故也。若无壅滞，及非因虫痛者勿用）降至高之气似水投石，（譬降气下行之速也，故结胸痞满亦用之）疏后重之急如骥追风。疟疾与痰癖

偕收，（疟无痰食不成，最能下气消食祛痰，故二症皆用）脚气与杀虫并选。（能坠诸药，至于下极，专破滞气下行，故治脚气冲心，亦主奔豚膀胱诸气之病。以其味苦，又能杀虫）

气虚下陷者忌用。

大腹皮（辛苦微温，入脾胃二经。即大腹子皮也。子与槟榔同功。鸠鸟多集此树，宜温水洗净，再用大豆汁洗晒干）降逆气，消水肿。（善消肌肤中水气）

虚人勿用。

沉香（辛温，入脾胃肝肾四经。入丸散锉末，入煎磨汁，忌见火。黑润不枯硬，重沉于水下者佳，香甜者性平，辛辣者热）下逆气而调中气，（其性下沉，故最降逆气，其气芬芳，故能调中气）开郁气而散结气。（辛香能开郁散结）止心腹疼痛，（调中开郁散结之功，中恶者尤宜，香能辟邪也）消水气肿胀。（其宜气郁肿胀与消水肿者，辛香醒脾燥湿之功）益脾胃而止吐泻，（脾胃喜香，喜温喜通也）暖腰膝而治精寒。（温而下沉，能益命门之火）大肠气闭宜投，（古方同肉苁蓉麻仁治之）小便气淋须用。（气化则自然顺利）

非命门火衰，不宜入下焦药用。

降真香（辛温，色红甜而不辣者佳）降气最效，行瘀如神。肝伤吐血宜求，（怒气伤肝，或内伤吐血，用代郁金神效）刀伤出血必用。（敷之血即止，定痛生肌，功胜花蕊）烧之辟天行时气，宅舍怪异。小儿带之，辟邪恶气。

乌药（辛温，入脾胃膀胱三经）主膀胱冷气攻冲，（辛温能散寒邪，性又下

气故也）疗妇人血气作痛。（性温香窜走泄，故能散血凝气滞）芳香能辟邪，故中恶心腹痛用之。

气虚及血虚内热者勿用。

丁香（辛热，入脾胃二经。去丁盖。忌火）温中散滞，除呕止呃。（属寒者方可用）

一切因火热证者大忌。

乳香（辛温，入心脾肝三经。箬上烘去油，用灯心研之则细）活血止诸痛，（故心腹腰胁四肢经络诸痛，皆用以活血止痛）托毒消诸肿。（内托护心，外宣毒气，能消痈疽肿毒诸疮。乳没煎膏，消毒止痛长肉）产后折伤共宜，舒筋治痢均求。（皆取其活血之功）

痈疽已溃不宜服，脓多者勿敷。

没药（辛苦平，入肝经。制法同乳香）散血止诸痛，（凡胸腹胁肋骨节筋痛，不由血瘀，而因于血虚者忌之）通滞消诸肿。（热瘀血滞则气壅，故经络满急，发肿作痛。善通壅滞，则血行而气畅，肿自消，痛自止，故为外科折伤家之要品）祛恶露，止血晕。（善入血分而行瘀）可攻目翳，（散肝经之血热，则赤痛除而翳退矣）堪除血痢。乳香活血，没药散血，皆能止痛消肿，故每相兼用之。

产后恶露去多，痈疽已溃，法宜禁之。孕妇勿服，以其堕胎也。

苏木（辛甘咸平，入心肝脾三经）少用和血，多服行瘀。

孕妇忌之。

蔓荆子（辛苦平，入肾肝膀胱三经）善疗头风目痛，（气清体轻，上行而散，故治偏头风痛目将损者）堪舒湿

痹拘挛。（风能胜湿）

头痛目痛，不由风邪，而因于血虚有火者忌之。

辛夷（辛温，入肺胃二经。去心及毛。毛射肺中，令人发咳）治头疼齿痛，除鼻塞涕流。（芳香上窜诸窍，逐气分风邪之功，鼻渊涕下腥臭亦用之）

辛香走窜，虚人禁之，虽偶风寒而鼻塞亦禁之。头痛属血虚火炎，齿痛因胃火者均忌。

茶叶（甘苦微寒，入心肺二经。味甘不涩，气芬如兰，色白如玉者良）消食祛痰热，（下气降火，而兼有涤除肠胃之功）止渴醒睡眠。（甘寒除热，则肺气清肃而渴止，心肺明爽而睡醒）解炙煿之毒，（又能消暑，解酒食之毒，故治便血热毒，下痢赤白亦用之）消痔瘘之疮。（因大肠积热所致，肺脏清而腑病自安）善利小便，（清心而小肠之热结亦解）颇疗头痛。（取其降火也。头目不清，热熏上也，以苦泄其热，则上消矣）

昔人言其苦寒，不利脾胃，及多食发黄消瘦之说，此皆语其粗恶苦涩者耳！岂有味甘气芬者，服之反致疾耶？

猪苓（甘淡平，入肾膀胱二经。去皮）利水除湿，（长于利水，故善除湿）消肿治疟。（水肿借为要药，疟必有暑，暑必兼湿，用其引暑湿之邪，从小便出，所以分消之也）

多服损肾昏目。淡渗燥亡津液，无湿症者勿服。

栀子（苦寒，入心肺胃三经。炒透研）治胸中懊恼而眠卧不宁，疏脐下血滞而小便不利。（以其能清心肺大小肠郁火血热故也）清太阴肺，轻飘而上达，（轻飘象肺，色赤象火，故能泻肺中之火。东垣言其入肺中血分）泻三焦火，屈曲而下行。（能降火从小便中泄去）治胃脘火痛，（亦治热厥心痛）疗酒热鼻赤。（酒热伤肺则鼻赤，甚者延及于面）黄疸可理，赤目能除。（苦寒泻一切有余之火，故能治上诸症）

苦寒损胃而伤血，凡脾胃虚弱者忌之，血虚发热者亦忌，心腹痛不因火者勿用。世人每用治血，不知血寒则凝，反为败症。凡治吐血，当以顺气为先，气降则血自归经，此大法也。

黄柏（苦寒，入肾经。生用则降实火，丸用则不伤胃。治上酒炒，治中蜜炒，治下盐炒。肥厚鲜黄者佳）泻龙火而救肾水，（伏火煎熬，则肾水渐涸，丹溪谓其滋阴降火者，以其泻阴中之火而阴不受伤也）止梦遗而治下消。利水窍涩痛，（皆肾阴虚而相火旺之所致）除目赤肿疼。（阴虚血热之故）治阴疮而理带下，（皆湿热乘阴虚流客下部而成。阴疮有二种：一者阴饮作旧脓出，一者只生热疮，煎汤洗之，仍同芩连为末涂之。男女俱患之。凡热病遗毒，手足肿痛欲断，取五斤，煎汤渍之。冬月向火，火毒入内，两股生疮，其汁淋漓，糊之立愈。诸疮大痛宜用之）止便血而杀疳虫。（止便血者清肠之力，味苦故能杀虫）疝疼脚气皆堪疗，（善治下焦湿热作肿及痛，故脚气最效，疝疼因肾虚湿热邪乘者宜之）痢疾疸家尽可医。（亦皆除湿热之功）口舌生疮至效，（蜜水浸之，时时噙漱兼饮之甚良）足膝痿软如神。（元素谓诸痿瘫痪必用之药）泻阴火，除湿热，是其本功。

苦寒之性，利于实热，不利于虚热。凡胃虚食少，脾虚泻多忌之，肾虚五更溏泄勿用。

槐花（苦酸寒，入肝胃大肠三经。含蕊而陈久者良，微炒）止便红，除血痢。（皆凉血之力）疗五痔，治赤目。（皆涤热之功）子名槐角，（苦寒）用颇相同。兼黑发明目而除热泪，（凉血则发不白，血分无热则目明，肝经不热则泪自止）治火热难产而止涎唾。（凉血除热，而胎产自易。涎唾多者，脾胃有热之故）枝洗阴囊湿痒，叶医疥癣疔肿。

苦寒纯阴，脾胃弱者禁用，即虚热而非实火者亦禁之。槐实能堕胎，孕妇勿服。

楝实（即金铃子。苦寒，有小毒，入心肺脾胃小肠五经。去核）止心痛腹疼而疗诸疝，（导小肠膀胱之热，因引心包相火下行，故心腹热痛及疝气为要药）善杀虫治疥而利小肠。（湿热蕴积则内生诸虫，湿热浸淫则外为疥疮，小肠热结则水道不通，此药大苦大寒故也）根（苦寒，有毒，勿用赤者，误服吐泻杀人）杀诸虫，（涂洗疥癣甚良）利大肠。（入糯米同煎，杀毒。若泻以冷粥止之）

脾胃虚者大忌。

桂（近根之厚者名肉桂，辛甘大热，有小毒，入肝肾二经。去皮用，见火无功）补命门之真火，（益火消阴，是其本功）扶脾胃之虚寒。（以其有温中之能）坚筋骨，（乃助火之功）通血脉。（热则流通也）下部腹痛，非此不除。（肉桂治下焦，桂心治中焦，桂枝治上焦，此本天亲上，本地亲下之道也）奔豚疝气，用之即效。（奔豚属肾火虚衰，

阴气凝结，气上攻所致。疝气因肾虚，而寒湿邪气乘虚客之者最效）宣通百药，（辛散热行也）善堕胞胎。（能通子宫而破血故也）

桂心（即皮中之次厚者。味甘辛热，入心脾二经）止心疼腹痛，（因寒疼者可用）破癥瘕痃癖。（通行瘀血之力）宣气血而无壅，利关节而有灵。

桂枝（即顶上细枝薄皮者。辛甘微热，入肺膀胱二经）主冬令之风寒，（仲景治冬日发热汗出为太阳伤风，用以解肌表之风，治发热无汗为太阳伤寒，麻黄汤中用以驱营分之寒）散下焦之蓄血。（故桃仁承气汤用之）横行手臂而为治痛风之引经，（风化为火忌用）直达小腹而为泄奔豚之向导。

桂性偏阳，不可轻试。温热中暑燥病，及阴虚内热之人，并一切失血之症，均为大忌，误投则祸不旋踵，慎之慎之。

吴茱萸（辛苦热，有小毒，入脾胃肝三经。开口者勿用，盐汤泡透焙干）燥肠胃而止久滑之泻，（故四神丸用以治脾肾虚寒之滑泻）散阴寒而治心腹之疼。（属火热者，不可误投）祛冷胀为独得，（浊阴不降，胸中气逆满塞，宜用此苦热以泄其逆气，非他药可代）疏肝气有偏长。（独入厥阴有功）疝疼脚气相宜，（属寒湿者宜之，若因湿热者勿用）开郁杀虫至效。（辛热走散开发，故开郁化滞多功，辛辣故杀虫）治吞酸必用，（湿郁则热，热郁则酸，酸为肝味，故责之肝火。左金丸中，引黄连入肝，而去其湿热，此从治之义）祛痰冷如神。（寒痰冷饮停积，以致气逆咳吐，胸膈如有冷物上塞，饮热汤稍下者，用之如神，

以其有温中下气之能也）

凡病非寒滞者大忌。

蜀椒（辛热有毒，入脾肾二经。闭口者杀人）杀蛔虫，（蛔见椒则头伏）止泄泻。（温脾胃，暖命门，则虚寒之泻可除。又能散风祛寒除湿）

椒目（苦辛）利小便，消水肿。

非命门火衰，中气寒冷者大忌。

雷丸（苦寒，入胃大肠二经。白者可用，赤者杀人）专主杀虫，（湿热则生虫，寒能清热，苦能除湿杀虫）亦解蛊毒。（苦寒能除辛热故也）

无毒积者勿用。

芜荑（辛苦平，小者不可入药）最杀诸虫，能除疳积。

多服损胃。

干漆（辛温有毒，入肝经。炒至烟尽为度。中其毒者，多食蟹及甘草汤解之）行瘀血之神丹，（瘀血见之，即化为水）杀诸虫之上品。

虚者及惯生漆疮者大忌。孕妇戒投。

皂荚（辛咸温，有小毒。刮去皮弦及子，酥炙）豁痰开胸膈，（疏导壅滞，洗涤垢腻之功。取汁熬膏，丸如桐子大，每服十丸，治胸中痰结）搜风治癫疾。（开窍通关，辛散杀虫之力。一方用皂刺三斤，烧灰蒸晒，研末，大黄煎汤空心调服一钱匕，下虫而愈）吹喉痹，熏便秘。（二便因气秘不通者，烧烟熏之）杀虫治癣，（醋熬嫩刺，涂癣甚良）敷毒消肿。（便毒痈疽，醋熬膏敷之有效）

性极尖利，无闭不开，无坚不破，为济急之神丹。皂角刺功用同皂荚，更能直达疮所，为痈毒未溃之神药。

类中风症，多有阴虚，世人每用稀

涎散吐之，是愈竭其津液也，法所最忌，孕妇亦禁。

巴豆（辛热，大毒，反牵牛。炒熟去油，只用厘许，不可过分）诸般积滞，（痰食虫血是也）立皆荡涤；脏腑气血，悉被侵伤。辛热大毒，迅速下泻之厉药。明矾（三钱煎溶，入豆七粒）同煅，（去豆研，用少许）吹喉痹，流出热涎，立开如神。

禀火烈之气，以少许着肌，顷刻发泡，况肠胃柔质，岂能堪此乎！慎勿用。火能灼物，故主烂胎，孕妇大忌。

果 部

莲子（甘平。入心脾肾三经。去心）交心肾而君相之火邪俱靖，（故治赤白浊，梦遗滑精有功）厚肠胃而泻痢之滑脱均收。除崩中，止带下。（脾得补而自能统摄也）频用能固精，常服令强健。（土为元气之母，母气既和，则百病不生，而筋强骨健矣）

生莲藕（甘寒，入心脾二经。捣汁生用）涤热除烦，（甘寒故也）消瘀止血。（宋时御厨作血羹，削皮误落血中，遂散不凝，故后人用以破血多效。产家忌生冷，惟此不忌。又能止诸窍血者，以其性寒带涩故也。藕节功用相同）蟹毒可解，酒毒能消。熟莲藕，（甘温）主补益脾胃。

石莲子（苦寒。经霜后坚黑如石，堕水入泥中者良，状如榧子者大苦，产广中树上者，不宜入药）治噤口痢疾。

莲须（甘涩，入心肾二经）清心而诸窍出血可止，固肾而丹田之精气无遗。

可止泄泻，（皆性涩之功）能黑须发。（乃益血之效）

荷叶（芳平，连蒂用）裨助脾胃，升发阳气。（故张洁古积术丸方中，用荷叶烧饭为丸）治雷头风而颇效，（头面疙瘩肿痛，或闻雷声，取其有震仰盂之象，类从之义也）疗诸血症亦多功。（以其能祛恶血，留好血也）

龙眼（甘平，入心脾二经）补心虚而长智，（为其能益血，补心长智，故别名益智）悦胃气以培脾。（甘先入脾胃也）除健忘与怔忡，能安神而熟寐。（皆益血补心之效）

大枣（甘平，入脾胃二经）补脾胃而益气强力，（脾得补而气益强）润肺金而生津上咳。（故虚损家宜之）治泄泻，（补脾之力）调荣卫。（邪在荣卫者，辛甘以解之，故同生姜和荣卫，生发脾胃升腾之气）

中满者忌之，小儿疳病及齿痛痰热之人，俱不宜食，生者尤为不利，红枣功力稍逊。

胡桃（甘涩热，入肺肾二经）益肾固精，（益命门之药，空腹食之，最能固精）养血润燥。（故有乌须发润肌肤之能）最治伤损，（通润血脉之力，捣和酒服）善治铜毒。（与铜钱共食即成粉，故误吞铜物，多食自化，或同荸荠食更佳）

肺有痰热，阴虚吐衄等症，勿用。

芡实（即鸡头实，甘平，入脾肾二经）补肾固精而遗浊有赖，（故治小便不禁，遗精白浊，带下咸需之）益脾助气而泄泻无虞。

小儿不宜多食者，以其难消也。宜作粥饮甚良。

松子（甘微温）甘能益血润大便，温能和气主风虚。（甘温助阳气而通经，故有治骨节中风，及因风头眩，祛死肌，散水气之功）久服有裨。

梨（甘寒，入心脾肝三经。生用清热，熟用滋阴，不酸者良）润肺凉心，降火消痰。定咳嗽而止气喘，（润肺降火消痰之功）除心烦而疗热狂。（凉心降火之功）祛胸热痞塞，（祛胸中之热结而痞塞除）治胃火呕吐。（降胃家之火，而呕吐逆安）止消渴而利大肠，（其性流利下行，故能利大便）解酒毒而贴火伤。（亦能解疮毒，金石热气。切片贴汤火之伤，止痛不烂）治大人暗风失音不语，（内热生风，所谓内虚暗风是也。痰火壅塞上窍，故失音）疗小儿风热昏蒙躁闷。（由风热生痰，热痰壅塞，故昏迷躁闷。若因惊热生痰，亦用之）预食而防痈疽之将发，（凡人有痛处，口渴脉洪为痈疽将成之候，惟昼夜食梨，可转重为轻。膏粱之家，厚味酽酒，纵欲无节，必多痰火、卒中、痈疽之病，常食梨可免）频服而救噎膈之垂成。（血液衰少，渐成噎膈者，同人乳、蔗浆、芦根汁、竹沥、童便饮之）时珍云：古人论痰，多主风寒，用药皆是桂附，故不著其功。今人痰病，火居六七，梨之能润肺、凉心、降火、消痰、解毒、治风热，诚为今时之要品，不可缺者也。

脾虚泄泻者勿用。

甘蔗（甘寒，入肺脾胃三经。入药捣烂绞汁用）止干呕而治吐治噎，（以其有和中助脾，下逆气，泻火热之能）消热痰而止咳止渴。（亦下气除热，生津

润燥之功）除烦热而宽胸膈，（胸膈烦热既除，则自宽舒，甘寒泻火之力也）解酒毒而利大肠。（故润大便，下燥结有神）

胃寒呕吐，中满滑泄者忌之。

白沙糖（甘寒，入脾经）和中助脾，（脾主中州，甘先入脾也）润肺缓肝。（蔗浆煎晒，凝结如石，故名石蜜。能润心肺燥热。肝苦急，急食甘以缓之，故能缓肝火）生津止渴，除咳消痰。（甘寒除热之功）多食亦能害脾，以其味太甘耳。红者功用相仿，和血偏长，煎炼之久，而至紫黑，则未免有湿热之气。

多食损齿生虫。

荸荠（甘寒捣汁用）善化误吞铜物，（同胡桃食一二斤，即消如神）能除腹满胀大。（除热消食故也）消宿食，（以其有消坚削积之能）理黄疸。止便血，（亦治血痢血崩）辟蛊毒。（皆除热之功也）

孕妇忌食。

西瓜（甘寒）解暑清热，消烦止渴。（故有天生白虎汤之号）疗喉痹，漱口疮。（降火之力）

多食伤脾助湿作利。

甜瓜仁（即香瓜仁，甘寒，压去油用）破腹内之壅，治肠胃之痈。（破溃脓血，最为肠胃内痈要药。而瓜仁与冬瓜仁同功）甜瓜蒂❶（极苦）性寒能涌吐。

柿霜（甘平，真者佳）润肺而化痰止嗽，清心而退热生津。

蒂（苦温）能降逆气，故治冷呃。

枇杷叶（苦平，入肺胃二经。治肺病蜜水炙，治胃病姜汁炙。湿叶重一两者，气足堪用。粗布拭去毛，不净射肺，作咳难疗）走阳明则止呕治呃，入太阳则定咳消痰。（长于降气，气降则火清痰顺，而呕呃咳喘诸症自宁）

胃寒呕吐及风寒咳喘者勿服。

橘皮（辛苦温，入肺脾胃三经。和中补脾胃，留白用；消痰理肺气，去白用。广中者最佳，福建者次之，陈久愈良。去蒂及浮膜）理气通滞，宽胸快膈。（能去胸中滞气冷气，皆理气之功）开胃进食，助脾消谷。（香以醒之，温以行之）宁嗽消痰，（气利而嗽自止，痰自下。治湿痰寒痰痰饮，尤为最宜）止呕定泄。（和胃调脾，理气通滞之效）治大肠气闭，（人之一身，三焦相通，不过一气，故气闭脉浮佐杏仁用，血闭脉浮佐桃仁用）疗妇人乳痈。同补气药则益气，同泄气药则破气，同消痰药则祛痰，同消食药则化食，各从其类以为用。

中气虚者，勿同耗气药用。胃热呕者，勿同辛温药用。阴虚痰嗽，勿同星夏等药用。橘肉生痰聚气，一物也，而相背如此。

橘叶（苦平）治乳痈。（能散阳明厥阴经滞气）

橘核（苦平）疗诸疝。（下气故也）

青皮（即橘之小者，辛苦温，入肝胆二经。麸炒）破滞气而削坚积，（性沉而降，治在下之病如神）治胁痛而理疝疼。（能疏通肝胆二经滞气故也）止呃逆，（性沉而降气，实者可用）消乳

---

❶ 甜瓜蒂：扫叶山房本作"瓜蒂（极苦）性上涌，能吐越上焦之积痰停水，嗜鼻治湿家头痛。上部无实邪忌用。"

肿。引诸药至厥阴之分，（以其为肝家引经之药）下饮食入太阴之仓。

性最酷烈，损人真气，不宜多用，虚者勿投。

香橼（辛苦温，入脾经。陈久者良，去白炒）治心下之气痛，助脾家之健运。

性虽中和，单用多用，亦损正气。

杏仁（甘苦温，入肺大肠二经。泡去皮尖，焙研。治风寒肺病药中，亦有连皮尖用者，取其发散也。双仁者有毒杀人）散上焦之风，（性温能散，故肺经风寒风热皆治，解肌之功也）除心下之热。（邪气既散，心下烦热自除）利胸中气逆而喘嗽，（味苦能降，故气逆喘嗽皆安，下气之力也）润大肠气闭而难通。（以其性能润利而下行）解锡毒有效，消狗肉如神。（索粉近之则烂，故亦最消粉积）

阴虚喘嗽者忌之。

桃仁（甘苦温，入肝大肠二经。泡去皮尖，研。勿用双仁者）破诸经之瘀血，（性善破血，故治一切蓄血为病）润大肠之血燥。（若由津液不足，而闭结者忌之）肌有血凝而燥痒堪除，（能行皮肤凝聚之血，能除皮肤血热燥痒之患）热入血室而谵言可止。兼能辟邪，（桃为五木之精也）亦可杀虫。

用之不当，大伤阴血，无瘀滞勿服，孕妇亦忌。

山楂（酸平，入肝脾❶二经）消肉食之积，（煮鸡硬肉，入之易烂，其消食克伐可知）行瘀滞之血。（产后儿枕作痛，加沙糖服之有效）能疗疝气，（行结气滞血之功）亦发痘疹。脾胃虚而兼有积滞者，当同补药用。

核治癞疝，亦消食积。

荔枝核（甘温，入肝肾二经。研碎焙）治癞疝卵肿作痛，疗妇人血气刺痛。（皆行散滞气之功也）

乌梅（酸平，入肺脾二经。解马汗毒，硫黄毒）主赤痢而止便血崩中，（酸能敛血，酸能固肠）止久嗽而能下气除烦。（酸能收肺气而止久嗽，酸能吸气归元而下气逆，酸能敛浮热而除烦满）安蛔厥，（蛔得酸则伏）治口干。（酸能化津液）疗火炎❷头痛，（酸能敛虚火下降，故口糜唇疮亦用之）蚀诸疮弩肉。（疮疽愈后，有肉突起，烧研敷之）

白梅（即霜梅）止霍乱，（治伤暑霍乱，和仁捣碎。薏仁能除烦热，入丝瓜叶、扁豆叶，再捣烂，新汲水调服立愈）解酒毒。擦牙龈口噤便开，涂刀伤血出立止。（刺在肉中者嚼涂即出）

病当发散者大忌。

榧子（甘涩平，入肺大肠二经。反绿豆）善杀诸虫，（不问何虫，小儿空腹食七枚。大人二十一枚，七日虫皆死而出矣）能疗五痔。（频食自愈）

菜 部

百合（甘微寒，入心肺二经。白花者可用）保肺止咳，（相傅清肃，咳嗽可止）驱邪定惊。（君主镇定，邪魅可驱，惊悸可疗。仲景用治行住坐卧不定，如有神灵，谓之百合病，是亦清心安神之效）止涕泪多，（清肺肝热之功）利

---

❶ 脾：扫叶山房本作"胃"。

❷ 火炎：扫叶山房本作"火痰"。

大小便。（清肾热之效，以肾主二便也）

中寒者勿用。

山药（一名薯蓣，甘平，入心肺脾肾四经。或蒸或炒）健脾胃而止泄泻，益肾气而止遗精。治肌肉羸瘦，润皮肤枯燥。（能入脾肺二经，补其不足，清其虚热，则肌肉自长，皮肤不枯。故体虚羸者，宜加而用之）能除虚胀，（脾得补而胀自消）可镇心神。（能补心气不足）性缓非多用不效。

薄荷（辛凉，入心肝肺三经）解散风热，（为风热上壅之要药）通利关节。（以其辛香走窜也）清头目利咽喉口齿诸病，（辛能发散，凉能清利，专于消风散热，故主头痛、头风、面肿、目赤肿痛、咽疼、暴喑、舌糜、唇肿、齿痛诸病）治瘰疬兼痧疹瘙痒诸疮。（瘰疬多因气郁伤肝，肝火血燥而筋挛所致。兼入肝经气分，辛香开气，故能祛愤气，且凉能清利之功。其治痧疹疮疥，风气瘙痒，皆祛风清热之效）能理霍乱，可除胀满。（辛香开气通窍之力）和蜜而擦伤寒舌苔，捣汁而涂猫咬蛇伤。（猫食薄荷则醉故也。亦涂蜂螫）仲淳噙化丸，治阴虚肺热咳嗽，用之为君，以其与滋阴收敛之剂同用，故有利而无患。

病人新瘥勿服，以其能发汗，虚表气也。阴虚人发热勿服，以出汗则愈竭其津液也。

紫苏（辛温，入心肺胃三经。与鲤鱼同食，生毒疮。解鱼蟹毒）善散风寒，（解肌发表之功）能治冷气。（故心腹胀满，温中行气，止痛用之）

子（辛温，炒研）功专降气，性兼润燥。止嗽定喘俱用，消痰治噎均求。

可除呕逆，亦疗吐血。（皆属降气之功）

阴虚发寒热，或恶寒头痛者忌用叶，大便滑者不用子。

莱菔子（辛温，炒研用）下气治痰定喘，（治痰有推墙倒壁之功）消食除膨止痛。生研汁服而吐风痰，（生用则升）醋调末涂而消肿毒。（辛散之功）

虚弱人忌之。

白芥子（辛热，入肺经。研用）善豁寒痰，能除冷饮。（若痰在胁下，及皮里膜外者，非此不能达，祛胸膈之痰，是其剩馥矣）

阴虚痰嗽者甚戒，茎叶有疮痔便血者大忌。

韭（辛温，生捣汁用，熟则归肾壮阳）专消瘀血，（故吐血及胸痹痛如锥刺及损伤，并用之）能疗噎膈。（以其能消散胃脘之瘀血）

胃气虚而有热者勿服。

干姜（辛大热，入肺脾二经）生用则辛，逐寒邪而发表。炮用则苦，除胃冷而守中。（守而不移，非若附子，行而不止也）能引血药入血分，引气药入气分。又能祛恶养新，有阳生阴长之意，故产后方中用之所由来也。

大辛大热，辛能僭上，辛能散气走血，久服损阴伤目，病非寒冷，切戒误投。孕妇服之，令胎内消。

生姜（辛热，入肺胃二经。制半夏毒）生则发表，熟则温中。（故能治胀满，止腹痛）开痰有效，（热痰则忌之）止呕宜求。（孙真人云：呕乃气逆不散，此能行阳而散气。东垣言其止呕，但治表实气壅。仲淳言呕兼寒者宜用，挟热者则忌）

姜皮治疟疾无汗，（或寒多，或寒甚，或兼呕者并用。若病久阴虚而有热者，虽呕亦忌）消浮肿腹胀。（药之辛者轻者可使走表，用以治水气肿胀，开鬼门之义也）凡早起山行，宜含一块，不犯露雾清湿之气，山岚不正之气。

忌同干姜。人云：夜不宜食。夜则气本收敛，反开发之，则违天道矣。

葱白（辛温，入肺胃二经。大忌与蜜同食）发表出汗，治伤寒头痛而即安。通气利窍，熨小便不通而立至。

表虚易汗者勿用。多食令人神昏发落。因热便秘者勿熨。

谷 部

胡麻（即黑芝麻，一名巨胜。甘平，入脾肝肾三经。九蒸九晒研）益肝养血，治虚风而理瘫痪。（虚风者肝虚血少，热盛生风也。李廷飞云：患风病人，久食则步履端正，语言不謇。正治风先治血，血行风自灭之义）滋肾润燥，填髓脑而坚筋骨。（肾恶燥，黑色通肾，而能润燥。肾得滋补，则髓脑充满，而筋骨坚强）补中益气，（甘能益脾胃也）变白还黑。（黑须发者，补阴养血之功）长肌肉，（脾主肌肉也）明耳目。（耳为肾窍，目为肝窍也）止心惊，（心血有养也）利大肠。（多油而滑也）润养五脏，入谷之中，惟此最良，故为仙家服饵所须。

麻油（微寒）下胞衣，（同白蜜各一杯，入汤顿服，漏胎难产，胎死腹中俱效）利大肠。（一方用油一合，和鸡子清二三枚，量入玄明粉一两，搅服即泻，下热毒甚良）抹疮肿，（解毒凉血之功）生秃发。解一切毒，（热毒食毒虫毒，若中砒及河豚毒者，多灌取吐出毒物则愈）杀一切虫。（故涂恶疮，疥癣用之）

大麻仁（甘平，入脾胃二经。绢包置滚汤中，至冷取出。悬空垂井中一宿。晒干，新瓦上去壳研）润燥通二便，宣风利关节。（骨髓风毒疼痛不可运动，酒调服之大效）产难即下，（以其滑利下行也）呕逆能除。（下气之功）

滑利下行，走而不守，多食滑精痿阳，损血脉，发带疾。

薏苡仁（甘微寒，入肺脾二经。淘净晒炒）燥脾湿而理痹症拘挛，（地之湿气，感则害人皮肉筋脉。又风寒湿三气合而成痹，此药性燥能除湿，味甘能补脾，兼淡能渗泄。总之湿邪去则脾胃安而中焦治，能荣养乎四肢，而通利血脉也）祛肺热而治咳嗽肺痈。（肺痈因肺热极所致）止泄泻，消水肿。（益脾除湿之功）脚气须用，痿躄宜求。（脚气痿躄，皆属湿热）健脾益胃，补肺清热。祛风胜湿之品。

大便燥结，因寒转筋者勿用。其根堕胎，妊娠亦忌。

白扁豆（甘平，入脾胃二经，或炒研，或生用）善补脾胃，能除湿热。疗霍乱，（有和中下气，化清降浊消暑之能）治呕逆。（和中下气之功）痢疾须征，（取其能除湿热，消暑和中）泄泻宜尝。理带下颇验，（皆补脾除湿之效）解诸毒甚良。（能解酒毒，鲀鱼诸鸟六畜肉毒，及一切草木砒霜毒，生研末冷水服）补益之品。

寒热外邪方炽者禁用。

绿豆（甘寒，入肝胃二经。连皮用，若去皮令壅气）下气压热，（质重沉而性甘寒故也）解毒止渴。（解诸热毒之功，过于扁豆赤豆。丹石药毒发者，磨粉水调服甚效。止渴者除热之功）治头风而除呕逆，（皆下气压热之功）祛浮风而润皮肤。（浮风风疹，热极则生风也）消水肿，（能利小便故也）厚肠胃。（味甘入胃，性寒能补）

胃寒者不宜食。

黑大豆（甘平，入肾经。紧小者尤佳）活血而散风，（产后用之者，取其活血行瘀也。头风用之者，取其祛风除热下气也。破伤风及产后诸风，风痉用之者，以其活血散风也）补肾更解毒。（黑色通肾，为肾之谷，故能明目，消水肿，解百药毒，必加甘草神验）

小儿十岁以下者，炒豆勿同猪肉食，壅气致死。服蓖麻子，食炒豆胀。服厚朴者亦忌，动气故也。

淡豆豉（甘苦微温，入肺脾二经。江西者佳。炒熟又能止汗）能解肌而发汗，头疼寒热同除。（伤寒时疾热病，及瘴气恶毒，皆用以发表。因经蒸窨，又能调中下气）作宣剂而涌吐，烦躁满闷可安。（仲景于汗吐下后，余邪热郁胸中而懊憹者，用栀豉涌吐其邪。若热结胸烦闷，宜陷胸汤，不宜用此）

伤寒直中阴经者勿用。

浮小麦（产北方者，入药。以霜雪多而性凉也）止盗汗，（自汗亦止，煎汤代茶甚佳）除虚热。（治劳热骨蒸有功）

麦芽（咸温，入脾胃二经。炒黄研）和中下气，消食化积。除烦闷，去胀满。（消导之功）

消化米面诸果食积，无积则消肾气。脾虚有积者，须同气药用。能堕胎，妊娠无故勿服。

谷芽（甘苦温）快脾开胃，和中下气，消食化积。

神曲（辛苦温，入脾胃二经。炒黄研。古人惟用酒曲。后又以五月五日或六月六日，用白面百斤，青蒿、苍耳、野蓼自然汁、赤小豆、杏仁泥各三升，以配六神，和匀作饼，麻叶包窨，待生黄衣，晒干，收之。陈久者良）健脾消宿食，下气除痰逆。（指食积之痰言）腹痛能止，胀满可消。（消食下气之功）治泻殊良，（亦指停食所致者）回乳甚验。（产后无子食乳，乳胀，发热恶寒者，炒研和酒服二钱，日二服甚验，麦芽亦效）

脾阴虚胃火盛者，不宜服。能堕胎，孕妇不得已而应用，宜少食之。

红曲（甘温。炒研）功专活血，（赤痢多用之。造法以白米饭，受湿热郁蒸，变而为红，故有治脾胃营血之功，酿酒破血）亦可消食。（有健脾燥胃之能）

饧糖（甘温，入肺脾二经）补脾治腹痛，（米麦熬造，故能补脾虚腹痛）润肺止嗽痰。

凡中满牙疳，呕家酒家俱忌。

酒（辛甘苦热，有毒，入肺胃二经，醇者为良，冷饮有益）宣通血脉，辟除邪恶。（昔三人冒雾晨行，空腹者死，饱食者病，饮酒者健。此酒力辟邪恶毒气之效）善行药势，（用为引导，可上至巅顶，外走皮肤，横行经络。凡服石药，不可长用酒下，能引入四肢，滞血化为痈疽，故一切毒因酒得者难治）可御风寒。少饮和血行气，壮神消愁。过饮则烂胃腐肠，耗血损精，生痰动火。故夫醉以为常者，轻则致疾，重则亡身，不可畏欤！

烧酒久饮烂肺，害人更甚。

金石部

金箔（辛平有毒，入心肝二经。汤中用金物同煎，假其气甚良。生金有大毒，杀人）镇心神，（重可镇心）定惊邪。（惊者平之）若心气虚而神魂不安，并无惊邪外入者，当补心安神，非金箔可定。无故入服，能消人脂。磨屑顿饮，不满三钱，则心腹剜痛，肠胃如裂而毙。

银箔（辛平，无毒）功同金箔。

黑铅（甘寒，入丸药用。铁铫内溶化，去滓脚用）治气引下降❶诸疾，（如呕吐、眩晕、噎膈、奔豚喘急危笃诸疾，有反正之功）涂瘰疬结核肿疮。（禀先天壬癸之气，以生阴极之精，故能解一切热毒）解毒甚效，（砒霜、硫黄、轻粉一切金石药毒，煎汤饮之即解）杀虫如神。（先食猪肉一片，乃以砂糖水调铅灰二三四钱，五更服之，诸虫尽下）色黑通肾，体重性滑，镇坠之剂。

凡金石药与人身脏腑气血不相宜，所谓非类难为巧合，不可多服。

自然铜（辛平，火煅醋淬七次，研细水飞过用）续筋接骨，折伤仍复旧。消瘀破滞，疼痛即蠲除。

中病即止，不可过用。

朱砂（甘微寒，入心经。忌一切血。须研极细，水飞生用。若经火炼，则热毒等砒卤，杀人。光明砂入药用）清镇君火之上药，（色赤法火，中含水银，体阳而性阴，纳浮游之火而安神明。心热非此不除，故心烦不眠，怔忡惊悸皆需之）治癫痫❷狂乱，（癫痫属心气虚而有热，病狂古人谓之失心。能镇心安神清热，故皆用之）理小儿惊热。（朱砂五钱，牛黄一分为末，每用一匙，磨犀角汁调下，又生地甘草煎汤调分许，初生儿时服之，止胎惊，解胎毒）

独用多用，令人呆闷。

石膏（辛甘淡大寒，入肺胃二经，捣碎）主口干舌焦渴饮，（伤寒温热时疫诸病，多兼阳明，故一见烦渴欲饮者，便可用之）除神昏语乱发狂。（胃热冲心，则神昏谵语，甚则发狂。甘寒清解阳明之邪热，则上症自退）气喘气壅皆资用，（如属肺热气逆者，用以降肺经之痰热）发斑发疹急寻求。（斑疹皆由热邪传于肺胃而发）能治呕吐腹痛，（呕吐而口渴面红小便短赤或涩者，属胃火冲逆，乃必用之，胃脘痛因火者亦用之。《本经》言治腹中坚痛，此本属下症，而亦治之者，阳明邪热既解，则里气和而燥结自下，腹痛自止。若果可下者，仍宜下之）可医壮热头疼。（以其味辛，有解肌发汗之能，头额痛而兼渴饮者，属阳明，必用之，否则勿用。风热症亦宜用之）中暑真圣药，（甘寒清解暑热，

---

❶ 气引下降：扫叶山房本作"气升不降"。

❷ 治癫痫：扫叶山房本前尚有"辟除邪魅之神丹。（最上品者，夜有光生，故能杀邪鬼精魅。夜多恶梦者，绢包裹头即安）"。

此为圣药）疟疾亦神丹。（疟亦由于暑邪，故热多渴饮者，必不可缺）口糜唇胗均收，（糜烂也，胗疮也。仲淳云：口糜唇疮，口臭口淡，吞酸嘈杂善饥，皆属胃火）齿痛头风并选。（上下龈痛，属胃与大肠之火。头风由于火热。凡头面赤肿，目暴赤肿痛者，皆宜用之）解阳明之邪热，除肺金之痰火。祛暑气止烦渴之神药，属实热者用之起死回生，功同金液。但气味俱薄，若投之甚少，难责其功，世医不解，特表著之。

内无大热者勿用，误用则令人肠滑不食，寒胃故也。若头疼身热，而不渴饮者，是未传阳明，勿用。暑气兼湿作泻，脾胃弱甚者勿用。失血家及产后血虚发热烦渴，症象白虎者大忌。

滑石（甘淡寒，入心胃膀胱大小肠五经。研细。用牡丹皮煎汁煮过晒干）利小便，（时珍云：滑能利诸窍，不独小便也。上能利毛腠之窍，下能利精溺之窍，丹溪偏主石淋为要药）行积滞。（性沉重而滑利，故能通壅滞，下垢腻，用质之药也）中暑须用，（甘可和胃气，寒能消暑热）痢疾宜求。（消暑除热利水祛湿行积逐瘀之功）

阴虚内热小便不利者忌用。

磁石（辛寒微温，入肾肝二经。火、醋淬，水飞，不能吸铁者勿用）补男子肾虚，（色黑入肾益精，故治肾家诸病，而聪耳明目。阳事不起，浸酒饮之。腰中不利，加而用之）治小儿惊痫。（惊痫，因心气怯，痰热盛。重可去怯，咸能润下软坚，故用之）耳聋而可反其聪，（镇坠下吸，俾肾气不上逆，宜同补肾药用之。又真吸铁石入病耳内，铁砂末绢包入不病耳内，自然通透）目昏而能复其明。（磁朱丸中用以镇养真精，使神水不外移）性禀冲和，无猛悍之气。

代赭石（甘苦寒，入心肝二经。煅赤以醋淬三次，研细水飞）止反胃，治呃逆。哮病能除，疝气可理。（俱调末服，皆取其重而下坠，能镇逆气也）起男子阴痿，（壮火食气，火气太盛，则阴反痿，苦寒能泄有余之火故也）小儿惊痫。（痫症发则审视搐搦，吐舌嚼唇，其声如畜，固惊骇所致。此药镇坠，入肝与心包二经，故主之）

虚寒者勿用，阳虚阴痿者，惊痫因风邪者，均忌之。下坠堕胎，孕妇亦忌。

青礞石（咸平，入肝经。同火硝等分，煅如金色，研细水飞）化顽痰癖结，行食积停留。（咸主软坚，重主坠下。汤氏治小儿痰涎，壅塞咽喉，命在须臾，薄荷汁入生蜜调服五分或一钱，坠下风痰，为治惊利痰之圣药）

禀刚猛之性，有攻击之能，脾胃虚弱者忌之。

海浮石（咸平，入肾经）能化积块老痰，可消瘿瘤结核。（咸能软坚故也）水沫结成，体轻虚而性润下，故有清金降火之功。

多服损人气血。

芒硝（咸大寒，入胃大肠二经）除邪热，（热淫于内，治以咸寒）通二便。（咸味下泄为阴）破坚积而荡宿垢，逐瘀血而攻结痰。（咸能软坚，咸能走血，咸能润下故也）

法制玄明粉（用芒硝以萝卜切片，河水同煮，绢滤入盆，露一夜。每斤用甘草一两同煎，滤净再露。取硝叠实罐中，盐泥浓涂，不盖口，置炉中，俟沸定，以瓦一片盖口，泥封固，再煅，待冷取出，隔纸摊地上，盆复三日，出火毒，研末。每斤入生熟甘草末各一两，和匀，瓶收用）主用相同，功力稍缓。能退膈热，可除烦躁。（邪解心凉，烦躁自除）水煎倾盆中，凝结在下，粗朴者为朴硝，（又名皮硝、盐硝）其质重浊，力紧急而不和，只可施于卤莽壮实之人，及敷涂肿毒火丹之用。在上如麦芒者为芒硝，如牙者为马牙硝，其质稍清。用质清者，再经煎炼，为玄明粉，尤为精粹。究其功用皆同，无热不荡，无结不散，无坚不磨，无积不推，其性勇往直前，故邪热深固，坚结不通者，用之如神。

若非邪结下焦，坚痛不可按者忌用，恐其误伐真阴也。血涸津枯，以致大肠燥结者，切戒勿施。能利大便，堕胎，孕妇应下者，或以玄明粉代之，必兼用大黄引之，直入肠胃，润燥软坚泻热，母子俱安。然在三四月及七八月，不宜用之。方士滥夸玄明粉却病延年，无根之说也。

风化硝（以芒硝于风日中消尽水气，自成轻飘白粉）治上焦心肺痰热，而不泄利。

硝石（又名火硝、焰硝）丹灶家用制五金八石，银工家用化金银，兵家用作火药，其功用相似朴硝。但朴硝其性只能下走，不能上升，阴中之阴也。硝石之性但能上升，水中之火也。

绿矾（酸涩凉，入醋煅赤研细）燥脾湿而化痰涎，消积滞而治疳虫。（凡腹中肉食坚积，诸药难化者，同健脾消食药为丸，投之辄消。小儿疳虫，食土及生物者亦神效）胀满黄肿并效，肠风疟疾均求。（色青味酸，煅之则赤。能入血分，伐木又能燥湿，化涎消积，故胀满黄肿疟疾疳气主之。治肠风泻血者，燥湿除热收涩之功也）

能令人作泻，胃弱者不宜多用。服此终身忌食荞麦，河豚，犯之即死。

白矾（酸涩寒）君黄蜡丸服，护膜防痈毒内攻。（凡治痈疽，当服之以护膜，膜苟不破，虽剧必痊。一人遍身生疮状如蛇头，服此而愈）共苦参煎汤浸足，治脚气冲心。（取其除热燥湿坠浊）可吹喉痹，（取其除热解毒）用洗脱肛。（取其收涩）

坠浊解毒，除热燥湿。性急收涩之药，多服令人上涌下泻。

赤石脂（辛甘酸温，入心肾胃大肠四经。研细宜调服）止久痢泄泻，除崩淋赤滞。（下焦虚脱，无以闭藏，他药固涩，性多轻浮，惟此体重性涩，能直入下焦血分而固脱）吐饮无时，小便不禁，调服即止。（有人频吐稀清痰水，诸药不效，服此而愈）肛门下脱，肌肉难生，敷之立效。（一切疮痈不敛，赤石脂研末掺之，即生肌如神）

痢疾积滞未尽，服之有祸。

花蕊石（酸辛温，研如粉）消瘀血如神，（一切瘀血，童便调服三五钱，能使化为黄水）敷金疮至效。（酸能敛血，复能化瘀，敷之即合，仍不作脓）

无瘀血停留者勿用。

雄黄（辛苦温，有毒，入胃肝二

经）杀虫❶神品。化瘀血而消痰涎，涂蛇伤而敷恶疮。中病即止。

蓬砂（即硼砂，辛苦咸凉，白者如明矾，黄者如桃胶）能解胸膈痰热，（故止咳嗽，除噎膈，皆用取其软坚也）善疗咽喉肿疼。（辛能散，苦能泄，咸能软也）治骨鲠如神，（含化咽汁，脱然而失，柔物之功也）洗目翳颇效。（去垢之力）敷口疮（口舌生疮，牙疳并效）而擦木舌肿强，点胬肉而涂小儿阴㿗。（肿大不消，涂之自愈）性能柔五金，去垢腻，消散克削药也。

宜攻有余，忌施不足，可暂用，不可久服。

人 部

发（苦温，入心肝肾三经。皂荚水洗净晒干，入罐盐泥固。存性，研极细末）吐血衄红尽简，肠风崩漏均求。（发者血之余也，发灰走血分而带散，故所主一切出血症，亦是血见黑则止，治标之义居多，未可全仗其为补益）黄疸可投，（取其有补阴消瘀血利小便之功）外科最效。（入诸膏药内，能消毒止痛，生肌长肉）经煅成末，气味不佳。

胃弱者勿用。

人乳（甘平，入心肺肝胆❷肾五经。香甜浓白者可用，须清晨热饮，若晒为粉，入药甚佳）大补真阴，最清烦热。（真阴得补，烦热自清）虚劳之玉液，（曾有积年劳病，饮乳而痊，岂非大补真阴之效）噎膈之琼浆。（因血液衰少所致，乳最滋养血液故也）治暗风不语，（接命丹，同梨汁、竹沥用之，取其补阴

清热消痰也）疗目赤泪流。（乳浸黄连蒸过，点之有效。以目得血而能视也）瘦悴应用，（常服令人肥白悦泽）养老犹宜。（服乳歌云，丹田若是干涸时，咽下重楼润枯朽，清晨能饮一斤余，返老还童天地久）乳为血化，生于脾胃，摄于冲任，未受孕则下为月水，既受孕则留而养胎，产后变赤为白，上为乳汁，此造化玄微之妙，劫病延年之神丹也。

滑泄不禁者勿服，与食同进，则成积滞发泻。

人胞（即紫河车，甘咸温，入心肾二经。米泔洗净，锅内蒸透，捣烂拌干药末，或晒或烘。一法用人溺或陈酒，煮极烂，捣和药用）诸虚损症，服之大效。（得男女坎离之气而成。如阴阳两虚者，服之有返本还元之功）渐瘦悴者，食之甚良。（荣血不足，精气亏损，致渐瘦悴，人胞得精血之气而结，从其类以补之也，绝非金石草木之类可比。和鸭煮食，勿令与知焉）益气养血补精，阴阳并补之神品。丹溪曰：气虚者同补气药用，血虚者同补血药用，治虚劳当同除骨蒸药用。

人溺（咸寒，入肺胃膀胱三经。雪白者可用。炼成秋石，失其真元之气，不及人溺多矣）清天行狂乱，（咸寒能除邪热，故《别录》主寒热头痛温气）解劳热骨蒸。（凡阴虚火动，热蒸如燎，服药无益者，非此不除）行瘀而不伤其峻，止血而无患其凝。吐衄产家皆圣药，

---

❶ 杀虫：扫叶山房本前尚有"辟邪圣药，（阴气盛则精鬼易凭，禀纯阳气之气，故善杀一切精物邪鬼）。"

❷ 肝胆：扫叶山房本作"脾肝"。

（味咸走血，故治诸血病。褚澄云：喉有窍，咳血杀人，服寒凉百无一生，饮溲溺百无一死。吴球言：诸虚吐衄咯血，须饮小便最效，以其滋阴降火甚速也。产后即饮一杯，压下败血如神）**损伤跌扑是仙方。**（凡一切伤损，俱宜服之，推陈致新，其功甚大。诸药恐无瘀血，反致误人，惟此万无一失）**中暑昏倒，灌入即苏。**（外用土拥脐作窝，小便溺满之。又治火烧闷绝，绞肠痧痛，饮之俱效）**咳嗽肺痿，久服皆良。**（饮入于胃，随脾之气，上输于肺，下通水道，而入膀胱，乃其旧路也。故能治肺病，引火下行）**肺肾有火者，必需之物。**

人中白主用相同，（一人鼻衄仅存喘息，服之即止）兼治口舌诸疮。

阳虚无火，食不消，肠不实者，忌之。

金汁（即人中黄，苦寒入胃经。一法用瓮埋土中，棕皮绵纸札口，上铺黄土，粪汁浇土上，滤入瓮内，盆复盖泥，一年取出，清如泉水，全无秽气，年久弥佳。丹溪用甘草末，入竹筒内，木塞口，冬浸粪坑内，立春取出，悬风中阴干，破竹取甘草晒干用）**治热病狂渴，清痘疮血热。解百毒有效，**（中蕈毒、虫毒、药箭毒最妙）**封疔肿殊良。**（刮破热粪封之，干即易，一日疔根烂也）

非阳明实热勿用。

妇人月水（咸平，邪术家谓之红铅，不可信用）**女劳复病必用，**（热病新瘥，交接复发，身热烦躁，少腹阴囊牵引而痛。以余热未除，阴精复损之故，此能补阴除热，故主之。俗所谓来处来，去处去也）**女劳色疸亦投。**（取其以类相从，以同气相感）

月经衣，（烧为末用）主用相同，兼敷男子阴疮溃烂。

污秽之物，合药及出痘，俱宜避忌。

兽 部

龙骨（甘涩平，入心肝肾三经。忌铁器。火煅水飞，酒煮晒干。一法用黑豆拌蒸，否则着人肠胃，晚年作热也）**涩精止遗滑，固肠止泄泻。崩淋带下皆宜，肠风遗尿并简。脱肛与汗不止，扑之均效。鼻衄及耳中血，吹入尽良。**（皆取其涩以固脱也）❶

非久病❷虚脱者，切勿轻用。

虎骨（辛温，槌碎去髓，酥涂炙黄，或酒或醋随宜）**壮筋骨而治脚膝痿弱步履不能，**（强悍皆在于胫，虽死而胫尤屹立不仆，取以类相从，借其气有余以补不足也）**搜毒风而疗手足挛急历节走痛。**（虎，金也，风木也。木受金制，故风从虎，而其骨能入骨，追风定痛。其骨通可用，视病在某处，即用某处之骨）**能止惊悸，善辟邪魅。**（须用头骨作枕，除恶梦魇，以其勇悍之气也）

凡血不足以养筋骨痛者，宜少用。

虎肚（连滓秽煅存性）主反胃吐食。

虎睛（羊血浸一宿，焙干捣粉用，须自获者真）能镇心安神。（癫狂惊悸，皆用。又明目去翳障）

---

❶ 扫叶山房本此后尚有以下文字："镇惊除邪，（镇惊乃收摄神魂之力，神灵之物，故能辟邪）生肌敛疮。龙齿镇惊辟邪，安魂定魄。"

❷ 非久病：扫叶山房本前有"收敛太过，"一句。

鹿角胶（甘咸温，入肾肝二经。寸截，水浸七日，令软，火煮七日，渐渐添水，取汁熬膏用，捣霜用。一法浸软，刮去粗皮，锉屑置薄瓶内，牛乳浸一日，乳耗再加，油纸封口，用大麦水浸一日，铺锅底，安瓶，四围以麦填满，入水煮一沸后，水耗渐加，待屑软如面，取出焙研成霜用）益气满血，生精填髓。强筋骨，壮阳道。（气属阳，其性补阳，故能益气。鹿与麋性俱极淫，一牡常御百牝，肾气有余，足于精者也，故皆能补肾益精壮阳。鹿则专补命门真阳，故治阳虚阴痿精寒之神药）除腰脊软痛，去肢体酸疼。（补血生精填髓之功）经水后期须简，（后期多属血虚）崩中不止宜投。（崩中属气血两虚，有热须兼甘寒清热酸敛药同用）

鹿茸（形如茄子，色如玛瑙红玉者良。烙去毛，酥炙，中有小虫，切不可鼻嗅）功力稍佳鹿角，（角初生嫩者为茸，禀壮健之性，故能峻补肾家真阳之气）兼治齿牙动摇。（属肾虚有热，宜地、冬、黄柏、五味为君，沙蒺藜、鹿茸为臣，龙齿、牡蛎为佐，麋茸更宜。麋鹿二角，自生至坚，未及两月，大者至二十余斤，生长最速，此骨之至强者，故能健骨生齿，而摇动可固也）

鹿生角逐恶血，消肿毒。（醋磨涂之）

鹿肾补肾气，强阳事。

鹿肉益脾胃，通血脉。

鹿精乃填精圣药。

鹿血为益血神丹。

鹿髓补阴强阳，润燥泽肌。

鹿，山兽，属阳。夏至解角，阴生阳退之象也。麋，泽兽，属阴，冬至解角，阳生阴退之象也。故鹿之茸角补阳，右肾精气不足者宜之；麋之茸角补阴，左肾真阴不足者宜之。时珍言：麋角益肾滋阴养血，治阴虚劳损，筋骨腰膝酸疼，一切血液衰少为病。主用相悬，不可不辨明而用之。

鹿之茸角，上焦有痰热，胃家有火，阳盛阴虚，吐血衄血者俱忌。

犀角（辛甘寒，入心胃肝三经。凡入药，须用生犀角，黑者为胜，尖更佳。锉屑置怀中即燥，捣粉用，入汤磨服尤佳）解百毒而辟邪鬼，（胃为水谷之海，饮食药物，必先受之。犀食百草之毒，为阳明正药，故解百毒，以之煮毒药则无毒势矣。神灵之兽，角之精者，夜视有光，禽兽见之皆惊，故能辟邪）定心神而镇惊悸。（心虚有火，则神气浮越，凉心清热，故能镇心止惊）除大热而止烦躁谵语，（散邪解热，凉心清胃之功）破蓄血而疗身黄发狂。吐血下血蓄血并用，鼻衄齿衄耳衄均投。（皆取其有凉血消瘀之能）治中风不语，（心热有痰，而乱其神明，且舌为心苗，故不能言，凉心清热，消痰则愈）祛目昏障翳，（目昏及生翳，皆属肝血虚而有热，兼肾水不足，此则能入肝清热）散风毒而去热闷，（辛能散风，寒能清热解毒）疗癫痫而理喉痹。（癫痫属心虚有热，喉痹属少阴君火，少阳相火炽盛，皆取其凉心清热，有效）发背痈疽共简，斑疹痘疮皆收。（皆取其散邪清热，凉血解毒）主用虽多，不过取其入心入胃入肝，散邪清热，凉血解毒之功耳。

非大热者勿用。妊娠多服，能消

胎气。

羚羊角（咸寒，入肝经。外有二十四节挂痕，内有天生木胎，力抵千牛。须不拆元对，锉屑研极细用，免刮人肠）治筋脉挛急，历节掣痛，（羊为火畜，而羚则属木，故角治肝经诸病。肝主风，在人为筋，此能平肝定风舒筋，又筋脉挛急，燥热所致，此则又咸能入血，寒能除热）散产后恶血冲心烦闷。（有祛恶血下逆气之功）癫痫狂乱均收，惊邪梦魇皆宜。（癫痫狂乱，有因惊而得者。魂者肝之神也，发病则为惊骇，为梦魇，此能平肝安魂，故悉主之）定疝痛而消瘰疬，（皆赖其入肝除热舒筋之功）辟邪恶而解诸毒。（性灵而筋骨之精在角故也）治目昏而退翳，（清肝热也）壮筋骨而起阴。（热则骨消筋缓，咸寒入下焦除热，则筋骨强而阴自起）能除时疾瘴气寒热，（辟邪解毒清热之功）可医热闷血痢噎塞。（治热闷者，清热安魂也。治血痢者，凉血解毒也。治噎塞者，下气除热也）独入厥阴，清热平肝，定风舒筋，安魂散血，下气辟邪，解毒之要药。

肝经无热者勿用。

真阿胶（甘寒平，入肺肝肾三经。用乌驴皮阿井水煎成，真者色带油绿，光明脆彻，历夏不柔，亦无臭气，但最难得。货者皆伪，杂皮造成，质浊气秽，不堪入药）止诸窍出血，除四肢酸痛。最疗偏风瘫痪，善定虚劳咳喘。（阿胶之功，专在水以济水，为天地之肝；阿井乃济水之眼，故入肝补血，治血症风症如神。乌驴皮合北方水色，以制热生风也。味咸又能入肾益阴，且其水清而重，

性速下趋，故能定咳止喘，治痰浊及逆上之痰）胎产并用，（皆取其益阴补血之功）血痢甚宜。（久痢伤阴故也）

胃弱作呕吐，脾虚食不消者勿服，伪者反能滞痰，不可用。

牛黄（甘苦凉，入心肝二经）治癫痫狂乱，（入心肝而除热化痰，则神魂自安）疗惊悸健忘。（清心化痰之效）邪魅能辟，（以其精华凝结而成，为世神物云，病乃生黄非也）幼科堪珍，（小儿百病，皆胎毒痰热所生，心肝二经所发，此能清心凉肝，除热化痰解毒故也）外科亦用。（取其解毒之功）

性善通窍，能堕胎，孕妇勿服。

牛乳（甘微寒，煮一二沸温服）补血益阴，（血液所化，补之以类，功效甚捷。病后虚弱尤宜）润燥除热。（故有润大肠，泽肌肤，止消渴，解热毒之功。又云：患热风人宜食之，甘寒滋润故也）虚羸宜宝，噎膈堪珍。酥主五脏血枯火盛，大肠燥结。（酥乃牛乳之精华，故能补五脏之血。甘寒滋润，故宜于血热枯燥之人）疗一切肺病，咳嗽脓血不止。（益阴润燥，除热之功）

髓（甘温）润肺补肾，填髓泽肌。

牛乳，患冷气人忌之。与酸物相反，令人腹中结，勿同食。泄泻者勿服。酥能利窍，骤食之使人遗精。

黄牛肉（甘平，病死者有大毒，能杀人。凡六畜自死者，俱不可食）补脾胃有益。（色黄通脾，牛为土畜也）

霞天膏（煮黄牛肉汁熬膏）诸痰证多灵。（人之诸病，悉由于痰。然痰之生，因脾胃虚弱，不能运化所致，属脾胃虚者固宜，阴虚内热胶固之痰，亦须

以此同贝母、花粉、竹沥之类消之）牛为稼穑之资，杀之有禁，不食此者，当有实福。

羊肾（甘温，入肾经）补肾气，益精髓，壮阳事，止腰疼。（取以类相从者，借其气以补其不足，肾得补则精髓自益，而阳事强，腰痛止）

羊肉（甘温，入脾肾二经）壮胃健脾益肾。（形不足者温之以气，精不足者补之以味，气温味厚，故能益气补血，而有裨脾胃，故形气痿弱虚羸不足者宜之）

羊肝胆（俱苦寒）清肝明目退翳。（以肝开窍于目，肝血少胆汁减则目昏，肝热则生翳也，目赤肿痛皆用之）

羊血（咸平，生用）丹石毒发，饮之即解（如丹砂、水银、轻粉、砒霜、硫黄诸石药毒）误吞蜈蚣，灌即吐出。（猪血亦可，不入桐油）

羊肉性热，天行热病，疟痢后大忌。疮家亦忌。

猪脊髓（甘寒）补虚劳之脊痛，益精髓以除蒸。（丹溪治虚损，补阴药多用和丸，取其通肾命，以髓补髓也）

猪心血共朱砂而镇心止惊。

猪肺同苡仁而保肺蠲咳。

猪肚主补脾。

猪肾取引导。（不能补益）

猪胰能润肠祛垢。（故治久痢，退目翳用之，多食能损阳薄肠）

猪脬治遗溺疝痛。

猪胆疗目赤。

猪脂通二便。

猪肠入槐花以治脏毒。

猪蹄下乳汁而洗溃疡。（以其能消毒气，祛恶肉也）

猪为水畜，其肉虽寒，入胃便作湿热，热则生痰动风，无益于人。头肉、有病者，食之生风发疾，脑损，阳道临房不能行事。舌能损心，心肝伤人，以临宰惊气入心，绝气归肝故也。血能破血损阳，并不宜多食。

狗阴茎（咸温，打扁，酥涂炙）治阴痿不起，令坚强热，大补精髓，能生子。（其气味功用，与白马阴茎、驴阴茎相似。性专补命门真火，故能令阳道丰隆，精暖盈溢，使人生子也）

牡狗肉（咸温，入脾肾二经。反商陆。病犬及自死者不可食，黄色黑色而肥者良）填精壮阳，暖腰膝而实下焦。补胃温脾，厚肠胃而益气力。（皆温暖脾肾之功）

性专助阳，阳胜则发热，动火生痰，阴虚者忌之，阳道易举者勿用。孕妇食之，令子无声。热病后食之，杀人。道家以犬为地厌，忌食。

海狗肾（一名温肭脐，咸大热，酒浸炙。此物多伪，湿润如新，置睡犬旁，即惊跳起者方真）固精气，壮阳道。

阴虚火动者大忌。

麝香（辛温，勿近鼻臭，恐白虫入脑患癫）通关利窍，穿筋透骨。（芳香走窜飞扬，内透骨节脏腑，外彻筋肉皮毛）辟鬼杀虫，（芳香故辟邪，辛苦故杀虫）催生堕胎。（开窍之功）消瓜果酒积，（果得麝则坏，酒得麝则败故也）敷蛇鼠蚕伤。（性善啮蛇故也）

东垣云：搜骨髓之风，若风在肌肉者，误用之，反引风入骨。丹溪云：五脏之风，忌用麝香，以泄胃气，故症属虚者，概勿施用，必不得已，亦宜少用。劳祛人，及孕妇不宜佩戴。

禽 部

鸭（甘寒，入肺肾二经）补虚劳而除骨蒸，（宜用乌骨白鸭，取金水清肃之象也）治水肿而利小便。（宜用青头雄鸭，煮汁饮之，取水木生发之象也）

野鸭（甘凉）补中，大益病人。

乌骨鸡（甘平，入肝肾二经）补虚劳羸弱，治崩中带下。（益阴则冲任带三脉俱旺矣）鸡为阳禽，属木应风，惟白毛乌骨者，性属阴，而为补血益阴之品。

鸡子（蛋）（白寒黄温，全甘平。宜生用）除烦热而清咽喉，（指暴失音言）定咳逆而止久痢。（皆补阴血，解热毒之功也）

鸡里金（炙研）消积滞。

鸡肠（炙研）止遗尿。

鸡肝取其引药入肝，疗疳积目昏。雄鸡冠血用以涂面灌口，治中恶卒死。

雀卵（酸温，五月取之）强阴茎而壮热，益精髓而多男。（雀属阳，而气温性淫，故强壮阳事。《内经》用治血枯症，以其益精血耳）

肉（甘温不可合李食，服白术人忌之）功用相同。（同蛇床子熬膏，和药丸服，补下甚效，唐明皇服之有验）

阴虚火盛者忌之。孕妇食之，生子多淫。

五灵脂（寒号禽粪也，甘温入肝经。研细酒飞去砂，晒。解蛇蝎蜈蚣伤毒）治周身与心腹胁肋诸痛，疗疝气及产后儿枕作痛。（皆取其散血和血之功）长

于破血行血，一切瘀滞作痛者，用之如神。

性极膻恶，脾胃虚弱者不能胜也。

虫鱼部

蜂蜜（甘平，入胃脾二经。忌生葱。凡蜜一斤，入水四两同炼，去沫，滴水不散为度，青赤酸者不堪入药）调和百药，化解诸毒。润能滑肠，可行初痢之积滞。（生地汁，生蜜浆和匀，顿服一碗，积自排出）甘能缓急，善止诸般之疼痛。（如心腹肌肉，及疮毒丹毒汤火诸痛。又诸鱼骨鲠，咽之令下）

同生葱莴苣食，令人利下。同鲊食，令人暴亡。

龟甲（咸寒，入心肾二经。或酥或酒，或醋或猪脂，或黄蜡涂炙，捣小块用。若末入丸散，恐中湿则遂其变化之性，成瘕于腹中，故经言中湿有毒，煎胶用良）补肾退骨蒸，（禀北方之气，至阴之物，故所主阴虚血弱，腰脚酸疼，骨蒸寒热诸病。《别录》谓其能令人食者，除热之功也）养心增智能。（心藏神，龟性神灵，借其气以相通，且得水火既济之义，实非补心之正药）截痎❶疟，理伤寒劳复寒热。（久疟则阴伤劳复，寒热由阴虚而邪热为病，故皆用以补阴）续筋骨，治劳倦四肢无力。（补阴虚之功也。《本经》治湿痹，四肢重弱者，亦肾阴虚而邪气易犯，养正则邪自除）泄痢久而能止，（肾司二便，久泄久痢不止，下多亡阴，当求责肾，且

---

❶ 痎：扫山山房本作"痰"。

其性又能益大肠也，产后下痢尤宜）肿毒起而可消。（妇人乳毒，阴蚀阴疮甚效。一方治发背初起，以龟甲黄蜡炙透内服外敷，有神）治小儿囟门不合，（肾主骨，以肾虚故不合）医妇人漏下赤白。（叔和云：崩中日久为白带，漏下多时肾水枯。此有大补阴之功）疗五痔如神，（益阴除热故也）敷臁疮至效。（小儿头耳口吻诸疮，并末敷之）

龟鹿皆永年，龟首藏向腹，能通任脉，取下甲以补阴血；鹿鼻反向尾，能通督脉，取上角以补精气。

肾虚无热者忌之，孕妇亦忌。

鳖甲（咸寒，入肝经。或酒或醋炙黄捣碎）除阴虚寒热往来之要药，主劳瘦骨蒸吐血之上剂。（阴虚即精血虚也。凡寒热属阴虚者皆用，故产后血虚发热最宜。劳热骨蒸，则饮食不为肌肤，此能益阴除热，故悉主之。治吐血者，以其为肝经血分之药，兼能下瘀血也）疟疾劳复，癥瘕坚积咸收用。（凡阴虚人，或作劳，或房劳，疟发于阴，或疟疾多热久不解者，必用之以益阴除热而消散。故劳复，女劳复亦为必须之药，食复及小儿胁下坚亦用。疟母必需者，以其有咸能软坚破积消瘀之功）经行先期，漏下五色共寻求。（皆益阴除热之功）

鳖色青，主治皆肝症；龟色黑，主治皆肾症。同归补阴，食有分别。

凡阴虚人胃弱呕恶，脾虚泄泻者勿用。能堕胎，孕妇亦忌。

鲤鱼胶（咸甘）补肾止遗滑，益精多子嗣。性极黏腻，为添精益髓，止滑之神品，近人用之甚效。宜入丸剂，若入汤液，胃弱人恐难胜受。

真珠（咸寒，入心经。绢包入豆腐中，煮一炷香，研细方可用）安魂定悸，除热解毒。（痘毒疔毒皆效）眼科用以点目退翳，外科用以收口生肌。

田中螺汁（甘大寒）膈症宜投，（取其甘寒清胃）黄疸可服。（以其能利湿热也）点目热赤痛，涂痔疮肿疼。（寒能除热也）大肠脱肛，鸡翎刷之，托上而如神。小便不通，同盐捣敷脐下而立应。

雄晚蚕蛾（是第二番者，咸温有小毒，炒去翅足）强阳不痿，止精不泄。（以其性淫，出茧便媾，交接不倦，咸温而暖水脏故也）

阴虚火旺者勿用。

晚蚕沙（味辛甘温。炒）主疗风湿，（属火性燥，能胜风祛湿，故主中风瘫痪，皮肤顽痹症疼痛，外兼炒熨有神）可涂目烂。（烂弦风眼，用麻油浸三日，研细抹患处，不论新旧即愈）

牡蛎（咸寒，入肝肾二经。火煅，或童便或醋淬之）盗汗梦遗便浊均收求，溺频带下崩淋并简。（皆取其咸能走血，咸能入肾，寒能除热，涩能固脱也。又咸能软坚，故又有化痰消瘰疬积块之功）虚而热者宜之。

有寒者勿用。

海螵蛸（乌贼鱼骨也。咸微温，入肝经。炙黄，文顺者是真，横者勿用）崩淋带下并简，肠风不止宜求。（味咸入血，性涩能收也）

瓦楞子（咸平，火煅醋淬）化痰积至效，消血块殊灵。（咸走血而软坚也）

穿山甲（辛微寒，有毒，入肝胃二经。炙黄，或酥或醋，或溺涂炙，或油煎，或土炒，随宜）搜风逐痰，破血开气。（性专行散故也）下乳汁多灵，（通经脉之功）截疟疾至效。（治疟用之者，恐其经络阴阳相隔阻，药力难骤入故也）消肿毒须用，治痛痹宜求。（穴山而居，寓水而食，能走窜经络，无处不到，直达病所成功。患病在某处，即用某处之甲更效）

性猛不可过服。

蟅虫（地鳖虫也。有小毒。去足炙研）祛血积而搜剔极周，（仲景有大黄蟅虫丸，治干血积结，鳖甲煎丸治疟母，以其有攻坚下血之功也）治折损而接续至妙。（以刀断之，中有白浆，凑合复能行走，故接续筋骨有奇效）

无瘀血停留者勿用。

蟹（咸寒，治病宜生捣去壳用。形状怪异者有毒，勿食。芦根汁、冬瓜汁、紫苏汁解蟹毒）和经脉而散恶血，（血热瘀滞者宜之）理折伤以续筋骨。（生捣酒饮，外用炒热涂敷，能续断绝筋骨有神）解漆毒之疮，（其黄能化漆为水故也）合小儿之囟。（囟门不合，同白芨涂之，以合为度）

爪能破胎堕胎，孕妇忌食。

石决明（咸寒，入肝肾二经。盐水煮研，七孔八孔者佳，十孔者不佳）内服退翳，外点赤膜。

蝉壳（咸寒，入肺脾肝三经。水洗净泥沙，去足翅用）能发痧疹痘疮，（其体轻浮之故也）可除目昏障翳。（其性善脱故也）治大人失音，（取其清响，能发音声）止小儿夜啼。（取其昼鸣夜息）疗头风眩晕，祛皮肤风热。（入肝祛风散热之故）

白僵蚕（辛咸微温，入肺肝二经。洗净焙。去丝及黑口研）治中风失音，（祛风化痰之功）祛皮肤风痒。（风邪客于皮肤，故痒如虫行，辛能入肺散邪故也）能疗男子阴疮，（风湿侵淫，则生阴疮痒痛。散风而又能燥湿，故主之）可理小儿惊痫。（惊痫夜啼，因风热乘肝所致者宜之）瘰疬能消，（散结化痰故也）雀斑可灭。（以风邪客于皮肤，故面生黑斑诸疮，斑痕并用之）长于祛风化痰。小儿惊痫夜啼，由心虚神魂不宁，血虚经络劲急所致，及类中失音，非因外邪者均忌。

五倍子（酸涩苦平，或生或炒研末）自汗盗汗，津调纳脐内。口疮湿疮，干末敷患处。君藤黄，醋调敷肿毒。佐白矾，煎汤洗脱肛。掺湿烂之目，染须发之白。

性燥急而专收敛，外治多功。今人滥用，治咳嗽泻痢，使火气无从泄越，贻祸不浅。

卷三乐集　脉法删繁内景详解

内经要语

肺朝百脉，(《难经》曰：寸口者，脉之大会。肺居至高，脏腑各经之气，无不上熏故也)气口寸成，以决死生。(气口，即寸口，六部皆统于肺脉)尺外以候肾，(尺脉前半部也。背为阳，肾附于背也)尺里以候腹。(尺脉后半部也。腹为阴，小肠膀胱在腹也。余仿此)中附上，(言附尺之上而居乎中者，即关脉也，掌后高骨之分)左外以候肝，内以候鬲；(举鬲而言，则中焦之膈膜、胆腑在其中矣)右外以候肾，内以候脾。上附上，(言上而又上，即寸脉也)右外以候肺，内以候胸中；(膈膜之上皆是，即寸主上焦，关主中焦，尺主下焦之义)左外以候心，内以候膻中。(《脉诀》云：包络与心，左寸之应；惟胆与肝，左关所认；膀胱小肠肾，左尺为定；胸中及肺，右寸昭彰；胃与脾，属在右关；大肠并肾，右尺班班)人一呼脉再动，一吸脉亦再动，呼吸定息，脉五动闰以太息，命曰平人。(一呼一吸为一息，四至为平和，而五至亦为平脉者，人之气息，时长时短，凡鼓三息，必有一息之长，鼓五息，又有一息之长，名为太息，如岁一闰，五岁再三象历闰也)一呼脉一动，一吸脉一动，曰少气。(一息三至为迟，迟则为寒，二至转寒，而阳气衰少可知)一呼脉三动，一吸脉三动而躁，尺热，曰病温[1]；尺不热，脉滑，曰病风。(一息六至为数。躁者，急病也。尺热，言尺后近臂有热，则必通身皆热，脉数躁而身发热，故知病温；数滑而身不热，当病内风，以外风身必热也)一呼脉四动以上曰死，脉绝不至曰死，(荣卫已绝也)乍疏乍数曰死。(气血溃乱也)持脉有道，虚静为保。(言贵虚其心，静其志，保不失也)切脉动静，(脉诊也)而视精明，(视目之精明，神诊也)察五色，(色诊也)观五脏，有余不足，六腑强弱，(证诊也)形之盛衰，(形诊也)以此参伍，决死生之分。(以此数者与脉参伍推求，则阴阳表里虚实寒热，自无遁状。可以决生死之分。不齐之谓参，剖其异而分之也。相类之谓伍，比其同而合之也)诊病不问其始，(是不求其本也)忧患饮食之失节，(内因也)起居之过度，(外因也)或系于毒，(不内外因也)不先言此，卒持寸口，何病能中，妄言作名，为粗所穷。一日一夜五十营，以荣五脏之精，不应数者，名曰狂生。(营者运也，经脉营运于身，昼夜凡五十周，以运五脏之精。其有太过不及，则不应此

----

[1] 病温：扫叶山房本作"瘟病"。

45

数矣。狂者妄也，犹言幸而生也）所谓五十营者，五脏皆受气，持其寸口，数其至也，五十动而不一代者，五脏皆受气；四十动一代者，一脏无气；三十动一代者，二脏无气；二十动一代者，三脏无气；十动一代者，四脏无气；不满十动一代者，五脏无气。予之短期，要在终始。（短期，死期也。终始，《本经》篇名）所谓五十动而不一代者，以为常也，以知五脏之气。予之短期者，乍数乍疏也。

春胃微曰弦平，（春弦夏洪，秋毛冬石，四季之末，和缓不忒，此时令之平脉也。故宜微弦微毛微石，而不至太过，是谓胃气之冲和也）弦多胃少曰肝病，（弦多者，过于弦也。胃少者，少和缓也）但弦无胃曰死。（但弦急而无冲和之气，是胃气已绝，而肝之真脏脉见）胃而有毛曰秋病，（春得秋脉是贼邪，以胃气尚存，故至秋病）毛甚曰今病。

夏胃微钩曰平，（钩即洪脉也，万物畅茂，垂枝布叶，下而如钩也）钩多胃少曰心病，但钩无胃曰死。胃而有石曰冬病，石甚曰今病。

长夏胃微软弱曰平，弱多胃少曰脾病，但弱无胃曰死。软弱有石曰冬病，石甚曰今病。

秋胃微毛曰平，（浮涩而和缓，类羽毛之轻虚也）毛多胃少曰肺病，但毛无胃曰死。毛而有弦曰春病，弦甚曰今病。

冬胃微石曰平，（即沉也，如石沉水之谓）石多胃少曰肾病，但石无胃曰死。石而有钩曰夏病，钩甚曰今病。

人以水谷为本，故人绝水谷则死，脉无胃气亦死。所谓无胃气者，但得真

脏脉，不得胃气也。（即但弦但石之类）所谓脉不得胃气者，肝不弦，肾不石也。（肝无气则不弦，亦由不得胃气而然，与真脏无胃者等耳）察九候，（三部各浮中沉三候，共得九候）独小者病，独大者病，独疾者病，独迟者病，独热者病，独寒者病，（独者言三部之中察其独异于他部者，推其病之所在也。独热，阳部得阳脉也。独寒，阴部得阴脉也）独陷下者病。（沉伏而不起也）夫脉者，血之府也，（营行脉中，故为血腑，然血随气行，实兼而言也）长则气治，（气足则脉长）短则气病，（气虚则脉短）数则烦心，（火热盛也）大则病进。（邪方张也）上盛则气高，（寸盛则火亢气逆）下盛则气胀，（关尺盛则邪实胀满）代则气衰，（气将绝也）细则气少，（气不充也）涩则心痛。（血少气滞）浑浑革至如涌泉，病进而色弊。绵绵其去如弦绝，死。（浑浑者，汹涌之貌。革脉之至，如皮革之坚急也。涌泉，状其盛满也。见此脉者，病渐增进，而色夭不泽也。绵绵弦绝，则胃气绝而真脏脉见，故死）形气相得者生，（如形盛脉大，形瘦脉细，是也）形盛脉细，少气不足以息者危；（外有余而中不足也）形瘦脉大，胸中多气者死。（阴不足而阳有余也，阴形既败，孤阳无附矣）脉气有余，形气不足，生。（若形虽衰，脉未败，根本犹存，与形脱之大肉去尽不同）形气有余，脉气不足，死。（外貌无恙，脏气已坏也）

形肉已脱，九候虽调，犹死。（脾主肌肉，为脏之本，肉脱则脾绝，脉虽调无益也）三部九候皆相失者，死。（应

大反小，应小反大也）

夫精明五色者，气之华也。（精明见于目，五色显于面，皆五气之精华，言气而血在其中也）青欲如苍璧之泽，不欲如蓝；赤欲如白裹朱，不欲如赭；黄欲如罗裹雄黄，不欲如黄土；白欲如鹅羽，不欲如盐；黑欲如重漆，不欲如地苍。（地之苍黑色。五色之欲者，皆取其润，五色之不欲者，皆恶其枯槁也）五色精微象见矣，其寿不久也。（此皆五色精微之象，凶兆既见，寿不远矣）得神者昌，失神者亡。能合色脉，可以万全。色青者其脉弦，赤者其脉钩，黄者其脉代，白者其脉毛，黑者其脉石。（色脉相应者顺）见其色而不得其脉，（色脉相悖者逆）反得其相胜之脉则生矣，（色脉相克者凶）得其相生之脉，则病已矣。（色脉相生者吉）面青目赤，面青目黑，面赤目青，面赤目白，面黑目白，皆死。（色中无黄，胃气已绝）赤色出两颧，（两颧亦为肺部）大如拇指者，（成块成条，聚而不散也）病虽小愈，必卒死。黑色出于天庭，（天庭，处于至高，黑干之，是肾绝也）大如拇指，必不病而卒死。

先哲名言

夫人之生，惟是精气神三者而已。精气即血气，而神则难见，人非是神，无以主宰血气，故脉非他，即神之别名也。然神依于气，气依于血，血资于谷，谷本于胃。所以《内经》诊脉云：有胃气则生，无胃气则死。东垣曰：脉贵有神。正指胃气也。是知胃气充则血旺，

血旺则气强，气强则神昌，故神之昌与否，皆以脉为征兆。

从大指后鱼际穴至高骨，却有一寸，因名曰寸。从肘内廉尺泽穴至高骨，却有一尺，因名曰尺。界乎尺寸之关，因名曰关。寸主上焦，关主中焦，尺主下焦。

三部者，寸关尺也。凡诊脉者，先将中指，取定关部，方下前后二指于尺寸之上，掌后有高骨隆起，即是关部也。病人长则下指宜疏，病人短则下指宜密。先候寸部，次候关部，终候尺部。

九候者，浮中沉也。浮者，轻下指于皮毛之间，探其腑脉也，表也。中者，略重指于肌肉之间，候其胃气也，半表半里也。沉者，重下指于筋骨之间，察其脏脉也，里也。每部有浮中沉三候，合寸关尺三部，算之共得九候之数也。

脉不行于寸口，由列缺络入臂后手阳明大肠经也，以其不正行于关上，故曰反关，必反其手而诊之，乃可见也。诊脉之道，先调自己气息，一呼一吸之间，脉行四至为率；若当太息之时，五至亦为平脉；此因息之长，非脉急也。其有太过不及，则为病脉，各以部位断之。

诊贵提纲，如左手为阳，右手为阴[1]，数躁为阳，迟慢为阴；浮取为阳，沉取为阴；有力为阳，无力为阴；长大为阳，短小为阴。明乎此，而脉之大纲已在是矣。故曰：约而言之，只浮沉迟数，已见其梗概。经云：知其要者，一

---

[1] 右手为阴：扫叶山房本后尚有"关前为阳，关后为阴；"一句。

言而终；不知其要，流散无穷。此之谓也。

脉贵有神，如六数七极热也，脉中有力即有神矣，为泄其热；三迟二败寒也，脉中有力即有神矣，为去其寒。若数极迟，则脉中不复有力，为无神也，而遽泄之去之，神将何依耶？

关前一分，人命之主，左为人迎，以察外因。故曰：人迎盛坚者，伤于寒。右为气口，以察内因。故曰：气口盛坚者，伤于食。盖寸关尺各占三分，共成寸口，故知关前一分，正在关之前一分也。凡人生死之机，吉凶之故，莫不于是推求，以肝胆主天地春升之令，万物之始生，故人迎违度则生生之本亏；脾胃得天地中和之气，万物之长养，故气口先拨，则资生之元废，所以为人命之主也。

脉无根，有两说：一以尺中为根。脉之有根，犹树之有根，枝叶虽枯槁，根本将自生。盖两尺属肾水，水为天一之元，先天命根也。《难经》曰：上部无脉，下部有脉，虽困无害。叔和曰：寸关虽无，尺犹不绝，何忧殒灭。谓其有根也。若肾脉独败，是无根矣。一以沉候为根。经曰：诸浮无根者死。是谓有表无里，是谓孤阳不生。阴阳互为其根，阴既绝矣，孤阳其能独存乎？二说似乎不同，实则一致。两尺为肾部，王宗正云：诊脉之法，当从心肺俱浮，肝肾俱沉，脾在中州，是沉候之六脉皆也。然则两尺之无根，与沉取之无根，总之肾水绝也。

《难经》曰：经言脉不满五十动而一止，一脏无气也。何脏也？盖人吸者随阴入，呼者随阳出，今吸不能至肾，至肝而还，故知一脏无气者，肾气先绝也。然则五脏和者气脉长，五脏病者气脉短，观此一脏无气，必先乎肾，如下文所谓二脏三脏四脏五脏者，当自远而近，以次而短，则由肾而肝，由肝而脾，由脾而心，由心而肺。故凡病将危者，必气促似喘，仅呼吸于胸中数寸之间，盖其真阴绝于下，孤阳浮于上，此气短之极也。医于此际，而欲平之散之，未有不随扑而灭者，良可哀也。

浮沉迟数滑涩，即此六者之中，而复有大相悬绝之要。夫浮为表矣，而凡阴虚者，脉必浮而无力，是浮不可一概言表，可升散乎？沉为里矣，而凡表邪初感之甚者，阴寒束于皮毛，阳气不能外达，脉必见沉紧，是沉不可一概言里，可攻内乎？迟为寒矣，而伤寒阳明病，脉迟不恶寒而发热，身重腹满气喘，手足濈然汗出，此属攻里之候，是迟不可一概言寒，可温中乎？数为热矣，而凡虚损之候，阴阳俱亏，血气败乱者，脉必急数，愈数者愈虚，愈虚者愈数，此宜壮水之主，是数不可一概言热，可寒凉乎？微细类虚矣，而痛极壅闭者，脉多伏匿，是微细不可一概言虚，可骤补乎？洪弦类实矣，而真阴大亏者，脉见关格，（盛于平脉四倍）是弦不可一概言实，可消伐乎？是于纲领之中，而复有大纲领者存焉，善为诊者，所宜察也。

有从症不从脉者，如阳明病，脉迟而见下症，用承气汤是也。有从脉不从症者，如结胸症具，本当下以开其结，若脉浮大，则表邪未尽，下之是令其结而又结，故下之则死。此宜从脉而治其表邪是也，举此逐例而推之。

脉有亢制。经曰：亢则害，承乃制。亢者，过于上而不能下也。承者受也，亢极则反受者也。如火本克金，克之太过则为亢；而金之子为水，可以制火，乘其火虚来复母仇，而火反受其制矣。如阳盛者，脉必洪大，至阳盛之极，脉反伏匿，阳极似阴也。阴盛者，脉必细微，至阴盛之极，脉反燥疾，阴极似阳也。凡过极者，反兼胜己之化也。

富贵之人，中虚而体娇，脉常不足。贫贱之人，中实而坚强，脉常有余。肥人气居于表，脉常浮洪。瘦人气敛于中，脉常沉数。性躁者五至方为平脉，性缓者四至便作热医。北方之人，每见实强。南方之人，恒多软弱。少壮之脉多大，老羸之脉多虚。酒后之脉常数，饭后之脉常洪。远行之脉必疾，久饥之脉必虚。室女尼姑，孤阴无阳，脉必沉弱。婴儿赤子，纯阳无阴，脉常七至。若斯数者，乃形气之异同，可不随人以变通哉！

男子之脉，左大为顺，左为阳也。女人之脉，右大为顺，右为阴也。男尺恒虚者，象离中虚也。女尺恒盛者，象坎中满也。

老者脉宜衰弱，若过旺者病也。壮者脉宜充实，若衰弱者病也。虽然老者脉旺而非躁，此禀之厚，寿之征也；如其躁疾，有表无里，此名孤阳，死期近矣。壮者脉细而和缓，三部同等，此禀之静，养之定也；若细而劲直，前后不等，死期至矣。

春弦夏洪，秋毛（涩也）冬石，（沉也）各随时令而见，此为平也。如春宜弦，而得洪脉者，至夏必死；得涩脉者，至秋必死；得沉脉者，至冬必死，为真脏之气先泄也。其象先见于非时，当其时不能再见矣。

六脉有表无里，如濡脉之类，此名脱阴。六脉有里无表，如弱脉之类，此名脱阳。六脉暴绝，此阴阳俱脱也。脱阴者目盲，脱阳者见鬼，皆主死也。

经曰：人迎（结喉之旁，阳明表脉）候阳，气口（六部为太阴里脉）候阴，故人迎独盛（盛于平常之脉）四倍以上为阳脉，偏盛之极，则六腑之阴脱，曰格阳；气口独盛四倍以上为阴脉，偏盛之极，则五脏之阴脱，名曰关阴；人迎与气口俱盛四倍以上，为阴阳脉俱盛之极，则脏腑之阴俱脱，故曰关格。皆谓之阴脱者，盖以脉盛之极为无阴，无阴则无根，而孤阳浮露于外耳！凡犯此者，必死无疑。尝见人有脉则坚盛至极，症则喘息日增，甚至手颈通身之脉，俱为振动不已，是皆酒色伤精所致，终至不救。故经曰：五脏主藏精者也，不可伤，伤则失守而阴虚，阴虚则无气，无气则死矣！其即关阴格阳之谓欤！

遍考《内经》，并无三关名目，后世幼科察三关，特异端之说耳，不足凭也。凡治小儿者，必察气口之脉，面部之色，呼吸之声。

小儿之脉，但求于大小缓急虚实六者之间，可以尽之，不必多歧也。

小儿脉法，以一指取寸关尺三部，六至为和平，七至为热，四五至为寒。

冲阳者，胃脉也。（一名跌阳，在足面大指间，五寸骨间动脉是也）凡病势危笃，当侯冲阳，冲阳绝，死不治，资生之本绝也。

太溪者，肾脉也。（在足内踝后跟骨上，陷中动脉是也）凡病势危笃，当候太溪，太溪绝，死不治，资始之本绝也。

持脉真诀

浮（属阳）浮在皮毛，如水漂木，举之有余，按之不足。

浮脉为阳表病居，（三秋得令知无恙，久病逢之却可惊）迟风数热紧寒拘。浮而有力多风热，（表实则有力也）无力而浮（表虚）是血虚。

寸浮头痛眩生风，或有风痰聚在胸，关上土衰兼木旺，尺中二便不流通。（下焦风客）

浮而盛大为洪，浮而软大为虚，浮而细软为濡，浮而弦芤为革，浮而无根为散，浮而中空为芤。

沉（属阴）沉行筋骨，如水投石，按之有余，举之不足。

沉潜水蓄阴经病，数热迟寒滑有痰。无力而沉（里虚）虚与气，沉而有力（里实）积并寒。

寸沉痰郁水停胸，（又主血）关主中寒痛不通，尺部浊遗并泄痢，肾虚腰及下元痌。

沉而细软为弱，沉而弦劲为牢，沉而着骨为伏。

迟（属阴）迟脉属阴，象为不及，往来迟慢，三至一息。

迟司脏病或多痰，沉痼癥瘕仔细看。有力而迟为冷痛，迟而无力定虚寒。

寸迟必是上焦寒，关主中寒痛不堪，尺是肾虚腰脚重，溲便不禁疝牵丸。

迟不流利为涩，迟而歇止为结。

数（属阳）数脉为阳，象为太过，一息六至，往来越度。

数脉为阳热可知，只将君相火来医，（阳数君火，阴数相火）实宜凉泻（有力实火）虚宜补，（无力虚火）肺病秋深却畏之。（肺为金脏贼邪，秋为克令凶征）

寸数咽喉口舌疮，吐红咳嗽肺生疡，（数而虚主肺痿）当关胃火并肝火，尺属滋阴降火汤。

数而流利为滑，数而弦急为紧，数而有止为促，数如豆粒为动，数而过极为疾。

滑（阳中之阴）滑脉转旋，往来流利，盘珠之形，荷露之义。

滑脉为阳元气衰，痰生百病食生灾，上为吐逆下蓄血，女脉调时定有胎。

寸滑膈痰生呕吐，吞酸舌强或咳嗽，当关宿食肝脾热，泄痢癫淋看尺部。（滑主痰饮，浮滑风痰，沉滑食痰，滑数痰火，滑短宿食）

涩（属阴）涩脉寒滞，如刀刮竹，迟细而短，三象俱虚。

涩因血少或伤精，反胃亡阳汗雨淋，寒湿入营为血痹，女人非孕即无经。（孕为胎病，无血养胎，无孕血竭）

寸涩心虚痛对胸，胃虚胁胀察关中，尺为精血俱伤候，肠结溲淋或下红。（涩主血少精伤之病）

肺之为脏，气多血少，见之为宜。肾之为脏，专主精血，左尺沉涩，为血少精伤，主艰嗣，男妇皆然。

虚（属阴）虚合四形，浮大迟软，及乎寻按，几不可见。

脉虚身热为伤暑，自汗（右寸）怔

忡（左寸）惊悸多，发汗阴虚须早治，养荣益气莫蹉跎。

血不荣心寸口虚，关中腹胀食难舒，（左关久虚，血不荣筋，肝伤也）骨蒸痿痹伤精血，却在神门两部居。（左尺水衰，右尺火衰也）

虚异于散，虚脉按之，虽软犹见；散脉按之，绝不可见。虚异于濡，虚则迟大无力，濡则细小无力。虚异于芤，虚则愈按愈软，芤则重按仍见。气为阳主浮分，血为阴主沉分，浮分大而沉分空，故主血虚。

实（属阳）实脉有力，长大而坚，应指愊愊，三候皆然。

实脉为阳火郁成，发狂谵语吐频频，或为阳毒或伤食，大便不通或气疼。

寸实应知面热风，咽疼舌强气填胸，当关胃热中宫满，（右关见实，肝火胁痛）尺实腰肠痛不通。

实异于紧，紧脉绷急而不宽舒，宽满而不和柔。实异于牢，牢则但见沉分，实则三候皆然。

长（属阳）长脉迢迢，首尾俱端，直上直下，如循长竿。

长脉迢迢大小匀，反常为病似牵绳，若非肠毒颠狂病，即是阳明热势深。（长主有余之症）

经曰：长则气治。须知长而和缓，即为平脉。长而硬满，即属病脉。首尾相应，非若他脉之上下参差，首尾不匀者也。凡实牢弦紧，皆兼长脉，故长主有余之症。

短（属阴）短脉涩小，首尾俱俯，中间突起，不能满部。

短脉原于三部寻❶，短而滑数酒伤神，浮为血涩沉为痃，寸主头疼尺腹疼。

经曰：短则气病。盖气属阳，主乎充沛，若短脉独见，气衰之候矣。短非两头断绝也，特两头俯下，中间突而浮起，仍自贯通者也。经曰：短则气病。短主不足之症。

洪（属阳）洪脉极大，状如洪水，来盛去衰，滔滔满指。

洪脉阳盛血应虚，相火炎炎热病居，胀满胃翻须早治，阴虚泄痢可愁如。

寸洪心火上焦炎，脉肺洪时金不堪，肝火胃热关内察，肾虚阴火尺中看。

微（属阴）微脉极细，而又极软，似有若无，欲绝非绝。

气血微时脉亦微，恶寒（阳微）发热（阴微）汗淋漓，男为劳极诸虚候，女作崩中带下医。

寸微气促或心惊，关脉微时胀满胸，尺部见之精血弱，恶寒消瘅痛呻吟。（微主久虚血弱之病，故阳微恶寒，阴微发热）

轻取之而如无，阳气衰也；重按之而欲绝，阴气绝也。微则模糊，细则显明，故细比于微，稍稍较大也。

细（属阴）细直而软，累累萦萦，状如丝线，较显于微。

细脉萦萦血气衰，诸虚劳损七情乖，若非湿气侵腰肾，即是伤精汗泄来。

寸细应知呕吐频，（左寸见细，怔忡不寐）入关腹胀胃虚形，（左关细者，肝阴枯竭）尺逢定是丹田冷，（属右尺）泄痢遗精号脱阴（属左尺）

细为血少气衰，故吐衄得沉细者生。

---

❶ 原于三部寻：扫叶山房本作"惟于尺寸寻"。

忧劳过度者脉亦细。

濡（阴中之阳）濡脉细软，见于浮分，举之乃见，按之即空。

濡为亡血阴虚病，髓海丹田暗已亏，汗雨夜来蒸入骨，血山崩倒湿浸脾。

寸濡阳微自汗多，（左寸见濡，健忘惊悸）关中其奈血虚何，（右关濡，则脾虚湿侵）尺伤精血虚寒甚，温补真阴可起疴。

濡之浮软类于虚，但虚形大而软❶形小。濡之细小类于弱，但弱在沉而濡在浮。濡之无根类于散，但散从浮大而渐至沉绝，濡从浮小而渐至不见。从大至无，为全凶之象；从小至无，为吉凶相半也。濡主血虚之病，又为伤湿。

弱（属阴）弱脉细小，见于沉分，举之则无，按之乃得。

弱脉阴虚阳气衰，恶寒发热骨筋痿，多惊多汗精神减，益气调营急早医。

寸弱阳虚病可知，关为胃弱与脾衰，欲求陷阳（右尺）阴虚（左尺）病，须把神门两部推。（弱主气虚之症，阳陷入阴，故恶寒发热。弱主筋，沉主骨，气虚则脉弱，寸弱阳虚，尺弱阴虚，关弱胃虚）

紧（阴中之阳）紧脉有力，左右弹人，如绞转索，如切紧绳。

紧为诸痛主于寒，喘咳风痫吐冷痰，浮紧表寒须发越，紧沉温散自然安。

寸紧人迎气口分，（左为人迎，右为气口，当取关前一分）当关心腹痛沉沉。（左关浮紧伤寒，右关浮紧伤食）尺中有紧为阴冷，定是奔豚与疝疼。（紧为寒为痛，人迎紧伤于寒，气口紧盛伤于食）

紧脉之挺劲而急，与弦脉相类，但比弦脉更加挺劲之异，及转如绳索之异。（中恶浮紧，咳嗽沉紧，皆主死）

缓（属阴）缓脉四至，往来和匀，微风轻飐，杨柳初春。

缓脉营衰卫有余，或风或湿或脾虚，上为项强下痿痹，分别浮沉大小区。

寸缓风邪项背拘，关为风眩胃家虚，神门濡泄或风秘，或者蹒跚足力迂。（浮缓为风，沉缓为湿，缓大风虚，缓细湿痹，缓涩脾虚，缓弱气虚）

缓而和匀，不浮不沉，不大不小，不疾不迟，应手中和，意思欣欣，悠悠扬扬，难以名状者，此真胃气脉也。一切脉中，皆须挟缓，谓之胃气。如春脉微弦，夏脉微洪，秋脉微毛，冬脉微石，皆为平脉。但得本脏之脉，如但弦但洪但毛但石，无胃气以和之，则真脏脉见，而主死矣。故曰有胃气则生，无胃气则死，是以缓脉不主疾病，惟考其兼见之脉，方可断其为病耳。

弦（阳中之阴）弦如琴弦，轻虚而滑，端直以长，指下挺然。

弦应东方肝胆经，饮痰寒热疟缠身，浮沉迟数须分别，大小单双有重轻。

寸弦头痛膈多痰（左寸心痛）寒热癥瘕察左关，关右胃寒心腹痛，尺中阴疝脚拘挛。

弦为初春之象，天气犹寒，如琴弦之稍紧。长为暮春之象，纯阳无寒，故如木干之迢直。弦而软，其病轻；弦而硬，其病重。两关俱弦，谓之双弦，若不能食，为木来贼土，土已败也，必不可治。

---

❶ 软：疑为"濡"字之误。

动（属阳）动无头尾，其形如豆，厥厥动摇，必兼滑数。

动脉兼司痛与惊，汗因阳动（关前为阳）热因阴。（关后为阴）或为泄痢拘挛病，男子亡精女子崩。

经曰：妇人手少阴动甚者，妊子也。动脉两头俯下，中间突起，有类于短，但短脉为阴，不数不硬不滑，动脉为阳，且数且硬且滑也。

促（属阳）促为急促，数时一止，如趋而厥，进则必死。

促脉惟将火病医，（左寸心火，右寸脉火）气血痰食饮推之。（右关食滞，左关血滞）时时喘咳皆痰积，或发狂斑与毒疽。

结（属阴）结为凝结，缓时一止，徐行而代，颇得其旨。

结脉缓而时一止，浊阴偏盛欲亡阳。浮为气滞沉为积，汗下分明在主张。

结脉皆因气血凝，老痰结滞苦呻吟。内生积聚分痛肿，疝瘕为殃病属阴。

浮分为阳结，沉分为阴结。结而有力方者为积聚。结而无力者，真气衰弱，宜行温补。

代（属阴）代为禅代，止有常数，不能自还，良久复动。

代脉原因脏气衰，腹痛泄痢下元亏。或为吐泻中宫病，女子怀胎三月分。两动一止三四日，三四动止应六七，五六动止七八朝，次第推之自不失。

伤寒心悸，霍乱昏烦，跌打重伤，怀胎三月，俱不忌代。痛甚者脉多代，老得代脉者生，少得代脉者死。

革（阳中之阴）革大弦急，浮取即得，按之即空，浑如鼓革。

革脉形如按鼓皮，芤弦相合脉寒虚，女人半产并崩漏，男子营虚或梦遗。

革与牢皆大而弦，革浮牢沉，革虚牢实，形证皆异。三部脉革，长病得之死，卒病得之生。

牢（阴中之阳）牢在沉分，大而弦实，浮中二候，了不可得。

寒则牢坚里有余，腹心寒痛木乘脾。疝癫癥瘕何害也，失血阴虚却忌之。

牢与伏皆在沉分，但伏必推筋着骨乃见其形，牢则略重按之便满指有力。

散（属阴）散脉浮乱，有表无里，中候渐空，按则绝矣。（渐重渐无，渐轻渐有）

散似杨花散漫飞，去来无定至难齐。产为生兆胎为堕，久病逢之不必医。

左寸怔忡右寸汗，溢饮左关应软散。右关软散胕胕肿，散居两尺魂应断。

散为肾绝之诊，代为脾绝之诊。肾脉本沉而散，则按之不可得见，先天之资始绝矣。脾脉主信，而代则歇至，不愆其期，后天之资生绝矣。

芤（阳中之阴）芤乃草名，绝类慈葱，浮沉俱有，中候独空。

芤形浮大软如葱，按之傍有中央空。火犯阳经血上溢，热侵阴络下流红。

寸芤脱血在于胸，关内逢之血脏空。尺部见之多下血，赤淋红痢漏崩中。

营行脉中，脉以血为形，芤脉中空，脱血之象也。

伏（属阴）伏为隐伏，更下于沉，推筋着骨，始得其形。

伏为霍乱吐频频，腹痛多系宿食停。蓄饮老痰成积聚，散寒温里莫因循。

食郁胸中双寸伏，欲吐不吐常兀兀。

当关腹痛困沉沉，关后疝疼还破腹。

伤寒欲吐阳将解，厥逆腹疼症属阴。

疾（属阳）疾为急疾，数之至极，七至八至，脉流薄疾。

疾为阳极阴为绝，脉号离经魂魄别，渐进渐疾亢火炎，旦夕之中自殒灭。

怪脉雀啄连来四五啄，（连三五至而歇，歇而再至，如雀啄食）屋漏少刻一点落，（良久一至，屋漏滴水之状）弹石硬来寻即散，（从骨间劈劈而至，如指弹石）落指散乱如解索，（散乱如解绳索）鱼翔似有又如无，（浮时忽一沉，譬之鱼翔，似有似无）虾游静中忽一跃，（静时忽一劲，如虾游静中一跃）寄语医家仔细看，六脉见一休下药。

真脏脉真脏脉见，乃决死期。

肝病则脉弦，弦而劲急，如循刀刃，真肝脉见也。庚日笃，辛日死，死于申酉时。心病则脉洪，洪而鼓躁，如操带钩，真心脉见也。壬日笃，癸日死，死于亥子时。脾病则脉软，脉来如屋之漏，如水之流，解然不鼓，真脾脉见也。甲日笃，乙日死，死于寅卯时。肺病则脉涩，涩而轻短，如风吹毛，真肺脉见也。丙日笃，丁日死，死于巳午时。肾病则脉石，石而搏激，如雀之啄，真肾脉见也。戊日笃，己日死，死于辰戌丑未时。其有过时者，仓公所谓能食也。

内景详解

脏腑内景，各有区别。咽喉二窍，异途施化。喉在前，其质坚空，连接肺本，通呼吸之气，分布于五脏，为气息之要道。咽在后，其质柔空，下接胃本，水谷由此而入胃，乃运粮之关津。二道并行，各不相犯。盖饮食必历气口而下，气口有一会厌，当饮食方咽，会厌即垂，气口乃闭，故水谷下咽，不混入喉。若言语呼吸，则会厌开张，所以当饮食言语，水谷乘气送入喉管，遂呛而咳矣。喉下为肺，附着脊之第三椎。肺形四垂，六叶白莹，谓为华盖，以覆诸脏，虚如蜂窠，呼之则虚，吸之则满，上通于鼻，下无透窍。肺之下有心，附着脊之第五椎。心有系络，上联于肺，其象尖圆，形如莲蕊，其中有窍，多寡不同，上通于舌，下无透窍，其脾肝肾三脏，各有一系，上透膈膜，以通于心，外有赤黄裹脂，是为心胞络，此即膻中，故经言膻中为心主之宫城。心下有膈膜，与脊胁相着，遮蔽浊气，使不得上熏心肺。膈膜之下有脾，当十一椎下。脾膜连着于胃，形如刀镰，闻声则动，动则摩胃，食乃消化，有系上通于心，开窍于脾之下。左有肝，着脊之十三椎下。肝有七叶，亦有二三叶者，有独叶者，亦有系上通于心，开窍于目，下亦无窍。肝之短叶间，有胆附焉。胆有汁，主藏而不泻。肝之下有肾，附于脊之第十四椎下。肾有两枚，形如豇豆，相并而曲，附于脊之两旁，相去各一寸五分，外有黄脂包裹，俱通脊中，上至髓海，下至尾骶，亦各有一系，上系则通于心，下系则通精窍，开窍于二阴。两肾之前，膀胱之后，出大肠之上左，居小肠之下右，是谓命门，又曰子宫，（即经所谓胞中也）在男则为精室，在女则为血室。（胞胎系此）两肾俱属水，但左属阴，右属阳，越人谓左为肾，右为命门，非也。命门即两肾之中，通肾之下系，为相火，一阳处二阴之间，所以成乎坎也。此喉之一窍，施气运化，熏蒸流行，以成脉胳者如此。咽通胃脘，胃之上脘，名曰贲门，饮食之精气，从此输脾达肺，宣布于诸脉；胃之中脘，盛受水谷而腐熟之。胃之下，左有小肠，小肠上口即胃之下脘，名曰幽门，前附脐上二寸，后附于脊，水谷由此而入。左回叠积十六曲，小肠下口，即大肠之上口，名曰阑门，至是而泌别清浊，水液渗入膀胱，滓秽传入大肠。大肠居胃之下，右当脐，左回亦十六曲，故曰回肠。广肠即回肠之更大者，附脊，以受回肠之渣滓。左环叠积，以下直肠，抵肛门，总名大肠。膀胱当十九椎，居肾之下，广肠之前，有下口，无上口。水液由此别回肠随气渗入，下连前阴，溺之所出，其入其出，皆由气化。此咽之一窍，资生气血，转化糟粕而入出者如此。三焦者，上焦处于膈膜之上，主纳，纳而不出，经言上焦如雾者，宗气积于胸中，如天之雾也。中焦当胃之中脘，主腐熟水谷，中焦如沤者，言荣血化于中焦，随气流行，以奉生身，如水泡处浮沉之间也。下焦起于阑门之下，主出而不纳，下焦如渎者，如川渎之水，逝而不返也。学人但能熟此，则脏腑之内景，便照然于心目矣。

肺

肺形四垂，附着于脊之第三椎，中有二十四空，行列分布，以行诸脏之气，为脏之长，为心之盖。肺叶白莹，谓为华盖，以覆诸脏，虚如蜂窠，下无透窍，吸之则满，呼之则虚，一呼一吸，消息自然，司清浊之运化，为人身之橐。引经报使用升麻、白芷、桔梗、葱白。寅时气血注于肺。

手太阴肺中焦生，（起于胃之中脘也。手之三阴，从脏走手）下络大肠还贲门。（在本经曰脉，在他经曰络）上膈属肺从肺系，（喉咙也）横出腋下臑内行，（胁之上曰腋。臑内，膊之内也。凡诸经脉，阳行于外，阴行于内）肘臂寸口上鱼际，（寸口，即动脉也。鱼际，手腕之肥肉隆起者是也）大指内廉爪甲根，支者别从腕后出，（支者，如木之有枝也）次指内廉接阳明。（十二经者营也，故曰营行脉中。首言肺者，肺朝百脉也。循序相传，尽各经行尽，终而复始，又传于肺，是为一周）

大肠

大肠，即回肠，当脐，左回十六曲，广肠附脊，以受回肠，乃出滓秽之路。曰回肠者，以其回叠也。广肠者即回肠之更大者，直肠者又广肠之末节也。下连肛门，是为谷道，后阴一名魄门，总皆大肠也。大肠上口，即小肠之下口也。引经报使用升麻、白芷、石膏。卯时气血注于大肠。

手阳明经乃大肠，次指内侧起商阳，（穴名，在食指内侧。手之三阳，从手走头）循指上廉出合谷，（上廉，即上侧也。合谷，穴名，俗名虎口）岐骨两筋循臂肪，（循臂上廉）入肘外廉循臑外，（上臑外前廉）肩端前廉柱骨傍，（背之上，颈之根，为天柱骨）从肩下入缺盆内，内络肺膈属大肠。支从缺盆上入颈，斜贯颊前下齿当，环出人中交左右，上挟鼻孔注迎香。（穴名，言左右互交，上挟鼻孔）

胃

胃之上口，名曰贲门，饮食之精气，从此上输于脾肺，宣播于诸脉，当中脘，主腐熟水谷。胃之下口，即小肠之上口，名曰幽门。引经报使用升麻、葛根、白芷、石膏。辰时气血注于胃。

足阳明胃交鼻起，（足之三阳，从头走足）下循鼻外入上齿，还出挟口交承浆，（在唇下）颐后下廉颊车是，耳前发际至额颅，支循喉咙入缺盆，下膈属胃络脾宫，直者缺盆下乳中。（下乳内廉，下挟脐，入气街中）一支幽门循腹里，下行直合气街逢，（支者与直者会合，气街在毛际两傍）遂由髀关抵膝膑，（髀关，膝上穴名，膝盖曰膑）胫跗中指内间终。（骱骨曰胫，足面曰跗）一支别走足跗上，大指之端太阴同。（端，指尖也）

脾

形如刀镰，与胃同膜，而附其上之左俞，当十一椎下。闻声则动，动则磨胃而主运化。引经报使，用升麻、葛根、苍术、白芍。巳时气血注于脾。

足太阴脾起大指，（足之三阴，从足走腹）上循内侧白肉际，核骨之后内踝前，（核骨，即大指本节后内侧圆骨也。踝有内外之分，即螺蛳骨也。手腕两旁圆骨，亦名踝骨）上端循胫至膝里，（足肚曰端）股内前廉入腹中，（大腿曰股）属脾络胃与膈通，挟咽连舌散舌下，支络从胃注心宫。

心

心居肺管之下，膈膜之上，附着脊之第五椎。心象尖圆，形如莲蕊，其中有窍，多寡不同，以导引天真之气。下无透窍，上通乎舌。共有四系，以通四脏。心外有赤黄里脂，是为心包络。心下有膈膜，与脊胁周回相着，遮蔽浊气，使不得上熏心肺也。引经报使，用黄连、细辛，午时气血注于心。

手少阴脉起心中，下膈直与小肠通。支者还从心系走，上挟咽喉系目瞳。直者上肺出腋下，臑内后廉时内从，臂内后廉抵掌后，手腕下踝注少冲。（在手小指内侧端）

小肠

小肠后附于脊，前附于脐上，左回叠积十六曲。小肠上口，在脐上二寸近脊，水谷由此而入。复下一寸，外附于脐，为水分穴，当小肠下口，至是而泌别清浊，水液渗入膀胱，滓秽流入大肠。引经报使，用藁本、黄柏。未时气血注于小肠。

手太阳经小肠脉，小指之端起少泽，（在手小指外侧端）循手外廉出踝中，直循臂骨肘内侧，上循臑外后廉行，直过肩解绕肩胛，交肩下入缺盆内，遂络心宫循咽喉，下膈抵胃属小肠，一支缺盆贯颈颊，目锐眦过却入耳，（目外角为目锐）一支循颊走目下，抵鼻上至目内眦，（目内角为目内眦）斜络于颧太阳接。

膀胱

膀胱当十九椎，在肾之下，大肠之前，有下口，无上口。当脐上一寸水分穴处，为小肠下口，乃膀胱上际，水液由此别回肠随气沁渗而入，其出其入，皆由气化。入气不化，则水归大肠，而为泄泻；出气不化，则闭塞下窍，而为癃肿。下连前阴，溺之所出。引经报使，用羌活。申时气血注于膀胱。

足太阳经膀胱连，目内眦起过额颠，支者从巅至耳角，（至耳上角）直者从巅脑后悬，络脑还出别下项，循肩膊内挟脊边，抵腰膂肾膀胱内，（夹脊两旁之内曰膂）支者从腰下脊间，贯臀斜入委中穴，（在腘中央）一支膊内左右别，（后膊内左右别下贯胛）贯胛挟脊过髀枢，（股骨曰髀，髀之上曰髀枢，当环跳穴）循髀后廉腘中合，（膝后曲处曰）下贯踹内外踝后，遂循京骨指外侧。（足小指本节后大骨曰京骨）

肾

肾附于脊之十四椎下。肾有两枚，形如豇豆，相并而曲，附于脊之两旁，相去各一寸五分，外有黄脂包裹，各有带二条，上条系于心，下条趋脊下。大骨在脊骨之端，如半手许，中有两穴，是肾带经过处，上行脊髓至脑中，连髓海。引经报使，用独活、细辛、知母、桂。酉时气血注于肾。

足少阴脉属肾经，小指之下走足心，然谷之下内踝后，（然谷内在踝前大骨下）别入跟中端内行，出腘内廉上股内，（上股内后廉）贯脊旁属膀胱临，直者从肾贯肝膈，入肺循喉舌本寻。支者从肺出络心，注于胸中接厥阴。

心包

心包一名手心主，在心下横膜之上，竖膜之下。其与横膜相粘，而黄脂裹者，心也。脂膜之外，有细筋膜如丝，与心肺相连者，心包也，正值膻中之所经。所谓膻中者，臣使之官是也。引经报使，用柴胡、丹皮。戌时气血注于心包络。

手厥阴经即膻中，起胸中属心包宫，下膈历络三焦府，支者循胸出胁通，上抵腋下循臑内，过肘下臂入掌中，直透中指支掌别，小指次指络相通。（支者别掌中至无名指）

三焦

三焦者，人三元之气也。总领五脏六腑，营卫经络，外内左右上下之气。三焦通，则内外左右上下皆通，其于周身灌体，和内调外，营左养右，导上宣下，莫大于此。引经报使，用柴胡、连翘、骨皮、附子。亥时气血注于三焦。

手少阳经三焦脉，起于小指次指端，（起于无名指尖）循手表腕出臂外，肘臑上肩缺盆连，膻中散络心包脉，下膈循属三焦焉。支从膻中缺盆上，过项耳后耳角尖，屈下至颊仍至顺，（目下为顺）支入耳中目角间。（支从耳后入耳中，出走耳前，至目外角）

胆

胆在肝之短叶间，主藏而不泻。引经报使，用柴胡、青皮。子时气血注于胆。

足少阳脉胆之经，始从两目锐眦生，上抵头角下耳后，循颈至肩入缺盆。支从耳后入耳中，出走耳前锐眦循，一过顺颊缺盆合，（别锐眦抵顺下颊）下胸贯膈胆肝经，（络肝属胆）循胁气街绕毛际，横入髀枢环跳行。直者缺盆下腋胁，股膝外廉辅骨寻。（膝下内旁高骨也，下外辅骨前）下抵绝骨踝前过，（绝骨外踝上际骨也）足跗小指次指分。一支别跗入大指，三毛之际接肝经。（足大指爪后为三毛）

肝

肝居膈下，上着脊之九椎下，其系上络心肺，下亦无窍。肝生于左。引经报使，用柴胡、青皮、川芎、吴茱萸。丑时气血注于肝。

足厥阴肝脉所终，大指之端毛际丛，（即三毛也）循跗过踝上腘内，（上腘内廉）由股内侧入毛中，（阴毛）环绕阴器抵少腹，挟胃属肝络胆逢，上贯膈中布胁肋，循喉颃颡目系同，（颃颡，咽颡也。目内深处为目系）上额至巅与督会，（与督脉会于巅之百会穴）支者还从目系中，下络颊里环唇内，（从目系下颊）一支从肝膈肺通。（复从肝贯膈注肺，直行曰经，旁行曰络。经有十二，手足三阴三阳也，络有十五，十二经各有一别络，而脾又有一大络，并任督二络也，如泉之流。经络为脏腑之枝叶，脏腑乃经络之根本，明于经络，则应变无穷。故经言经脉者，所以能决死生，处百病，调虚实，不可不通）

卷四乐集　灵素摘要

摄　生

上古之人，其知道者，法于阴阳，合于术数，（养生之法）食饮有节，起居有常，不妄作劳，故能形与神俱，（神去，其形则死）而尽终其天年，度百岁乃去。今时之人，以酒为浆，以妄为常，醉以入房，以欲竭其精，以耗散其真，不知持满，（满必倾覆）不时御神，（神必外驰）务快其心，逆于生乐，起居无节，故半百而衰也。

夫上古圣人之教下也，皆谓之虚邪贼风，避之有时，（此治外之道也）恬淡虚无，（恬淡者，泊然不愿乎其外。虚无者，漠然无所动于中也）真气从之，精神内守，病安从来。（此治内之道也）圣人不治已病治未病，不治已乱治未乱。（即上工救其萌芽也）夫病已成而后药之，乱已成而后治之，譬犹渴而穿井，斗而铸兵，不亦晚乎。

阴阳

阴阳者，天地之道，万物之纲，变化之父母，（变化虽多，皆阴阳之所主）生杀之本始，（生杀之道，阴阳而已）治病必求其本。（病变无穷，皆不外阴阳，知病所由生，而直取之乃为其治）

阴静阳躁，阴生阳长，（阳不独立，得阴而后成，如发生赖于阳和，而长养由乎雨露）阳杀阴藏。（阴不自专，因阳而后行，如闭藏因于寒冽，而肃杀出乎风霜）阳化气，阴成形。寒极生热，热极生寒。（冬寒之极，将生春夏之热。夏热之极，将生秋冬之寒）寒气生浊，热气生清。（寒属阴，故生浊。热属阳，故生清）清气在下，则生飧泄；浊气在上，则生膜胀。（清阳陷下，而不能升，故为飧泄。飧泄者，完谷不化也。浊阴逆上而不能降，故为膜胀。胀者，胸膈胀满也）清阳出上窍，浊阴出下窍；（上有七窍，耳目口鼻也。下有二窍，前阴后阴也）清阳发腠理，浊阴走五脏；清阳实四肢，浊阴归六腑。水为阴，火为阳。（肾者水也，水中生气，即真火也。心者火也，火中生液，即真水也。阴中有阳，阳中有阴，不可不知）阳为气，阴为味，阳气出上窍，阴味出下窍。味厚者为阴；薄为阴之阳。气厚者为阳，薄为阳之阴。味厚则泄，薄则通。气薄则发泄，厚则发热。壮火之气衰，少火之气壮。壮火食气，气食少火。壮火散气，少火生气。（火者，阳气也。天非此火，不能生物；人非此火，不能有生。是以物生必本于阳，但阳和之火则生物，亢烈之火则害物，故火太过则气反衰，火和平则气乃旺。壮火散气，故云食气。少火生气，

59

故云食火）阴胜则阳病，阳胜则阴病。阳胜则热，阴盛则寒。重寒则热，重热则寒。（阴阳之变，水极则似火，火极则似水，故假寒假热之症，不可不知）寒伤形，热伤气，（寒则形消，热则气散）气伤痛，形伤肿。（气欲利，故伤之则痛。形有质，故伤之则肿）故先痛而后肿者，气伤形也；先肿而后痛者，形伤气也。喜怒伤气，寒暑伤形。（喜怒伤内，故伤气。寒暑伤外，故伤形。举喜怒言则悲忧恐同矣，举寒暑言则燥湿风同矣）天不足西北，故西北方阴也，而人右耳目，不如左明也；地不满东南，故东南方阳也，而人左手足，不如右强也。故俱感于邪，其在上则右甚，在下则左甚。平旦至日中，天之阳，阳中之阳也；日中至黄昏，天之阳，阳中之阴也；合夜至鸡鸣，天之阴，阴中之阴也；鸡鸣至平旦，天之阴，阴中之阳也。夫言人之阴阳，则外为阳，内为阴。言人身之阴阳，则背为阳，腹为阴。言人身脏腑之阴阳，则脏者为阴，腑为阳。心肺脾肝肾五脏皆为阴，胆胃小肠大肠三焦膀胱六腑皆为阳。故背为阳，阳中之阳，心也；背为阳，阳中之阴，肺也；腹为阴，阴中之至阴，脾也；腹为阴，阴中之阳，肝也；腹为阴，阴中之阴，肾也。凡阴阳之要，阳密乃固。（阴主内守，阳为外卫，阳密于外，则邪不能侵，而阴乃得固于内）两者不合，若春无秋，（偏于阳也）若冬无夏，（偏于阴也）因而和之，是为圣度。故阳强不能密，阴气乃绝；（阳亢则阴气耗绝）阴平阳密，精神乃治。（平，静也。密，固也）阴精所奉，其人寿；阳精所降，其人夭。

（水旺则阴精充而奉上，土衰则阳精败而陷下）年四十而阴气自半也，起居衰矣；（四十以后，精气日衰，真阴减半。真阴即天一也，即坎水也，又谓元精。真阴既衰，则真阳亦损，试观施而泄者，阴之精也，坚而热者，阳之气也，精去而阳痿，益征阴虚则无气之说矣。浪用苦寒，伐阴为害）年五十，体重而耳目不聪矣；（精血渐衰之故，以肝受血而能视，足受血而能步也）年六十阴痿，（阳不主也）气大衰，九窍不利，（阴气内亏也）下虚上实，涕泣俱出矣。（阴虚而阳无所归，气浮于上）故曰知之则强，不知则老。（知，谓知养生之道）

脏象

心者，君主之官，神明出焉。肺者，相傅之官，治节出焉。（肺主气，气调则营卫脏腑无所不治）脾胃者，仓廪之官，五味出焉。（五味入胃，由脾布散）肝者，将军之官，谋虑出焉。肾者，作强之官，技巧出焉。（水能生化万物）膻中者，（心主之宫城，在两乳中间上气海也）臣使之官，（主奉行君相之令，而布施气化）喜乐出焉。（心在志为喜，在声为笑，包络代心行事者也）胆者，中正之官，决断出焉。小肠者，受盛之官，化物出焉。（受盛胃之水谷，而分清浊，水液渗于前，而糟粕归于后，故曰化物）大肠者，传导之官，变化出焉。（主出糟粕，是名变化传导）三焦者，决渎之官，水道出焉。（决，通也。渎，水道也。上焦不治，水溢高原。中焦不治，水停中脘。下焦不治，水蓄膀胱）

膀胱者，州都之官，津液藏焉，气化则能出矣。（膀胱不能化气，则小便不通）凡此十二官者，不得相失也。故主明则下安，主不明则十二官危，使道闭塞而不通，形乃大伤。（心不明则神无所主，而脏腑相使之道，闭塞而不通）心者，生之本，神之变也，（神明由之变化）其华在面，（血足则面容光彩）其充在血脉。肺者，气之本，魄之处也，其华在毛，其充在皮。脾胃小肠大肠三焦膀胱者，仓廪之本，荣之居也，（荣出中焦）名曰器，能化糟粕，转味而入出者也，其华在唇四白，（唇之四隅白肉也）其充在肌。肝者，罢（疲同）极之本也，（运动过劳，筋必疲极）魂之居也，其华在爪，（爪者筋之余也）其充在筋，以生气血。（肝属木，春为发生之始，世动言伐肝者，由未明此意耳）肾者主蛰，封藏之本，精之处也，其华在发，（发者血之余，精足则血足而发盛）其充在骨。凡十一脏取决于胆也。心藏神，肺藏魄，脾藏意，（意者，思忆而未有定属也）肝藏魂，肾藏志。（志者，决意而确然不变也）心在志为喜，肺在志为忧，脾在志为思，肝在志为怒，肾在志为恐。心在声为笑，肺在声为哭，脾在声为歌，肝在声为呼，肾在声为呻。（气郁则呻吟）心开窍于耳，（又曰：心在窍为舌，肾在窍为耳）肺开窍于鼻，脾开窍于口，肝开窍于目，肾开窍于二阴。心气通于舌，心和则舌能知五味矣。肺气通于鼻，肺和则鼻能知香臭矣。脾气通于口，脾和则口能知五谷矣。肝气通于目，肝和则目能辨五色矣。肾气通于耳，肾和则耳能闻五音矣。心主身之血脉，肺主身之皮毛，脾主身之肌肉，肝主身之筋膜，肾主身之骨髓。心为汗，肺为涕，脾为涎，肝为泣，肾为唾。（是为五脏所化之液）心恶热，肺恶寒，脾恶湿，肝恶风，肾恶燥。心合小肠，肺合大肠，脾合胃，肝合胆，肾合膀胱。（脏腑各有所合，是为一表一里）肝为牡脏，其色青，其时春，其日甲乙。心为牡脏，其色赤，其时夏，其日丙丁。脾为牝脏，其色黄，其时长夏，其日戊己。肺为牝脏，其色白，其时秋，其日庚辛。肾为牝脏，其色黑，其时冬，其日壬癸。脾不主时，何也？脾者，土也，治中央，常以四时长四脏，各十八日寄治。（寄旺四时各十八日，为四脏之长）脾脏者，常着胃土之精也。（脾膜连着于胃，而为胃行其津液）土者，生万物而法天地，（脾胃属土，所以生成万物，故曰法天地）故上下至头足，（无所不及）不得独主于时也。（言不独主一时而已，总言四时五脏皆不可一日无土也）五脏者，所以藏精神血气魂魄者也。六腑者，所以化水谷而行津液者也。五脏者，藏精气而不泄也，故满而不能实。（但有充满而无积实）六腑者，传化物而不藏，故实而不能满。（虽有积实而不能充满）水谷入口，则胃实而肠虚，（食未下也）食下则肠实而胃虚。（水谷下也）饮入于胃，游溢精气，（游，浮游也。溢，涌溢也）上输于脾，脾气散精，上归于肺，通调水道，下输膀胱，（肺气运行，水随而注，是谓水出高原也）水精四布，五经并行。（水饮虽一，但清者为精，精归五脏。浊者为水，水归膀胱。五经，五脏之经络）人卧血归于肝，（人觉则动，动则血随气行阳分，而运于诸经，人卧则静，静则血随阴分，而归于肝，为藏血之脏也）肝受血而能视，足受血而能步，掌受血而能握，指受血而能摄。胃者，水谷之海。冲脉者，为十二经之海。（即血海也）膻中者，为气之海。脑为髓之海。上焦开发，宣五谷味，熏肤充身泽毛，若雾露之溉，是为气。（开发，通达也。宣，布散也。经言人受气于谷，谷入于胃，以传于肺，五脏六腑皆以受气，故能熏肤充身泽毛，若雾露之灌溉，养万物者为气也）中焦受气取汁，变化而赤，是为血。（中焦受谷，运化精微，变而为汁，又变而赤，以奉生身，是名为血）腠理发泄，汗出溱溱，是为津。（液之清者曰津，汗为津之发也）谷入气满，故淖泽而注于骨，骨属屈伸泄泽，补益脑髓，皮肤润泽，是为液。（淖泽，濡润也。津之浊者曰液。谷入于胃，气满而化液，故淖泽而注于骨。凡骨属举动屈伸，则经脉流行，而泄其泽，故内而补益脑髓，外而润泽皮肤，皆液也）壅遏营气，令无所避，是为脉。（壅遏者，堤防也，犹道路之界也，俾营气无所避，而必行其中，此谓之脉。脉者非气非血，所以行气行血者也）故生之来谓之精，（男女媾精，万物化生，故万物初生，其来皆水，如果核未实，胎卵未成，皆水也）两精相搏谓之神，（阴阳交媾，形神乃成）随神往来者谓之魂，（神藏于心，心静则神清，而魂不飘荡）并精而出入者谓之魄。（精生于气，气聚则精盈而魄壮形强）人年老而无子，材力尽也。（材力，精力也）抑天数然也？曰：女子七岁，肾气盛，齿更发长；二

七而天癸至，任脉通，太冲脉盛，月事以时下，故有子；（天癸者，言天一之阴气，气化为水耳。任冲奇经之二脉也，任生胞胎，冲为血海）三七肾气平均，（充满之谓）故真牙生，而长极；（牙之最后生者曰真牙。人身之长，至此而止）四七筋骨坚，发长极，身体盛壮；五七阳明脉衰，面始焦，发始堕；（女为阴体，不足于阳，故衰自胃始。阳明脉行于面，循发际故也）六七三阳脉衰于上，面皆焦，发始白；（三阳脉皆盛于面也）七七任脉虚，太冲脉衰少，天癸竭，地道不通，故形坏而无子也。丈夫八岁，肾气实，发长齿更；二八肾气盛，天癸至，精气溢泻，阴阳和，故能有子；（男女真阴，皆称天癸，天癸既充，精乃溢泻）三八肾气平均，筋骨劲强，故真牙生而长极；四八筋骨隆盛，肌肉满壮；五八肾气衰，发堕齿槁；（男为阳体，不足于阴，故衰自肾始）六八阳气衰竭于上，面焦，发鬓颁白；七八肝气衰，筋不能动，天癸竭，精少，肾脏衰，形体皆极；八八则齿发去。肾者主水，受五脏六腑之精而藏之，故五脏盛，乃能泻。今五脏皆衰，筋骨皆堕，天癸尽矣，故发鬓白，身体重，行步不正，而无子耳。有其年已老而有子者何也？此其天寿过度，气脉常通，而肾气有余也。此虽有子，男不过尽八八，女不过尽七七，而天地之精气皆竭矣。妇人无须者，无气血乎？曰：妇人之生，有余于气，不足于血，以其数脱血也，（指月事言）冲任之脉，不荣口唇，故须不生。（冲任二脉，皆起胞中，络唇口，血盛则渗皮肤，而生毫毛）士人有伤于阴，阴气绝而不

起，（阳痿不举）然其须不去，宦者独去，何也？曰：宦者去其宗筋，（阴器）伤其冲脉，血泻不复，皮肤内结，（经道不行）唇口不荣，故须不生。其有天宦者，（终身无须，若天生宦官）未尝被伤，不脱于血，然其须不生，其故何也？曰：此天之所以不足也，（先天所禀，冲任不足）其冲任不盛，宗筋不成，有气无血，唇口不荣，故须不生。天寒而其面不衣何也？曰：十二经脉，三百六十五络，其气血皆上于面，而走空窍，（凡周身阴阳经络，无所不足）其精阳气上走于目，而为睛；其别气走于耳，而为听；（别气者，旁行之气也，气自两胁上行于耳，气达则窍通）其宗气上出于鼻，而为臭；（宗气积于胸中，上通于鼻，而行呼吸，所以能臭）其浊气出于胃，走唇舌，而为味。（浊气，谷气也。谷入于胃，气达于唇口，所以知味）其气之津液，（凡诸气之津液）皆上熏于面，（如肺气通于鼻之类，不独阳经络至头也）而皮又厚，其肉坚，（一身气血皆足故也）故天甚寒不能胜之也。气有余则制己所胜，而侮所不胜；其不及，则己所不胜侮而乘之，己所胜轻而侮之。（己所胜，我胜彼也；所不胜，彼胜我也。如木气有余，则制土而侮金；木气不足，则金侮木而乘之，土亦轻木而侮之）侮反受邪，（有胜必复，如木克土太过，肺必复母仇）侮而受邪，寡于畏也。（寡于畏则肆无忌惮，而势极必衰，反受其邪）

气味

谷气有五味，其入五脏，分别奈何？

曰：胃者五脏六腑之海也，水谷皆入于胃，五脏六腑皆禀气于胃。五味各走其所喜，谷味苦先走心，谷味辛先走肺，谷味甘先走脾，谷味酸先走肝，谷味咸先走肾。谷气津液已行，营卫大通，乃化糟粕，以次传下。曰：营卫之行奈何？曰：谷始入于胃，其精微者，先出于胃，之两焦，（至上下两焦）以溉五脏，（溉，灌注也）别出两行营卫之道，（两行，言清者入营，营行脉中；浊者入卫，卫行脉外。故营主血而濡于内，卫主气而布于外，以分营卫之道）其大气之抟而不行者，积于胸中，命曰气海，出于肺，循咽喉，故呼则出，吸则入。天地之精气，其大数常出三入一，故谷不入，半日则气衰，一日则气少矣。心欲苦，肺欲辛，脾欲甘，肝欲酸，肾欲咸，此五味之所合，五脏之气也。夫五味入胃，各归所喜，故苦先入心，辛先入肺，甘先入脾，酸先入肝，咸先入肾，久而增气，物化之常也。（五味各有所入，偏用既久，其气必增）气增而久，天之由也。（脏有偏胜，则必有偏绝矣）心苦缓，急食酸以收之。（心藏神，其志喜，喜则气缓而心虚神散，故宜酸以收之）心欲软，急食咸以软之，（心火太过，则为躁越，故以咸软之，咸从水化，能相济也）用咸补之，甘泻之。（心欲软，故以咸软为补，心欲缓，故以甘缓为泻）肺苦气上逆，急食苦以泄之。（肺主气，气常则顺，气变则逆，故宜苦以泄之）肺欲收，急食酸以收之，（肺应秋令，气主收敛，故宜酸以收之）用酸补之，辛泻之。（肺气宜聚不宜散，故酸收为补，辛散为泻）脾苦湿，急食苦以燥之。（湿则不能健运，故宜苦温以燥之）**脾欲缓，急食甘以缓之，**（脾贵冲和温厚，其性欲缓，故宜以甘缓之）**用甘补之，苦泻之。**（脾喜甘而恶苦，故甘为补，苦为泻）**肝苦急，急食甘以缓之。**（肝为将军之官，其志怒，其气急，急则自伤，反为所苦，用甘以缓之，则急者可平，柔能制刚也）**肝欲散，急食辛以散之，**（木不宜郁，故以辛散之）**用辛补之，酸泻之。**（顺其性者为补，逆其性者为泻，肝喜散而恶收，故辛为补，酸为泻）**肾苦燥，急食辛以润之。**（肾为水脏，主藏精，其性本润，所以恶燥，故宜辛以润之，辛从金化，水之母也）**肾欲坚，急食苦以坚之，**（肾非坚无以称作强之官，四气遇湿热即软，遇寒冷则坚，五味得咸即软，得苦即坚，故宜苦以坚之）**用苦补之，咸泻之。**（苦能坚，故为补。咸能软坚，故为泻）**苦走骨，骨病毋多食苦。**（骨得苦则沉阴益甚，骨重难柔矣）**辛走气，气病无多食辛。**（辛能散气）**甘走肉，肉病无多食甘。**（甘能缓中，善生胀满）**酸走筋，筋病无多食酸。**（酸能收缩）**咸走血，血病毋多食咸。**（血得咸则凝结不流）**是谓五禁，毋令多食。苦走骨，多食令人变呕。**（苦味性坚而沉，故走骨。苦入下脘三焦之道，闭而不通，故变呕）**辛走气，多食令人洞心。**（透心若空也，辛味开窍而散故也）**甘走肉，多食令人悗心。**（悗，闷也。甘从湿化，致生诸虫，虫动则心常闷矣）**酸走筋，多食令人癃。**（膀胱得酸则缩，故小水不利）**咸走血，多食令人渴。**（血得咸则凝，凝则胃中汁注之，则津竭而渴）**多食苦，则皮槁而毛拔。**（苦从火

化，火能克金，故病在肺之皮毛）**多食辛，则筋急而爪枯。**（辛从金化，金能克木，故病在肝之筋爪）**多食甘，则骨痛而发落。**（甘从土化，土能制水，故病在肾之骨与发）**多食酸，则肉胝䐜而唇揭。**（胝，厚皮也。酸从木化，木能克土，故病在脾之肉与唇）**多食咸，则脉凝涩而色变。**（咸从水化，水能制火，故病在心之脉与色）**此五味之所伤也。辛甘发散而为阳，酸苦涌泄为阴。**（涌，吐也。泄，泻也）**咸味涌泻为阴，淡味渗泄为阳。**（渗泄利小便及通窍）**六者或收或散，或缓或急，或燥或润，或软或坚，**（辛主散主润，甘主缓，酸主收主急，苦主燥主坚，咸主软，淡主渗泄）**所以利而行之，**（各因其所利）**调其气使其平也。**（气可调而平矣）

治则

谨守病机，（谨守者防其变动也，病而曰机者，状其所因之不齐，而治之不可不圆活也）**各司其属。**（属者有五脏六腑之异，有七情六气之异，各审其属，而司其治）**有者求之，无者求之。**（言一遇病症，便当审其所属之有无）**盛者责之，虚者责之。**（言于各属有无之间，分别虚实而处治也）**先必五胜，**（如木欲实，金当平之之类是也）**疏其血气，令其调达，而致和平。**（或补之而血气方行，或温之而血气方和，或清之而血气方治，或通之而血气方调，须随机应变，不得执一定之治）**补上治上治以缓，补下治下治以急。急则气味厚，缓则气味薄。寒者热之，热者寒之。**（此正治法）

微者逆之，（即正治法）甚者从之。（此反治法）客者除之，坚者削之，留者攻之，逸者行之。（过于安逸，则气脉凝滞，故须行之）结者散之，散者收之，急者缓之，惊者平之，（安之也）燥者濡之，劳者温之，（温养之也）损者益之。热因寒用，（寒甚格热，热不得前，须热药冷服，所谓治寒以热，凉而行之也）寒因热用，（寒药热服，所谓治热以寒，温而行之也）塞因塞用，（如补脾得而胀自消）通因通用，（如积滞泄利，必通下之也）必伏其所主，而先其所因，其始则同，其终则异，可使破积，可使溃坚，可使气和，可使必已。诸寒之而热者取之阴，（谓以苦寒治热，而热反增，非火有余，乃阴不足也，故宜补阴壮水，则热自退矣）热之而寒者取之阳，（谓以辛热治寒，而寒反甚，非寒有余，乃阳不足也，故宜补水中之火，则寒自消矣）所谓求其属也。（言求其本，一水一火，皆肾中求之）形不足者，（阳气衰也）温之以气。（非气不足以达表而温之）精不足者，（阴髓亏也）补之以味。（非味不足以实中而补之）其高者因而越之，（病在上焦宜升散之，吐涌之也）其下者引而竭之，（病在下焦，宜荡涤之，疏利之也。或云引者，蜜导胆导之类，竭者承气抵当之类）中满者泻之于内。（中满非气虚中满，如胀满而有水有积，伤寒而结胸便闭是也）其有邪者，渍形以为汗。（渍，浸也。言其汗出如浸，或用药熏汤蒸之，浴洗之，皆法也）其在皮者，汗而发之。（前言有邪者，兼经络而言，言其深也。此在皮者，言其浅也，故为表症宜汗）其慓悍者，按而收之。（慓者，急也。悍者，猛也。怒气伤肝之症也。按者制伏酸收，如芍药之类是也）其实者，散而泻之。（阳实宜散之，阴实宜泻之）审其阴阳，以别柔刚。（审病之阴阳，施药之柔刚）阳病治阴，阴病治阳。（阳盛者阴伤，治其阴者，补水之主也。阴盛者阳伤，治其阳者，补水中之火也）定其血气，各守其乡。（或血或气，用治攸分，各不可紊也）血实宜决之，（谓决去其血，如决水之义）气虚宜掣引之。（掣，挽也。挽回其气而引之使复也。如上气虚者，升而柔之。中气虚者，温而补之。下气虚者，纳而归之）阴阳俱不足，（脉细小也）补阳则阴竭，泻阴则阳脱，如是者，可将以甘药，（故补虚赢者，非纯用甘不可，土为万物之母也）不可以饮以至剂。（刚毒之剂也。并不可针灸）形苦志苦，（必多忧思，忧则伤肺，思则伤脾）病生于咽嗌，（脾肺脉俱循咽嗌，气伤而虚，则不可行而滞。试观悲忧过度，则喉咙哽咽，饮食难进；思虑过度，则上焦痞膈，咽中核梗塞，即其征也）治之以甘药。（因损其脏，故甘药调补之）形数惊恐，经络不通，病生于不仁，（惊则气乱，恐则气下，因数惊恐，则气血散乱，而经络不通，故病不仁，即麻木也）治之以按摩醪药。（醪药，药酒也。按摩以导气行血，醪药以养正除邪）欲令脾实，气无滞，饱无久坐，食无大酸，无食一切生物，宜甘宜淡。木郁达之，（达，畅达也。木喜调畅，但使气得通行，便谓之达）火郁发之，（发，发越也。因其势而解之，散之升之，如开其窗，揭其被，皆谓之发）土郁夺之，

（夺，直取之也。滞在上者吐之，滞在中者伐之，滞在下者泻之，皆谓之夺）金郁泄之，（泄，疏利也。或解其表，或破其气，或通其便，皆谓之泄）水郁折之。（折，调治也。如养气可以化水，治在肺也；实土可以制水，治在脾也；自强可以帅水，治在肾也；分利可以泄水，治在膀胱也。凡此皆谓之折）病在中，而不实不坚，且聚且散，奈何？曰：无积者求其脏虚则补之，（有积在中，则坚实不散矣。今则无积，可知病在中者，脏之虚也，故当取其何脏之虚以补之）药以祛之，（去其病也）食以随之，（养其气也）行水渍之，（浸洗以通其经也）和其中外，可使毕已。病有久新，方有大小，有毒无毒，固宜常制矣。（病重者宜大剂，病轻者宜小剂，无毒者宜多用，有毒者宜少用）大毒治病，十去其六；常毒治病，十去其七；小毒治病，十去其八；无毒治病，十去其九；（药不及则病不瘥，药太过则正乃伤，故大毒治病，十去其六，便当知止，毒轻则可任，无毒则可久任也）谷肉果菜食养尽之，勿使过之，伤其正也。（病虽去而有未尽去者，当以饮食养正，而余邪自尽。若药饵太过，则伤正气）不尽，行复如法。（食养而犹不尽者，直用药如前法以治之）必先岁气，（如少阴司天，热淫所胜，则无犯热之类也）无伐天和。（用药当顺天时）无盛盛，（邪盛复助之也）无虚虚，（正虚复攻之也）而遗人夭殃；勿致邪，（盛其盛，是致邪也）勿失正，（虚其虚，是失正也）绝人长命。凡未诊病，必问常贵后贱，虽不中邪，病从内生，名曰脱营；（心志不舒，则血无以

生，脉日以竭，故为营脱）常富后贫，名曰失精。（忧煎日迫，奉养日廉，故其五脏之积，日加消败，故为失精）凡欲诊病者，必问饮食居处，（饮食有膏粱藜藿之殊，居处有寒温燥湿之异）暴乐暴苦，始乐后苦，皆伤精气，精气竭绝，形体毁沮。（苦乐失常，皆伤精气，甚至竭绝，则形体毁坏）诊有三常，（即常贵贱，常贫富，常苦乐之义）必问贵贱，封君败伤，（追悔已往也）及欲侯王，（妄想将来也，皆致病之因）故贵脱势，虽不中邪，精神内伤，身必败亡。（抑郁不伸，故精神内伤，迷而不达，不亡不已也）始富后贫，虽不伤邪，皮焦筋屈，痿躄为挛。（忧愁思虑，则心肺俱伤，气血俱损，故为是病）凡诊者必知终始，（谓原其始要其终也）有知余绪，（谓察其本，知其末也）切脉问名，（欲得其素履之详也）当合男女，（脉有顺逆之别）离绝郁结，（离者失其所爱，绝者断其所怀，郁者思虑抑郁，结者深情难解）忧恐喜怒，（忧则气沉，恐则气怯，喜则气缓，怒则气逆）五脏空虚，血气离守，（凡此皆伤其内故也）工不能知，何术之语。常富大伤，（谓甚劳甚苦也）斩筋绝脉，（其筋如斩，其脉如绝）身体复行，令泽不息。（泽，津液也。息，生长也。言身虽复旧能行，然令泽不息矣）故伤败结，留薄归阳，脓积寒热。（言旧之所伤有所败结，血气留薄不散，则郁而成热归于阳分，故脓血蓄积，令人寒热交作也）粗工治之，亟刺阴阳，身体解散，四肢转筋，死日有期。（不知脓积以劳伤所致，刺则气血复伤而死矣）喜伤心，恐胜喜；忧伤肺，喜胜忧；思

伤脾，怒胜思；怒伤肝，悲胜怒；恐伤肾，（恐则足不能行，恐则遗尿，恐则阳痿，是其征也）思胜恐。病生于本，（言受病之根原）余知之矣；生于标者，（言目前之多变）治之奈何？曰：病反其本，得标之病，（谓病有标本，但反求其所致之本，则现在之标病，可得其阴阳表里之的矣）治反其本，得标之方。（治有本末，但反求其拔本之道，则治标之运用，可得其七方十剂之妙矣）治有取标而得者，有取本而得者，（病之先受者为本，病之后变者为标）有逆取而得者，有从取而得者。（各有所宜也）故知逆与从，正行无问；（正理而行，无所疑问）知标本者，万举万当。不知标本，是谓妄行。粗工嘻嘻，以为可知，言热未已，寒病复始。（假热未已，真寒复起）粗工凶凶，以为可攻，故病未已，新病复起。（假实未去，真虚更至）血之与气，异名同类，（以血化于液，液化于气也）故夺血者无汗，夺汗者无血。（血与汗亦同类，但血主营，为阴为里，汗属卫，为阳为表，若表里俱夺，则不脱于阴，即脱于阳）故人有两死，（脱阳亦死，脱阴亦死）而无两生。（孤阳不能生，孤阴亦不能生）形肉已夺，是一夺也；大夺血之后，是二夺也；大汗出之后，是三夺也；大泄之后，是四夺也；新产及大血之后，是五夺也，此皆不可泻。妇人重身，毒之如何？（有孕曰重身。毒之谓峻利药也）曰：有故无殒，亦无殒也。（有是故而用是药，所谓有病则病当之，故孕妇不殒，胎亦不殒也）大积大聚，其可犯也，衰其大半而止，（大积大聚，非毒药不可攻，但大毒治

病，十去其六七即止）过者死。（过用则伤胎致死）

病机

诸痛疮痒，皆属于心。（热甚则疮痛，热微则疮痒）诸气膹郁，皆属于肺。（膹者，喘急上逆；郁者，痞塞不通。肺主气，气有余者，本经自伏之火；气不足者，则火邪乘之，虚实所当精辨）诸湿肿满，皆属于脾。（脾司运化，又主肌肉，内受湿淫，肌体肿满，故属于脾。土气太过则湿邪盛行，其病骤至，法当分疏土气；不及则木乘水侮，其病渐成，法当补脾。二者易治，比于操刃）诸风掉眩，皆属于肝。（诸风者，风病不一也。掉，摇动也。眩，昏花也。风木善动，肝家之症也。掉眩虽同，而虚实有别，不可不察也）诸寒收引，皆属于肾。（收，敛束也。引，牵急也。筋脉挛急，本是肝症，而属于肾者，一则以肾肝之症同一治；一则肾主寒水之化，肾虚则阳气不足，荣卫凝滞，肢体挛蜷，所谓寒则筋急也）诸厥固泄，皆属于下。（厥者，自下而上逆也。阴衰于下，则为热厥。阳衰于下，则为寒厥。固者，二便不通也。阳虚则无气，而清浊不化，寒闭也。火盛则水衰，而精液干枯，热结也。泄者，二便不固也。命门火衰，则阳虚失禁，寒泄也。肾空水衰，则火邪迫注，遗热泄也，肾开窍于二阴居下故也）诸痿喘呕，皆属于上。（痿有脉痿、肉痿、筋痿、骨痿之辨，故曰诸痿。凡肢体痿弱，多在下部，而曰属于上者何也？五脏因肺热叶焦，发为痿，肺居

上焦，故属于上。气急曰喘，病在上也。有声有物曰呕，病在胃口也。逆而不降者，皆上焦之病）**诸热瞀瘛，皆属于火。**（昏闷曰瞀，抽掣曰瘛。邪热伤神则瞀，亢阳伤血则瘛。虽皆属火，亦有虚实）**诸躁狂越，皆属于火。**（躁者，烦躁也。狂者，妄乱也。越者，如登高而歌之类。又有阴盛发躁，欲坐井中，但欲水不得饮，此阳已先亡，再投寒药必死。狂，阳病也。然亦有虚狂者，如经言魂伤则狂，魄伤则狂，学人不可不察）**诸逆冲上，皆属于火。**（喘咳呕吐，气满逆急，皆冲逆之症。火性炎上，故属于火也）**诸禁鼓栗，如丧神守，皆属于火。**（寒厥咬牙曰噤，鼓颔也。栗，战栗也。寒战而神不自持，如丧神守者，皆火也。心火亢极，反兼胜己之化，所谓热极生寒也，此实火也。阳虚阴盛，气不外卫，而寒栗者，此火虚者也）**诸病胕肿，疼酸惊骇，皆属于火。**（肿者，浮肿也。肿疼酸者，火在经也。惊骇不宁者，火在脏也。然肿疼酸，属于寒湿者不少，惊骇不宁属于不足者常多也）**诸胀腹大，皆属于热。**（热气内盛者，在肺则胀于上，在脾胃则胀于中，在肝肾则胀于下。此以火邪所致，乃为烦满，故皆属热。然经又曰脏寒生满病，又曰胃中寒则胀满，此皆言寒胀也）**诸病有声，鼓之如鼓，皆属于热。**（有声，谓肠鸣也。鼓之如鼓，谓腹胀也。皆阳气逆壅，故曰属热。二症亦有属寒者）**诸转反戾，水液混浊，皆属于热。**（筋转挛踡，燥热所致，小便混浊，清化不及，故皆属热。然而寒则筋急，如冬月严寒，则角弓增劲，心肾不足，多有便浊。经云：中气

不足，溲便为之变。读者通之）**诸呕吐酸，暴注下迫，皆属于热。**（胃膈热甚则为呕，火炎之象也。酸者，肝木之实也。暴注者，卒暴注泄，肠胃热甚，而传化失常，火性急速故也。下迫者，后重里急迫痛，火性急速而能燥热故也）**诸暴强直，皆属于风。**（暴，猝也。强直，筋病强直不柔和也。肝主筋，其化风，故曰属风，非外来虚风八风之谓。内风多燥，若与风剂则益燥，故有治风先治血，血行风自灭之说也。轻与疏风则益燥，且腠理开张，反招风入）**诸痉项强，皆属于湿。**（痉者，风湿而屈伸不利也。项属足太阳寒水，水即湿也）**诸病水液，澄澈清冷，皆属于寒。**（水液者，上下所出皆是也。澄澈清冷者，皆得寒水之化，如秋冬寒冷，水必澄清也）**肺，手太阴也。是动则病肺胀满，膨膨而喘咳，**（动者，变也，变常而病也。肺脉起中焦，循胃口上膈属肺，故病如此）**缺盆中痛，**（缺盆近肺，肺病则痛）**甚者交两手而瞀，此为臂厥。**（瞀，麻木也。肺脉出腋下，行肘臂者，臂厥）**是主肺所生病者，咳上气喘渴，**（渴者，金令燥也）**烦心胸满，臑臂内前廉痛厥，掌中热。**（太阴之脉，直入掌中，故为痛厥掌热）**气盛有余，则肩臂痛，**（手太阴经结于肩，脏附于背，邪气盛则痛）**风寒汗出中风，**（肺主皮毛，而风寒在表，故汗出中风）**小便数而欠；**（母病及子也）**气虚则肩背痛寒，少气不足以息，**（肩背处上焦，为阳分。气虚则阳病，故为寒为痛，而怯然少气）**溺色变。**（金衰则水涸，故溺变黄赤）**大肠，手阳明也，是动则病齿痛颈肿；**（大肠支脉，从缺盆上颈贯

颊，入下齿中）是主津液所生病者，（大肠或泄或秘，皆津液病也）目黄口干，鼽衄喉痹，肩前臑痛，大指次指痛不用。（皆大肠脉所及）气有余，则当脉所过者热肿，虚则寒栗不复。（言不易温也）胃，足阳明也，是动则病洒洒振寒，（肝风盛也）善呻数欠，（胃之郁也）颜黑，（土病则黑色反见于颜）病至则恶人与火，（阳明热甚也）闻木音则惕然而惊，（土恶木也）心欲动，独闭户塞牖而处，（火动则畏光明也）甚则欲上高而歌，（火性上越也）弃衣而走，（热盛于身也）贲响腹胀，是为骭厥。（贲响者，腹如雷鸣也。骭，足胫也。阳明之脉，自膝下胫，故胫骭厥逆）是主血所生病者，（阳明受谷，而为多血之经）狂疟温淫，汗出，（热盛则狂，风盛则疟，温气淫泆则汗出）鼽衄，口喎，唇胗，颈肿，喉痹，（皆胃脉所及）大腹水肿，（土病不能制水）膝膑肿痛，循膺乳气冲伏兔骭外廉足跗上皆痛，中指不用。（胃脉从缺盆下乳，扶脐腹前阴，由股下足以入中趾）气盛则身以前皆热，其有余于胃则消谷善饥，溺色黄；（此阳明实热，在经在脏之辨也）气不足，则身以前寒栗，胃中寒则胀满。（此阳明虚寒在经在脏之辨也）脾，足太阴也，是动则病舌本强，（脾脉连舌本也）食则呕，（脾病不运也）胃脘痛，腹胀善噫，（阴盛而上走阳明，故气滞为噫）得后与气，则快然如衰，（后，大便也。气，转矢气也。通气故快）身体行重。（脾主肌肉，脾主湿，湿复则体重）是主脾所生病者，舌本痛，体不能摇动，食不下咽，烦心，心下急痛，（脾脉支者，上膈注心。故为烦心心痛）溏瘕泄，（脾寒为溏泻，脾滞为瘕瘕）水闭黄疸不能卧，（脾病不能制水，水闭则湿热重而为疸，为不卧）强立股膝内肿厥，足大指不用。（脾脉起于足拇趾以上膝股也）心，手少阴也，是动则病嗌干，心痛，（心脉支者，从心系上咽也）渴而欲饮，（火炎则液耗）是为臂❶厥。（脉循臂内也）是主所心生病者，目黄胁痛，臑臂内后廉痛厥，掌中热痛。（皆心脉所及也）小肠，手太阳也，是动则病嗌痛，颔肿，不可以顾，肩似拔，臑如折。（小肠脉循咽下膈，支者循颈上颊，循臑绕肩故也）是主液所生病者，（小肠分水谷，故主液）耳聋、目黄、颊肿、颈颔肩臑肘臂外后廉痛。（皆小肠脉所及）膀胱，足太阳也，是动则病冲头痛，（膀胱脉上额，交巅入脑，故邪气冲而头痛）目似脱，项如拔，脊痛腰似折，髀不可以曲，腘如结，踹如裂，是为踝厥。（皆膀胱脉所及之病）是主筋所生病者，（周身筋脉，惟足太阳至多至大，故筋症皆足太阳水亏）痔、疟、狂、癫疾，（脉入肛，故为痔。经属表，故为疟。邪入于阳明，故为癫狂）头囟项痛，目黄泪出，鼽衄，项背腰尻腘踹脚皆痛，小指不用。（皆膀胱脉所过之病）肾，足少阴也，是动则病饥不欲食，（水中有火，为脾之母，真火不能生土则脾虚，虽饥不能食）面如漆柴，（肾之本色见者，精衰故也。精衰则枯，故如漆柴）咳唾则有血，喝喝而喘，（吐血与喘，水虚而火刑金也）坐而欲起，（阴虚则不

---

❶ 臂：扫叶山房本作"脉"。

能静也）目䀮䀮如无所见，（目之明在瞳子，瞳子者肾之精也，肾水亏则目昏）心如悬，若饥状。（心肾不交，则精神离散，故心如悬。阴虚则内馁，故常若饥状）气不足则善恐，心惕惕如人将捕之，（肾主恐，肾气怯，故如捕也）是为骨厥。（厥逆在骨，肾主骨也）是主肾所生病者，口热舌干，咽肿上气，嗌干及痛，烦心心痛，（皆肾脉所过之病）黄疸肠澼，（皆由热湿，水虚者亦有之）脊骨内后廉痛，痿厥，嗜卧，足下热而痛。（皆肾脉之所及，精竭者神疲，故嗜卧）心主手厥阴心包络也，是动则病手心热，臂肘挛急，腋肿，甚则胸胁支满，心中憺憺大动，（憺憺，动而不宁之貌，皆心主脉所及之病）面赤目黄，（心之华在面，目者，心之使也）喜笑不休。（心在声为笑）是主脉所生病者，（心主血脉）烦心心痛，掌中热。（包络之脉起于心胸，入掌中也）三焦，手少阳也，是动则病耳聋，浑浑沌沌，（不明貌）嗌肿，喉痹。（三焦脉所及之病）是主气所生病者，（三焦为水渎之府，水病必由于气也）汗出，目锐眦痛，颊肿，耳后肩肘臑臂外皆痛，小指次指不用。（三焦出气以温肌肉，充皮肤，故为汗出，其他诸病，皆本经之脉所及）胆，足少阳也，是动则病口苦，（胆病则汁溢，故口苦）善太息，（胆郁则不舒，故太息）心胁痛，不能转侧，（胆之别脉，贯心循胁）甚则面微有尘，体无膏泽，（胆之别脉，散于面，胆受金残则燥症见矣）足外反热，（胆脉出外踝之前）是为阳厥。（热上逆也）是主骨所生病者，（胆而主骨病者，乙癸同源也）凡惊伤胆者，

其骨必软，即其明证也）头痛颔痛，目锐眦痛，缺盆中肿痛，腋下肿，马刀侠瘿，（马刀，瘰疬也。侠瘿，侠颈之瘤属也）汗出振寒，疟，（少阳居三阳之中，半表半里者也，故阳盛则汗出，风盛则振寒为疟）胸胁肋髀膝外至胫绝骨外踝前，及诸节皆痛，小指次指不用。（皆胆经脉所过之病）肝，足厥阴也，是动则病腰痛，不可以俯仰，（肝之支别，结于腰踝）丈夫㿉疝，妇人少腹肿，（肝脉绕阴器，故控睾而痛为疝症。妇人少腹肿，即疝病也）甚则嗌干，面尘脱色。（肝脉循喉上额，支者从目系下颊）是主肝所生病者，胸满，呕逆，飧泄，狐疝，遗溺，闭癃。（肝脉上行者，挟胃贯膈；下行者，过阴器抵少腹）心为噫，（噫，嗳气也。心脾胃三脏皆有是症。盖由火土之郁，而气不得舒故也）肺为咳，脾为吞，（脾受五味故为吞）肝为语，（问答曰语）肾为欠（呵欠也）为嚏，（嚏喷也）胃为气逆（胃不和则气逆）为哕（呃逆也）为恐，（恐肾志也，土邪伤肾则为恐）胆为怒，小肠大肠为泄，下焦溢为水，（下焦为分注之所，气不化则津液不行，故溢于肌肉而为水）膀胱不利为癃，不约为遗溺，是谓五病。久视伤血，（久视则劳神，故伤血）久卧伤气，（久卧则阳气不伸，故伤气）久坐伤肉，（久坐则血脉滞于四肢，故伤肉）久行伤筋，久立伤骨，是为五劳所伤。心气虚则悲，实则笑不休。肺气虚则鼻塞不利，少气；实则喘喝，胸盈仰息。（胸盈，胀满也。仰息，仰面而喘也）脾气虚则四肢不用，五脏不安；（脾为五脏之原）实则腹胀，溲而不利。肝气虚则恐，

实则怒。肾气虚则厥，实则胀。阴之所生，本在五味。阴之五宫，（五脏）伤在五味。愁忧恐惧则伤心，形寒冷饮则伤肺，以其两寒相感，中外皆伤，故气逆而上行。（在表则为寒热疼痛，在里则为喘咳呕哕等症）有所击仆，若醉入房，汗出当风，则伤脾。（击仆伤其骨肉，醉后入房，汗出当风者，困于酒食，故所伤皆在脾）有所堕坠，恶血留内，若有所大怒，气上而不下，积于胁，则伤肝。（肝藏血，其经行胁下也）有所用力举重，若入房过度，汗出浴水，则伤肾。（肾主精于骨，用力举重则伤骨，入房过度则伤精，汗出浴水则水邪犯其本脏，故所伤在肾）心，怵惕思虑则伤神，神伤则恐惧自失，破䐃脱肉，（心虚则脾亦薄也）毛悴色夭，（皮毛憔悴，颜色枯焦）死于冬。肺，喜乐无极则伤魄，（喜本心志，而亦伤肺者，火乘金也）魄伤则狂，（不能静镇也）狂者意不存人，（傍若无人也）皮革焦，（肺主皮毛，故更甚也）毛悴色夭，死于夏。脾，愁忧而不解则伤意，（忧本肺志，而亦伤脾者，母子同气也）意伤则悗乱，（忧则气滞而不运）四肢不举，（脾主四肢）毛悴色夭，死于春。肝，悲哀动中则伤魂，（悲哀亦为肺志，而伤肝者，金克木也）魂伤则狂忘不精，（或狂乱或健忘而不精明）不精则不正，（精明失，而邪妄不正也）当人阴缩而挛筋，（肝脉过阴器，肝主筋也）两胁骨不举，（两胁者肝之分，肝败则不举）毛悴色夭，死于秋。肾，盛怒而不止则伤志，（怒本肝志，而亦伤肾者，母子气通也）志伤则喜忘其前言，腰脊不可以俛仰屈伸，

（腰为肾之府，脊为肾之路）毛悴色夭，死于季夏。恐惧而不解则伤精，（恐则气下而陷故也）精伤则骨酸痿厥，（痿厥二症，皆伤肾也）精时自下。是故五脏主藏精者也，不可伤，伤则失守而阴虚，（五脏各有其精，伤之则阴虚，以五脏之精皆阴也）阴虚则无气，（以精能化气也）无气则死矣。（气散则死，然气之散，由阴精之竭，养生者当知重之）心病者，舌卷短颧赤。肺病者，喘息鼻张。脾病者，唇黄。肝病者，眦青。肾病者，颧与颜黑。心肺有邪，其气留于两肘。（心肺属手经故也）脾有邪，其气留于两髀。肝有邪，其气留于两腋。肾有邪，其气留于两腘。（肝脾肾属足经也）凡八虚者，（即八溪也。筋骨之隙，气血之所流注者是也）皆机关之室，真气之所过，血络之所游，邪气恶血固不得留住，留住则伤经络，骨节机关不得屈伸，故蜷挛也。风盛则动，（风盛者，为振掉摇动之病）热盛则肿，（热盛者，为丹毒痈肿之病）湿盛则濡泻，（湿盛者，必侵脾胃，为水谷不分，濡泻之病）燥盛则干，（燥盛者，为津液枯涸，内外干燥之病）寒盛则浮。（寒盛者，阳气不行，为胀满浮虚之病）春气病者在头，（阳气上升也）夏气者病在脏，（在脏言心，心通夏气，为诸脏之主也）秋气病者在肩背，（肺之应也）冬气者病在四肢。（四肢气薄，易于受邪）水谷之海有余，则腹满；（水谷留滞于中也）水谷之海不足，则饥不受谷食。（胃虚不纳，脾虚不运）髓海有余，则轻劲多力，自过其度；（自有过人之度也）髓海不足，则脑转耳鸣，（脑空而晕，似旋转

也。髓虚者精必衰，阴虚则耳鸣也）胫酸眩冒，（髓空无力，则胫酸。精衰则气去，故眩冒不知人）目无所见，懈怠安卧。（皆精气衰之故）上气不足，脑为之不满，耳为之苦鸣，头为之苦倾，（沉重不能安也）目为之眩。中气不足，溲便为之变，（水由气化故也，或赤黄或短涩，多有情欲劳倦，过伤精气而然，概认为火，非也）肠为之苦鸣。下气不足，乃为痿厥心悗。（经言肾气热则腰脊不举，枯骨而髓减，故足不任身，发为骨痿。厥有寒热之分，阴衰于下，则为热厥；阳衰于下，则为寒厥。升降不交，故心气不舒而闷）脾病而四肢不用，何也？曰：四肢皆禀气于胃，而不得至经，必因于脾，乃得禀也，今脾病不能为胃行其津液，四肢不得禀水谷气，气日以衰，脉道不利，筋骨肌肉，皆无气以生，故不用焉。犯贼风虚邪者，阳受之。食饮不节，起居不时者，阴受之。阳受之则入六腑，阴受之则入五脏。入六腑则身热不时卧，（不能以时卧也）上为喘呼，入五脏则膜满闭塞，下为飧泄，久为肠澼。阳病者上行极而下，阴病者下行极而上。伤于风者，上先受之。伤于湿者，下先受之。阳虚则外寒，（阳受气于上焦，以温皮肤分肉之间，阳虚无以卫外，虽不感邪，亦必畏寒）阴虚则内热。（五脏失守则伤精，精伤则水亏不能制火，内热自生）阳盛则外热，（腠理闭塞，玄府不通，卫气不得泄越，所谓人伤于寒，则病为热，此外感症也）阴盛则内寒。（温气去，寒独留，故内寒）血气者，喜温而恶寒，寒则涩不能流，温则消而去之。（消散而营运也）寒气

客于小肠，小肠不得成聚，（阳气不化，水谷不得停留）故后泄腹痛矣。热气留于小肠，肠中痛，瘅热，焦渴，则坚干不得出，故痛而闭不通矣。邪之所凑，其气必虚。（邪必因虚而入）风者，百病之长，至其变化，乃为他病也。（故曰风为百病之始）无常方，然致有风气也。（言变化之多，而其致之者，皆因风气）

劳风，（因劳伤风）法在肺下。（凡人劳则气喘，劳能动肺可知）其为病也，使人强上冥视，（邪在肺下，则为喘逆，故令人强上不能俯首。风热上壅，则畏风羞明，故令人冥目而视）唾出若涕，（风热伤阴，则津液稠浊）恶风而振寒。（肺主皮毛，卫气受伤）曰：治之奈何？岐伯曰：以救俯仰。（温肺则风散，俯仰安矣。若郁久成热，然后清解）巨阳引精者三日，（风邪病肺，必由足太阳风门、肺俞等穴内入于脏。太阳为水府，故当引精上行，咳出青黄痰涕，而使风邪不留）中年者五日，不精者七日。（精衰故引精迟）咳出青黄涕，其状如脓，大如丸，从口中与鼻中出，不出则伤肺，伤肺则死也。（即所谓干咳嗽，难治）有病身热，（湿热伤筋）汗出如浴，（湿热熏蒸）恶风少气，（汗出则卫虚，故恶风，卫虚则气泄，故少气）此为何病？曰：病名酒风。（因酒得风而病）面肿曰风，（阳受风气也）足胫肿曰水。（阴受湿气也）病成而变何谓？（成言病之本，变言病之标，标本不同，是谓之变也）曰：风成为寒热，（风为阳邪，善行数变，或并于里，则阳虚，则外寒，或并于表，则阳盛而外热。又曰：因于露风，乃生寒热）瘅成则为消中，（瘅

热也，热积于胃，故病善食易饥）厥成为巅疾，（厥，逆也。气逆于上，则为疼痛，为眩仆，而成巅顶之疾）久风为飧泄，（久风则木克土，而为下利清谷）脉风成为疠，（风寒客于血脉，久而不去，则肌由内败坏，而为病）病之变化，不可胜数。（不特此数端）百病生于气，喜则气缓，（缓则渐至涣散，故曰暴喜伤阳。又曰喜乐者，神精惮散而不藏）悲则气消，（悲则心肺伤而荣卫不散，热气在中，故令气消也）思则气结，（思则气凝神聚，气乃留而不散）怒则气上，（气逆则血升，故因怒而呕血）恐则气下，（恐则伤肾，而精时自下，非气下陷之征乎）惊则气乱，（大惊卒恐，则神志飘荡，血气散乱）劳则气耗，（劳则喘息汗出，内外皆越而气耗矣）寒则气收，（寒束于外，则元府闭密，阳气收敛于中，而不得散矣）热则气泄。（热则腠理开，汗大泄，而气从汗散矣）有病胸胁支满者，（满如支膈也）妨于食，病至则先闻腥臊臭，（臭气也。肺气腥，肝气臊，肺肝浊气上逆，故闻腥臊之气）出清液，（肺虚则鼻流清涕，脾虚则口吐清涎）先吐血，（肾水不能制火也）四肢清，（清冷也，脾气不能四达也）目眩，（肝血虚也）时时前后血，（心脾肝肾亏损，故二阴不时便血，而月事又无期矣）病名曰何？何以得之？曰：病名血枯。（月水断绝也）此得之年少时，有所大脱血，（如产多及崩淋吐血之类是也）若醉入房，（五脏反复，百脉摇动）中气竭，（精耗则气竭）肝伤，（肝主疏泄之故）故月事衰少不来也。（一因大脱血，一因醉入房，治宜补养阴气，使

其血充自至。此虽以女子为言，若男子有犯此症，亦不免为精枯之病，劳损之属皆是也）凡治消瘅、仆击，（消瘅，热消也。仆击，暴仆如击也）偏枯、痿厥，（偏枯，半身不遂也。痿，痿弱无力也。厥，四肢厥逆也）气满、发逆，肥贵人则膏粱之病也。（肥而且贵，必多膏粱厚味，热蓄于内，多伤其阴，故有此诸疾）隔则闭绝，上下不通，则暴忧之病也。（愁忧者，气闭塞而不行，故或上或下，致为痞塞，而水谷乃不通矣）暴厥而聋，偏塞闭而不通，（暴厥，气暴厥逆也）内气暴薄也。（薄，侵迫也。此以内气之逆，暴有所侵迫而然）不从内，外中风之病，（言病不从内，而外中风也）故瘦留着也。（邪留住不去，则伏而为热，故致燔烁消瘦）蹠跛，（蹠者，足下不能行也。跛者，一足偏废也）寒，风湿之病也。黄疸暴痛癫厥狂，久逆之所生也。（此以气逆之久，而阴阳荣卫有所不调，然成此诸证，皆非一朝所致也）五脏不平，六腑闭塞之所生也。（六腑闭塞，则水谷无以化，津液无以行，精气失所养，故五脏有不平矣）头痛耳鸣，九窍不利，肠胃之所生也。（肠胃兼六腑，六腑属三阳，皆偏于九窍也）热中消中，（多饮数溲，谓之热中。多食数溲，谓之消中。皆富贵人肥甘所致之疾）不可服膏粱，（厚味也）芳草，（辛香之品）石药。（炼金石之药，三者皆助热消饮）小便黄者，少腹中有热也。阴气少而阳气盛，故热而烦满也。（阴虚者，阳必凑之，阳邪实于阴分，故热而烦满）有病口甘者，名曰脾瘅。（脾热也）此肥美之所发也，其人必数食甘美而多肥

也。肥者令人内热，（味厚助阳也）甘者令人中满，（性缓不散也）故其气上溢，（脾气热而上溢为甘）转为消渴。（久则转变而为消渴）治之以兰，除陈气也。（甘寒清香，能生津止渴，可除陈积蓄热之气）有病口苦者，名曰胆瘅。（胆热也）此人者，数谋虑不决，（肝胆俱劳，劳则必虚）故胆虚气上溢，而口为之苦。（虚则气不固，而上溢为苦）膏粱之变，足生大疔，受如持虚，（足，多也。厚味太过，蓄为内热，其变多生大疔。热侵阳分，感发最易，如持空虚之器，以受物也）营气不从，（不顺也）逆于肉里，乃生痈毒。疡者，有营气热腐，其气不清，故使鼻柱坏而色败，皮肤疡溃，风寒客于脉而不去，名曰疠风。（风寒客于血脉，久留不去，则营气化热，皮肤腐溃，气血不清，败坏为疠）头者精明之府，（脏腑之精气上升于头，以成七窍之用）头倾视深，（头垂不举，目陷无光）精神将夺矣。背者胸中之府，（背乃脏腑所系）背曲肩随，腑将坏矣。腰者肾之腑，转摇不能，肾将惫矣。膝者筋之府，（筋虽主于肝，而维络关节，以立此身者，惟膝腘之筋为最）屈伸不能，行则偻附，筋将惫矣。骨者髓之府，不能久立，行则振掉，骨将惫矣。大骨枯槁，（肩垂项倾，腰重膝败也。肾主骨，骨枯则肾败）大肉陷下，（尺肤削，臀肉枯也。脾主肉，肉陷则脾败）胸中气满，喘息不便，（肺主气，气满喘息则肺败）其气动形，（气不归元，形体振动，真阴亏而孤阳浮矣）期六月死。（一岁阴阳之更变也）真脏脉见，乃予之期日。（可因克贼之日，而决死期，不

在六月之例矣）大骨枯槁，大肉陷下，胸中气满，喘息不便，内痛引肩项，（病及心也）期一月死。真脏脉见，乃予之期日。大骨枯槁，大肉陷下，胸中气满，喘息不便，内痛引肩项，身热，（阴气去也）脱肉破䐃，（破䐃者，卧久骨露而筋肉败也）真脏见，十日之内死。（天干尽而旬气易也）大骨枯槁，大肉陷下，肩髓内消，动作益衰，真脏未见，期一岁死。（虽诸证未全，真脏未见，然脾肾败竭已兆，仅支一年，岁易气新，不能再振矣）见其真脏，乃予之期日。大骨枯槁，大肉陷下，胸中气满，腹内痛，心中不便，肩项身热，破䐃脱肉，目眶陷，真脏见，目不见人，立死。（五脏败症既见，而目眶陷，真脏见，目不见人，神气已脱也）其见人者，至其所不胜之时则死。（神气犹在，必待克贼之时死耳）急虚，（言元气暴伤而忽易也）身中卒至，（邪中于身，必猝然而死）五脏绝闭，脉道不通，气不往来，譬犹堕溺，不可为期。（譬之堕者溺者，旦夕莫测，不可以常期论）其脉绝不来，（脉绝不至）若人一呼五六至，（皆脏气绝而命当尽也）其形肉不脱，真脏虽不见，犹死也。（非如上之一渐衰惫而死有期也）脉盛，（心受邪也）皮热，（肺受邪也）腹胀，（脾受邪也）闷瞀，（即昏闷，肝受邪也。脉贯膈气逆上也）前后不通，（肾受邪也）此谓五实死。身汗，（则表邪解）得后利，（则里邪除）则实者活。（内外通和故也）脉细，（心虚）皮寒，（肺虚）气少，（肝虚）饮食不入，（脾虚）泄利前后，（肾虚）此谓五虚死。浆粥入胃，（脾渐苏也）泄注止，

（肾渐固也）则虚者活。（根本气回故也）言而微，终日乃复言者，此夺气也。（气虚之甚，声不接续。肺脏失守也）衣被不敛，言语善恶不避亲疏者，此神明之乱也。（心脏失守）仓廪不藏者，是门户不要也。（门户不固，所以泄利不禁，为脾脏之失守）水泉不止者，是膀胱不藏也。（遗溲不禁，为肾脏之失守）气脱者目不明，（五脏六腑精阳之气，皆上注于目而为精，故阳气脱，则目不明也）血脱者色白，夭然不泽，其脉空虚。津脱者，腠理开，汗大泄。液脱者，骨属屈伸不利，色夭，（色枯而夭）脑髓消，胫酸，耳数鸣。精脱者，耳聋，目内陷者死，（阳精脱矣）皮肤着者死，（谓皮肤枯者着骨）脱肉身不去者死。（不去者，身重不能动摇来去也）乳子而病热，脉悬小者何如？曰：手足温则生，（四肢为诸阳之本，温则阳气犹存）寒则死。（邪胜其正，元阳去矣，故死。所谓从者，手足温也，所谓逆者，手足寒也）乳子中风热，喘鸣息肩者，脉何如？曰：脉实大也，缓则生，（大而缓则胃气存）急则死。（大而急则真脏见）

运气

寒无犯寒，热无犯热。（凡用寒者，无犯司气之寒。用热者，无犯司气之热）从者和，逆者病。司气以寒，用寒无犯；司气以热，用热无犯；司气以温，用温无犯；司气以凉，用凉无犯。（司气，谓司天司地之气也。谓寒热温凉，俱当避忌，有应用者，亦无过用，恐犯岁气也）发表不远热，（寒邪中表，非温热不能发散，夏日亦然）攻里不远寒。（郁热在里，非沉寒不能攻，隆冬亦然）帝曰：不发不攻，而犯寒犯热何如？（言不因发表而犯热，不因攻里而犯寒，不当用而误用。病当何如？）岐伯曰：寒热内贼，其病益甚。（以水济水，以火济火也）帝曰：愿闻无病者何如？岐伯曰：无者生之，（无病犯之，则生寒生热）有者甚之。（有病犯之，寒热反甚矣）厥阴司天，（己亥年也）风淫所胜，（司天主上半年，天气司之，故六淫谓之所胜，上淫于下也）平以辛凉，（风为木气，金能胜之，故平以辛凉）佐以苦甘，（过于辛，恐反伤其气，故佐以苦甘，苦胜辛，甘益气也）以甘缓之，（木性急，故以甘缓之）以酸泻之。（木之正味，其泻以酸也）少阳在泉，（己亥年也）火淫于内，（在泉主下半年，地气司之，故六淫谓之于内，外淫于内也）治以咸冷，佐以苦辛，（苦能泻火，辛能散火故也）以酸收之，（火盛于经而不敛者，以酸收）以苦发之。（火郁于内而不解者，以苦发之）风化于天，清反胜之，（凡己亥岁厥阴风木司天，而或气有不及，则金之清气反胜之）治以酸❶温，（酸求木之同气，温以制清也）佐以苦甘。（苦以温金，甘以缓肝之急也）火司于地，寒反胜之，（凡己亥岁，少阳相火在泉，而气有不及，则水之寒气反胜也）治以甘热，（甘能胜水，热能制寒）佐以苦辛，（寒得苦而温，得辛而散也）以咸平之。（火之正味，其补以咸，水之正味，其泻以咸也）少阴司天，（子午

---

❶ 酸：扫叶山房本作"辛"。

年也）热淫所胜，平以咸寒，（热为火气，水能胜之）佐以苦甘，（苦能泻，所以去热之实。甘胜咸，所以防咸之过）以酸收之。（热胜于经而不敛，故以酸收之）阳明在泉，（子午年也）燥淫于内，治以苦温，（燥为金气，火能胜之，治以苦温，苦从火化也）佐以甘辛，（木受金伤，以甘缓之，金之正味，以辛泻之）以苦下之。（燥结不通，则邪实于内，故当以苦下之）热化于天，寒反胜之，（凡子午岁，少阴君火司天，而或气有不及，则水之寒气反胜也）治以甘温，（甘能胜水，温能制寒）佐以苦辛。（火为水胜，则心苦缓，故宜食酸以收之）燥司于地，热反胜之，（凡子午岁，阳明燥金在泉，而气有不及，则火之热气反胜之）治以平寒，（以金司于地，气本肃杀，若用大寒，必助其惨，故但以平寒，以抑其热）佐以苦甘，（所以泻火也）以酸平之，（金之正味，其补以酸也）以和为利。（戒过用也，即平寒之意）太阴司天，（丑未年也）湿淫所胜，平以苦热，（湿为土气，燥能除之）佐以酸辛，（酸从木化，制土者也。辛胜酸，所以防酸之过也）以苦燥之，（苦从火化也）以淡泄之。（淡能利窍也）湿上甚而热，（湿郁于上而成热也）治以苦温，（欲其燥也）佐以辛甘，（欲其散也）以汗为故而止。（一燥一散，则湿热之在上者以汗之，故而止矣）太阳在泉，（丑未年也）寒淫于内，治以甘热，（甘能胜水，热能制寒）佐以苦辛，以咸泻之，以辛润之，以苦坚之。（如经云：肾苦燥，急食辛以润之；肾欲坚，急食苦以坚之。用苦补之，咸泻之也）

湿化于天，热反胜之，（凡丑未岁，太阴湿土司天，而或气有不足，则火之热气反胜之）治以苦寒，佐以苦酸，（苦寒所以祛热，苦酸所以敛热。按此节与湿司于天，皆当言风反胜之，而俱言热者，盖风火本属同气，内能胜湿者也。然佐以苦酸，则木之正味，其泻以酸，此虽治热而亦兼乎风矣）寒司于地，热反胜之，（凡丑未岁，太阳寒水在泉，而气有不及，则火之热气反胜之）治以咸冷，（抑火邪也）佐以甘辛，（甘泻火而辛能散也）以苦平之。（水之正味，其补以苦也）少阳司天，（寅申年也）火淫所胜，平以咸冷，（水能胜火也）佐以苦甘，（苦能泻火之实，甘能泻火之急）以酸收之，（火胜而散越者，酸以收之）以苦发之，（火郁而复留者，以苦发之）以酸复之。（以苦发火，未免伤气，故又当以酸复之）热淫同。（火热二气同治也）厥阴在泉，（寅申年也）风淫于内，平以辛凉，佐以甘苦，以甘缓之。（治同厥阴司天）以辛散之，（风邪胜，故以辛散之）火化于天，寒反胜之，（凡寅申岁，少阳相火司天，而或气有不及，则水之寒气反胜之）治以甘热，佐以苦辛。（与火司于地同治，少以咸平之一句）风司于地，清反胜之，（凡寅申岁，厥阴风木在泉，而或气有不及，则金之清气反胜之）治以酸❶温，佐以苦甘，（治同风化于天）以辛平之。（木之正味，其补以辛。金之正味，其泻以辛）阳明司天，（卯酉年也）燥淫所胜，平以苦温，佐以酸辛，以苦下之。（与燥淫

---

❶ 酸：扫叶山房本作"辛"。

于内同治，但彼佐辛，此佐酸辛为异）少阴在泉，（卯酉年也）热淫于内，治以咸寒，佐以苦甘，以酸收之，以苦发之。（治同少阳司天）燥化于天，热反胜之，（凡卯酉岁，阳明燥金司天，而或气有不及，则火之热气反胜之）治以辛寒，（辛寒所以散热也）佐以苦甘。（苦甘所以泻火）热司于地，寒反胜之，（凡卯酉岁，少阴君火在泉，而气有不及，则水之寒气反胜之）治以甘热，佐以苦辛，以咸平之。（治同火司于地）太阳司天，（辰戌年也）寒淫所胜，平以辛热，（辛热足以散寒）佐以苦甘，

（苦甘可以胜水）以咸泻之。（水之正味，其泻以咸）太阴在泉，（辰戌年也）湿淫于内，治以苦热，佐以甘淡，以苦燥之，以淡泄之。（治同太阴司天，但彼佐酸辛，此佐酸淡为异）寒化于天，热反胜之，（凡辰戌岁，太阳寒水司天，而或气有不及，则火之热气反胜之）治以咸冷，佐以苦辛。（治同寒司于地）湿司于地，而热反胜之，（凡辰戌岁，太阴湿土在泉，而或气有不足，则火之热气反胜之）治以苦冷，（抑火邪也）佐以咸甘，（咸寒制热，甘辛补土）以苦平之。（即苦冷之义）

卷五乐集　格言汇纂

论治大纲

医者，意也。如对敌之将，操舟之工，贵乎临机应变。方固难于尽用，然非方则古人之心不传，茫如望洋，如捕风，必有率意而失之者矣，方果可以不用乎？虽然方固良矣，然必熟之《素问》，以求其本；熟之本草，以究其用；熟之诊视，以察其症；熟之治疗，以通其变。始于用方，而终至于无俟于方，夫然后医之道成矣。

善为医者，行欲方而智欲圆，胆欲大而心欲小。

七方者，奇、偶、大、小、缓、急、复是也。单用一味，或君一臣二，或君二臣三，药合阳数者，谓之奇方。两味合用，或君二臣四，或君二臣六，药合阴数者，谓之偶方。大方，有君一臣三佐九之大方，有分两多而顿服之大方。小方，有君一臣二之小方，有分两少而频服之小方。缓方，有甘以缓之，有丸以缓之，有药品众多，互相拘制以缓之，有气味薄之缓方，有无毒之缓方。急方，有急病急攻之急方，有汤散行速之急方，有气味厚之急方，有毒药之急方。复方，有二方三方及数方相合之复方，有分两等分之复方，有本方外另加余药之复方。

十剂者，宣、通、补、泻、轻、重、滑、涩、燥、润是也。宣可祛壅，橘皮、生姜之属；宣者升而上也，即吐剂也。通可祛滞，木通、猪苓之属，味薄者通，淡味之药，谓之通剂。补可祛弱，人参、羊肉之属。泻可去实，大黄、芒硝之属，即下剂也。轻可祛闭，麻黄、葛根之属，即汗剂也。重可祛怯，朱砂、磁石之属。滑可祛着，滑石、葵子之属。着者有形之邪留着不去，故用滑剂以利之，与猪苓祛湿热无形之邪不同。涩可祛脱，龙骨、牡蛎之属。燥可去湿，二术之属。润可去燥，地、冬之属。

十剂之后，陶隐居续入寒热二剂。岂知寒有时而不可以治热，热有时而不可以治寒。何则？阴虚内热，当用甘寒滋肾家之水，是壮水以制火也；设用芩、连、栀子苦寒之剂以攻热，则徒损胃气而伤阴血，阴愈不足而热愈炽，胃气伤则后天之根本败，而病转增剧也。阳虚中外俱寒，当用参芪益表里之气，而少佐桂附以回阳，则其寒自解，是益火以祛寒也；设专用吴萸姜椒辛热之属以散寒，则辛能走散，真气愈虚，其寒愈甚，王安道所谓辛热愈投，而沉寒愈甚也。二者非徒无益而又害之，顾不悖欤！学者慎之。

药之治病，有君臣佐使。如治寒病用热药为主，则热药君也。凡温热之药皆辅君者也，臣也。然或热药之过甚而有害也，须少用寒凉药以监制之，此则所谓佐也。至于五脏六腑及病之所在之处，各须有引导之药，使药与病相遇，此所谓使也。余推此。

苦者直行而泄，辛者横行而散，酸者束而收敛，咸者止而软坚。甘之一味，可上可下，土位居中，而兼五行也。淡之一味，五脏无归，专入太阳，而利小便。

制药贵在适中，不及则功效难求，太过则气味反失。火制四，煅、炮、炙、炒也。水制三，渍、泡、洗也。水火共制，蒸煮二者焉。法造虽多，不离于此。酒制升提，姜制发散，入盐走肾而软坚，用醋注肝而住痛，童便制除劣性而降下，米泔制祛燥性而和中，乳制润枯生血，蜜制甘缓益元。陈壁土炒，窃土气骤补中焦；麦麸皮制，抑酷性勿伤上膈；黑豆汤甘草汤渍晒，并解毒致令平和；羊酥油、猪脂油涂烧，咸渗骨容易脆断。去穰者免胀，抽心者除烦。完物（杏、桃仁、枣、苏子等类）皆要劈破研碎，一起同煎，则滋味得出；香药（乳、没、香、蔻等类是也）必须煎成加入，一沸即起，则香气不散。大概具陈，初学熟玩。

酸咸无升，甘辛无降，寒无浮，热无沉，其性然也。而升者引之以咸寒，则沉而直达下焦。沉者引之以酒，则浮而上至巅顶。

酒之气暴，如人身虚气逆气之暴。酒得肉食，则其气缠绵而不暴，如人之虚气逆气，得金石之剂沉坠，则其气亦缠绵而不暴。故金石之缠绵，在气不在质。世人但知金石坠气，而不知所以坠

气之故也。有用质阴味厚以沉降之者，盖气阳质阴，阴阳相遇，则自然相得而不升走，亦金石缠绵之义。

如寒疝远在少腹，治法宜先用桂、附为小丸，曝令干坚，然后用参、术厚为外廓，俾喉胃间知有参、术而不知有桂、附，递送达于积块之所，猛烈始露，庶几坚者削而窠囊可尽空也。否则毒药从喉入胃，必致旧病未除，新病复起矣！

汤者荡也，煎成清汁是也，祛大病用之。散者散也，研成细末是也，祛急病用之。又曰：细末者不循经络，止祛胃中及脏腑之积，与治肺病咳嗽为宜。丸者缓也，作成圆粒是也，不能速祛病，舒缓而治之也。祛下部之病者，其丸宜极大而光且圆，治中焦者次之，治上焦者宜小滴水丸，取其最易化。炼蜜丸取其迟化而气循经络也。蜡丸者，取其难化，过关膈而作效，又能固护毒药之气味，使不伤脾胃也。

病在上者，不厌频而少；病在下者，不厌顿而多。少服则滋荣于上，多服则峻补于下。

病在胸膈以上者，先食而后服药；病在心腹以下者，先服药而后食；病在四肢血脉及下部者，宜空腹而在旦；病在头目骨髓者，宜饱满而在夜。

药气与食气不欲相逢，食气稍消则服药，药气稍消则进食，所为食先食后，盖有一定之义在其中也。

治病当明八要，表里、虚实、寒热、邪正也。表者病不在里也，里者病不在表也。虚者五虚也，脉细、皮寒、气少、饮食不入、泄痢前后是也。实者五实也，脉盛、皮热、腹胀、闷瞀、前后不通是

也。寒者，脏腑受其积冷也。热者，脏腑受其积热也。邪者，外邪相干，非脏腑正病也。正者，脏腑自病，非外邪所中也。审此八要，参以脉症，庶不致误。

治病当辨阴阳寒热，脏腑气血，表里标本，先后虚实，缓急阴阳。阴阳者，阴血为病，不犯阳气之药，阳旺则阴转亏也；阳气为病，不犯阴血之药，阴盛则阳转败也。寒热者，实热则泻以苦寒咸寒，虚热则治以甘寒酸寒，外寒则辛热辛温以散之，中寒则甘温以益之。脏腑者，经曰：五脏者藏精而不泻者也，故有补无泻者，其常也，受邪则泻其邪，非泻脏也。六腑者，传导化物糟粕者也。邪客者，可攻，中病即已，毋过用也。气血者，气实则宜降宜清，气虚则宜温宜补。血虚则热，补心肝脾肾，兼以清凉；血实则郁，轻者消之，重者行之。表里者，病在于表，毋攻其里，恐表邪乘虚陷入于里也；病在于里，毋虚其表，恐汗多亡阳也。标本先后者，受病之原根为本，目前之多变为标；五虚为本，五邪为标。标急则先治其标，本急则先治其本。虚实者，虚症如家贫室内空虚，锱铢累积，非旦夕事，故无速法；实症如寇盗在家，开门急逐，贼去即安，故无缓法。

治病分初中末三法。初治之道，法当猛峻。缘病得之新暴，当以猛峻之药急祛之，不使病邪久居身中为害也。中治之道，法当宽猛相济，养正祛邪相济而兼治之。末治之道，法匀宽缓，广服平善无毒，用其安中养血气，俾邪自去。

治气有三法。一曰补气。气虚宜补之助之，参、术、黄芪、糯米之属。二

曰降气调气。降者下也。升者宜降，轻者如苏子、橘红、麦冬、枇杷叶、甘蔗浆、芦根汁，重者如降香、沉香、郁金、槟榔之属。调者和也。逆则宜和，和则调也。其药如木香、沉香、砂、豆蔻、香附、橘皮之属。三曰破气。破者损也，实则宜破。如少壮人暴怒气壅之类，药用青皮、枳、朴、槟榔之属。然亦可暂不可久，盖气分之药，不出三端，误则转剧。

治血亦有三法。一曰补血。血虚宜滋之补之，如熟地、杞、圆、人乳、牛乳、柏仁、枣仁、肉苁蓉、鹿角胶之属。二曰凉血。血热宜清之凉之，如生地、白芍、丹皮、犀角、地榆之属。三曰活血行血。血瘀宜通之下之，如当归、红花、桃仁、延胡，皆通经活络之品，䗪虫、硝、黄，皆攻坚下血之剂，病既不同，药亦各异，用贵合宜，不可不审。

春温夏热，元气外泄，阴精不足，药宜养阴。秋凉冬寒，阳气潜藏，勿轻开通，药宜养阳。此药之因时制宜，补不足以和其气者也。然而一气之中，初中末异；一日之内，寒燠或殊。假令大热之候，人多感暑，忽发冰雹，亦复感寒。由先而感，则为暑病，由后而感，则为寒病，病暑者投以暑药，病寒者投以寒药，此药之因时制宜，以合乎权，乃变中之常也，此时令不齐所宜审也。假令阴虚之人，虽当隆冬，阴精亏竭，水既不足，不能制火，则阳无所根据，外泄为热，或反汗出，药宜益阴，地黄、五味、龟甲、枸杞之属是已。设从时令，误用辛温，势必立毙。假令阳虚之人，虽当盛夏，阳气不足，不能外卫其表，

表虚不任风寒，洒淅战栗，思得热食，及御重裘，是虽天令之热，亦不足以敌其真阳之虚，病属虚寒，药宜温补，参、芪、桂、附之属是已。设从时令，误用苦寒，亦必立毙，此药之舍时从症者也。假令素病血虚之人，不利苦寒，恐其损胃伤血，一旦中暑，暴注霍乱，须用黄连、滑石以泄之；本不利升，须用葛根以散之，此药之舍症从时者也。从违之际，权其轻重耳。

升降者，病机之最要也。升为春气，有散之之义。降为秋气，有敛之之义。阳气下陷，泄痢不止，宜升阳益气。因湿洞泻，宜升阳除湿。滞下不休，宜升阳解毒，开胃除热。郁火内伏，宜升阳散火。肝木郁于地中，以致少腹作胀作痛，宜升阳调气。此病之宜升之类也。阴虚则火无制，火因上炎。其为症也，为咳为嗽，为多痰，为吐血衄血，为头痛齿疼，为眩晕眼花，为恶心呕吐，为口苦舌干，是为上盛下虚之候。宜用苏子、贝母、麦冬、白芍、竹茹、枇杷叶之属以降气，气降则火自降，而又益滋水添精之药，以救其本，则诸症自瘳，此病宜降之类也。设宜降而妄升，当升而反降，将使轻者变重，重者必毙矣。

经言邪气盛则实，精气夺则虚，二句为治病之大纲，辞甚显而义甚微。盖以邪正相搏而为病，则邪实正虚，亦可并言。故主泻者，则曰邪气实，主补者则曰精气虚，各执己见，借口文饰，是以至精之训，反酿莫大之害。余请以缓急有无析之。缓急者，察其虚实之缓急也，无虚者急祛其邪，恐久留而生变；多虚者急培其正，恐临期之无济；微实

微虚者，亦急祛其邪，一扫而除；大实大虚者，宜急顾其正，兼祛其邪，寓战于守斯可矣；二实一虚者，兼其虚，防生不测也；二虚一实者，兼其实，开其一面也。总之，实而误补，固必增邪，犹可解救；虚而误攻，正气忽去，莫可挽回。此虚实及缓急不可不察也。所谓有无者，察邪气之有无也。凡风、火、暑、湿、燥、寒皆能为邪，邪之在表在里，在腑在脏，必有所居，求得其本，则直取之，此所谓有，有则邪之实也。若无六气之邪，而病出三阴，则惟情欲以伤内，劳倦以伤外，非邪似邪，非实似实，此所谓无，无则病在元气也。不明虚实有无之义，绝人长命，损德多矣。

《金匮》言：人病痼疾，加以卒病，当先治其卒病，后乃治其痼病。

诸病皆宜先治其本，惟中满及大小二便不利治其标。盖胃满则药食之气不行，而脏腑皆失所禀，二便不通，乃危急之候，故无论标本，总先治之。

治病者，但当治其所生之本原，则后生诸病，不治而自愈矣。

王应震曰：见痰休治痰，见血休治血，无汗不发汗，有热莫攻热，喘生无耗气，遗精勿涩泄，明得此中趣，方是医中杰。此真知本之言也。

人之元气，亦曰真气，其义有三：曰上中下也。上者所受于天，以通呼吸者也。故上有气海，曰膻中也，其治在肺。中者，生于水谷以养荣卫者也。故中有水谷气血之海，曰中气也，其治在脾胃。下者，气化于精，藏于命门，以为三焦之根本者也。故下有气海，曰丹田也，其治在肾。人之所赖，惟此气耳，

气聚则生，气散则死，故医者治人，慎勿忽此元气也。

一切诸病，皆当以保其胃气，补养脾气为主。故益阴宜远苦寒，益阳宜防泄气，祛风毋过用燥散，消暑毋轻用通下，泻利毋加消导，滞下毋用硝巴，胎前泄泻之忌当归，产后发热之忌芩连。凡内外诸病之药，有与胃气相违者，投之宜慎。

经言气归精者，以气为精母，金生水也，即天气下为雨之义。气譬之云，精譬之雨，气降则化为精，犹雨之因云而生也。又言精化为气者，以元气必由精而化生，即地气上为云之义，精升则化为气，犹云之因雨而出也。此精气互根之妙，欲保生者，当知戒色欲以养精，寡言语以养气。

经言味归形者，以五味生精血以成形。然味太过，则偏胜而反伤形。故又曰：味伤形。盖形伤则气亦不免，所以又有气伤于味之说，故节饮节食为摄生第一要着。

善为医者，必责根本，而本有先天后天之辨。何以为先天之本？盖婴儿未成，先结胞胎，其象中空，一茎透起，形如莲蕊，一茎即脐带，莲蕊即两肾也，而命寓焉。水生木而后肝成，木生火而后心成，火生土而后脾成，土生金而后肺成，五脏既成，六腑随之，四肢乃具，百骸乃全。未有此身，先有两肾，故肾为脏腑之本，十二脉之根，呼吸之本，三焦之原，而人资之以为始者也，故曰先天之本在肾。何以为后天之本？盖婴儿初生，一日不再食则饥，七日不食则肠胃涸绝而死。经曰：安谷则昌，绝谷则亡。犹兵家之饷道也，饷道一绝，万众立散；胃气一败，百药难施。一有此身，必资谷气。谷入于胃，洒陈于六腑，调和于五脏，以生气血，而人资之以为生者也，故曰后天之本在脾。

人有五脏，曰：心肝脾肺肾，皆为阴也。《内经》发明三阴为病之义，独不及心肝二脏者，盖心为君主，邪不可伤，伤则必死。肝为将军官，木气多强，故皆不详言其病。舍此二者，则肾为藏精之本，肺为藏气之本，脾为水谷之本。水病则及肺，金病则及脾，盗母气也；土病则败及诸脏，失化生之原也。凡犯三阴亏损者，皆在此三脏耳。三脏俱伤，鲜能免矣。

古称乙癸同源，肾肝同治，其说维何？盖火分君相，君火者，居乎上而主静；相火者，处乎下而主动。君火唯一，心主是也；相火有二，乃肾与肝。肾应北方壬癸，于卦为坎，于象为龙。龙潜海底，龙起而火随之。肝应东方甲乙，于卦为震，于象为雷。雷藏泽中，雷起而火随之。泽也海也，莫非水也，莫非下也，故曰乙癸同源。东方之木，无虚不可补，补肾即所以补肝。北方之水，无实不可泻，泻肝即所以泻肾。至乎春升，龙不现则雷无声；及其秋降，雷未收则龙不藏。但使龙归海底，必无迅发之雷；但使雷藏泽中，必无飞腾之龙，故曰肾肝同治。

昔人云：肝常有余，肾常不足。然肝既无虚，又言补肝者，肝气不可亢，肝血自当养也。血不足者，濡之以水之属也；壮水之原，木赖以荣。肾既无实，又言泻肾者，肾阴不可亏，而肾气不可亢也。气有余者伐之，木之属也，伐木之干，水赖以安。

用古方疗今病，譬之拆旧料，改新屋，不再经匠氏之手，其可用乎？是有察于古今元气之不同也。当天地初开，气化浓密，则受气常强。及其久也，气化渐薄，则受气常弱。故东汉之世，仲景出方，辄以两计；宋元而后，东垣、丹溪，不过钱计而已。今去朱李之世，又五百年，元气转薄，乃必然之理。所以抵当承气，日就减削；归脾六味，日就增添；论症施治，多事调养，专防克伐，此今时治法之变通也。假令病宜用热，亦当先之以温；病宜用寒，亦当先之以清。纵有积宜消，必须先养胃气；纵有邪宜祛，必须随时发散，不得过剂以伤气血。气血者，人之所赖以生者也。气血充盈，则百邪外御，病安从来？气血虚损，则诸邪辐辏，百病簇集。嗟乎！世人之病，十有九虚。医师之药，百无一补。宁知投剂一差，实者即虚，虚者即死。故临症之顷，宜加战兢。若执成方，或矜家秘；惟知尽剂，罔顾本元；惟知古法，不审时宜，皆读书而过，未窥元会运世之微旨也。

凡用药太过不及，皆非适中，而不及尚可加治，太过则病去药存，为害更烈。

大抵富贵之人多劳心，劳心则中虚，而筋柔骨脆；贫贱之人多劳力，劳力则中实，而骨劲筋强。富贵者，膏粱自奉，其脏腑恒娇；贫贱者，藜藿苟充，其脏腑恒固。富贵者，曲房广厦，玄腑疏而六淫易客；贫贱者，陋巷茅茨，腠理密而外邪难干。故富贵之疾宜于补正，贫贱之疾利于攻邪。虽然贫贱之家，亦有宜补，但攻多而补少；富贵之家亦有宜攻，但攻少而补多，是又当以方宜为辨，禀受为别，老幼为衡，虚实为度，不得胶于居养之一途，而概为施治也。

人有偏阴偏阳者，此气禀也。太阳之人，虽冬月，身不须绵，口常饮水，色欲无度，大便数日一行，芩、连、栀、柏、硝、黄，恬不知怪。太阴之人，虽暑月不离复衣，食饮稍凉，便觉腹痛泄泻，参、术、姜、桂，时不绝口，一有欲事，呻吟不已，故医者治人于平素之偏禀阴阳，极宜审察。

人之受病，以偏得之，感于热则偏于热，感于寒则偏于寒。故以寒治热，以热治寒，此正法也。今之为医者，不细辨明，而制为不寒不热之方，辄称曰稳当，又言王道。噫！何以补其偏而救其弊哉！

天之大宝，只此一丸红日。人之大宝，只此一息真阳。天无此日，则六合尽冰壶，乾坤皆地狱矣。人是小乾坤，得阳则生，故凡通体之温者阳气也，四肢之运用者阳气也，五脏五官之神明不测者阳气也。失阳则死，则身冷如冰，寂然不动，灵觉尽灭。可见死生之本，全在阳气。故欲固其阳，须培根本。根本者何？命门是也。婴儿初生，先两肾，两肾中间，是曰命门。先天之生我者，由此而受。后天之生我者，由此而裁。夫生之门，即死之户，所以人之盛衰安危，皆系乎此者，以其为生气之源，而气强则强，气衰则病。此虽至阴之地，而实真阳之宅。世之养身者，不知保养节欲，而日夜戕贼此真阳，既已阳衰成病矣。治病者不知温补真阳，而反用苦寒，伐此真阳，欲保生命，岂可得乎？

阳气以潜藏为贵，潜则弗亢，潜则可久，易道也。故盏中加油，则灯愈明；炉中复炭，则火不熄。

肾中真阳，得水以济之，则留恋不脱；得土以堤之，则蛰藏不露。真阳以肾为窟宅，而潜伏水中，凝然不动，嘿与一身相管摄，是以足供百年之用。惟夫纵欲无度，肾水日竭，真阳之面目始露矣。阳者清上者也，至于露则魄汗淋漓，目中有光，面如渥丹。故治之者，当兼用三法：一者以涩固脱，一者以重治怯，一者以补理虚。缘真阳散越于外，如求亡子，不得不多方图之。更有治本一法，实有神巧之妙。盖蓄鱼千尾者，必置介类于池中，否则其鱼乘雷雨，冉冉腾散。鱼虽潜物，而性乐于动，以介类沉重下伏之物，而引鱼之潜伏不动，同气相求也。故治真阳之飞腾散越，不以龟鳖之类引之下伏，不能也。

故阴凑于上，开窍于目则为泪，开窍于鼻则为涕，开窍于口则为涎、为唾。经曰：五十始衰，谓阴气始衰也。至此阴气衰，故不能自主，而从阳上行。其屑越者，皆身中之至宝。可见下虚者，不但真阴虚，究竟下元真阳亦虚，向非收摄归元，将何底极。是以事亲养老诸方，皆以温补下元为务。（如熟地、肉苁蓉、枸杞、菟丝、五味、山萸、人胞、鹿角胶、羊肉之属，不必定附桂也）诚有见于老少不同。治少年人，惟恐有火；高年人，惟恐无火。无火则运化艰而易衰，有火则精伸健而难老，是火者老人维命之根，未可以水（苦寒之品）轻折也。

或问冬至一阳生，当渐向暖和，何为腊月大寒？夏至一阴生，当渐向清凉，何为三伏酷热？曰：此论将来者进，成功者退之理则然。然隐微之际，未易明也。盖阳伏于下，逼阴于上，井水气蒸，而坚冰至也；阴盛于下，逼阳于上，井水寒而雷电合也。故人有病面红口渴，（不喜饮水）烦躁（神静不昏）喘咳者，谁不曰火盛之极，抑孰知其为肾中阴寒所逼乎？（小便必清利，右尺必微细）若不大剂加减八味丸料，（即六味加五味子、肉桂）煎汤冷饮以引之归元，而反进寒凉之剂，必致危亡。如既引火归元之后，当急培中土，须必以参、芪、归、杞之甘温平养之，则焰和而不复上炀，烈炭得炉灰而性藏也。

人身之有阴阳也，水一而已，火则二焉，是禀受之始，阳常有余，阴常不足，故自少至老，所生疾病，靡不由于真阴不足者，其恒也。若夫真阳不足之病，千百中一二而已。今之医师，不揣其本，凡遇病症，概投温补，参、芪、二术，视同食物，佐以姜、桂，若唉五辛，倘遇危剧，辄加附子。于是轻者重，重者毙，接踵死亡，全无悔悟。余所目击甚多，故特著其误，以为世戒。

夫病变非一，何独重阴；有弗达者，必哂为谬，试言其略。如寒邪伤人，本为表症，而汗液之化，必由乎阴也。中风为病，身多偏枯。而筋脉之败，必由乎阴也。虚劳生火，非壮水何以救其燎原；泻利亡阴，非补肾何以固其门户。鼓胀由乎水邪，主水者须求水脏。关格本乎阴虚，急救阴尚虞阴脱。此数者，乃疾病中最大之纲领，明者觉之，可因斯而三反之。

阳邪之至，害必归阴。五脏之伤，穷必及肾。知救其原，则回天之手矣。

经言胃之大络，名曰虚里，贯隔络肺，出于左乳下，其动应衣，宗气泄也。故虚里跳动，最为虚损病本。凡患阴虚劳怯，则心下多有跳动，及为惊悸慌张者，是即此症。人止知其心跳，而不知为虚里之动也。但动之微者病常微，动之甚者病则甚。凡患此者，余常以纯甘壮水之剂，填补真阴，活者颇多。然经言宗气之泄，而余谓真阴之虚，其说似左，请析其义。夫谷入胃，以传于肺，五脏六腑，皆以受气，是曰胃气，而上为宗气也。气为水母，气聚则水生，是由肺气而下生肾水也。今胃气传之肺，而肾虚不能纳，故宗气泄于上，则肾水竭于下，肾愈虚则气愈无所归，气不归则阴愈虚矣。气水同类，当求于济，故凡欲纳气归元者，惟有补阴以配阳之法。

人之声音，出自肺金，清浊轻重，丹田所系，不求其原，徒事于肺，抑末也。今之言补肺者人参黄芪，清肺者黄芩麦冬，敛肺者五味诃子，泻肺者葶苈枳壳。病之轻者，岂无一效。若本原亏损，毫不相干。盖人肺金之气，夜卧则归藏于肾水之中，丹家谓之母藏子宫，子荫母胎。此一脏名曰娇脏，畏热畏寒，肾中有火，则金畏火刑而不敢归，肾中无火，则水冷金寒而不敢归，或为喘胀，或为咳嗽，或为不卧，或为不食。斯时也，欲补其母以益子。喘胀愈甚，清之泻之，肺金日消，死期迫矣！惟收敛者，仅似有理，然不得其门，从何而入。《立

斋直指》云：肺出气也，肾纳气也。肺为气之主，肾为气之本。凡气从脐下逆奔而上者，此肾虚不能纳气归原也。毋徒从事于肺，宜壮水之主。或有因火衰者，是当益火之原也。

凡为广嗣之计者，其用药准绳，但取纯王以召和，无取杂品以兆戾也。经言：凡阴阳之要，阳密乃固。不知此段经文，乃是明言男女交会之法度，欲使阳气秘密，乃得坚固不泻；然而阴阳贵相和，必阴得其平，而无过不及，然后阳得其秘而不走泻也。故欲阳之秘密，不得不予其权于阴，正以阳根于阴，培阴所以培阳之基也。今人以峻烈之药，劫尽其阴以为培阳，益以房帏重耗，渐至髓消肉减，神昏气夺，毛悴色夭，尚不知为药所误，可胜悼哉。

经言女子二七，男子二八，而后天癸至。夫天癸者，阴气也。小儿之阴气未至，故曰纯阳，原非阳气有余之谓，特稚阳耳。不知稚阳之阳甚微，世医辄称小儿纯阳，恣用苦寒，妄攻其热。夫阴既不足，又伐其阳，多致阴阳俱败，脾肾俱伤。又节斋云：小儿无补肾法，谓男至十六，两肾始充满，既满之后，妄用亏损，则可用药补之。若受胎之时，禀之不足，则无可补，禀之原足，又何待于补也。呜呼！此何说耶！夫小儿之阴气未成，即肾虚也。或父母多欲，而所禀水亏，亦肾虚也。阴既不足，而不知补之，阴绝则孤阳亦灭矣，何谓无可补耶？

凡禽畜之类，有肺者有尿，无肺者无尿，故水道不利而成胀满，以清肺为急。

久嗽不愈，缘于肺虚有火，当清肺润肺，忌用涩燥闭气之药，设若误用粟壳、诃子，俾火壅于肺，不得下降，若再兼参、术、半夏，即死不旋踵矣。世医多蹈此弊，特表示戒。

咳嗽吐血，时时发热，未必成瘵也，服四物、黄柏、知母之类不已，则瘵成矣；胸满膨胀，恺恺不快，未必成胀也，服山楂、神曲之药不已，则胀成矣；气滞膈塞，未必成噎也，服青皮、枳壳宽快之药不已，则噎成矣。成则不治，嗟何及矣！

失血家须用下剂破血，盖施之于妄逆之初；亡血家不可下，盖戒之于亡血之后。

禁药者，津液内亡作渴，禁用淡渗五苓。汗多禁利小便，小便多禁发汗，咽痛禁发汗利小便，大便快利禁服栀子，大便秘涩禁用燥药，吐多不得复吐。而上气壅滞，大便不通，止可宣散上气，禁利大便。脉弦禁服平胃而虚虚，脉缓禁服建中而实实。

人身不过表里，表里不过阴阳，阴阳即荣卫，荣卫即血气。脏腑筋骨居于内，赖荣气以资之。皮毛分肉居于外，赖卫气以煦之。而后内而精髓，外而发肤，无弗得养者，皆荣卫之化也。荣虽主血而在内，然亦何尝无气；卫虽主气而在外，然亦何尝无血。故荣中未必无卫，卫中未必无荣，但行于内者便谓之荣，行于外者便谓之卫，分之则二，合之则一而已。

脉有经络，经在内，络在外。气有荣卫，荣在内，卫在外。今饮酒者，其气自内达外，似宜先经而后络，兹乃经言先络而后经者何也？盖卫为水谷之悍气，酒亦为水谷之悍气，其疾之性亦然，故经言饮酒者，必随卫气，先行皮肤，先充经脉，而后荣气乃满，经脉大盛。

酒之气悍，则直达下焦；酒之质清，则速行无滞。故经言酒者，熟谷之液也，其气悍以清，故后谷而入，先谷而液出焉。

酒之性极能升腾，日饮沸酒不辍，势必将下脘之气，转升于中上二脘，而幽门之口，闭而不通者有之，且滚酒从喉而入，日将上脘炮灼，渐有腐熟之象，而生气不存，窄隘有加，止能纳水，不能纳谷者有之，此其所以多成隔症也。

酒为水谷之液，血为水谷之精，酒入中焦，必求同类，故先归血分。凡饮酒者，身面皆赤，即其征也。然血属阴而性和，酒属阳而气悍，血欲静而酒动之，血欲藏而酒乱之，血无气不行，故血乱气亦乱，气散血亦散，扰乱一番，而血气不耗损者，未之有也。当少壮时，血强气雄，弗觉其害，及乎中衰，而力有不胜，则宿为殃，莫能御矣。酒之为害，关乎寿元者非细，其可不知节乎。

凡人之病，多由于欲。故寡欲者，虽未必尽能长生，亦可却病。上工治未病，下工治已病。已病矣，绎其致病之由，由于不谨，急远房帏，绝嗜欲，庶几得之。世人服食，以图长生，惑矣！甚者日服补药以资纵欲，则惑之甚者也。

肾中既已阴盛阳微，寒自内生，复加外寒，斩关直中，或没其阳于内，或逼其阳于外，其人顷刻云亡，故仲景以中寒为卒病。中寒之脉必微，治中寒但患其亡阳，不患其亡阴。

寒中少阴，行其严令，埋没微阳，而见面白如刮，肌肤粟起，凛栗无汗，引衣踡卧，沉默不渴，厥冷直过肘膝，吐利色清气冷，小便清白自利等症。急用附子、干姜各三五钱，加葱白以散寒，又加猪胆汁引入阴分。然恐药力不胜，更用葱白安置脐上，熨斗盛炭火，连熨二三饼。又甚者，再用艾灸关元、气海二三十壮。外内协攻，乃足破其坚凝，少缓须臾，必无及矣，此一难也。

若其人真阳素扰，腠理素虚，则身冷自汗淋漓，或显假热烦躁，乃阴盛于内，逼其阳亡于外之症，用附子、干姜、猪胆汁，即不可加葱及熨灸，恐助其散，令气随汗脱，而阳无由内返也。宜扑止其汗，陡进前药，随症加减，固护腠理。不尔恐其阳复越，此二难也。

用附子、干姜以胜阴复阳者，取飞骑突入重围，搴旗树帜，使既散之阳，望帜争趋，顷之复合耳，不知此义者，加增药味，和合成汤，反牵制其雄入之势，必至遇缓无功，此三难也。

治暴卒中寒，用附姜汤后，阴散阳回，身温不冷，即于前汤去葱、胆，加当归、肉桂，兼驱荣分之寒邪，入白蜜以和附、姜之猛性。盖寒邪中人，先伤荣血故也。不尔药偏于卫，弗及于荣，与病即不相当，邪不尽除，必非胜算，此四难也。

用附、姜、归、桂汤后，阳气将回，阴寒少杀，即于本汤加人参、甘草、大枣，调元转饷，收功帷幄。不尔附、姜之猛，直将犯上无等矣，此五难也。

用附、姜、归、桂、参、甘汤二三剂后，其阳已回，身温色活，手足不冷，吐利渐除，即于本汤更加黄芪、白术、五味、白芍大队阴阳平补，不可歇手，若怠缓不为善后，必坠前功，此六难也。

用群队辛温平补之剂，以培阴护阳，其人即素有热痰，阳出早已从阴而变寒，至此无形之阴寒虽散，而有形之寒痰阻塞窍隧者矣，无由遽变为热，附、姜固可勿施，一切寒凉断不可用。若因其素有热痰，妄投寒剂，则阴复用事，阳即躁扰，必坠前功，此七难也。

前用平补后，已示销兵放马，偃武崇文之意，兹后总有顽痰留积经络，但宜甘寒助气开通，如麦冬、梨汁、竹沥、参、芪、甘、芍之类，不宜辛辣助热壅塞。盖辛辣始先不得已而用其毒，阳既安堵，即宜休养其阴，何得喜功生事，徒令病去药存，转生他患，漫无宁宇，此八难也。

地中有水，水中有火，火中有风。故地气小动则为灾眚，大动则地水火风，四轮同时轰转，顷之搅毁太空，混为一区，天地万物，凡属有形，同归于坏。然地气有时大动，而世界得不速坏者，则以玄天真武，坐镇北方，摄伏龙蛇，不使起陆，以故地动而水不动，水不动而水中之火，火中之风，自不动也。仲景于阴盛亡阳之症，必用真武汤以救逆者，非以此乎？故凡病若见阴邪横发，上干清道，必显畏寒腹痛，上呕下利，自汗淋漓，肉瞤筋惕等症，即忙把住关门，行真武坐镇之法，一遵仲景之秘，其人获安。倘失此不治，顷之浊阴从胸而上入者，咽喉肿痹，舌胀睛突；浊阴从背而上入者，颈筋粗大，头项若冰，转盼浑身青紫而死，谓非如地气加天之劫厄乎？惟是陡进附子、干姜纯阳之药，驱驱阴邪下从阴窍而出，非与迅扫浊阴之气还返地界同义乎？然必尽驱阳隙之阴，不使少留，乃得功收再造，非与一洗天界余气，俾返冲和同义乎？

凡治阴病，得其转为阳病，则不药自愈；纵不愈，用阴分药一剂，以济其偏，则无不愈。

辨证大纲

大实有羸状，误补益疾。至虚有盛候，反泻含冤。阴症似乎阳，清之必毙。阳症似乎阴，温之必亡。盖积聚在中，按之则痛，色红气粗，脉来有力，实也；甚则嘿嘿不欲语，肢体不欲动，或眩晕昏花，或泄泻不止，是大实有羸状也，若误补之，是盛盛也。心下痞痛，按之则止，色悴声短，脉来无力，虚也；甚则胀极而食不得入，气不得舒，便不得利，是至虚有盛候也，若误泻之，是虚虚也。阴盛之极，往往格阳，身热面红，口干喜冷，手足躁扰，语言谵妄，脉来洪大，悉似阳症，但身虽炽热而欲得衣被，口虽喜冷而不得下咽，手足虽躁扰而神则静，语言虽谵妄而声则微，脉虽洪大而按之无力，若误清之，是以水济水也。阳盛之极，往往发厥，手足逆冷，自汗发呃，身卧如塑，六脉细微，悉似阴症；审其内症，必气喷如火，咽干口臭，舌苔芒刺，渴欲饮冷，谵语太息，喜凉恶热，心腹胀满，按之痛甚，小便必黄赤短少，大便必臭秽殊常，若误温之，是以火济火也。

外感则人迎脉大，内伤则气口脉大。

外感恶寒，虽近烈火不除；内伤恶寒，得就温暖即解。外感鼻气不利，内伤口不知味。外感邪气有余，故发言壮厉；内伤元气不足，故出言懒怯。外感头痛，常痛不休；内伤头痛，时作时止。外感手背热，内伤手心热。

真疟有邪，由卫气之会，以为止作；似疟无邪，由水火争胜，以为盛衰。此则一责在表，一责在里，一治在邪，一治在正。

东垣以手扪热有三法：以轻手扪之则热，重按之则不热，是热在皮毛血脉也；重按之筋骨之间则热，轻摸之则不热，是热在骨髓也；轻手扪之不热，重手按之亦不热，不轻不重按之而热者，是热在肌肉，正内伤劳倦之热也。若内伤真阴者，以手扪热，亦有二法：扪之烙手，骨中如火炙者，肾中之真阴虚；扪之烙手，按之筋骨之间反觉寒者，肾中之真阳虚也。面必赤者，阴虚于下，阳浮于上也。口必渴者，肾水枯干，引水自救也。骨痛如折者，骨髓衰而火乘也。腰胁痛者，肾肝虚也。足心如烙者，涌泉涸竭也。口咯痰如沫者，水沸为痰，阴火熬煎，口必渴也。若口吐痰多如清水者，肾水泛上为痰，口必不渴也。膝以下冷者，命门火衰也。尺脉数者，阴火旺也。尺脉弱而无力，或欲绝者，真阳衰也。

阳病则昼重而夜轻，阳气与病气交旺也。阴病则昼轻而夜重，阴气与病气交旺也。若夫阳虚病则昼轻，阴虚病则夜轻，阴阳各归其分也。此亦言其变耳，勿泥。此着治之者，既定其时，以证其病。若未发之时，当迎而导之。若正发之际，当避其锐锋。若势已杀，当击其惰归。至于或昼或夜，时作时止，不时而动，是纯虚之症，又不拘于昼夜之定候，当广服补药，以养其正。

夫人之病痰火者十之八九，老人不宜速降其火，虚人不宜尽祛其痰，攻之太甚，则病转剧而致危殆，须以固元气为本。凡病推类而行之，亦思过半矣。盖药以胜病，乃致脾胃不能胜药，犹不加察，元气一坏，变症多端。如脾虚而气短不能续，变而似喘促，尚用降气定喘之药；如脾虚卫气不行，变而为浮肿，尚用耗气利水之药；如脾虚菀滞，变而作寒热，尚谓外感，用发散之药，虚而益虚，直令气尽身亡，全不悔悟，复以此法施之他人，展转残生，可胜诛哉！

经论人有逆气喘息不能卧，有肺胃肾三脏之异。在肺络者，起居如故，而息有音也，病之微者也；在胃者不得卧，而息有音也，甚于肺者也；在肾者不得卧，卧则喘也，又其甚者也。夫息之有音者，即喘之渐。喘出于肾，则病在根本矣，故愈深者必愈甚。凡虚劳之喘，义亦犹此，不可不察也。

酸者肝木之味，由火盛刑金，不能平木，则肝自盛，故为酸也，如饮热则酸矣，或言吐酸为寒者非也。是以肝热则口酸，心热则口苦，脾热则口甘，肺热则口辛，肾热则口咸，或口淡者胃热也。胃属土，土为万物之母，故胃为一身之本，淡为五味之本，然则吐酸岂为寒者欤！

五脏逆气，上干于心，而为痛者谓之厥心痛。盖肾心痛者，多由于阴邪上冲，故善瘈，如从背后触其心而伛偻。

胃心痛者，多有停滞，故胸腹满胀。脾心痛者，多由寒逆中焦，故如锥针刺其心而痛甚。肝心痛者，多有木火之郁，病在血分，故色苍苍如死状。肺心痛者，多由上焦不清，病在气分，故动作则痛益甚。若知其在气则顺之，在血则行之，郁则开之，滞则逐之。火多实，则或散或清之。寒多虚，则或温或补之。必真心痛，乃不可治。否则但得其本，则必随手而应。

少年有阳痿，有因志意不遂所致者，宜其抑郁，则阳气舒而痿立起，勿概作阳虚补火。又有膏粱富贵人，暑月阳事痿顿，此属湿热，皆不可不知。

伤寒传足不传手之说谬也。夫人之血气，营运周身，流注不息，岂传遇手经而邪有不入者哉？且寒之中人，必先皮毛。皮毛者肺之合，故在外则有寒栗鼻塞等症，在内则有咳喘短气等症，谓不传于肺乎？其入手少阴厥阴也，则有舌苔拂郁，神昏错乱等症，谓不传于心主包络乎？其入手阳明也，则有泄泻秘结等症，谓不传于大肠乎？其入手太阳也，则有癃闭不化等症，谓不传于小肠乎？其入手少阳也，则有上下不通，五官失职，痞满燥实俱全等症，谓不传于三焦乎？观经言三阴三阳，五脏六腑皆受病，岂手经不在内乎？所以仲景有五脏绝症，义又可知。

经论两感于寒，而病必不免于死者，本言一腑一脏，表里感邪同病，愚请广其义，而谓脏腑内外俱伤，亦便是两感。今见少阴先溃于内，而太阳继感于外者，即纵情肆欲之两感也；太阴受伤于里，而阳明重感于表者，即劳倦竭力，饮食失调之两感也；厥阴气逆于脏，而少阳伤感于腑者，即七情不慎，疲筋败血之两感也。人知两感为伤寒，而不知伤寒之两感，内外俱困，病斯剧矣。但感有轻重，医有贤不肖，则死生系之。

大病后脉症俱平，饮食渐进，忽肢体浮肿，别无所苦，此气复也。盖大病后，血未成而气暴复。血乃气之根据，气无所根据，故为浮肿。食加，肿自消，若投行气利水药则谬。

小儿腠理未密，易于外感，易于发热，轻则为鼻塞咳嗽，重则为伤寒，世医不识，妄称惊风。盖风寒中人，必先入太阳经。太阳之脉，起于目内，上额交巅入脑，还出别下项，挟脊抵腰中。是以病则筋脉牵强，故生出抽掣搐搦，角弓反张名目，而用金石药镇坠外邪，千中千死。间有禀厚症轻得愈者，竟为再造奇功，因之杀儿无算。所以凡治小儿之热，但当彻其出表，不当固其入里也。要之我辟惊风之说，非谓无惊病也，小儿气怯神弱，凡遇异形异声，骤然跌仆，皆生惊怖，其候面青粪青，多烦多哭，尝过于分别，不比热邪塞窍，神识昏迷，对面撞钟放铳，全然不闻者，临症宜审察明白，治则不误。

小儿阳则有余，阴则不足，故身内易至于生热，热盛则生痰生风生惊，亦所恒有，又不可一见发热，概作伤寒治也。

疫者，天地之戾气也。不论富贵贫贱，老少男女，沿门阖境，传染相同。此惟大兵荒之后有之，盖因死亡甚多，埋葬不深，时至春和，尸秽之气，随地气上升，混入苍天清净之气，而天地生物之气，变为杀物之气，无形无声，从口从鼻而入，直犯脏腑，正气闭塞，邪气充斥，顷刻云亡，莫可救药。其受邪不甚者，热淫之气，浮越于某经，即显某经之症，各宜随其经而治之。大抵邪客阳明者为多。邪之所著，有自受，有传染，所感虽殊，其病则一。但疫之病状，与伤寒不同。伤寒发热，必兼恶寒；疫病始虽恶寒，既而发热，即不恶寒。伤寒自腠理而入，故宜用药汗之而解；疫病自口鼻而入，须邪内溃，方得表里融和，自然汗出而解，纵强发之，汗亦不解。伤寒汗解，不定发战；疫病汗解，定发战。伤寒不皆发斑，疫病多发斑。伤寒多暴发，疫病多恹恹数日，或渐加重，或忽然加重。伤寒不染人，疫病染人。伤寒初起宜发表，疫病初起宜疏利。其所同者，伤寒疫病传胃，皆用承气汤辈导邪而出。疫病初得之二三日，其脉不浮不沉而数，昼夜发热，日晡尤甚，虽见头晕身痛，乃邪热浮越于经，不可认为伤寒汗之，但看舌上白苔如积粉即与达原饮，药用槟榔疏利伏邪，扫除瘴气为君，厚朴破戾气所结，草果除伏邪盘错，皆辛烈气雄之品为臣，三味协力，直达巢穴，使邪气溃败，方得离经。热伤津液用知母以滋阴，热伤荣气用白芍以和血，黄芩清热，甘草和中。感轻者一二剂自解。有三阳症见者，各加本经的药。如见少阳症加柴胡，阳明症加葛根，若渴者加石膏是也。如清晨服达原饮一剂，午前舌苔变黄，随现心腹痛满，大渴烦躁，此毒邪传胃，前方加大黄下之。烦渴少减，热去六七，午后复烦渴发热，舌苔变黑生刺，鼻如烟煤，此毒邪大重，复瘀于胃，急投大承气汤下之。夜半热退，次早鼻黑苔刺如失，此因热甚，故传变速，用药不得不急，缓则不救，所谓急症急攻是也。治疫之大纲如此，吴又可《瘟疫论》宜参。

疫邪传胃，阻碍正气，火积成热，因之舌苔生刺，心腹满痛，大渴烦躁，午后潮热，宜用承气逐邪，气行火泄，而热自除。若用芩、连、栀、柏，专务清热，热终不止。又病热日久，腹皮贴背，此宜调胃承气汤，如但用寒凉清热，有邪不除，耽误至死，误人不小。盖不知大黄与黄连均为寒药，大黄走而不守，黄连守而不走，一润一燥，一通一塞，相去远甚。疫邪以通行为治，若用黄连，反招闭塞，邪毒何由以泄，此以治杂病之法，治外感之道。

疫病心下胀满，邪在里也。若纯用青皮、枳实、槟榔破气之品，殊谬。不知内壅气闭，原有主客之分，假令根于郁怒，肝气上升，饮食过度，胃气填塞，主气为病也。投香、砂、豆蔻、枳壳之类，升者即降，闭者即通。疫毒传胸，以致胀满，但得客气一除，本气自然升降，胀满立除，宜用小承气汤。大黄本非破气药，以其润而最降，故能逐邪拔毒，破结导滞，加以枳朴者，不过佐使云耳。若纯用破气之品，津液愈耗，热结愈固，疫毒无门而泄，乃望其宽胸快膈，惑之甚矣。

卷六射集　症方发明　（一）

伤　寒

《伤寒》一书，系东汉张仲景先生所著，为历代医家施术之蓝本，因仲景居北方之地，寒气凛冽，其药多用辛甘温热重剂。若在南方，寒不甚严，且去古渐远，人之元气渐薄，故其法可师，而其药则有时可改，非违仲景也，变而通之，以从时地，斯真善学仲景者也。治伤寒大法，如见太阳病，头疼发热恶寒，身疼腰疼，脊强无汗，脉浮紧而不数，为不传经；烦躁脉急数者，是欲传经，宜先发汗以解表邪，香苏散加羌、防、芎、豉等药治之，得汗为解。头疼发热自汗，脉浮缓为伤风，宜实表，投以羌防香苏散，即上方去苏叶，加白芍，汗止为解。若外症头疼身疼不解，而见目疼鼻干，不得卧者，是邪已传阳明，未离太阳，即系太阳阳明症。治有二法。不呕无汗，羌防香苏散加葛根，或羌活汤中加之。喜凉恶热自汗，烦躁口渴饮冷，羌活汤加石膏知母麦冬，大剂与之。若身热目疼，鼻干不得卧，是已离太阳，未接少阳，谓之正阳明经病。不呕无汗，宜葛根汤辛凉之剂以解肌。若喜凉恶热，自汗烦躁，口渴饮冷，咽燥唇裂，舌苔芒刺，谵语潮热，甚则发呃发厥，发斑发狂，脉洪大者，是属正阳明腑病。治亦有二法。大便不硬，或虽硬而腹无所苦，宜大剂竹叶石膏汤，解热生津止渴，而退胃热。若不大便五六日，绕脐疼或腹满疼，手不可按，转失气者，此有燥粪也，当承气汤下之，以开结除热，而存津液，不可大下，恐伤其正。下后按其腹中不疼，即病已解；如仍满疼，是燥粪未尽，病重药轻故也，当再下之，以腹中和，二便通为度。若脉弱或不能食，其人本虚，勿轻议下，必不得已，或用补泻兼用之法，寓战于守可也，或黄龙汤，或承气养荣汤，随宜用之。若阳明症未解，兼见少阳症之口苦咽干，目眩耳聋，是邪已入少阳，未离阳明，谓之少阳阳明症，只以小柴胡加葛根加减为治。若见往来寒热，头角微疼，口苦咽干，目眩耳聋，胸胁苦满，嘿嘿不欲饮食，心烦喜呕，是邪传足少阳也，小柴胡汤加减治之。所谓合病者，如太阳症之头疼恶寒身疼，阳明症之目疼鼻干不得卧，少阳病之口苦咽干、目眩、耳聋、胸胁苦满，各有专司，或太阳与阳明，或阳明与少阳，二经表症，各见一半，不偏多少，俱半兼阳明。邪既相合，胃中水谷不安，必自下利；不下利者，亦必有上逆而呕，或喘而胸满之里症。以太阳邪在胸，阳明邪在胃，两邪相合，必上攻其肺，所以喘而胸满。两经之邪会合胸腹而不传，真为合病；若无胸腹表里相合之征，即是传经未罢，不为合病矣。治太阳阳明合病，协热下利者，以羌葛解两经之邪，芩连清在里之热，而调服天水散。心下痞者，加栝蒌实。阳明少阳合病，协热下利者，芍药黄芩汤，加柴葛治之。大抵二经合病者，必用二经之主药；三经合病，必用三经之主药为治。治并病之法，亦如是。并病者，不论多少，或一经见三五症，或一经见一症二症，即是。必太阳病多，阳明少阳症少，羁留时日，故为并病。若阳明、少阳症多，太阳症少，不羁时日，顷刻传过他经，不为并病也。坏病者，乃误施汗吐下温针，病仍不解，反增病剧，故为坏病。病在三阳，未及于阴，即汗多亡阳厥逆，筋惕肉瞤，以误汗之所致；腹中饥不能食，呕吐不止，以误吐之所致；结胸痞满利下，以误下之所致；惊狂起卧不安，以误灸之所致。观其脉症，知犯何逆，随症治之。伤寒六七日，或十二至十四日，经气旺而当复之时犹未愈，谓之过经不解，正气多虚，尚有表症宜汗者，微汗之；有里症宜下者，微下之。如其年壮力盛者，不在禁例，随病制宜。若传至三阴，邪热入里，虽云阴分，病属于热，总宜清解邪热为治。渴者竹叶石膏汤，不渴心下痞者，黄连、瓜蒌、枳壳、麦冬之属以清之。分而言之，如见太阴病之腹满咽干，吐而食不下，自利而腹痛，宜芍药黄芩汤加减治之。若见少阴病之口燥舌干而渴，身凉欲寐，脉沉细数，宜黄连阿胶汤加地、冬、知、柏之属，以清解热邪，滋养肾水为治。如舌苔黑刺，不大便，而小便不利者，乃肾水津液皆竭，

急宜大剂煎汤，十中或救一二。若见厥阴病之烦满，囊缩消渴，气上冲心，心中痛热，饥不欲食，食则吐者，本经之邪，冲心入胃，无所不至，急宜龙胆清肝饮救之。须知三阴症中，俱有复转阳明，而成胃实可下之症，如腹中大实满痛，手不可按者，是太阴转阳明也，可下。六七日不大便，腹胀满者，是少阴转阳明也，可下。协热下利谵语者，有燥粪也，是厥阴转阳明也，可下。若邪不转入阳明，大便不坚硬者，慎勿轻下。或邪未结于下焦，少腹不坚痛，而误用芒硝，以伐真阴，洞泄不已，元气将脱，宜用大剂理中汤，加白芍、大枣、乌梅；不止，佐以升提固涩之剂。病新愈后，元气已虚，邪热未净，或起居作劳，复发热者，谓之劳复，宜甘寒益虚清热之药，随症施治。因多食而复发者，谓之食复。缘脾胃气弱，不能消谷，轻则健脾消食，重则微下，或用攻补兼施之法可也。但日暮微烦者，当减损谷食，休养脾胃，不药自愈。以上既明伤寒，既明六经症治，以及合病并病坏病，过经不解，并劳复食复等症，而尤不能无言者，其治法之要，不可不悉也。节庵云：伤寒治法，得其要领，易如拾芥；若求之多岐，则支离破碎，如涉海问津矣。盖脉症与理而已。脉以浮大数滑为阳，沉小迟涩为阴。叔和云指下难明者，真言也。夸言通晓者，但能言而不能行也。余尝法节庵之秘，专以浮沉迟数大小滑涩，察其有力无力，则病之表里虚实，阴阳寒热，无遁情矣。证者，如获贼则证其为盗，故一经有一经之的证，如上文之所述者皆是。如见何经之症，即发

何经之药。仲景曰：日数虽多，但有表症而脉浮大者，仍宜解表；日数虽少，但有里症，而脉沉实者，即当攻里。若同而异者明之，似是而非者辨之，用药当如盘珠，慎勿刻舟求剑。景岳云：余尝治此症，多非本门正方，辄随手而应。无他，药对症而已矣。所谓理者，知其常，通其变也。得真理则治无一失。昔贤治伤寒，立六法，曰汗、吐、下、温、清、补。夫表有邪，不汗之何从而出。仲景曰：凡发汗，温服汤药，其方虽言日三服，若病剧不解，可半日中尽三服。又曰：凡作汤药，不可避晨夜，初病即治，不等早晚，则易愈。此所以汗不嫌早。但汗法有三：一曰温散。经云：发表不远热。又曰：寒无犯寒。故身虽大热，必用辛温。二曰凉解。炎热炽盛，表里枯涸，阴气不营，亦不能汗，宜用辛凉。三曰平解。病在阴阳之间，既不可温，又不可凉，但宜用平解表而已。二曰吐。吐者，治在上也。吐中有发散之意，可祛胸中之实邪。若无实邪在上，不可用之。故所用既少，而法亦无多。三曰下。下者，攻其里也。实邪内结，不下从何而去？但当察症之轻重缓急而变通用之。若非大满燥实坚者，不可轻下，此所以下不嫌迟也。四曰温。温者，温其中也。脏有寒气，不温之何自而除？然伤寒乃传经热症，岂有中反变寒之理，或因过用寒凉，间有可温之者，所当详审。节庵云：误用姜附，令人失血发狂，辛热耗其津液，燥热助其邪热，庸医杀人，莫此为甚。五曰清。清者，清其热也。有热无结，本非下症，若不清之，热何由散？下后余邪，亦宜清也。六曰

补。补者，救其虚也。盖人受外感之邪，惟元气旺者，始能领药势以驱邪外出。所以虚弱之人，必用人参三五七分，入表药中，少助元气，以为驱邪之主，使邪气得药，一涌而去，非真取其补养虚弱也；即和解攻里药中，有人参之大力者居间，正气得伸，则邪气自不争而退舍，不过借之以得其平，亦非偏补一边之意也。而不知者，方谓伤寒无补法，邪得补而弥炽，断不敢用，以致体虚病感之人，百无一活！独不观古方解表，有参苏饮，败毒散；和解有小柴胡汤，白虎汤；攻里有黄龙汤，皆借人参之力，领出在内之邪。仲景、节庵，未尝不用。盖不当用参而用之杀人者，皆是与芪、术、归、姜、桂、附等药同行温补之所致，不与羌、苏、柴、葛、芩、羔、硝、黄同用汗下和解之法所致。汗下和解药中，兼用人参，并不伤人，嘉言辨之甚明，且誓之曰：今后有以汗下和解药中，不宜用人参之言误人者，死入犁耕地狱。景岳亦云：伤寒虽其万变，虚实二字，可以提纲，正胜则愈，邪胜则死。正气实者，虽感大邪，其病亦轻，抗力强也。正气虚者，虽感微邪，其病亦重，抗力弱也。气实而病者，攻之即愈。虽不服药，经尽即安，何足虑也。所可虑者，惟挟虚耳。但今之人，患挟虚伤寒者，十尝六七，而庸浅之辈，不能察其虚而为之补救，且恣意攻之，不死何待。又曰：如表邪不解，屡散之而汗不出者，阴气不能达也。盖汗即水也，水既不足，汗自何来？人知汗属阳分，升阳可以解表，而不知汗生于阴，补阴最能发汗，今有饮水而汗出者，即其验也。又如内

热不解，屡清之而火不退者，阴不足也。人知惟寒凉可以祛热，而不知壮水方能熄火也。故人伤于寒而为热，则阳胜阴伤，是当补阴，所以伤寒偏死下虚人者，以邪传少阴，热涸残阴也。沈氏云：人有房劳伤其阴，复遇风寒乘虚感入肾间，即病身热似火燎，口渴烦躁，经谓是人阴气虚，阳气盛，少水不能制盛火，而阳独治，逢风而如炙如火者是也。必以大剂先滋其阴，俾阴气不绝，然后疏表，始为合法。知此六者，用药即握伤寒之要，不必求之多歧矣。至若观病法则之精，无过节庵。姑举其所言，而补其所未备。凡治伤寒，先问始于何日，以知久近；起于何因，以知病本；时下所见何症，依经断为何病。次问饮食之喜恶多寡，二便之滑涩有无，以察其肠胃之乖和。口之渴与不渴，饮水之多与不多，以察其津液之存亡。然后观神色，以定其吉凶。目赤为热甚，目黄为疸症，但发黄有湿热瘀血之不同。次看唇齿润燥，以及舌上有无苔状，辨里热之轻重，听其声之清浊长短若何，识其在中之虚实。后以手按其心胸至少腹有无痛处，如按之而痛，当审其气结胸胃与瘀血之异。更当究其服过何药，效与不效，并平素有无宿疾病症，一一详明，参之以脉，则有是病，即用是药，病千变，药亦千变，无不桴鼓附应矣。但杂症之类伤寒者甚多，嘉言虽云类伤寒，名目一出，则头上安头，愈求愈失，其言果善。然后学失此辨症之一法，似为缺文，故仍为拈出以明之。夫类伤寒，节庵分为五症。一曰痰饮。中脘伤痰，亦能憎寒发热自汗，胸膈满闷喘逆，但头不痛，项

不强，与伤寒异耳。二曰食积。胃中伤食，亦身体发热，间有头痛，但身不痛，必左脉平和，右脉有力，有嗳腐吞酸，痞胀满痛等症，与伤寒异耳。三曰虚烦。谓诸虚烦热，如劳倦伤脾，亦发热自汗，但不头痛，亦不恶寒，必左脉和平，右脉无力，少气懒言，四肢倦怠。又如纵欲伤肾，亦微寒发热，或头胀微痛，但其发时，必在午后子前，有五心烦热，腿胫酸软，肾虚诸症，与伤寒异耳。四曰瘀血。因斗殴跌仆，负重闪挫，血瘀在外，或即发，或久远而发，亦寒热自汗，但心胸或胁下，或少腹，按之满痛为辨耳。五曰脚气。足受湿气，亦头痛发热，恶寒呕逆，但起于脚胫肿痛为异耳。伤寒虽重症，能明六经症治，合病并病诸病，以及六法治要，观病准绳，更详审类伤寒诸症，如是投剂，而犹误杀人者，吾未之前闻。虽云大略，孔子曰：举一隅当以三隅反。易曰：变而通之，神而明之，存乎其人。所谓由浅而入深，由博而反约者，其在斯乎。学者慎勿忽诸。

温热

温热病者，乃感冒时令之温邪热邪为病，发于三四五六月者是也。世俗不知，概以春夏秋三时感冒，俱称为伤寒，辄用仲景节庵诸书，发表温里之法，误杀苍生，不得不辨。今将四时感冒症脉病名，逐一详明，庶不误治。夫伤寒者，乃大雪以后为终之气，足太阳寒水司令，冰冻严寒，触冒寒邪，即头疼发热恶寒，身疼腰痛，脊强无汗，脉浮而紧，此寒

邪伤于太阳营分，故谓伤寒，麻黄汤主之。若头疼发热恶风，自汗脉浮而缓，此风邪伤于太阳卫分，即为伤风，桂枝汤主之。若头疼发热恶寒，身疼腰疼脊强，无汗烦躁，脉浮而紧，此风寒两伤营卫，大青龙汤主之。三证总为伤寒，此则宜遵二氏之书治法，喻嘉言之《尚论篇》，陶节庵之《家秘的本》、《杀车槌法》所并宜深玩也。立春以后为初之气，厥阴风木司令，或初春寒气应去而未去，如见上项太阳诸症，仍为伤寒，宜以前汤小剂发表，或用九味羌活汤加减治之。若值天气温暄，微温之风，人感即病，谓之风温症。显往来寒热，头痛恶风，口苦咽干，目眩耳聋，胸胁肋髀俱痛，不能转侧，或恶心呕吐，胃脘当心而痛，自汗脉弦，邪在足少阳也，当以辛凉轻散，小柴胡汤加减治之，内以甘寒和解，与冬伤于风，感不即病，至春温令伏风内发而为风温迥异。须知初春时令，或寒或温或热不一，当细辨明，随症施治。清明以后，为二之气，少阴君火司令，感冒温风，则手厥阴心包代心君为病，以心为君主，义不受邪故也。其症头痛，或不痛，但身热，始起微恶寒无汗，心中澹澹大动，或烦躁发疹，左手脉洪而盛，此受时令温邪为病，名曰温病，与冬伤于寒，伏匿至春，而发为温病不同。宜柴胡丹皮汤，煎服探吐，以取微汗解表，经谓火郁发之之意也。芒种以后，为三之气，手少阳相火司令，感冒热邪，则三焦经络受病，其症头痛发热，恶风自汗，目锐眦连耳后痛，耳鸣耳聋，眩晕咽痛，肩臑肘臂外廉皆痛，或烦躁发斑，右手脉洪而盛，

此受时令热邪为病，名曰热病，宜柴胡丹皮汤，探吐解表。盖温热感冒，皆入手经，不在足经受病，如遇传变，则当随其所传，或手经或足经之现症治法处方，此治温热之大纲也。然在大暑小暑之时，又有中暑一症。即《金匮》云：太阳中热者暍是也。汗出恶寒，身热而渴，其脉必虚，当用人参白虎汤（详在暑门）立秋以后，为四之气，太阴湿土司令，然湿土寄旺于四季之末，长夏湿病最多，若一身尽痛发热，身色如熏黄，此即《金匮》云：湿家之为病也。治宜羌活四苓散，加茵陈、山栀之属。（当从湿门参治）寒露以后，为五之气，阳明燥金司令，若身热微头痛，洒淅恶寒，即秋时感凉，谓之燥病，治宜羌防香苏散，表散其邪为主。若嘉言云：诸气膹郁，诸痿喘呕，咳不止而出白血死者，谓之燥病，乃伤于内者为言，故制清燥救肺汤，皆滋阴清凉之品，施于火热刑金，肺气受伤者宜之，设以治外感清凉时气之燥，则以凉投凉，病必增剧，可不辨欤！经曰：治病必求其本，必先岁气。盖有其时必有其气，有其气必有其经络脏腑受邪。故曰：乘春则肝先受之，乘夏则心先受之，乘季夏则脾先受之，乘秋则肺先受之，乘冬则肾先受之，以故温热之邪，是应心主包络三焦受之而无疑也。夫春温风木，夏热君相暑火，长夏湿土，秋凉燥金，冬寒寒水，谓之六淫，正气感之而病，各随其气，而命其名，施其治，已明于前。若春应温而反寒，夏应热而反凉，秋应凉而反热，冬应寒而反温，即风火暑湿燥寒之客气流行，如临于春夏秋冬六位主气之上，

故与时令有异。如太阳寒水，加于盛夏则寒，即为感寒，君相加于隆冬则暖，即为冬温。但客气为病，沿家合巷，长幼相似，乃天地流行之气感人所致，第当取其风火暑湿燥寒之客气一邪而为主治，世混称非时感冒，概作伤寒治之，误矣！又谓瘟疫，更出不经，若伏邪内发之温病。经曰：冬伤于寒，春必温病。又曰：冬不藏精者，春必病温。此言致温病之由也。其温病之症，仲景曰：太阳病发热而渴，不恶寒者为温病。盖冬伤于寒，足太阳先受之，若冬不藏精之人，寒直入肾，多从太阳始者，受于阴而发于阳也。春令阳气发越，邪亦从之内出，故发热；津液为伏邪煎熬所伤，故渴；表无邪，故不恶寒。又曰：风温为病，脉阴阳俱浮。盖肾与膀胱，一脏一腑，同时病发，所以其脉阴阳俱浮，自汗出，身重多眠，鼻必鼾，语言难出，一一尽显少阴本症。此言冬伤于风，至春发为风温之病，必兼上言太阳病，发热而渴，不恶寒之症，不可汗，又不可下，若误汗误下，是促其亡也。故遇春令始病即见口渴，舌苔干燥，心烦小便黄赤，咳喘气急等症，外显身热不恶寒，即是冬伤于寒，春必病温之症。因寒邪伏匿，郁久壅热，暗耗肾水，至春发出，其病最重，百中难救六七。若始病即见口渴，舌苔干燥等症，外又头痛发热恶寒者，乃兼感时令之邪，外内合发，与一脏一腑（如肾与膀胱，脾与胃，肝与胆俱伤）两感伤寒相似，不治之症。但两感乃邪从外入，而合发则内外两邪相合为病，不可不辨。大法治伏邪而发为温病、风温之症，当用辛凉，微汗透表，

兼以养阴，顾其津液，清热调胃。便实者，仅用疏利，不可大下，恐伤阴气，致变坏症。然又当推《难经》云：温病之脉，行在诸经，不知何经而动，各随其经所在而取之。夫邪之所在，其气必虚，所以伏邪内发，乃随脏腑虚处而发，如水之流行，洼先受之，必审邪发何经，则随经施治。如见头项痛，腰脊强，则从太阳治；如见目痛鼻干不得卧，自汗谵语，大渴心烦，则从阳明治之；如见胸胁痛，耳聋，寒热往来，呕而口苦，则从少阳治；如见腹满咽干，吐而食不下，自利而腹疼，则从太阴治；如见口燥舌干而渴，心烦但欲寐，则从少阴治；如见烦满，囊缩，消渴，气上冲心，心中热痛，饥不欲食，食则吐蛔，下之利不止者，则从厥阴治之，当推伤寒表里之法用药，所以仲景于此不出方，而实有对症之方存焉，即当各随其所得而攻之也。余论温热症治，而因叙四时六气感人之病，以及客气流行，伏邪内发，为温病风温之症，使学者因时以辨症定名，因症以察脉用药，勿徒以伤寒概六气之病。又当推经言，有者求之，无者求之，但见何经的症，即用何经治法，不可固执拘板不移，始可无误。要知温热之病，解表则与伤寒用麻、桂甘热不同，如遇传变阳明少阳三阴诸经，及手经诸症，或清热，或攻里，或救虚，总不外伤寒治法。一言以蔽之曰：存津液。此治温病之大要也。

伤寒温病附方

麻黄汤 治冬月正伤寒，太阳经营

分受邪，（寒则伤营）头痛发热恶寒，（膀胱经脉，上额入络脑，还出别下项，故太阳头痛自额至巅顶脑后，痛连风府。寒邪外束，则玄府闭，阳气不得散越，乃郁而为热。寒邪在表，不得复任寒，故恶寒）身疼腰痛脊强，（膀胱经脉循肩内挟脊抵腰中，贯臀入。寒伤营血不利，故经脉所过皆痛）无汗，（寒主闭藏，故令无汗）脉浮而紧，（寒气刚劲，故令脉紧）体重，呕逆喘满，（阴凝血滞故体重，寒气客胃故呕逆，肺气壅逆故喘满）皆伤寒之的症。

麻黄辛热，开腠发汗　**桂枝**入营驱寒，各五分至一钱　**杏仁**泄肺利气　**甘草**扶中散邪。羌活香苏散，可代此方（热服用厚被复首取汗，待汗干，轻轻揭去，中病即止，不得多服，多则反致别病。服之汗差者，需再煎服，服至三剂，汗不出者已成坏病，宜随症治之）。

按：此汤虽太阳经发汗重剂，实兼发散肺经之邪。夫邪必从皮毛而入，皮毛为肺之合，肺主卫气，包罗一身，是症虽属太阳，而肺实受邪气，故轻则时兼面赤拂郁，咳嗽有痰胸满；重则为喘，皆肺气膹郁也。

凡用发汗药，宜审病患有无宿疾，不可轻汗。如咽喉干燥者（津液素亏也）不可发汗，淋家不可发汗，（膀胱为热所闭，气化不行也）发汗则便血。（膀胱愈扰，而血从小便出矣）疮家（肌表素虚，营血暗亏）虽伤寒头痛身痛，不可发汗，汗出则痉。（外风袭虚，内血不盈也）亡血家不可发汗，发汗则寒栗而振。（以阴亡则阳孤无偶，汗则阳从外越，阴阳两竭也）素多汗家重发汗，

必恍惚心乱。（再汗则血少）小便已阴疼，（小肠之血亦伤）尺中脉微者，（里阴素虚也）不可发汗。尺中脉迟者，（元阳素薄，营血衰少）不可发汗。脉沉者（即邪在里者）不可发汗。诸虚者，（如劳倦阴虚，经行经断，胎漏新产等症）不可发汗。总是相人津液之奥旨。然表有邪，不汗何从而出？但不可用麻桂重剂大发其汗，只宜轻剂则微汗，如羌防香苏散，九味羌活汤之属，或加建中气之药，或加生津液之品，活法对症，加减治之。其用下之法，亦然。发动气汗者死。（动气者，藏气不调，不拘脐之或上或下，或左或右，按之不移，或痛，筑筑跳动者是也）或发少阴汗，则动血死。（或从口鼻出，或从目出，谓之下厥上竭）误用麻黄，令人汗多亡阳，将发披入水盆中，足露出外，用炒糯米半升，龙骨、牡蛎、麻黄根各一两，研末，周身扑之，温经益元汤加减救之。亦有不可用桂附者，须活泼泼地运用。

桂枝汤　治冬月正伤风，太阳经卫分受邪，（风则伤卫）头痛发热恶风，（风在表，表实，故发热恶风未有不兼恶寒者）脊强自汗，（卫伤则无以周卫津液，故令自汗）脉浮而缓，（卫气不能鼓也）鼻鸣干呕，（鼻鸣者，阳邪上壅也。干呕者，阳邪上逆也）亦伤风之的症。

桂枝辛甘发散为阳，故用以治风　**芍药**营未受邪，恐桂走泄阴气，故用白芍酸以收之　**炙甘草**扶中气以散邪　**生姜**辛热发散　**大枣**同姜行脾中之津液而和其营卫。羌防香苏散，去苏叶加白芍可代（温服，须臾啜稀粥，以助药力，

复被令遍身微似有汗，不可令如水流，病必不除，若不汗，仍根据前法服）。

按：桂枝汤一方，专和营卫。但桂枝气味俱薄，其力易尽，助以热粥，补胃气而益气血之源，使胃气旺而营卫充，则药力行而风邪散，不传于内。盖三时感冒，皆是风邪为病，皆可效用此法。要知药入于胃，全赖胃气转运，所以邪在太阳及虚人感冒，皆不当禁其饮食。若传胃府，则粒米不可妄投，恐助胃中实邪，经所谓勿盛盛也。及传少阳，须少食以助胃气，以御少阳之邪。至传三阴，亦以胃气为主。今人一遇感冒，辄禁其饮食，病者亦甘忍饥饿，更且发表剂中，杂投消导，致胃虚邪陷，病剧至死，是惧食复之故也。帝问：病热当何禁之？岐伯曰：病热少愈，食肉则复，多食则遗。因胃中余热未除，食气与病气相并，则两热相合，致流连不解，故名曰遗。原为食肉多食所致，未尝禁其不食也。故凡病患能食者，即可少少与之；不能食者，莫之强与，此要法也。

此汤本为解肌，但取微汗，不使太过，太过则邪未入而先扰其营，甚则汗不止而亡阳；不及则邪欲出而尚闭其门，必至病不除而生变。若其人脉浮紧，发热汗不出者，不可与也。伤寒误用白芍，则寒邪无出路，当须识此，勿令误也。凡服桂枝汤吐者，以湿热素盛，其后必吐脓血也。吐逆则热愈淫溢于上焦，蒸为败浊。又酒客病，不可与桂枝汤，因平素湿热搏结胸中，得汤则呕，以酒客不喜甘故也。宜用辛凉，以彻其热，辛苦以消其湿。

大青龙汤 （即麻黄桂枝二汤合用，去芍药加石膏）治冬月风寒两伤营卫，头疼发热恶寒，身疼腰痛脊强，无汗烦躁，（皆伤寒之症，而兼烦躁则风之征矣。风因寒纠缠，不能自汗外泄，气郁热蒸，故发烦躁）脉浮而紧。

麻黄去节 **桂枝**去皮 **杏仁**去皮尖研 **甘草**炙 **石膏**生研 **生姜** **大枣**切碎。羌防香苏散加石膏可代（温服取微汗）。

此汤主发汗以解烦躁，麻桂二汤合用而去芍者，恐助寒邪沉滞之性也。凡病之因寒者，热易郁，加石膏祛其郁热，气虽寒而味则辛，辛则散也。经曰：阳之汗似天地之雨，名曰大青龙者，言其声势之张，而兴云致雨之骤也。若脉微弱，汗出恶风而烦躁，则是少阴亡阳之症，脉浮弱，汗出恶风而不烦躁，即风伤卫症，皆不可服，服之则汗多亡阳而厥逆，津液枯少，筋血失养而跳动，以真武汤救之。

温经益元汤 （即十全大补汤去川芎，加附子、陈皮。仲景只用姜、附、术、苓、芍，名真武汤，方中已备）治发汗太过，卫虚亡阳，汗出不止，或汗后大虚，心下悸，（心亡津液，肾气凌心）头眩，（阴气上逆，阳虚无主也）身动振振欲擗地。（汗多气血皆虚，不能荣养筋骨，其身不能主持，故为脉振摇也。擗者，辟也，避也。心神恍惚，似乎全无外廓，欲擗地而避也，处其内即避虚就实之意也）

人参 **黄芪** **白术** **甘草** **附子** **肉桂** **熟地** **生地** **当归** **白芍** **陈皮**加**姜枣糯米**。如内热去附桂。

此方总以大补气血为主，果系汗多

亡阳，见上诸症，方服之。以上四方，皆治冬月正伤寒，当师其法，不必泥用其药。

羌活冲和汤（即九味羌活汤）治春夏秋三时感冒，暴寒头痛，发热恶寒，身疼痛腰脊强，无汗，脉浮而紧。此足太阳经受邪，宜此发散，不与冬时正伤寒同治法。

羌活太阳解表之主药，二三钱 **防风**卑贱之卒，随所引而至，一二钱 **川芎**头痛，用钱许 **白芷**阳明引经之药，钱许 **细辛**手足少阴引经之药，三四分。不可多用，二味随症去留 **苍术**用五分，伤风自汗去之 **炙甘草**调和诸药，五七分 **生地**甘寒养阴，二三四钱 **黄芩**苦寒清热，钱许。二味里有热者用之 加**姜枣**调和荣卫

按：此解表而兼清里之剂，节庵治三时感冒风寒，每用此方，代麻黄、桂枝、青龙等汤。气薄则发泄，故以羌、防、芎、芷、辛、苍之气薄者，散其寒邪。胜热，故用地之甘寒养阴，芩之苦寒清热，以升散诸药，而臣以寒凉，则升者不峻；以寒凉之药，而君以升散，则寒者不滞，甘、枣益其脾胃，而建中营之帜。陶氏极称其神，然未可全用，活法对症加减，自神效也。愚按：此方加减，外以辛凉透表，内以清热养阴，用治冬伤于寒之春温症，极为合法。陶氏之治两感伤寒，头痛发热恶寒，（少阳症也）口燥舌干者，（少阴症也）本方去苍术、白芷，加麦冬、知母、石膏，大剂救之。表症多者，表药为君。里症急者，里药为主。有下症者，可微下之。（经言：两感必不免于死，此方亦万死一

生之兵也）

香苏散 治感冒风寒，头痛身热恶寒。

生香附疏表利气，二三钱 **紫苏**辛温散寒，三钱，有汗去之 **橘红**下气消痰，钱许 **甘草**和中辅正，五七分

愚加羌、防、芎、豉，名羌防香苏散，每代前方，引用姜、枣。痰嗽加前胡、杏仁，伤风自汗不止，加白芍，甚者再加生黄芪。（邪在表，须从表解，故以本方散邪，芪、芍实表，并而行之。凡治感冒大法，有汗要使无汗，无汗要使有汗，病即易解）虚弱者加人参（三五分，即参苏饮法），胸胁满闷加枳壳、桔梗，（枳壳汤治痞证）呕恶加姜汁、半夏，（血家渴家汗家勿用）渴加麦冬、花粉、知母等，甚者再加石膏，腹痛加木香、砂仁，泻者无汗加苍术，有汗加白术。若先伤饮食，内有嗳腐吞酸，痞胀腹满，复感风寒，必左右手俱有力，此为夹食感冒，方可加神曲、麦芽，肉食加山楂。（解表而消滞食，否则惟宜解表。盖风寒伤表，表里营卫，气郁不行，以致未病所食之物，停滞而不传化，但行解表散邪，使大气一转，食自消化。况方中香、苏、豉、橘，皆利气之品，原有裨于传化之助也）

此辛温发表之剂，感冒轻浅，而无六经之症可求者，总以疏表利气之药为主，随兼症而加减之，四时通用。

小柴胡汤 治足少阳胆经受邪，（或感春令温风之邪，或受伤寒温邪病传经之邪皆是）往来寒热，（少阳之半表半里之间，邪入而并于阴则寒，出而并于阳则热）头角微痛，（脾土上抵头角故

也）口苦咽干，（胆者，咽为之使，邪偏于里，热聚于胆，故口苦咽干）目眩耳聋，（木盛生风故眩晕，胆脉入于耳中，风热上壅，故耳聋，甚者目赤，或耳中上下两边肿痛）胸胁苦满，嘿嘿不欲饮食，（抑郁胃气不伸，则水谷亦不消，故嘿嘿不欲食）心烦喜呕，（邪乘心则烦，邪乘胃则呕）但见一症便是，（往来寒热是也）不必悉具，此汤主之。

柴胡味苦微寒，为少阳之表药，二三钱 **黄芩**邪入内则热，故用之 **半夏**有饮而呕，故同姜用之，各一二钱 **人参**三五七分，中气不虚者去之 **甘草**五七分 **大枣**二枚 **生姜**二片

胸中满，加枳壳，未效再加黄连、瓜蒌实。（合半夏即小陷胸汤）胸中烦而不呕，去人参、半夏加瓜蒌实。（消胸膈之痰，以除其烦）渴者（邪吸胃津故也）去半夏，（以其滑润利窍，恐重竭其津液也）加麦冬、花粉、知母，（生津止渴）甚者则加石膏。（清热止渴）腹中痛，（邪乘脾也）加炒芍药。（以泻土中之木也）胁下痞硬，（外邪挟痰，搏结少阳之本位）去大枣，（恐其甘能滞气）加牡蛎。（咸寒以软坚痰）胁痛，（少阳本症也）加青皮。（疏通滞气）心下悸，小便不利者，（邪郁于中，水饮不输，反挟肾水凌心）加茯苓。（导水以泻肾邪）咳嗽（邪反侮金）去人参、大枣，（恐壅肺气）加前胡、杏仁。（散肺经之邪气）大便不实，（邪乘脾也）加白芍、茯苓。如协热下利，口渴甚者，再加黄连、（清脾中之郁热）黄柏。（坚北方之元阴）如兼见目痛鼻干不得卧，（即少阳阳明症）不呕无汗，去半夏加

葛根。（即柴葛解肌之法）喜凉恶热，自汗烦躁，口渴饮冷者，合白虎汤加麦冬、竹叶。妇人经水适来适断，热邪乘虚陷入血室，其血必结，寒热如疟，发作有时，（邪血搏击，正邪纷争，阴阳之胜，势如疟状，故为有时）昼日明了，暮则如见鬼，（肝开窍于目，热血连接，魂不归舍，而反影于目）胸胁下满，如结胸状，（邪聚血结故也）谵语者，（血室之邪冲也）加生地、丹参、（凉血去瘀）羚羊角。（清肝热，祛恶血，胸满胁满，并疗肌热，伏热并除）

按：此治少阳经半表半里之症，乃和解药也。然柴胡欲出表，黄芩欲入里，半夏欲驱痰，动而不和，故仲景去渣复煎，使药性合一，又非和于表，亦非和于里，乃和于中。盖欲解表里之邪，全借胃气敷布，所以方中用人参、甘草、大枣，助胃气以为斡旋，使药表里分消，所谓大力者负之而去耳。大抵太阳禁下，阳明禁发汗，利小便，少阳有三禁，不可汗吐下，只此一方和解，随症加减，并无别方。

柴胡丹皮汤 治清明以后，少阴君火司令，感冒温风，厥阴心包代心君为病，头痛或不痛，（脉不循头，故不痛者多）但身热，（风热之邪在表也）始起微恶寒无汗，（少阴所至，为恶寒战栗，邪感心包，热收于内，邪正相搏，郁遏经气，不达于外，所以恶寒，甚者战栗，少顷气达于表，身即发汗）心中澹澹大动，（包络邪盛，故跳动不安）或烦躁发疹，（扰乱为烦，愤怒为躁，心热则烦，骨热则躁）左手脉洪大盛。

柴胡肝胆主药，又为心包、三焦引

经之药，故以为君。三钱 **丹皮**清热，心包引经报使之药，故以为臣。一钱 **独活**七分 **防风**一钱 **川芎**七分 **淡豉**三钱 **生香附**皆疏表之药，君以柴胡，臣以丹皮，则能同入心包而散风热之邪。二钱 **苏叶**固无汗，用以开腠。一钱 **炙甘草**和中五分 引用**姜枣**温服，服后取吐，微汗出愈。若未吐而不愈，服之三四剂自效。心中动甚而烦躁者，加生地、麦冬、丹参、玄参。发疹加葛根、薄荷、荆芥、牛蒡子。

按：此方治三四五月感冒时令温邪，疏表之剂。表症未解，而复见里症者，皆当以本方柴胡、丹皮为主，余任去留，另加对症之药治之。治热病之法亦如是，但以柴胡、丹皮为主。

柴胡骨皮汤 治芒种以后，手少阳相火司令，感冒热邪，三焦经络受病，头痛发热恶风，（邪气壅逆故头痛。手经发热，不似足经，惟显忽热忽不热，即是温热之病。邪风在于表，故恶风）自汗，（风火侵入，扰乱阴气故也）目锐眦连耳后痛，耳鸣耳聋，晕眩咽痛，（三焦脉从耳后入耳中，却出至目锐眦。因热气为之拂郁，故为痛为鸣，为聋为眩。火气搏结，故咽痛）肩臑肘臂外廉皆痛。（经脉所过，皆为不利）或烦躁发斑。（三焦脉络心包，故发烦躁）右手脉洪而盛。

柴胡三焦药也。三钱 **骨皮**清热，三焦引经报使之药。一钱五分 **防风**一钱 **川芎**七分 **淡豆豉**三钱 **生香附**君以柴胡，臣以丹皮，亦遂同入三焦，解散热邪，二钱 **甘草**五分，炙。服后以指探取吐，春夏阳气在上，因其高而越

之也。如未愈，连服二三剂。汗多，去生香附，加白芍。不止，再加生黄芪（如兼烦躁发斑等症，则大忌之）。耳聋，加连翘（直入三焦清热）。眩晕，加天麻。咽痛，加玄参、薄荷、桔梗，甚者再加山豆根。烦躁加知母、花粉、玄参，更甚者再加犀角。烦闷咳呕足冷，是热邪传于肺胃，发斑之候。若欲出而未出者，加葛根、薄荷、荆芥、牛蒡（以升发之。已见斑者，不宜再发）。若里热炽盛，再加犀角、石膏。胸中满痞闷（邪与痰合，壅塞气道故也。凡外邪传里，必先胸次胁，而入胃矣），加枳、桔，未效合小陷胸汤治之。呕吐（火邪挟木乘胃，气逆故也），宜以竹茹、枇杷叶，甚者再加芦根汁。如挟痰饮而呕吐者则加半夏、黄连、竹茹。腹痛，加枳实、橘红。自利，去淡豆豉，合天水散，加芩、连、葛根之属。或热甚渴甚，加寒水石。（仲景云，此症往往夏末秋初，沿门阖境，患者头痛发热，烦躁口渴，下利溺涩，甚者昼夜百行，或兼发斑疹。世人妄称漏底，殊不知此肠脾胃素蕴湿热，复与时令热邪相合所致，法宜清热解毒表散，切忌下行破气收涩，犯者不救）

按：此方治夏至前后各一月，感冒时令热邪，需散表之剂。以上所列症，因表邪未解，故于疏表方中，加以对症之药，如表解而见某症，即用某症之药治之。又如温病时令，而见热症，热病时令，而见温症，有温热症并见者，或应热反凉，感冒风寒，而见风寒症者，或天阴久雨，外感湿气，而见湿症者，或酷暑横流，触冒暑邪，而见暑症者，

必审察明白，即随所见之症，用药施治。全在活法，不可固执。

葛根汤（自制）治正阳明经病，头痛额痛，（胃脉循发际至额颅）壮热，（胃主肌肉，故身热尤甚）目痛鼻干，（胃脉挟鼻络于目故也）不得卧，（胃不和则卧不安）无汗。（津液燔灼，故汗难于达外）

葛根甘平，阳明解表之主药。二三钱。不呕无汗可用，呕则邪火上逆，不宜升散也。**淡豆豉**三五钱　**薄荷**豉之苦甘，荷之辛凉，皆能解肌发汗。钱许**麦冬**三五钱　**知母**生津，二三钱　**黄芩**清热。佐以三味，庶葛根无大开肌肉之患。三钱　**甘草**八分

此方辛凉解表之剂，乃养汗以开玄府，与开玄府以出汗之法，迥乎不同。盖邪入皮毛，即玄府闭，内气不得泄而生热，非风寒能变热也。但风寒初客，热未久而经中津液未伤，宣其皮毛则玄府开而邪随汗散。若表不解，入客肌肉经络之中，是谓邪在中，壅热日久，经中津液燔灼，汗难达外，昧者徒用风热之药发表，益助热耗阴，而不得汗。仲景解肌和解之法，只用辛凉清解热邪，津液充而汗自涌出肌表。况阳明禁汗，若大开其肌肉，津液尽从外泄，则胃气愈燥而阴立亡矣。

竹叶石膏汤（即白虎汤加竹叶、麦冬）治足阳明胃腑受病，喜凉恶热，自汗烦躁，（邪入于内，故不恶寒而反恶热，热蒸腾达，故自汗。热盛于表，则手足躁扰；热盛于里，则神志烦躁）口渴饮冷，（胃热炽盛，津液耗竭故也）咽燥唇裂，（胃中热极所致）舌苔芒刺，（舌为心苗，胃热冲心，心热则舌上津液结而苔）谵语潮热，（热极神昏，故发谵语。潮热者，以潮水之有信，独于申酉戌为阳明旺时发热也）甚则发呃，（热气壅郁，气不得通而成）发厥，（厥谓手足逆冷也。阳厥必小便短赤，口渴饮冷）发斑发狂，脉洪大者。大便不硬，或虽硬而腹无所苦，此汤主之。（解热止渴生津而退胃热。若兼上症而不大便六七日，绕脐痛，或腹满痛，手不可按，转矢气者，此胃家实之的据，有燥粪也，当以承气汤下之）

石膏最清脾胃之火，欲借其大寒之性，行西方金神白虎清肃之令，而除其炎热。一两至四两　**知母**除烦躁，止消渴。三钱至一两五钱　**甘草**缓其速下。八分至三钱　**粳米**培其胃气，恐大寒则伤胃气也　**麦冬**生其津液，热极必伤津液也。五钱至二两　**竹叶**涤除烦热，五十片至二百片，人虚脉弱者，可加人参（助胃中天真之气）。心下硬满（邪未入腹不可攻之），加桔梗、枳壳、黄连、蒌实。烦躁谵语加犀角，甚者再加黄连。舌苔亦如之。发呃加竹茹。呕者，加竹茹、枇杷叶、芦根汁。

此甘寒清热之剂。仲景以白虎汤加人参，治服表药大汗出后，大烦渴不解，脉洪大者。大汗出则津液外亡，大烦渴，内热极。又治渴欲次水，无表症者，谓无头痛发热恶寒身疼无汗等症也。又治伤寒无大热，口燥渴心烦，背微恶寒者。无大热，表热已少；燥渴心烦，是里热偏多；背微恶寒，是表邪将罢，比通身恶寒不同。里热炽盛，急当清解。又治伤寒吐下后七八日不解，热结在里，表

里俱热，时时恶风，大渴，舌上干燥而烦，欲饮水数升者。里热炽盛，不急清解，则津液立竭，所以在表微风，不必拘泥；况表风原不禁白虎汤也。但此汤必渴欲饮冷者方服之。饮冷之法，不可不与，亦不可过与。（梨汁、藕汁、蔗浆、西瓜皆可与之）不大渴者，里热尚微，不能消水，不可服也。若失血家发热微汗，口渴心烦，甚至目赤面红，六脉豁大空虚，谓之血虚发热，当以六味地黄汤加减治之，误服白虎者死。仲淳云：伤寒温热，时疫诸病，三阳症中，往往多带阳明者，以手阳明大肠与肺为表里，同开窍于鼻，足阳明胃与脾为表里，同开窍于口，凡邪气必从口鼻而入，故兼阳明症者独多，不可不知。此方投之得当，其效如神。按：吴又可言阴症为罕有之病，阳症似阴者，比比皆是。盖伤寒温热瘟疫诸病，传入胃家，阳气内郁，不能外布，即便四逆。若肥盛之体，尤易壅闭；亢阳已极，遂通身如冰；因热极气道壅闭，遂脉微欲绝，所谓阳厥也。仲景云：热深者厥亦深，热微者厥亦微。故微者但手足冷，深者冷过肘膝，脉沉而微。更剧则通身冰冷，甚或指甲青黑，肌肤血凝，青紫成片，六脉无力，或微或绝。以上脉症，悉似真阴，审其内症，必气喷如火，咽干口臭，舌苔芒刺，渴欲冷饮，谵语太息，喜凉恶热，心腹胀满，按之痛甚，大便燥结，或协热下利，或热结傍流，必臭秽殊常，小便赤涩作痛，若误引节庵冷过肘膝，便是阴症，及脉有力为阳，无力为阴之说，而竟投附子理中四逆等汤，下咽必毙。夫温热瘟疫，热病也，从无感寒，

阴自何来？即传经伤寒，亦系阴病，与直中阴经不同，何得一见厥冷，便疑为冷症耶？

竹叶石膏汤加竹茹、芦根，治胃中热气壅郁，气逆发呃，或再加枳实、瓜蒌。

此方以清胃热降逆气为主。按：发呃一症，有因热因寒，因痰因食，因瘀血，因大虚之不同，须以别症相参施治。如因胃中痰饮所阻，气逆而呃者，二陈汤加旋复代赭石治之。若因胃中饮食所阻，气逆而呃者，沉、砂、枳、橘、青皮、槟榔之属。若因胃中实热，失下而呃，大便不通，脉来有力者，当用承气汤下之。若因胃中热，瘀血而呃者，犀角地黄汤加降香、郁金、桃仁、羚羊角之属。如阴伤胃而呃，或冷气逆上者，丁香、柿蒂、沉、砂、吴茱萸之属，甚者加桂附，挟虚者再加人参。若因吐下后，及久病产后，老人虚人，阴气大亏，阳气暴逆，自脐下直冲至胸嗌间而呃者，最凶之兆。在热病中，大概属热实者居多，或清或下，随宜用药。凡呃声重者可治，呃声轻者不治。经曰：病深者其声哕是也。

竹叶石膏化斑汤治发疹发斑。疹属少阴，小红点行于皮肤之中，或不出者，或出而随没，又随出者。斑属少阳，大红点显于皮肤之上，势甚者，发热一二日即出，六七日乃退；势缓者，发热四五日方出，一二日即退。有随出随退者，有发过再发者。有稀疏几点者为轻，有稠密如麸者为重。实时令热邪，传于肺胃，而发为斑疹。盖斑重而疹轻也。斑疹已见者，通用此治之。

竹叶石膏汤（清解肺胃之邪热）加犀角（散邪清热，凉血解毒）玄参（壮水制火）斑盛加青黛，热毒内盛合黄连解毒汤。（量症轻重制剂大小，中病即止，勿使太过）咳嗽加贝母、花粉，（自初发以至发后，总以清热消痰为治）喘者（热邪壅肺故也）加桑皮、茅根、瓜蒌实。

按：斑疹及小儿痧痘，皆属肺胃火热，不必依症施治，惟宜治本，解二经之邪热，则诸症自退。斑之方萌，与蚊迹相似。发斑多见于胸腹，蚊迹多见于四肢。病患昏瞆，先红后赤者斑也；病人安静，先红后黄者，蚊迹也。须看斑色鲜红者吉，紫赤者险，淡白者危，黑色者死。斑既发出，须得脉洪数有力，身温足温易治；若脉沉小足冷，元气虚弱者难医。滑伯仁曰：脉者，血气之波澜。发斑则血散于肌肤，故脉小或绝无。凡斑欲出未出之时，治宜清凉辛散为主，最忌酸收，误施温补，祸不旋踵。药用葛根散阳明之郁火，薄荷解太阴之风热，荆芥散风热、治疮毒，牛蒡开毛窍、除热毒。总以透斑为主。如里热炽盛，可加犀角，寒而不滞，其性走散故也。或合白虎汤，俟斑透，即以化斑汤加减治之。若人虚脉弱者少加人参，参本肺热所忌，不得已而用之，以扶元气，而兼化斑。斑症慎勿发汗，汗则斑烂。又不可下，下则斑毒内陷，症反变剧。若大便燥结，以玄明粉润之，或用猪胆汁导之。凡发斑吐泻者多吉；以阳明之热得解，即表里分消之义也。治泻慎勿止泻，惟用黄连、茯、甘、升、葛之属，则泻自止。如便脓血，是热邪下陷也，大忌止涩，宜芩连以清热毒，茯、甘以调脾胃，升、葛以散热邪，加滑石末调服，取其行积滞，逐凝血也。

竹叶石膏汤加犀角、金汁。治热邪传胃冲心，神乱发狂，妄言骂詈，不避亲疏。（神明昏乱故也）甚则弃衣而走，（热盛于身也）登高而歌，逾垣上屋，（阳邪刚盛，故履步失常）目赤唇焦，舌干齿燥，大渴饮水，小便短赤，（皆里热炽盛之所致）大便不结者，（肠胃热盛，而传化失常也）急以此汤大剂频频灌之。

竹叶（一百五十片），石膏（四两），知母（一两五钱），甘草（五钱），麦冬（二两），犀角尖（凉心清热，一两），金汁（治阳毒发狂，陈久者一大杯）。

此方治足阳明胃实发狂，便不结者用之。如大便不通，当用承气汤急下之。凡发狂难制，以醋泼火炭上，烟冲入鼻即安。一切热病热邪传里，亢极无解，用黄连一两，或芒硝煎水，井中顿冷，浸新青布搭胸上，热即换之，热势稍退即除去，床前宜置冰水。行此法者，水可以灭火，寒可以除热，外可以安内。经曰：水行渍之，和其中和，可使毕已。此之谓也。

三黄石膏汤 治热病壮热，无汗烦躁，（壮热无汗，表未解也。兼见烦躁渴饮等症，是表里热盛，故津耗无汗）鼻干面红，（阳明火邪，上行燎面。经云：面热者胃病也）目赤唇焦，舌干齿燥，（胃脉入上齿中故也）大渴饮水，狂叫欲走，脉洪而数。

黄连 黄芩 黄柏 黑山栀 各二三

钱　**石膏**三四两　**知母**两许　**甘草**三钱。即黄连解毒汤合白虎汤，清里热以救津液　**薄荷**三钱　**淡豉**解肌透汗，微汗则解，一两

此方因表里俱热，故内外分消其势，兵之分击者也。若无壮热俱表症，惟大便燥结不通，及舌卷囊缩难治者，本方去薄荷、淡豉，加大黄、芒硝，名三黄巨胜汤，权用劫之，间有可生者。

黄连解毒汤　治三焦大热，烦躁，舌苔错语（上焦热也。错语者，杂之谓。谵语者，数数更端之谓，其声高。郑声者，只将一事一语，郑重谆复，其声低，乃精气夺之候也。故曰实则谵语，虚则郑声），呻吟（下焦热也，肾在声为呻，气郁则呻吟），干呕不眠（中焦热也），脉数。宜用黄连（泻中焦之火）、黄芩（泻上焦之火）、黄柏（泻下焦之火）、栀子（泻三焦火，屈曲下行。各一钱至三钱）。如狂言躁乱（温热之邪传入心包，乃似狂非狂，非胃实发狂可下之比），或喜笑不休（心包本病。以心在声为笑），加生地、麦冬、犀角，心悸亦如之。渴加麦冬、花粉。大渴合白虎汤。干呕合竹茹汤。烦躁加犀角、生地。脉热小便不利者，加麦冬、知母。小便数（是热邪传入中焦，逼迫下行，火性急速故也），倍黄柏，加知母。此苦寒清热之剂，通上中下三焦而治之。按舌苔之症，邪热在表，则不生苔；在半表半里，则生白苔；传里则生黄苔，热甚则芒刺干燥。若见黑苔芒刺，刮去即生者难治。夏令时火邪火，内外合烧，故易生黑苔芒刺，尚有可生，冬令见之必死。又有舌苔如黑漆之光者，舌为心苗，应南方

火，譬如火之自焚，初则红，过则薪为炭而色黑，热之极矣。亦有舌上无苔，而赤紫干光者，皆因邪热灼干肾水，不能上溉于心，火无制，自焚而死。治舌苔之法，如见少阳症，即用小柴胡汤去人参、半夏，加知母、花粉。如自汗烦躁，大渴饮水者，用竹叶石膏汤合本方加减，黄连泻心火，为必用之药，有下症者用承气汤。自利者本方加减治之。一切苔状，湿滑者吉，燥涩者凶。白苔亦有干硬如沙皮者，因津液干燥，邪虽入胃，不能变黄也。凡见舌苔，俱用井水浸青布拭净，以薄荷末同蜜不时擦之。敖氏云：见红色，热蓄于内也，随症清之。又有舌裂舌硬舌短舌长舌卷，皆邪热胜，真气危，或清或下，随病制宜。热病多舌出，有病愈而不能入者，冰片少许，涂舌即入。有舌肿满口，蒲黄为末渗上，即愈。

小陷胸汤　治误下，热邪乘虚陷入，与痰饮搏结胸间，谓之结胸病。（误下，心下满而硬痛者为结胸，但满而不痛者为痞）小结胸病心下硬满，按之则痛，（与大结胸之从心上至少腹硬满而痛不可近者较轻）脉浮滑者。（外邪陷入原微，与大结胸之寸脉浮关脉沉紧者，亦不同）

黄连清解热邪，一二钱　**瓜蒌实**能洗涤胸膈中垢腻郁热。一二枚捣　**半夏**善消痰饮。一二钱。渴易花粉。可加尖槟榔（性能散结，破滞降气，下行最速。一二钱）。如挟热下利，心下痞者，去半夏，调服益元散。

此方清热开结化痰，虽治误下结胸之主方，然未经误下，而外邪传入胸中，与痰相合，壅塞气道，胸中心下满闷，

或痛或不痛者，亦可借用。如有兼症，另加对症之药治之。

泻心汤 治心下痞结。

大黄攻痞 **黄连** **黄芩**清热此苦寒清热攻下之剂。宜小剂微下，恐陷邪未入腹，不可攻也，戒之戒之。

竹茹汤 食谷欲呕者属阳明，非少阳也。胸中烦热者，此方主之。

竹茹善疏气逆，一二三钱 **枇杷叶**长于降气。三五大片，姜汁炙 **芦根**独入阳明，清热下降。三四两，或汁一大杯服更妙 **麦冬**清胃止呕。三五钱。吐蛔（胃热如沸，蛔不自安，下既不通，必出自上）合白虎汤（清胃热则蛔安），去甘草（盖蛔得甘则动于上也），或合解毒汤（蛔见苦则安），俱加乌梅（蛔得酸则静。此症勿认胃寒，误用姜、桂）。

此治挟热呕吐之良方也。如过用寒凉，阳明虚寒，口不渴，小便白，方可暂用吴茱萸汤，以下逆气，人参、姜、枣以培胃气。停痰积饮而呕吐者，用芩连二陈汤，虚者用六君子汤，俱加竹茹、姜汁。如病后虚羸少气，气逆而吐者，仲景竹叶石膏汤主之。竹叶、石膏以清余热，参、甘、粳米以补不足，半夏以散逆气。又竹叶能除新久风邪之烦热，能止喘促气盛之上冲，合参、麦等用之，治热而无损其真，导逆而不伤其气。若生姜可以宣偶郁之火，而不能散久凝之热；枳、朴可以下客气有余，而不能降热伤之逆，故皆不用。石膏大寒，病后反用之者，以外感之邪，皆属阳经，阳经之邪，非苦寒之药所能胜，其余邪上逆，何独不然，故必用之以清邪之原也。

今人不忌芩连，而但畏石膏，总不知辨症耳。

栀子豉汤 治邪在胸膈，心中结痛懊憹，（懊者烦恼，憹者郁闷，邪郁胸中，心不安）宜此探吐之。

栀子苦以涌之 **淡豉**解烦躁，除满闷。阳明病无汗，小便不利，心中懊憹者，当发黄，加麦冬；如已见黄，加茵陈为君。

此因邪在胸膈，用栀、豉涌吐其邪，所谓在上者因而越之也。凡用此汤，病人旧有微溏，则大腑易动，服此不能上涌，反为下泄，故不可服。脉虚者不可吐，干呕者不可吐，素失血者不可吐，气浅者不可吐，眩冒者不可吐，虚弱者不可吐，故均禁用本方。

猪苓汤 治渴欲饮水，小便不利。（阳明热邪，传入下焦，膀胱热结，气化不传）又治少阴下利。（少阴热邪，传入阳明，逼迫水谷下奔则利）

猪苓 **泽泻**各钱许 **茯苓**二三钱 **滑石**宣导热邪，俾从膀胱而出，三五钱 **阿胶**四味恐太渗利伤阴，故加滋阴润燥之品，一钱。生鸡子可代

此滋阴润燥荡热利水之剂。渴欲饮水，小便不利，而主此方者，以饮水故知热甚，溺涩故知热结膀胱，利其小便，则邪热消而津液回，渴自止矣。少阴下利而主此方者，即仲景所云，利不止者，当利其小便，开支河水道，以杀奔急之势，庶水谷分，而下利自止。若阳明病汗出多而渴者，不可与猪苓汤，以汗多胃中燥。盖胃中津液，因热已内耗，加以汗多而夺之于外，又用猪苓汤复利其小便，以夺之于下，则津液立亡。

加减导赤散 治热结膀胱，少腹胀满，小便不利。（若少腹硬满，小便自利，蓄血症也）又治饮水过多，水结在胸，心下怔忡，但头微汗出，（湿热蒸腾，阳气但上升而不能下达）无大热者。（邪热但结胸间，故表无大热）

猪苓 泽泻 茯苓 滑石 甘草 橘红。身目发黄，加茵陈。水结胸证，加木通、灯心。

此方即五苓散、天水合用，去白术、桂枝而加橘红也。五苓用桂枝者，以太阳中风，表症未罢，邪又入里，而见烦渴，小便不利，故用桂枝解表，苓、泽荡热，白术建中，通表里而两解之。今无太阳表邪，无取桂枝。白术性壅，故亦不用。加橘红者，以膀胱气化则出也。

犀角地黄汤 治吐血衄血。（火邪入里，扰乱血分，血热妄行也）或吐衄不尽，停留于胸，或胁，或中脘，或少腹，为蓄血满疼，手不可按。（必小便自利，大便色黑，为蓄血症）

犀角尖三五钱 **生地**三钱至八钱 **芍药**亦有用赤者 **丹皮**各一二钱。四味皆能凉血。又犀角、丹皮，兼能消瘀。止血加茅根、藕汁、磨京墨调服（外用冷水，拊其后额，濯其两足）。吐衄热盛，合黄连阿胶汤（治病必求其本，吐衄因邪火，故以苦寒直折之），加麦冬、童便。瘀痛加玄胡。如破瘀，加桃仁、红花、降香、大黄。

此凉血补阴祛瘀生新之剂。虽治吐衄及蓄血之方，按热病中多有昏闷抽搐及筋跳肉动之症，此方甚宜。经曰：诸热瞀（昏闷）瘛，（抽搐）皆属于火。邪热伤神，则神昏而烦闷，亢阳伤血，则筋肉失养，而为抽搐跳动。犀角凉心安神，解烦除闷，生地凉血补阴。神昏烦闷，重用犀角。抽搐跳动，重用生地。正所云药不拘方，宜合用而用是也。

桃仁承气汤 外症已解，少腹硬满，痛不可按，（血蓄下焦之故）小便自利，（血病而气不病也）粪硬易解，（邪不在气，结在血也）其色必黑，（瘀血积之也，皆蓄血的症）或喜忘，（即昏闷也，搏血上冲，朦昧心神之故）或如狂，甚则发狂，或身目发黄，（湿热发黄必小便不利）脉沉有力，宜此汤，下尽黑物则愈。

桃仁破瘀血。三五钱 **大黄**下瘀血。二钱至五钱 **芒硝**能走血，软坚润燥。一二钱，玄明粉代之，则性缓 **甘草**调胃和中。钱许 **桂枝**血得热则行也。二三五分。内有热则去之，观大黄䗪虫丸方中，用黄芩清热，以瘀久必生热也。若挟虚者，加生地、归、芍。

本方加降香、穿山甲末，（破血开气）名代抵当汤。

此攻下蓄血之主方也。盖伤寒蓄血，人多不识，若能识者，垂手取效。凡病神昏者，多死。此症神昏，宜急下之，迟则杀人。

茵陈蒿汤 阳明病，但头汗出，身无汗，至颈而还，（肌表之气，郁而不通）小便不利，（邪郁上，气不下达）渴饮水浆者，（胃热津枯也）此为瘀热在里，身必发黄，（湿热郁蒸，邪无出路）此汤主之。

茵陈善去湿热。三五钱 **黑山栀**能降火，从小便中泄去。二钱 **大黄**为佐。以建驱湿除热之功，以利小便，非下之也。一钱。可加麦冬（清胃热，生津液，疗目黄）、花粉（除热疗疽）、灯心（利水，清心火）此湿热发黄通利之剂。若腹满大便实者，加枳、朴，倍大黄用之。

蜜煎猪胆导法 治阳明病本自汗出，（身热汗自出，不恶寒反恶热，为阳明外症）医复发汗，（津液重伤）小便自利者。（胃中邪热逼迫津液渗前阴，则又复夺之于下）

此为津液内竭，虽硬不可攻之，当须自欲大便，宜导而通之。（白蜜煎之，作挺长如指许，纳谷道中，以手急抱，欲大便时乃去。或用大猪胆一枚，入醋少许，取芦管五寸许，以一头入胆扎定，一头纳入谷道中，挤汁灌入肛门内，顷当大便出）此为大便不行，一无所苦者设。因邪抵，故用导法迎而夺之之兵也。或用生地一二两，煎汤顿饮，大便立通。老弱虚人，产后病后，津液不足者甚宜。

大柴胡汤 治表证未除，（发热或往来寒热等症）里证又急，（腹胀满，大便实，或心下痞硬）通表里而两解之。

柴胡解表之邪 黄芩清里之热 大黄随症量用 枳实肠胃热结，苦以泄之 芍药正气虚弱，收而行之。各二钱 半夏一钱，渴易花粉 姜枣和荣卫

大承气汤 总以大便实为主，外则验之潮热，手足出汗；内则验之转矢气，脐腹满痛，手不可按，脉沉有力。

大黄量人强弱，随症轻重用之。一二钱至一两 枳实 厚朴一二三钱 芒硝一钱至五钱。本方去芒硝，即小承气汤。硝、黄、甘草即调胃承气汤。

大陷胸汤 治误下因成大结胸，从

心上至少腹，硬满而痛不可近，口渴舌燥，日晡潮热，大便秘结，脉沉紧者。

大黄 芒硝 甘遂苦寒有毒，能直达水饮窠囊隐僻之处，峻药不可轻用。多用半分或一分，得快利，止后服

六一顺气汤 热邪传入阳明胃府，不恶寒，反恶热，欲揭衣被，扬手掷足，自汗烦躁，（若周身无汗，但手、腋下汗出，非燥粪热气，不能使诸阳本之犹蒸蒸而润也，尤为胃实之的症）口渴饮冷，咽燥唇裂，舌苔芒刺，谵语潮热，气短气喘，甚则发呃，发厥发狂，不大便五、六日，绕脐痛，或腹满痛，手不可按，频转矢气，脉洪数有力，此有燥粪也，此方下之。又阳明病发热，自汗如雨，（恐胃汁内干）亦宜急下。（以存津液）又热病目不明，（肾水将绝）亦宜急下（以救肾水）。大黄苦寒泄实去热 芒硝咸寒润燥软坚。二味走而不守，均为荡涤之剂 枳实苦寒泄漏 厚朴苦温去痞 芍药酸以收其正气，又滋津液而益营血 甘草甘以缓其速下，又补脾胃而建中气 黄芩苦寒能祛诸热 柴胡能引胃气上升，若表证未除，更宜用之，以解表热，加铁锈水（性以沉重能坠热开结，用匙调服）。大结胸证，去甘草换桔梗，加甘遂（服药后，将盐炒麸皮，绢包于腹上熨之，药气得热则行，大便易通。若服汤则下，勿再服）。若服汤不下，或次日方下，或半日后吐，仍原药（中气大虚，不能运药，大凶之兆）加煨姜（和药性，一二片）、人参（助胃气，量其有邪实病重，轻剂不行者，当再下之，以腹中和，二便通为度）。若脉弱或不能食（其人本虚，勿轻议下，必

不得已，用攻补兼施之法），或黄龙汤（顾其元气。即小承气汤加人参、归、地），或承气养荣汤（顾其津液，即小承气汤加归、地、白芍、麦冬、知母），随宜用之。

此方节庵用代大、小承气，调胃承气，大柴胡，大陷胸等汤，凡伤寒过经，及老弱产后虚人，苟有下症者，或有下后不解，或有表证未除，而里证又急，不得不下者，去芒硝，小剂缓缓下之。盖大黄清血分之热，用之而泻不止者，饮粥汤，胃得谷气则泄止，以胃之气未伤也；合芒硝，则并气分而峻寒之，且又最伤下焦血分之真阴；必三焦俱伤，痞满燥实坚全具，热邪太甚者，方可兼用，所谓有病病当之也。若热不至坚者，不可用。观仲景增此一味而曰大，减此一味而曰小，且诸所欲下者，必曰先与小承气汤，则芒硝之峻可知。至调胃承气，反去枳、朴，不去芒硝，或因吐下津干，或因烦满气热，总为胃中燥热不和，而非大实满者，此经曰热凝于内，治以咸寒之义。去枳、朴者，恐伤上焦虚无氤氲之元气，又加甘草，培其根本，故曰调胃承气。谓胃乃大小肠膀胱转运之本气，化则能出，有热有物以滞之，气不承顺，则壅而不和，故取微下，以调和胃气，甚则用大承气汤，不甚则小承气也。吕晚村云：邪既入里，故就大便通泄其热，从其近易，非矢为害，而必欲攻之也，昧者方中杂用消克之药误矣。仲景用承气之法，有曰：若不大便六七日，恐有燥粪，欲知之法，少与小承气汤，汤入腹中，转矢气者，此有燥粪，乃可攻之；若不转矢气，此但初

头硬，后必溏，不可攻之；攻之必胀满不能食也。又阳明症，谵语发潮热，脉滑而疾者，与小承气汤。若不转矢气，明日不大便，脉反微涩者，里虚也，为难治，不可更与承气汤。又烦躁心下硬，若其人脉弱，虽能食，少与小承气和之，勿令大下。以邪实不可不下，而正虚又不可大下，此汤关系安危最大。盖热邪入胃，不以寒药治之，则胃伤，不及则药不胜邪，太过则药反伤其正气，斟酌投之，以祈无误。凡荡涤外感热邪，皆用汤液，切禁丸药，惟脾约一症，则用麻仁丸（即小承气加白芍、麻仁、杏仁）。因其人平素脾气燥热，省约所食之物，为一二弹丸，三五日一大便者；所以热邪入里，益津枯血燥，大便艰涩，故用凉血润燥，缓以通之；不比一时暂结者，可用汤药涤之耳。

再按，此方总以大便硬为主，用之固宜也，乃下利而亦用之者，因腹中有燥粪热结，则稀水从傍流下为利，必兼谵语潮热，脐腹按之硬痛，脉滑数有力者，方可用通因通用之法。若少阴病之自利清水，色纯青，心下必痛，口干燥，而用急下之者，因少阴邪热，挟木火乘胃，胃津肾水，将欲枯竭，不得不因热利导，使邪热下行，而救胃肾垂绝之阴。愚谓承气养荣汤内有地冬，用治此症颇宜。尺脉若弱，（肾阴亏也）不可下；脉虚细者，（气血衰也）不可下；表未解者，（头痛发热，恶风等症未除）不可下；（恐邪气内陷也）诸动气者，不可下；（恐脾气伤败也）诸虚者，（如劳倦阴虚，经行经断，胎产崩漏等症）不可下；呕多者，（胃气大伤也）不可下；

小便清白者，（内无热也）不可下；阳明病心下硬满者，不可下；（下之利遂不止者死。诛伐无过，胃气下陷也）胁下素有痞，连在脐傍者，（此名脏结，必腹内拒痛，甚至不可忍）不可下；（下之是速其病，小腹入阴筋而死也）结胸症脉浮大者（表邪未清也）不可下。（下之是令其结而又结，则死矣）如误用芒、黄而下不止者，宜大剂加味理中汤以救之。

芍药黄芩汤 （自制）治热邪传入太阴，腹满咽干，（太阴脉布于胃，络于嗌。热邪壅滞，经气不通，故而腹满。热邪循经冲咽，故咽干）吐而食不下，（邪迫于上也）自利而腹痛。（邪迫于下也）

白芍安脾胃而和血脉，治腹痛而止泻利。炒二三四钱 **甘草**腹满呕吐者去之 **黄芩**以上三味即黄芩汤，本热邪入里，下利腹满方 **黄连**清热邪 **枳壳**破结气 **橘红**通滞气 **茯苓**益脾胃，止吐泻。各一二三钱。如便脓血加地榆，调服滑石末（三五钱）。不止，佐以升麻（醋炒三五七分）、葛根（钱许）。若呕吐者（忌用升提），加石莲子（去心炒黄）、陈松萝茶（各三五钱）。

此方和解清热为主，佐以利气除湿之药。盖太阴本属湿土，热邪干之，湿热壅滞，故见如上诸症。所以夏秋太阴司令之时，患此最多。今人辄云遵仲景法，遂用四逆汤，妄投姜、附，竭绝真阴而死者，如恒河沙数。要知热邪传入太阴，协热自利，必咽干口燥，小便黄赤短涩，大便黄赤或黑，形状如垢腻而极臭，肛门如暖汤而泻出，或里急后重，脓血错杂，其所吐之物，必糟粕酸臭。

若脏寒下利，则口不燥渴，小便清白，大便泻出，或清或白，有如鹜溏，或完谷不化，而水液澄彻清冷，或吐出亦如是，方可用温中之法。然热病中万无此症，若过用寒凉，或亦有之。

黄连阿胶汤 治热邪传入少阴，口燥舌干而渴，（肾属水，而邪热涸之故也）身凉但欲寐，（志气昏倦）脉沉细数。又治湿热下利脓血。

黄连 黄芩阳有余者，苦以泻之。各一二三钱 **芍药**阴气耗者，酸以收之。二三钱 **真阿胶**二钱。如无可用龟甲。入肾补阴、除热，兼止久痢 **生鸡子**一枚，调入。阴不足者，甘以补之。昔人谓其补阴血，与真阿胶同功。故产后虚痢，胎漏下血可用。可加生地（益肾阴）、二冬（除烦渴）、知母、黄柏（泻肾火）。烦躁（水虚火旺上冲故也）加犀角。咽痛（肾脉入肺中，循喉咙，挟舌本故也）加玄参、甘桔（甘桔汤，治少阴病咽痛）。此清火滋阴之剂，仲景本治少阴病，心中烦不得卧之主方。盖但欲寐为少阴之本症，因热涸肾水，心相无制，神志无宁，致烦不得卧，为自焚欲死之征。今虽身凉欲寐，而口舌干渴，总由邪热伤阴所致，故均以此治之。

四逆散 治少阴病四肢厥逆。（热邪传肾，胃关壅闭，故胃阳亦郁，不达四肢）又治热邪传入厥阴，手足逆冷，（木郁胃阳也）或自利者。（邪逼胃中，水谷下奔）

柴胡解厥阴之邪，达胃阳之郁 **芍药**疏土中之水 **枳实**破壅滞之气。各一二钱 **甘草**和中。减半。可加黄芩（清木火之热）。

此清热和解之剂。虽少阴四逆，实邪挟木乘胃所致，故但治厥阴，而少阴亦解，此母实泻子之治法也。仲景谓：厥应下之，而反发汗者，必口伤烂赤。谓当以寒剂降热下行，如白虎汤之清金平木解热，以救胃中津液，亦为热厥之主方，非大承气峻下之谓也。故又戒之曰：诸四逆厥者，不可下之，虚家亦然。若果有下症，仍可用微下之法，须活泼泼地，不可固执。

龙胆清肝饮 （自制）治热邪传入厥阴，烦满囊缩，（热邪引动肝气上逆，则烦满。肝脉过阴器，气燥灼于筋，故囊缩也）消渴，（饮水多而小便少也。脾盛则母虚，故肾水消而生渴，且木火滋盛，必乘吸胃中之津液）气上冲心，心中痛热，（肝气通于心，母盛则子实，故气冲心而疼热）饥不欲食，食则吐蛔者。（木邪肆横，胃土受制也）

龙胆草 专泻肝胆之热邪 **黄芩** 君以胆草，亦入胆矣 **黄连** 心痛烦满，皆南方亢上之气，连之苦寒直泻丙丁，实则泻其子也。俱一二钱 **瓜蒌** 一枚 **麦冬** 制肝者惟金，故以瓜蒌、麦冬润肺生津。五钱至一两 **玄参** 二三钱 **知母** 生肝者惟水，故以玄参、知母，壮水滋化源。三五钱 **芍药** 畏肝者惟土，故以白芍安脾泻火邪。三钱 **羚羊角** 独入厥阴，涤热舒筋，三五钱。吐蛔加乌梅。如误下利不止者（徒虚阳明，木益乘其所胜），去瓜、麦、玄参、知母，倍芍药。此方以清解厥阴热邪之药为君，佐以清金壮水安脾之剂。沈氏谓：黄芩汤一方，原治厥阴之病。愚嫌其尚少对症的药，故采加入，且更其方名，使知热邪传入

厥阴，当以清肝为首务。方书但用承气汤下法，岂非一盲引众盲，相率入火坑耳。

炒米汤 治外感六七日间，正气来复，邪气欲出，其人本虚，邪正相争，身首皆动，是为发战，脉必浮起。（若正气内实，邪不能与之争，则便汗出而不发战）

黄米 炒焦。一撮，煎汤饮之。无内热症者，方可加生姜（驱邪外出，薄者三片）。此不用药，而但用米汤以助胃气，使正气胜邪，则发热汗出而解。若正气不能胜邪，虽战无汗，为难治也。栗则但心战头摇鼓额，乃正气虚极，不能送邪达表，扶正为急；若不止，乃为败症必死。

按： 伤寒家，服药后，身热发渴，烦躁冒瞀，两手脉忽伏而不见，恶寒战栗，此皆阴阳氤氲，正邪分争作汗之征也，姑宜静以待之，不可因而仓惶，反至错误。

炙甘草汤 治汗下后，脉结代，（胃脏乃津液水谷之海，内充脏腑，外灌形骸，津多脉盛，津少脉衰。今因汗则津越，下则津空，所以脉来动而中止，不能接续）心动悸者。（真阴已亡，微邪未散）

炙甘草 二钱 **人参** 补胃。一钱 **麦冬** 生津 **生地** 各三五钱 **阿胶** 养血，一钱 **麻仁** 润燥，炒研一钱 **桂枝** 二三五分 **生姜** 一二片 **大枣** 调和荣卫。二枚，清酒水煎

此方补胃生津，养血润燥，以为复脉之大法，少加桂枝、生姜者，为微邪未散而设也。若内有热症者，姜、桂慎

勿轻投。沈氏云：此症脉代能食者，尚可愈，不能食者必死。故仲景谓：得此脉者，必难治。此方凡心中惊惕，人虚脉弱者，宜去姜、桂，加茯神、枣仁、朱砂之属治之。余于温热病中，尝遇歇止之脉，有因火过亢，有因气血痰食停滞，阻其营运之机而致者，或清火热，或通壅滞，脉自如常，勿执前说，不细审察，概投补剂。

加味理中汤 治误下，或过用寒凉，症变虚寒，洞泄不已，元气将脱。

人参 二钱至二两 **白术** 二三五钱 **炙甘草** 补虚。一钱 **干姜** 温中。一二三钱 **白芍** 酸收。二三五钱。加大枣、乌梅，入炒米（一撮），炒陈壁土（一匙，取谷气土气以助胃气）。不止，佐以升麻、干葛（升提）、赤石脂（固涩。一半煎，一半调末服）。里寒甚者，酌量加桂（五分至二钱止）、附子（五分至二钱止）。

此温中救逆之剂。因用药差误，故从权以温补之，寒退泻减，即以平补之剂调之，勿过用桂、附。（按《伤寒论》中所载辛热诸方，仲景为误汗下吐，故不得已而从权暂用，原非传经伤寒正治之法，嘉言辨之甚明。后人徒读其书，不细详审立方之旨，亦不分土地有南北之殊，天时有寒温之异，见有成法，遂则效尤，甚至温热病中，亦恣用无忌。大概病家辄称感风寒受寒湿，见用辛温热剂，则情投意合。更于酷暑时令，闭窗下帷，和衣复被，致病者躁扰无奈，欲饮冷水，欲求入井，反谓阴躁，禁与寒凉，因之枉死。余所目击，已难悉数。但积习难返，时深悲悯，故著伤寒温热

一卷，于六法中，惟清热方法居其七八，其辛热诸剂，但存温经、理中、吴茱等方，备救汗下吐之逆，余概不录，实非偏执，所以因地之宜，顺天之时，庶不致遗人夭殃。但恐一齐之傅，难禁众楚之咻，若欲障百川而东之，回狂澜于既倒，端有望于诸高明互相倡导云耳）若过用桂、附及误用身目红者，乃附毒之故，急煎犀角（二两）、黄连、甘草（各三五钱），萝卜捣汁（二大碗），代水煎成（或用澄清泥浆水亦可），大剂频饮，其红即除。如解迟，血必从耳目口鼻中而出，则死。

烧裈散 治阴阳易症，（感病新瘥，即行交接，无病人染着余热之毒而病。或男传女，女传男，如换易也）身重少气，百节解散，（内损真阴之故）热上冲心胸，头重不举，眼中生花，（毒气上蒸之故）憎寒壮热。（热毒壅遏，卫气不行于表，故憎寒；热甚于中，故热遍于身也）在男子则阴肿，少腹绞痛；在妇人则里急，连腰胯内痛。（甚者手足厥冷挛拳，男子卵陷入腹，妇人痛引阴中，皆难治。舌吐出者必死）不易自病，谓之女劳复，其症相似，（内损真阴，外动邪热，正虚邪盛，亦最难治）通用此方。

裈裆 取阴处烧灰，女取男者用之，男取女者用之 **竹青皮** 能下壅热卵缩，腹痛倍之。竹青煎汤和服，或入煎药服，有黏汗出为效，如无再服，以小便通利，阴头微肿则愈。

此剂以同气之阴相易，引之使邪原从阴窍而出，以交媾遗泄，热邪必从阴户受之，谚所谓来处来，去处去是也。他如生地、麦冬、知母、黄柏、犀角、

黄连、滑石皆可采用。（加柴胡，亦可用）

普济消毒饮（重订）泰和二年四月，民多疫疠，初觉憎寒，壮热体重，次传头面肿盛，目不能闭，上喘，咽喉不利，舌干口燥，俗云大头伤寒，诸风药不愈。东垣曰：身半以上，天之气也，邪热客于心肺之间，上攻头目，而为肿耳。此方治之，活者甚众。

连翘 黄连 黄芩泻心肺之火 **玄参**治无根之火 **青黛**散郁火，止热烦 **薄荷 荆芥**散风热，清头目 **牛蒡**散风热，消浮肿 **甘菊**治头目肿痛 **甘草 桔梗**为舟楫之剂，恐其速下也 **柴胡**为升提之药，欲其达上也 **橘红**利气以开壅 **人参**扶正以驱邪，不虚勿加。便秘加酒炒大黄（从其实而泻，釜底抽薪之法也。共为细末，半用汤调，时时呷之。病在上者，服药不厌少而频也，半用蜜丸，嚼化就卧，令药性上行也）。

此方总以散邪退热消毒为主。大抵治法不宜峻攻，攻则邪气不去，反伤其正。若大便热结，方可用酒浸大黄，或玄明粉，微下通之。若人虚脉弱者，方可认加人参三五分。此症若先发于鼻额，面目红肿者，是属阳明，渴者加石膏。若发于耳目之前后上下，头角红肿者，乃属少阳，倍加柴胡、花粉。若发于头顶，连于巅顶者，乃属太阳，加羌活。若三阳受邪，合并头面前后耳鼻，头大如瓮者，加羌、葛，倍柴胡治之。外用清凉救苦散敷之。

清凉救苦散（重订） **黄连 黄柏 大黄 芒硝 雄黄 青黛**等分，为末 **芭蕉根**捣汁，同蜜调敷肿处。

阳症见阳脉为顺，若见阴脉为逆。（以其气血精津，未病先亏故也。有素禀阴脉者宜审）汗后身凉，脉静则吉。汗下后复大热，脉躁乱者（邪气太盛，不为药衰）不治，加喘急必死。发热脉躁急，（真阴竭而邪独胜也）狂言，（肾绝也）不能食，（胃绝也）见此三者，病虽小愈，必死。脉阴阳俱虚，热不止者（正虚邪盛也）死。热病七八日，脉微小，（正气虚也）溲血，口中干者（真阴伤也）死。病温虚甚者（以本元虚而不能御邪也）死。热病不知所痛，（有痛而不得其所在）耳聋口干不能自收，（体重不能收持）阳（阳胜之时）热甚，阴（阴胜之时）颇有寒者，热在髓，死不治。热而痉者死。（肢体抽搐，腰脊反强，切牙切齿，皆痉之症，热极大伤阴血而然）热病目不明，（脏腑之精气已竭也）热不已者死。热病舌本烂，（脾肾脉皆系舌本，二脏之阴俱绝）热不已者死。谵语舌强舌硬舌黑者（热甚津竭也）死。阳症谵语，身当有热，脉当洪大，而反手足逆冷，脉沉细而微者（邪气盛而正气败也）死。直视（则肾水垂绝）谵语（为心热神昏）喘满者（气从上脱也）死。下利者（气从下脱也）亦死。直视摇头，体如烟熏，心绝死。直视狂言，遗尿不知，肾绝死。环口黧黑，冷汗发黄，脾绝死。汗出发润，喘而不休，肺绝死。唇吻反青，手足振动，肝绝死。结胸症具，烦躁者死。（误下津竭，孤阳无附而欲脱也）吐则烦躁，（上下交征，中气立断）四肢逆冷者（脾胃气绝也）死。下利发热，厥逆躁不得卧者（阴阳两绝也）死。下利发热，（阴从下脱，阳从外越）汗出不止者（汗多亡阳故也）死。下利厥逆不能食，忽反能食，（是胃阳发露，灯尽复明之兆）此名除中死。（言胃中阳气消除尽也，亦有属胃气来复者。当合形气断之耳）下利恶寒，身踡手足逆冷者（阴盛无阳也）死。（热病中或过用寒凉，间亦有之）泄而腹满甚者（脾气败也）死。下利止而头眩，时时自冒者死。（此阴尽利止，孤阳无附而上越也）冷汗如油，贯珠不流者（绝汗出也）死。循衣摸床，两手撮空者死。（亦有因热神昏，当参脉症救之）目乱无神气，目无精光者死。（失神者亡也）张口如鱼，出气不返者（肾绝不能纳气归原也）死。口臭不可近者（内热极而脏腑伤也）死。舌上赤紫干光者（心火自焚也）死。舌卷囊缩者（厥阴气绝也）死。皮肤枯燥，大肉脱者（太阴气绝也）死。

举例

一　缪仲淳治一人患热病，病在阳明，头痛，壮热，鼻干，不卧，渴甚且呕，脉洪大而实。一医欲投葛根汤。仲淳曰：不呕吐而解表用葛根汤，今吐甚，是阳明之邪火上升也，葛根升散，用之不宜，宜应以白虎汤治之。石膏辛能解肌，镇坠能下胃家之痰热，肌解热散，则呕而烦躁壮热皆除矣。遂以大剂竹叶石膏汤方与之。且嘱之曰：虏荆非六十万人不可，二十万则奔还矣。临别去，斯时投药，五鼓瘳，已而果然。或谓呕甚而不用半夏何也？曰：半夏有三禁，渴家、血家、汗家是也。不用甘草，呕

家忌甘故也。

二　一妇娠九月，患伤寒阳明病，头痛壮热，渴甚，舌上黑苔有刺，势甚危。仲淳投竹叶石膏汤，索白药子（医马者）不得，即以井底泥涂脐上，干则易之。一日夜尽石膏十五两五钱，病瘳。越六日，产一女，大小俱无恙。

三　一人因出疹不忌肉，兼好饮，作泄八载矣。忽患伤寒，头痛如裂，满面发赤，烦躁口渴，舌生黑苔，时发谵语，眼不合者七日，洞泄如注，较前益无度，脉洪大而数。为疏竹叶石膏汤方，因其有泻病，石膏用一两，病不减，加至二两。病家曰：得毋与病相妨乎？曰：热邪作祟，此客病也，不治立殆，渠泻已八年，非暴病也，治病须先太甚，急治其邪，徐并其夙恙除之。急进一剂，夜卧遂安，即省人事。再剂而恶症顿去，不数剂霍然，但泻未止。复疏脾肾双补丸方，加黄连、干葛、升麻，以痧痢治之，不一月泻止。八载沉疴，一旦若失。

四　一卖豆腐者伤寒发呃，两日夜人事不省，其子乞方。仲淳问曰：汝父当时曾头疼身热乎？曰：然。曰：曾服汗药乎？曰：未也。曰：曾吐下乎？曰：未。仲淳曰：伤寒头痛，身热口渴，本属阳明热邪传里，故身凉发呃，未曾汗吐下，邪从何而出，第其人年老多作劳，于白虎汤加参三钱，二剂服愈。

五　一人患时气外感三五日，头痛发热，服表汗药虽止，热仍不清，口干唇裂，因而下之。遍身红斑，神昏谵语，饮食不入，大便复秘，小便热赤，脉紧小而急。嘉言曰：此症全因误治，阳明胃经表里不清，邪热在内，如火燎原，

115

津液尽干，以致神昏谵妄，斑转紫黑，立刻死矣。今本难救，但其面色不枯，声音尚朗，乃平日保养，肾精有余，如旱田之侧，有下泉未竭，故神虽昏乱，而小水仍通，乃阴气未绝之征，宜化斑白虎汤治之。盖中州元气已离，大剂急剂，俱不得用，而虚热内炽，必甘寒气味，方可和之耳。但方虽宜小，而服药则宜频，如饥人欲食，不得不渐渐与之，必一昼夜频进五七剂，为浸灌之法，庶几邪热以渐而解，元气以渐而生也。若以小剂复旷时日，纵用药得当亦无及矣。如法治之，更一昼夜，而病者热退神清，脉和食进，其斑自化。

六　一人头痛腹胀，身重不能转侧，口内不和，语言谵妄。士材曰：此三阳合病也。头痛，太阳症也。腹胀身重口不仁谵语，阳明症也。难以转侧，少阳症也。乃以白虎汤连进两服，诸症渐减，更加麦冬、花粉，二剂而安。

七　一人犯房劳，病伤寒，守不服药之戒，身热已退，十余日外，忽然昏沉，浑身战栗，手足如冰。一医欲投姜、附之药，主家自疑阴症，遂欲用之。嘉言力辨其为热厥，止而弗服。以调胃承气汤约重五钱，煎成热服半盏。少顷，又热服半盏，厥渐退，人渐苏，仍与前药，服至剂终，人事大清，忽然浑身壮热，又与大柴胡一剂，热退身安。盖凡伤寒病，初起发热，煎熬津液，鼻干口干渴便秘，渐至发厥者，不问知其为热也。若阳症忽变阴厥者，万中无一也。盖阴厥得之阴症，严冬寒邪，一起便直中少阴，无头疼身热，而见唇青面白，凛栗无汗，（若腠理素虚，则冷汗淋漓，

或烦假热烦躁，迫其阳亡于外之假症）鹜溏自利，溺清不渴，身蜷多睡，醒则人事了了，与伤寒传经之热邪，转入转深，人事昏惑，万万不同。（此症正宜四逆汤急救之，宜参《医门法律》"中寒门"用药）诸书载阴阳二厥为一门，即明者犹为所混，况昧者乎？如此病，先犯房劳后成伤寒，世医无不为阴症之名所惑，往往投以四逆等汤，而促其暴亡。盖犯房劳而病外感者，其势不过比常较重，如发热则热之极，恶寒则寒之极，所以然者，以阴虚阳往乘之，非阴盛无阳之比。仲景《伤寒论》中所载辛热诸方，原为妄汗下吐而制。如汗多亡阳，吐利烦躁，四肢逆冷者，皆因用药差误所致，不以真武四逆等汤挽之，则阳不能回，非为传经伤寒中有阴症而立方也。盖伤寒才一发热发渴，定然阴分先亏，以其误治，阳分比阴分更亏，不得已从权用辛热，先救其阳，与纯阴无阳，阴盛格阳之症相去天渊。后人不窥制方之意，见有成法，转相效尤，不知治阴症以救阳为主，治伤寒以救阴为主。伤寒纵有阳虚当治，必看其人血肉充盛，阴分可受阳药者，方可回阳。若面黧舌黑，身如枯柴，一团邪火内燔者，则阴已先尽，何阳可回耶？故见厥除热，存津液元气于什一，已失之晚，况敢助阳劫阴乎？

八　一人伤寒，九日以来口不能言，目不能视，体不能动，四肢俱冷，皆曰阴症。士材诊之，六脉俱无，以手按腹，两手护之，眉皱作楚，按其冲阳，（在足面上五寸高骨间动脉也）大而有力，乃知腹有燥粪也。遂与大承气汤下之，得

燥粪六七枚，口能言，体能动矣。

九　一人伤寒，至五日下利不止，懊侬目胀，诸药不效。有以山药茯苓与之，虑其泻脱也。士材诊之，六脉沉数，按其脐则痛，此协热自利，中有结粪，以小承气倍大黄服之，果得结粪数枚，下利遂止，懊侬遂安。

十　一人因房劳食犬肉伤寒，诸医以其虚也，攻补兼施，至发狂，登屋奔走呼号，日夜令壮夫看守者几月余。走使延朱远斋，先命煎人参膏二斤以待，用润字号丸药数钱下之，去黑粪无算，势遂定。奄奄一息，邻于死矣。徐以人参膏灌入之，至百二十日全愈。

十一　一人食牛肉伤寒，表邪已解，但默默不语，身卧如塑。余按其腹，则双手来护，知其中有燥粪，此大实有羸状也。以承气投之，惟有极臭粪水，甚至下如血水，旁流不止。余曰：此病久，胃气无权，不能推送，承气汤中，须得人参赞助，宿物始动。乃用黄龙汤，腹大痛而下黑粪无算，逆愈。

十二　一童女伤寒，得阳明胃实下症，以承气下之，惟有或红或黄，或黑粪水，按腹仍痛，胸膈仍闷。余曰：病久邪热灼耗津液，兼下多伤阴之故。用麦冬（一两）、瓜蒌（一枚）清肺利大肠，以大肠主津液，与肺为表里，肺主气，而津液由于气化故也。生地（二两）滋阴通二便，以五液皆主统于肾，肾主二便，血主濡之故也。服尽，结粪遂下，即知饥而索粥矣。

十三　一太史春间病外感，头痛身热，口渴吐白沫，昼夜不休，医者误谓罢官初归，妄投解郁行气药不效。又投以四物汤，益甚。病二十余日矣。仲淳曰：病因外感，不解表，又不下，使热邪弥留肠胃间，幸元气未尽，故不死。用淡豆豉二合炒香，麦冬两许，知母数钱，石膏两许，一剂大汗而解。大便尚未通。此久病津液未回，乃肠胃燥，非有邪也。令日食甘蔗二三株，兼多饮麦冬汤，不三日，去燥粪六十余块而愈。

十四　一仆因受寒发热，头痛如裂，两目俱裂痛，浑身骨肉疼痛，下元尤甚。状如刀割。不可忍，口渴甚，大便日解一次，胸膈饱胀，不得眠，以其症来告。仲淳曰：此太阳阳明合病也。贫人素多作劳，故下体疼痛尤甚。用羌活（二钱五分）祛太阳之邪，干葛（三钱）、竹叶（一百片）、石膏（一两五钱）、知母（三钱五分）、麦冬（八钱）、解阳明之热，瓜蒌实（半枚）、枳实、桔梗（各一钱）疏利胸膈之留邪，服四剂遂愈。

十五　一妇产后饮食不节，复感风寒，遂致发热谵语，喘咳气逆，恶露绝不至，势甚急迫。仲淳云：此症俱系外来客邪，尚属可救，设正气虚脱现诸症者，必无幸矣！何以见之，以脉气浮大有力故也。用大剂疏风消食之药，二剂便霍然。先是有用白术、归、芎等补药，几为所误。

十六　一人患伤寒，第二日头痛发热，正在太阳，士材曰：方今正月，天令犹寒，服以麻黄汤热饮之，得汗如雨，密复半日，易被，神已爽矣。至晚索粥，家人不与。士材曰：邪已解矣，必不传里，食粥何妨。至明日果愈。不以麻黄汗之，病变深重，非半月不安也。

十七　一人春月病温，嘉言见其头

重着枕，身重着席，不能转侧，气止一丝，不能言语，畏闻响声。此以冬不藏精，体虚不能任病耳。乃于表汗药中，用人参七分，服后汗出势减。次日，又于和解药中，加人参一钱，即大便一次。谓曰：此症表已解矣，里已和矣，今后缓调即愈。

十八　一人伤寒，六七日身热目赤，索水到前，复置不饮，异常烦躁，将门牖洞开，身卧地上，展转不快，更求入井。医欲与承气汤服之。嘉言诊其脉，洪大无伦，重按无力。谓曰：此用人参、附子、干姜之症，奈何认为下症耶？医曰：身热目赤，有余之邪，躁急若此，再以人参、姜、附之剂，逾垣上屋矣！嘉言曰：阳欲暴脱，外显假热，内有真寒，以姜、附投之，尚恐不胜其任，况用纯阴之药，重劫其阳乎？观其得水不欲咽，情已大露，岂水尚不欲咽，而反可咽硝、黄乎？天气燠蒸，必有大雨，此症顷刻大汗一身，不可救矣！惟用姜、附，所谓补中有发，可以散邪退热，一举两得，至稳至当之法，何可致疑。乃以人参三钱，姜、附、甘草各二钱，煎成冷服。服后寒战，戛齿有声，以重绵和头复之，缩手不肯与诊，阳微之状始著。又与前药一剂，微汗热退而安。（按：传经伤寒，谓之热病者，盖风寒初客皮毛即毛孔闭，平素有火之人，阳气为风寒所闭，不得外泄而生热，非风寒能变热也。但是因风寒而生热，所以有风化为热，阳郁为热之说。故仲景以风寒之邪为热邪，热邪传里，必由皮毛经络而肌肉，而脏腑，积久愈热，决无忽反变寒之理，故直谓之热病。然人禀赋

有偏阴偏阳之不同，如太阴之人，虽暑月不离复衣，食饮稍凉，便腹痛泄泻，其平日阳气衰微不振，阴寒久已用事，一旦感召风寒，斩关直入阴经，寒复加寒，阴盛于内，则逼阳于外，故有阴极似阳之症。但此种偏阴之人，假阳之症，乃千百难逢一二。附录兹案，欲使学人临症，当知《内经》所云无者求之也）

十九　一妇，患热入血室，发狂欲杀人，医以伤寒治之。仲淳曰：误矣。令先饮童便，继与凉血行血，安心神药，遂定。

二十　一人伤寒，热解后，复下血不止，以痢药投之，更甚。仲淳云：此伤寒失汗之余症也。用地榆、麦冬、知母、竹叶以代仲景诸血症药，遂愈。

二十一　一人患伤寒愈，愈而复，复而愈，愈而再复，不知其几。面色黄白，六脉微弱，大便不通，胸中不快，亦不思食。仲淳曰：胸中不快，虚而气壅，非实邪也。不大便者，久病津液枯，气弱不能送也。投以人参五钱，麦冬两许，枳壳八钱，尽剂而愈。

二十二　崇明蒋中尊，病伤寒临危，求肉汁淘饭半碗，食毕，大叫一声而逝。人问其故，嘉言曰：今人外感病，兼内伤者多，用药解全用分别。如七分外感，三分内伤，则治外感药中，宜用缓剂小剂，及姜、枣和中为引，庶无大动正气汗血等累。若七分内伤，三分外感，则用药全以内伤为主，但加入透表药一味，而热服以助药势，则外感自散。盖以内伤之人，才有些微外感，实时发病，不似壮盛之人，必所感深重，其病乃发也。蒋中尊者，向曾见其满面油光，已知其

精神外用，非永寿之人也。人惟歉然不足，方有余地，可以应世，可以当病。若夫神采外扬，中之所存，宁复有几耶？近闻其宦情与声色交浓，宵征海面，冒蜃烟蛟雾之气，尚犯比目之戒，则其病纯是内伤，而外感不过受雾露之气耳。雾露之邪，其中人也，但入气分清道，原不传经，故非发表攻里所能驱，惟培元气，厚谷气，则邪不驱而自出。设以其头晕发热，认为太阳之症，误表其汗，则内伤必转增，而危殆在所必至矣。且内伤之人，一饱一饥，早已生患，又误以为伤寒，而绝其食，已虚益虚，致腹中馁惫，求救于食，食入大叫一声者，肠断而死也。此理甚明，如饥民仆地即死，气从中断，不相续也。又如膈病，展转不能得食，临危每多大叫而逝，以无外感之邪乱其神明，是以炯炯自知其绝也。果有外邪与正交争，其人未死前，先已昏惑不省矣。问曰：每见人之神采外扬者，病发恒多汗而躁急，不识何药可以治之？曰：上药在以神治神。盖神既外扬，必须内守，方能逆挽。若夫草木之性，则取其下达而味沉厚者，用之恒使勿缺，仿灌园之例，频频予沃之以水，而防其枯竭可也。问曰：临危索饭之时，尚有药可救否？曰：独参汤可以救之。吾尝治一孕妇伤寒，表汗过后，忽唤婢作伸冤之声，知其扰动阳气，急迫无奈，令进参汤，不可捷得。遂以白术三两，熬浓汁一碗与服，即时安妥，况人参之力，百倍白术耶！

二十三　一人昔年感症，治之不善，一身津液尽为邪热所灼，究竟十年，余热未尽去，右耳之窍尝闭，今夏复病感，缠绵五十多日，面足浮肿，卧寐不宁，耳间气往外出。盖新热与旧热相合，狼狈为患，是以难于去体。医者不察其绸缪胶结之情，治之茫不中肯，延至秋深，金寒水冷，病方自退。然浅者可退，深者莫由遽退也。面足浮肿者，肺金之气，为热所逼，失其清肃下行之权也；卧寐不宁者，胃中之津液干枯，不能内荣其魂魄也；耳间大气撞出者，久闭之窍，气来不觉，今病体尪羸，中无阻隔，气逆上冲，始知之也。外病虽愈，而饮食药饵之内调者，尚居其半。特挈二事大意，为凡病感者，明善后之法焉。盖人当感后，身中之元气已虚，身中之邪热未净，于此而补虚，则热不可除，于此而清热，则虚不能任，即一半补虚，一半清热，终属模糊，不得要领，然舍补虚清热外，更无别法，当细辨之。补虚有二法：一补脾，一补胃。如疟痢后，脾气衰弱，饮食不能运化，宜补其脾。如伤寒后，胃中津液久耗，新者未生，宜补其胃。二者有霄壤之殊也。清热亦有二法：初病时之热为实热，宜用苦寒药清之。大病后之热，为虚热，宜用甘寒药清之。二者亦有霄壤之殊也。人身天真之气，全在胃口，津液不足即是虚，生津液即是补虚，故以生津之药，合甘寒泻热之药，而治感后之虚热，如生地、麦冬、骨皮、人参、梨汁、竹沥之属，皆为合法。仲景每用天水散以清虚热，正取滑石、甘草，一甘一寒之甘寒也。设误用参、芪、苓、术补脾之药为补，宁不并邪热而补之乎？至于饮食之补，但取其气，不取其味。如五谷之气以养之，五菜之气以充之，每食之间，便觉津津汗透，将身中蕴蓄之邪热，以渐运出于毛孔，何其快哉！人皆不知此理，急于用肥甘之味以补之，目下虽精采健旺可喜，不思油腻阻滞经络，邪热不能外出，久久充脊完固，愈无出期矣。前哲有鉴于此，宁食淡茹蔬，使体暂虚，而邪易出，乃为贵耳。前药中以浮肿属脾，用苓、术为治；以不寐属心，用茯神、枣仁为治，总以补虚清热之旨未明，故详及之。

中风

中风有真假内外之别，差之毫厘，谬之千里。何者？西北土地高，寒风刚猛，真气空虚之人，猝为所中，如《金匮》云：邪中于络，肌肤不仁。邪方入卫，气不得运，故皮肤不仁。邪中于经，即重不胜。邪入荣脉之中，内骨外肉，皆失所养，故重着不胜。邪中于腑，即不识人。入腑必归于胃，热蒸津液，结为痰涎，胃气壅逆，故不识人。邪中于脏，舌即难言，口吐涎沫。诸脏受邪至盛，必入于心而乱其神明，则舌纵难言，廉泉开而流涎沫矣。中脏者死，中腑者成废人，中经络者可调理而瘳。治法先宜解散风邪。嘉言云：挟虚者非补虚则风不出，挟痰者非豁痰则风不出，挟火者非清热则风不出，挟气者非开郁则风不出，挟湿者非导湿则风不出。故风中经络，总宜宣之使散。其药如人参败毒散、九味羌活汤之属，为加减主治。不可误下，使风邪乘虚内入脏腑，酿患无穷。次则即当治本，以补养气血为要。若中脏之症，方书多以宜下为言。夫中脏之候，多有平素积虚，脏真不守者，下之立亡。惟在胃腑一症，内实便秘者，间有可下，然不过微下以解其烦热，岂遂可以下为定法耶！至若风势稍定，即

宜禁用风燥之品，避居密室，毋食肥鲜，惟用甘寒药，频频热服，俾内不招风，外无从入之路。且甘寒一可熄风，二可补虚，三可久服，必得谨调千日，庶可重享天年。此论真中风之大纲如此，方治星罗，余可无赘。乃类中风症，治法尚未尽善，不得不为明之。按仲淳云：东南地方，绝无刚猛之风，而多湿热之气，质多柔脆，往往多热多痰，真阴既亏，内热弥甚，煎熬津液，凝结为痰，壅塞气道，不得通利，热极生风，亦致猝然僵仆。类中风症，或不省人事，或语言謇涩，或口眼㖞斜，或半身不遂。其将发也，外必先显内热之候，或口干舌苦，或大便秘涩，小便短赤，此其验也。河间所谓此症良由将息失宜，心火暴甚，肾水虚衰，不能制之。丹溪所谓有气虚，有血虚，有湿痰是也。此即内虚暗风，确系阴阳两虚，而阴虚者为多，与外来风邪迥别。法当清热（二冬、甘菊、白芍、童便）顺气（苏子、橘红、枇杷叶、郁金）开痰，（贝母、花粉、瓜蒌、竹沥）以救其标，次当治本。阴虚则益血，（地、冬、杞、芍、牛膝、枣仁、胡麻、首乌、人乳、鳖甲）阳虚则补气，（参、芪、术、茯、鹿茸）气血两虚，则气血兼补，久之自瘳。设误认为真中风，而以风药治之，则燥复伤阴，散复伤气，轻者变重，重者必死。景岳

言：真中风，乃自外而入，必先发热恶寒，头疼身痛等症，显然可察。类中风，则由内而病，绝无外症，而忽病如风，皆因酒色劳倦，七情口腹，致伤脏气，阴虚而然。治宜培补真阴，以救根本为主。但阴虚有二，有阴中之水虚，有阴中之火虚。水虚者，壮水之主，六味、左归之属；火虚者，益火之源，地黄饮子、八味之属。能求水火而治之，斯可谓良工矣。

搐鼻法　治口噤不开。

细辛　**皂荚**为末合，吹鼻取嚏，无嚏者肺绝死。此二味皆辛散之药，能透顶通关醒神，类中忌用，以其走泄真气故也。

乌梅擦牙关方　亦治口噤不开。

乌梅肉擦其牙关。牙关酸软，则易开矣

改容膏　口眼㖞斜在左，血涂其右；㖞斜在右，血涂其左。

鳝血尾上取之。鳝善穿穴，无足而窜，与蛇同性，故能走经络，疗风邪

冰片　**麝香**取其利气而走窍，各少许

此二方，真中类中俱可用之。鳝血即红缮鱼之血。

桂枝汤（见伤寒）风从外来，入客经络，留而不去，此方宜之。此方为中风一症群方之祖，用以治真中风者，以风从外入，必当驱从外出故也。

小续命汤

麻黄　**杏仁**仲景治太阳症之伤寒无汗者宜之。**桂枝**　**芍药**仲景治太阳症之伤风自汗者宜之。凡症见头痛发热恶寒，身疼腰痛脊强者，当分别采用　**人参**　**甘草**补气，气虚者宜用　**川芎**同芍药补

血，血虚者宜用　**防风**风淫末疾，故用之　**防己**湿淫腹疾，故用之　**黄芩**阳淫热疾，故用之。各一钱　**附子**阴淫寒疾，故用之。五分。盖病不单来，杂揉而至，所以用药兼该之

此方古人混治中风无分经络，不辨虚实寒热，若不对症加减，反增病剧。按：败毒散方中有参、苓补虚，羌活汤中有芩、地清热，采治真中风，随症加减甚稳。

顺气开痰饮（自制）治类中风，热痰壅盛者。

苏子　**橘红**　**枇杷叶**　**郁金**顺气
贝母　**花粉**　**瓜蒌霜**　**茯苓**　**竹沥**开痰。若痰滞心包，而致昏冒者，加犀角、羚羊角，调服牛黄、天竺黄。

此方先用顺气开痰，以治其标。盖治痰必以顺气为先，气顺则痰自下降。然又当以清肺为本，肺喜清肃，热则煎熬津液，浓稠成痰，壅塞气道，而升降不利。所以肺有热者，不宜服参，恐反助火伤肺，益致声重痰多，甚至热干津液，无以下滴而通水道，不可不审。

接命丹　治类中风，失音不语，（痰火壅塞上窍之故）手足瘫痪，（瘫者坦也，筋脉驰纵，坦然而不举也。痪者涣也，血气涣散而不用也。皆属痰火所致）四肢疼痛，动履不便，（亦痰火凝滞经络所致）饮食少进诸症。（热痰弥漫，胃气不舒也）又治气血虚弱，痰火上升，虚损之症。

人乳乳乃血化，补阴甚捷。二杯　**梨汁**降火消痰，一杯，隔汤顿滚，五更温服（恐其与食同进，成积滞而发泻也）。痰多加竹沥（性滑流利，走窍逐

痰。一杯）。此方补阴清火消痰，以人补人，其妙无加。

加味地黄汤 治心火暴甚，肾水虚衰，不能制之，或兼喜怒思悲恐，五志有所过极，则热气拂郁，以致心神昏冒，卒倒无知，或语言謇涩，（真阴亏损，津液衰少，舌络无所荣养，故伸缩不能自由）或口眼㖞斜，或手足牵掣，（此因水不荣筋，筋急而纵也。俗云风者，乃风淫末疾之假象，风自火出也）或大便燥结，（肾主五液，又主二便，虚则不能濡润）或小便疾出难忍，且有余沥。（火性急速故也）

六味地黄汤（补肾壮火） 加**麦冬** **犀角**清心解热 **羚羊角** **钩藤勾**平木舒筋 **人乳**补阴益血 **梨汁** **竹沥**降火消痰 **人参**随宜加入 宜**桑枝**三四两炒，煎汤煎药（能通利关节，疗四肢拘挛，故偏风俱宜用之）。此方补肾壮水为主，佐以清心平肝，降火消痰之剂，然金为水母，水虚者，又当兼用生脉散，以滋其化源。

补气养血汤（自制）治类中风，半身不遂，即经所谓偏枯者也。（经曰：偏枯，身偏不用而痛，言不变，志不乱，病在分腠之间。又云：虚邪偏客于身半，其入深者，内居荣卫，衰则真气去，邪气独留，发为偏枯。其邪气浅者，脉偏痛。此虽以外感为言，然是症总以痛者为轻）男子发左，（右为逆，左为从）女子发右。（左为逆，右为从）不瘖舌转可治，三十日起。（虽逆于经，未甚于脏也）其从者瘖，三岁起。（若男发于右，女发于左，症虽顺而声则瘖，是外轻而内重也）年不满二十者，三岁死。

（气血方刚之年，即见偏枯废疾，此禀赋不足，早凋之兆也）

人参 **黄芪**补气 **地黄** **当归** **白芍** **首乌** **胡麻** **甘菊**熄风清热 **天冬** **麦冬**滋阴清热 **秦艽** **牛膝** **续断**通调血脉 **虎骨**壮其筋骨 **茯苓** **橘红**同梨汁竹沥，降火消痰，加**人乳** **梨汁** **竹沥** **桑枝汤**煎药。

此方补气滋阴养血为主，而佐以通血脉，壮筋骨，清痰热之剂，或有兼瘀血者，则加消瘀之品。按：偏枯一症，皆由气血不调，譬如树木或有一边津液不荫注，而枝叶偏枯，其根本尚属未坏，故但宜如上治法。丹溪以左为死血，右为湿痰，亦为太拘，且不甚验。经言：左右者，阴阳之道路也。气虚则气滞，而血脉不能运动，左右尽可为死血，气虚则气闭而津液不能通流，左右尽可为湿痰。又有分左为血虚，右为气虚。又赵氏谓：男子左属水，女子右属水，凡人半肢风者，男多患左，女多患右，皆由水不能营，治宜补阴壮水为主。愚谓是当仿此法，以推测病情，合宜而治，不可执一。又赵氏谓：有一等平人，身半以上俱无恙如平人，身半以下，软弱麻痹，小便或涩，或自遗，此足三阴之虚症也，不可不知。

集灵膏 益气补血，滋阴壮水，延年益寿。

人参补气，大气周流，无脏不有，故其用无往而不利 **二冬** **二地**生地生精，天冬引入所生之处。熟地补精，麦冬引入所补之处 **牛膝**强筋壮骨 **枸杞**填精养营。各半斤，此方补气血益精髓之神剂，虚人皆可服之。

二陈汤　治肥人痰涎壅盛而属湿者。（痰必清稀，口必不渴）

半夏燥湿　**茯苓**渗湿，湿去则痰无由生　**橘红**理气，气利则痰无留滞　**甘草**补脾，脾旺则土能制湿，可合星香散（南星、木香二味。南星本祛风痰，得牛胆九制，则燥性减，可借用），加竹沥、姜汁。本方加胆星、枳壳，名导痰汤。

此燥湿理气化痰之剂，果属湿痰可用，勿混投之。

独参汤　治诸虚气弱，危急之症。又治暴眩仆绝，（阴虚则孤阳无附，亦自飞越）喉无痰声，（过不在痰）身无邪热。（病不因感）此阴虚阳暴绝也，急用大剂灌之。

人参一两至三两，阴虚者可加熟地（人参随熟地，能直入三阴。一二两）。烦躁脉微者，加童便（责其虚而有火）。痰多者加竹沥（责其痰随气乱）。加黄芪名参芪汤（气虚自汗可用）。加白术名参术汤（脾胃虚弱可用）。加附子（一二三钱）名参附汤，真阳不足，上气喘急，气短头晕（阳欲上脱），汗出肢冷（阳欲外脱），方可暂用，切勿妄投。

此方固元益气，单用多用，取其有专力耳。盖有形之阴血不能速生，无形之阳气所当急固。阳虚气弱者，固宜用之，血虚阴虚者，亦可暂投，使其一息尚存，庶可以次第而生生矣。加诸药方，因其所宜而施之。

六君子汤　治肥人气虚，卒然昏愦，（肥人多类中，以气盛于外，而敛于内也）不省人事，（气不摄痰，痰迷心窍也）痰涎壅盛，（肥人多湿痰也）舌本

硬强，语言不清，口眼㖞斜，肢体不遂等症。（皆痰之故也）

人参一钱至一两　**白术　茯苓**各一二三钱　**甘草**补中气以化痰。五七分。酒家去之　**橘红**利气以行痰　**半夏**燥湿以制痰。各一二三钱　加**竹沥**开经络，导痰涎。一杯　**姜汁**开痰。数匙。可合星香散。平素善饮酒患此症者，加甘蔗汁（一杯。以解酒毒）。如口渴者，本方去姜汁、半夏，加麦冬、石膏（清肺胃之热，此方允为治虚风之仪式），桑枝汤煎药。

此益气健脾燥湿化痰之圣剂，若系肺经燥痰，非所宜也。按嘉言云：肥人最多热痰，故口眼㖞斜，手足麻木，不论左右，俱作痰治，诚为当矣。但肥人多虚风，宜用一派甘寒之药，（人参、葳蕤、胡麻、甘菊、生地、麦冬、瓜蒌、石膏、梨汁、竹沥之属）忌用燥剂，临症宜审。

按：酒客每多类中风者，盖酒为湿热之物，能酿痰涎，痰多则内火易动，当少壮时，血强气雄，不能为害，中年以后，经脉骨肉渐为糟粕之味所渍，谷食渐减，蒸胃腐肠，虽或色泽红华，而中实败坏，一或内伤劳役，或六淫七情，少有所触，皆能卒中。譬如枯杨生华，忽遇大风而摧折矣。故沉湎致虚而中，与房劳致虚而中，均为危症。赵晚林❶云：酒客类中，宜大补胃气，多加人参以挽之。

四君子汤　治面色萎白，（望之而知其气虚矣）言语轻微，（闻之而知其气

———————
❶　赵晚林：扫叶山房本作"吕晚村"。

虚矣）四肢无力，（问之而知其气虚矣）脉来虚弱者。（切之而知其气虚矣）

人参补五脏之元气　**白术**补五脏之母气　**茯苓**能致五脏之清气　**甘草**能调五脏愆和之气，加**橘红**，名异功散。

此补气之要剂，须随症加减用之。

归脾汤　治类中风，心脾肝三经俱虚，或怔忡惊悸，眠则易醒，（心血不足也）或饮食减少，食则难化，（胃气弱，脾阴亏也）或烦恼多怒。（肝血少，肝火旺也）

人参　黄芪　白术　甘草补脾　**茯神　远志　枣仁　元肉**安神　**当归**养血　**木香**快气。肝火旺，加**丹皮**、**黑山栀**泻火。

此补气养血安神，阴阳和平之剂，活法对症加减用之，自臻神效。

加味逍遥散　治类中风多食。（风木太过，脾土受克，故求助于食）又治肝经风热，血燥筋挛，肢体不遂，内热晡热，往来寒热诸症。

柴胡肝木气郁，必下克脾土，用柴胡辛以散其束缚，升以举其抑遏　**芍药**味酸而收，能制肝木之太过　**当归**肝伤则血病，用以养血　**茯神**水实则火燥，取其宁心　**白术　甘草**木盛则土衰，用以扶其所不胜　**丹皮　黑山栀**用以泻火。各一钱

此泻肝安脾之治法，当再加人参、橘红，以合异功散补脾，则食自如常矣。若肝经风热血燥等症，去归、术，加滋阴之品，用桑枝煎药。

地黄饮子　治舌瘖不能言，足痱不能行。

熟地　黄肉　五味壮水之主　**巴戟**　**天　肉苁蓉　附子　官桂**益火之源　**远志**水火并补　**石菖蒲**芳香能通利关窍　**石斛**强肾，疗脚膝痹弱　**茯苓**肾气厥逆，痰如潮壅。苓则下行伐肾，降水泛之痰。况浊阴既上逆，下窍必不通。苓则引浊阴仍走下窍，亦因桂、附雄入之势，驱浊阴而利以导之者也　**麦冬**等分　**薄荷**减半。阴火上炎，胸膈正燎原之地，故以二味凉膈清心，又加梨汁、人乳、竹沥，亦热因寒用之法也，引用**姜**、**枣**，加**人乳、梨汁、竹沥**。

此方补肾以益火之原。按经曰：内夺而厥，则为瘖痱，此肾虚也。内夺者，夺其精也，精夺则气夺而厥。厥者，逆也。气逆则乱，故声瘖于上，体痱于下，元阳大亏，病本在肾。以肾脉上挟舌本，下走足心也。果系肾中之火衰者，方可议用。然世之火衰成病者，千百难逢一二，故瘖痱之症，属肾中之水虚者为多。当用六味加牛膝、杜仲、石斛、龟甲、人乳、梨汁、竹沥之属，大忌辛热。又经曰：痱之为病也，身无痛者，四肢不收，志乱不甚，言微可治，甚则不能言，不可治也。故知瘖痱并见，原为危险之症。

十全大补汤　治类中风，气血两虚，不能荣养筋骨，以致遍身疼痛。

人参　黄芪　白术　茯苓　甘草用四君子，加黄芪以补气　**熟地　当归　白芍　川芎**用四物汤以补血，四君、四物即八珍汤也　**肉桂**气虚者多挟寒，寒者热之，故用肉桂。且气药得之可以益卫，血药得之可以调荣　加**秦艽**活络舒筋　**续断**通关利节　**杜仲**除腰膝之疼痛，利遍体之机关　**虎骨**治肢体挛痛　**鹿角**

胶疗肢体酸疼。此方治气血俱衰，阴阳并弱之症，诚足贵也。但世人患阴虚者多，类中亦多由阴衰而致，方中肉桂辛热，川芎辛香上窜，皆能伤阴。

此方果属虚寒者，方可投之，否则忌用。若身体疼痛，属经脉不和者，宜调气和血之品，治之自效。若病后肢体酸痛，宜多饮牛乳，补血益阴除热，功效甚捷。

凡大指次指麻木，或不用者，三年内有中风之患，须预防之。节饮食，戒七情，远房事，此至要者也。如肾水虚者，六味、左归，真火衰者，八味、四圣之属。脾虚弱者，归脾、六君之属，才有裨益。若用风药，适所以招风取中也。

中风之脉，迟浮者吉，坚大急疾者凶。

口开心绝，手撒脾绝，眼合肝绝，遗尿肾绝，声如鼾肺绝。（五症不全见者，急用大剂独参汤，亦有得生者。若用牛黄、苏合等丸，入口即毙）吐沫直视，肉脱筋痛，头发劲直，摇头上窜，面赤如妆，汗出如珠，喘而不休，皆属不治。诸中或苏或未苏，忽吐红紫血者，后必不治。

中风 举例

一 一人患口角忽㖞斜，右目及耳根俱痛，右颊浮肿。仲淳云：此内热生风及痰也。治痰先清火，清火先养阴，最忌燥剂。用二冬、沙参养阴，贝母、花粉消痰，苏子、橘红降气，白芍、甘菊、天麻平肝，连翘、甘草清火，加竹

沥、童便、霞天膏。日服二剂。以此方加减，至半载始全愈。前方中曾加人参二钱，反觉浮火上升，即去之。丸药调理，用桑叶活血，胡麻养血，甘菊、首乌、蒺藜补阴，皆能去肝经燥热生风之症，所谓治风先治血，血行风自灭也。天冬清肺金，使肝木有制，生地、牛膝滋肾水，使肝血有养，柏仁润肝，女贞退热，因其脾胃有湿，湿则生热，故又加茅术、黄柏。按此方肾肝阴虚，血燥风生之人，最宜服之。无湿者，可去茅术、黄柏。

二 一人气虚痰多，脾胃有湿，晚年半身不遂。王宇泰用人参（一斤）、白术（半斤）补气健脾，半夏曲（二斤，姜汁、竹沥制）祛湿消痰，生地、天冬、牛膝（各一斤）滋阴养血，河水熬膏，加鹿角胶补精髓，虎骨胶壮筋骨，霞天胶、梨膏（各一斤）清痰火，炼蜜（二斤）和匀，每空心临卧，取一酒杯，以梨汁、竹沥、人乳、桑沥各一杯和服，渐愈。方与嘉言用六君子汤中加甘寒药，以治虚风之法，大同小异。缘脾虚有湿，不得不用白术、半夏，而肾阴亏，则甘寒养阴之剂，在所必用。湿剂生痰生热，肾阴既亏之人，难施苦寒燥剂，故佐以梨汁、竹沥之属，同半夏消痰清热，为恰当也。

三 一妇因怒仆地，口眼㖞斜，语言謇涩，四肢拘急，汗出遗尿，六脉洪大，肝脉尤甚。立斋曰：此由肝火炽盛，肝脉过阴器，因热甚而遗也。用加味逍遥散，加钩藤及六味丸而愈。

四 一妇先胸胁胀痛，后四肢不收，自汗如雨，小便自遗，大便不实，口紧

目睭，饮食颇进，十余日，或以中脏甚忧。立斋视之曰：此类中风也。若外风入脏，真气既脱，恶症既见，祸在反掌，焉能延至十日。乃候其色，面目俱赤而或青。诊其脉，左三部洪数，惟肝尤甚。乃知胸乳胀痛，肝经血虚，肝气否塞也；四肢不收，肝经血虚不能养筋也；自汗不止，肝经血热，津液妄泄也；小便自遗，肝经热甚，阴挺失职也；大便不实，肝木炽甚，克脾土也；口紧目睭，木火生风也；饮食颇进，脾胃元气尚未伤也。遂用加味逍遥散，加犀角、羚羊角、甘菊、钩藤之属，数剂，诸症渐愈，本方加减调理而安。后因郁怒，前症复作，兼发热呕吐，饮食少思，月经不止。此木盛克土，而脾不能统血也。用加味归脾汤为主，佐以逍遥散而愈。后每遇怒，或睡中手足搐搦，复用前药即愈。

五　一妇因怒，口眼㖞斜，痰涎上壅，口噤发搐。立斋曰：此系脾气虚而肝木旺。用六君子汤加柴胡、木香、钩藤，治之渐愈。又用加味归脾汤，调理而安。

六　一人久病滞下，又犯房事，忽发昏晕，不知人事，手撒目暗，自汗如雨，喉中痰鸣，如拽锯声，小便遗失，脉大无伦。丹溪曰：此阴虚阳暴绝也。令煎人参膏饮之，手动。又饮之唇动。半夜后尽三盏，眼能动。尽三斤，方能言而索粥矣。尽五斤而痢止。至十斤而全安。观此凡人大病后，及妇人产后，多有此症，不可不知。

燥

燥之与湿，有霄壤之殊。燥者天之气也，湿者地之气也。春月地气动而湿胜，秋月天气肃而燥胜。故春分以后之湿，秋分以后之燥，各司其政。奈何《内经》言秋伤于燥，误作湿字，后贤弗察其讹，皆谓秋伤于湿，如是则必指夏月之热为寒而后可。嘉言独正千古之大疑，而谓春伤于风，夏伤于暑，长夏伤于湿，秋伤于燥，冬伤于寒，以六气分发四时。而论秋燥，则谓秋不遽燥也，大热之后，继以凉生，凉生而热解，渐至大凉，而燥令乃行。似与沈氏所云，秋时感凉为燥病之说相同，而其用药，则制清燥救肺汤，皆滋阴清凉之品。又谓病起于秋，而伤其燥，金受火刑。又谓燥同火热，异于寒湿。然则安所折衷耶？燥气本凉，试观盛夏暑热熏蒸，则人身汗出潮润，深秋大凉，则肌肤干燥。故《性理大全》谓燥属次寒，感其气者，亦必先从太阳皮毛而入。所以身热微头痛，洒淅恶寒，皆太阳经现症。当遵《内经》燥淫所盛，平以苦温，香苏散之属表散其邪，此正喻所谓大凉而燥令乃行，沈所谓秋时感凉为燥病之说也。然人但知初感之邪，必由太阳皮毛而入，而不知遂有当令经络脏腑，应接其邪而病，况皮毛为肺之合，所以经云，秋伤于燥，上逆而咳，发为痿厥，是乘秋则肺先受之也。阴虚肺素有热之人，其津液必不充，复感外燥，是以燥益燥。燥为金气，金位之下，火气乘之，故深秋大凉之后，至十月而反温，温从燥生也。燥热相合，则肺气失清肃下行之令，以致上逆而为咳为喘，为痞塞不通，甚至食难过膈而为呕，肺热叶焦而为痿，气逆眩仆而为厥，此嘉言所以有病起于秋，而伤其燥，金受火刑，及燥同火热之说也。要之沈氏之论，乃感深秋燥气之凉，故用苦温表散；喻氏之论，乃平素阴虚肺热津枯之人，复伤秋燥，燥热相合，故用滋阴清凉。二说似乎相反，而实不相悖。又嘉言云：左胠（小肋）胁痛，不能转侧，咽干面尘，体无膏泽，腰痛筋挛，目昧眦疡，皆燥病之本于肝，而散见不一者，是由肺金摧肝木之故也。所以治燥病，须分肺肝二脏。肺金自病，急宜专力救肺，不得分功缓图；若肝先燥症，果宜急救肝叶，勿令焦损。然清肺亦为治本，盖燥气必先伤上焦华盖，试观草木一乘金气，忽焉改容，则上首先焦，以故肺称娇脏，畏寒畏热。但寒冷所伤者，十之二三，火热所伤者十之七八。寒冷所伤，不过裹束其外；火热所伤，则更消灼其中，所以为害倍烈也。然火热伤肺，以致肺气膹郁，痿喘呕逆，而成燥剧之病，倘用辛香行气诸药，是以燥益燥，曾不顾阴气之消亡，真同操刃。然治燥病，又当分在表在里。有燥在表，而皮肤皱揭者；有燥在里，而精血枯涸者，不可不辨。杂病之有兼带燥症者，即当禁用燥剂。世之患燥病者甚多，昔仲淳喜用润剂，是以疗病，投之辄效。燥病必渴，虽所致之因各异，其为燥热亡津液则一耳。经曰：燥胜则干。又曰：诸涩枯涸，干劲皱揭，皆属于燥。学者审之。

羌防香苏散（见伤寒）秋时感凉身热，微头痛，洒淅恶寒，谓之燥病，此方治之。

此治深秋外感燥病之方，随症加药治之。

清燥救肺汤 治秋伤于燥，上逆而咳，发为痿厥。又治诸气膹郁，（膹者喘息，郁者痞闷）诸痿喘呕。（总属肺燥）

桑叶经霜而桑润不凋者，以之清肺热为君 **石膏**为臣。各五钱 **麦冬**三五钱 **胡麻**二钱，微研 **生鸡子白**润肺燥。二枚。原方用阿胶，恐无真者 **杏仁**一钱，去皮尖研 **枇杷叶**降逆气。去毛。蜜炙。三四片 **甘草**和胃气，一钱 **人参**救热伤之肺气，生胃家之津液。三五七分，频频服之（如沃焦救焚，频则有济）。气逆加苏子，咳多加百合，痰多加贝母、瓜蒌，或再加牛黄，痞闷加梨汁（润燥。清热，而胸中之痞塞除）。喘急加茅根（凉金定喘），呕逆加芦根（清热下降），血枯加生地，热甚加犀角、羚羊角（均治热闷）。

此方清肺润燥，降气和胃，一派甘寒之剂。嘉言谓：诸气膹郁之属于肺者，属于肺之燥也。而古今治气郁之方，杂用辛香行气。即诸痿喘呕之属于上者，亦属于肺之燥也。而古今治法，以痿呕属阳明，但以喘属肺，其治肺喘，非表即下，非行气即泻气，俱无一方治肺之燥，间有一二用润剂者，又不中，虽以东垣之贤，其治燥诸方，但养荣血，补肝肾，通闭结而已，未论及于肺，只因《内经》脱遗燥症，遂因仍不察耳。今拟此方，大约以胃气为主。胃为肺之母也，其天冬虽能保肺，然味苦而气滞，恐反伤胃阻痰，知母能滋肾水，俱以苦而不用。至如苦寒降火，正治之药，尤在所忌。盖肺至燥热，所存阴气无多，更以苦寒下其气，伤其胃，其人尚有生理乎？俱宜仿此加减，以救肺之燥变生诸症，方为合法。按古方有二冬膏，治血虚肺燥，皮肤折裂，及肺痿咳吐脓血甚妙，白蜜收之，亦不苦也。

养阴清热润燥汤（自制）治精血枯涸燥热。

二地补阴凉血　**二冬**清热润燥　**山药**补脾润燥　**黑芝麻**　**肉苁蓉**　**牛乳**补血润燥

此滋肾养肝，清热润燥之方，肾肝诸燥病，可仿此随症增减治之。按嘉言云：苟其人肾水足以上升，而交于心，则心火下降而交于肾，不传于肺，何伤燥之虞哉！即肾水或不足，其肠胃津血足以协济上供，肺亦不致过伤也。若中下之泽尽竭，而高源之水，犹得措于不倾，必无之事矣。故治燥病者，当知补肾水，泻心火，除胃热。

养荣润燥汤（自制）治皮肤皴裂，指甲厚折，筋脉挛急，疥癣干癞。

生地　**当归**养营血，血主濡之也　**生黄芪**益卫气，气主煦之也　**二冬**清肺润燥泽肌　**秦艽**养血活络舒筋　**甘菊**疗皮肤死肌　**首乌**治疥癣满身　**防风**风药之润济　**薄荷**表药之辛凉，二味为佐以通达腠理　**绿豆**甘寒能润皮肤

此方清肺养血润燥为主，佐以通达腠理之药，盖燥虽在表，全因肺金燥热，荣血衰少，以致不能润肌肤而养筋脉也。

燥　举例

一妇新秋病，洒淅恶寒，寒已发热，渐生咳嗽，服表散药不愈，体日尪羸。延至初冬，饮以参、术补剂，转觉恹恹欲绝，饮食不思，有咳无声，泻利不止，危在旦夕。嘉言诊华，谓曰：是病总由误药所致，始先皮毛间洒淅恶寒发热，肺金为时令之燥所伤也。肺素有热，表散已非，至用参、术补之，则肺气闭锢，而咳嗽之声不扬，胸腹饱胀，不思饮食，肺中之热，无处可宣，急奔大肠，食入则不待运化而直出，食不入则肠中之垢污亦随气奔而出，是以泻利无休也。故凡病之服辛热补剂，而转至下利者，悉蹈此弊。今以清金润肺之药，兼清润其肠，则源流俱清，寒热咳泻，一齐俱止矣。方用黄芩、骨皮、甘草、杏仁、阿胶。初进一剂，泻即稍止。四剂毕而寒热俱除。再数剂而咳嗽俱全愈。

伤风

伤风一症，须审时令，更分轻重。若在冬令严寒，感之而重者，即为风伤卫传经之伤风，在三时则为感冒风邪轻症。经曰：伤于风者，上先受之。故伤风必肺先受邪，又曰内症。经曰：内腠闭拒，虽有大风苛毒，弗之能害。盖肺虚则玄府不闭，脾虚则肌肉不充，风邪乘虚，乃客于经。若腠理闭而卫气固，风邪何自而入哉。士材谓风之伤人，必从俞入，俞皆在背，故背常固密，风弗能干。已受风邪者，宜曝其背，使之透热，则潜消默散。经文所谓乘虚来犯固矣，若其人素有痰热，壅遏于太阴阳明之经，内有窠囊，则风邪易于外束，若为之招引者然。所谓风乘火势，火借风威，互相鼓煽也。治实之法，秋冬与之辛温，春夏与之辛凉，解其肌表，微汗

而散。治虚之法，解其风邪，坚固卫气；若专于发散，或汗多亡阳，或屡瘥屡发，皆治之过也。治风火之法，辛凉外发，甘寒内和，勿与苦寒，恐正不得伸，邪不得解耳。

疏邪利金汤（自制）治恶风发热，鼻塞打嚏，鼻流清涕，痰嗽或头痛。（轻者但眉棱骨痛）

防风 **荆芥**散风邪 **前胡**祛风痰 **杏仁**散肺经风寒滞气，利肺中气逆喘嗽 **桔梗**入肺开发，能通鼻塞 **甘草**和中辅正 **苏子** **橘红**下气消痰。初起可加生姜（久则风化为热勿用），头痛加川芎（如平素阴虚火盛，有痰红之患者，用宜酌量），或加甘菊。无汗（是兼感寒邪，以风与寒常相因也）加苏叶。如热伤风（或饮酒过酣，或重衣厚被，而感冒风邪），咽干喉痛，声壅或哑，加薄荷（风热上壅之要药）、石膏（辛能解肌，寒能清热）。

此疏散风邪，清利肺气之剂。初冒风时，只宜清散，久则风化为热，须以兼症治之。每见世人，以冒风为小疾，不惟不治，而反纵行酒色大荤，咳伤肺络，痰红不已，遂成虚劳而死，此则病者之过。或产后冒风，医者徒执产后宜大补气血之论，不为清解，竟用酸收补剂，使风邪愈固，内热愈炽，遂为不起，此则医者之咎。举此二条为鉴，一隅三反，是有望于智者矣。

火

火之为病，其害甚大，甚变甚速，其形甚彰，其死甚暴，而其症甚多，难以枚举，试以大略言之。夫脏腑皆有气，气不得其平则为火，所谓气有余便是火，气即火，火即气，譬诸水结为冰，解则复常，非二物也。但火在诸经，或一经之自病，或别经之相克，或二经之遗病，或数经之合病。然亦有实火，有虚火，有相火，有燥火，有湿火，有郁火，有猛烈之火，有无名之火，不可不知。常见焦思生心火，忧愁生肺火，劳倦生脾火，忿怒生肝火，思想无穷生肾火，此皆本经之自病，治在本经。心火太过，必克肺金，清肃之令将衰；肺火太过，必克旺木，发生之气将萎；脾火太过，必克肾水，津液之源将涸；肝火太过，必克脾土，化生之源将绝；肾火太过，反助心火，君主之功将夺，皆别经之相克，治在别经，而兼用本经之药。其二经之遗病，如心火过旺，必遗热于小肠，则小便淋秘；如肺有火，咳嗽日久，必遗热于大肠，则成泄泻；如脾有火，唇口干燥，必遗热于胃，则成胀满；如肝有火，胁痛日久，必遗热于胆，则汁溢口苦；如肾有火，盗汗遗精，必遗热于膀胱，则白淫淋沥。此皆脏遗热于腑之症，治在脏而腑病自消焉。然经又有脾移热于肝，肾移热于脾，此移于己所不胜之脏也。肺移热于肾，此移于己生之子也。肝移于心则死。移己生之脏而死者，以木火相燔，犯及君主故也。脏腑互相移热，是在临症者之神明，以察其病变之无穷焉。又有数经之合病者，端绪难寻，攻伐未易，此当择其尤重者而治之，审其先发者而责之，或病在上而下取之，或病在下而上取之之类是也。实火虚火，五脏皆有。脉浮大或数，重按无力，为虚火；滑数而举按皆有力，为实火。见于两寸为心肺之火，两关为脾胃肝胆之火，两尺为肾与膀胱之火。黄连泻心火，黄芩泻肺火，大黄泻脾火，龙胆泻肝火，知柏泻肾火，此皆苦寒之味，以泻有余之火，中病即止，不可过剂。若肺经虚火，则投二冬、桑皮、百合、童便之属；心经虚火，则投竹叶、麦冬、辰砂、犀角之属；脾胃虚火，则投白芍、石斛、芦根、蔗浆、梨汁之属；肝经虚火，则投白芍、甘菊、钩藤、鳖甲、羚羊角之属；肾经虚火，则投生地、玄参、骨皮、女贞、龟甲之属，此皆本经之的药也。丹溪曰，相火最易妄动，因五志之火相煽故也。火起于妄，变化不测，无时不有，煎熬真阴，阴虚则病，阴绝则死。暴悍酷烈，甚于君火，四时随触而动，而于芒种以后六十日，相火司令，热暑湿三气交合，尤为易动。治斯火者，但宜滋其阴，则火自降，非苦寒之剂所能胜也。燥火则起于血衰，脏腑不润，大小便秘，苦寒之剂，转增其燥，须用甘寒滋润之品，则燥可泽而火可熄矣。湿有生于热者，热亦有由于湿者，湿热每多相生。如大便久秘，及更衣则又溏甚，以热在肠胃之外故秘，湿在肠胃之中故溏，湿热兼理，斯得之耳。郁火一症，东垣谓胃虚过食冷物，抑遏阳气于脾土，为郁火之病，宜用升阳之剂，所谓火郁发之者是也。若真阴虚，真元惫，毋妄用之。其师尼寡妇室女愆期，多有郁火之病，是当以逍遥散合甘寒滋阴之药治之则善。若猛烈之火，丹溪谓火盛不可骤用寒凉，盖恐扑之而愈焰，须以生甘草兼泻兼缓，则猖狂自定，

此妙论也。所谓无名之火，一发即不识人，或直视狂言，或闭目无语，或手足瘫痪，或发数日而终，或一发便脱，或卧枕而逝，人不及知，既无络经之可寻，又无脉症之可凭，即经所谓暴病暴死皆属于火者是也。余观世人之病，惟火十居八九，能辨明此类，而参以散见各门之火症，其于治火庶无虚虚实实之误矣。今只以五脏实火虚火之方，阐发于左，聊为后学之准绳，神而明之，扩而充之，是所望也。

导赤散 治心热而烦，小便赤涩。（心与小肠为表里故也）

生地凉心血 **木通**泻心火 **甘草**生用泻火，加**灯心、竹叶**。

此方导心火，由小肠溺泄。如系虚火，加麦冬、茯神、朱砂之属，实火加犀角、黄连、连翘之属。古方但用黄连名泻心汤，芩、连、大黄名三黄泻心汤。

天王补心丹（见虚劳）此治心经虚火之方，对症加减用之。

泻白散 治肺热咳嗽，喘满气急。（火乘肺则为咳，为气急，气上逆则喘满）

桑皮 骨皮皆祛肺中伏火 **甘草**润肺除热。如火郁于肺，鼻不利，加甘菊、薄荷（清散上焦之郁火），面肿身热亦用之。如肺移热于大肠而泄泻，加米仁（清肺益脾）、茯苓（导气平火）。

此方专泻肺经之火。如右寸或洪或数，重按无力为虚火，加二冬、百合甘寒之品；右寸或洪或数，举按有力为实火，加黄芩、知母苦寒之品，或再加石膏治之。

归脾汤 资生丸（俱见虚劳）此皆

治脾胃之方，对症加减用之。

承气汤　茵陈蒿汤　竹叶石膏汤（俱见伤寒）此皆治脾胃实火之方，对症加减用之。

加味逍遥散（见虚劳）

此治肝经郁火之方。宜去香燥加滋阴。辛散甘缓，滋阴养血，是即为补肝也。

龙胆泻肝汤　左金丸（俱见胁痛）

此治肝胆实火之方。古方有当归龙荟丸，用龙胆、芦荟、青黛泻肝，栀、芩泻肺，黄连泻心，黄柏泻肾，大黄泻脾，当归养血，木香、麝香（少许）利气，炼蜜丸服。治肝火太盛之要药，量症用之。按昔人所言肝脏有泻无补，然肝亦有虚火，肝血亏少，则木燥火炎，是但当滋阴养血为治。

海藏泻肾丸　治肾中相火过旺，左尺脉洪实者。

六味地黄丸去萸肉。（以子能令母实，去山萸不欲强木以补其子，是即为泻，盖肾有补而无泻故也）

此方仍是壮水之剂。赵氏云：火之有余，缘水之不足也，毫不敢祛火，只补水以配火，若果相火旺甚，宜六味加知柏，以泻肾家有余之火。古方有滋肾丸，用知母（六两）、黄柏（十两），以肉桂（五钱）为反佐。治肾经火旺，热自足心直冲股内，上入腹中，然不如六味加知柏之为稳。

凉膈散　治上焦实火，面红目赤，头昏心烦，喉舌肿痛，口疮燥渴，溺赤便秘。

薄荷辛凉，有功于头目咽喉口齿诸病　**黑山栀**轻飘上达而清肺，屈曲下行而泻火　**枯黄芩**轻飘者上行也　**连翘**主泻心火　**甘草**缓其速下。各钱许　**大黄　芒硝**润其大便，所谓上病而下取之，以缓其炎上之势。各五分。可加犀角、黄连、石膏、知母、生鸡子。

此治上焦实火之方。东垣云：去硝、黄加桔梗，为舟楫之剂，浮而上之。淡竹叶利其小便，使心肺之火下行，治上焦胸膈之热最妙。

黄连解毒汤（见伤寒）

此治上中下三焦实火之方，另再加对症药用之。

防风通圣散（加减）治表里客热，三焦实火。

防风　荆芥　薄荷使表热由汗而泄　**大黄　芒硝**使里热由下而泄　**滑石　山栀**由溺而泄　**连翘　黄芩**祛诸经之热　**石膏　桔梗**清肺胃之热　**麦冬**救热伤之津液　**白芍**救热伤之营血　**甘草**调和诸药。本方去硝黄名双解散。

此方清火热，开鬼门，洁净府，通传导，内外分消其势，亦治火之良法。外科以此方治里有实热，疥疮满身者。余每加生地，用金银花一二两、绿豆一二合，煎汤煎药，饮之殊效。

清热渗湿汤　凉血祛湿汤（俱见湿门）

此俱治湿热之方，但一燥一润，迥然不同，须分别采用。

火　举例

一　一人两腿逸则痿软而无力，劳则作痛如针刺，立斋曰此肝肾阴虚火炽所致，用六味汤而愈。

二　一妇左乳边患火丹赤肿，黄水淋漓，但坐不卧，服诸苦寒之剂，不效。余用瓜蒌一枚，红花、甘草各五分，一剂而愈。

三　一妇腿上常发紫疔，诸药不效。余曰：此肝家郁火之症。用加味逍遥散缓痛，改用泻肾汤，加柴胡、山栀、丹参之属，数剂而愈。

四　一女遍身瘙痒，赤晕如霞，身体发热，余谓此赤游风也。因肝经火旺，血燥生风，宜清肝养血，加味逍遥散去归、术，加生地、连翘、甘菊、薄荷、绿豆、黑芝麻，治之而愈。

五　一女子十五岁，患瘰疬，身发赤晕，形气倦怠。立斋谓：此肝火血虚所致。用加味逍遥散，而赤晕愈。复用归脾汤、六味丸二方加减分进，而瘰疬消。按《外台秘要》云：肝肾虚热则生瘰疬。又病机云：瘰疬不系膏粱丹毒，因忧思郁怒，伤损肝脾所致者多，切不可轻用散坚追毒之剂，宜补脾养肝，调经解郁，当自消散。

六　一童子下溃烂，发热作痛。一童子茎中作痒，不时搔捻。一童子目痒出水，或两眼连扎，或项间结核，或阴囊瘙痒。立斋谓：俱属肝火。皆用龙胆泻肝汤及芦荟丸二方，加减并愈。

七　一女胁间臂臀，俱生流注，有溃有未溃，病势正笃，时忽阴中突出如鸡子状，色带青紫，日渐肿大，痛极难忍，小水滴沥，如隔宿茶，饮食甚少。余以为此肝火湿热下流所致，用大剂龙胆泻肝汤，加连翘、花粉、银花、寒水石（二两），外用黄柏、苦参（各半斤）煎汤洗之，以芭蕉根汁、田螺汁调芦荟

频频刷之。势不退，反渐大，坚守此方，服至十余剂，小水始利，色不黄赤，晨起肿处略减，坐至午后，肿重堕下。此肝经湿热稍退，脾虚下陷之征也。改用补中益气汤，参（四钱），芪（一两）术（二钱），归、橘、甘、升（各一钱五分），柴（二钱），加胆草、连翘、花粉（各三钱），银花（五钱），茯苓、车前（各二钱）、米仁（八钱），生地、麦冬（各五钱）。又服十余剂，肿始渐消收入，饮食渐进，流注亦俱生肌收功。

八　一妇阴中不时作痒，痒极难忍，问治于余。余言，经曰肾开窍于二阴，肝脉过阴器。又言：前阴者，宗筋之所聚，为太阴阳明之所合。此因肾肝脾胃有湿热，湿热郁久，则生虫作痒。用海藏泻肾汤，加知柏祛肾经之湿热，胆草、青黛祛肝经之湿热，麦冬、石斛祛脾胃之湿热，山栀、车前清热利水，外用蛇床子、苦参煎浓汤浸洗，复以猪肝切条，葱、椒油煎纳阴中，引虫外出，遂愈。竟不再发。

九　一妇患满面肿红赤，两眼俱合肿痛，口渴便秘。医者认为外科症，用辛温药，欲敷散之，遂痛不可忍，冷水洗去方安。余作上焦实火治之，用大剂凉膈散合竹叶石膏汤，加生地、花粉，频频与饮。一剂肿减，二剂便通，全无脓血，而平复如故。

十　一僧患左边面目耳根及颈，俱焮肿红色，眼合口紧，咸谓大头伤风。余诊视之，起居如常。谓曰：此系火症，火得风药而弥炽，故焮肿愈甚。用清热凉血，散结消肿，开腠泻毒治法，投以夏枯草（六两）、甘菊（二两）煎汤代

水，金银花、紫花地丁、生地（各五钱），连翘、花粉、贝母、薄荷、牛蒡子、甘草（各三钱），浓煎五六碗，频频饮之。一昼夜服完，肿消眼开。又稍加减作一小剂服之全愈。或谓火症，何故不用芩连？曰：火盛不可骤用寒凉，须用生甘草兼泻兼缓，此丹溪妙法也。

十一　一人素多酒色，冬底忽患齿痛摇动，牙动及面目俱痛，饮食不进，夜不能卧。延余诊视。余曰：齿乃骨之余，而属肾，上下牙龈属阳明胃与大肠，肾病则齿摇动，肠胃伤于酒醪，则湿热上攻牙床，不得清宁，则作肿作疼，齿亦不得安而摇动。今少阴阳明俱病，用大剂知柏六味汤，加玄参、牛膝、车前，导肾火下行，合竹叶石膏汤（膏用四两）加黄连、麦冬、芦根（芦用八两），煎汤代水，清阳明湿热。大剂浓煎，一昼夜服至五六碗，痛势稍减，四剂而平。余亦曾冬间忽患左边下齿大痛，痛不可忍，用石膏三四五两煎滚，将清者泡上好松萝茶叶一大撮，橄榄捣碎一二枚，乘热顿饮三四大碗，覆杯立愈。后每痛发，辄用前汤饮之，无不立应。曾有一次痛极欲死，加石膏斤余，泡橄榄茶顿饮，大便泻热水二次，痛亦遂止。日虑反复，后竟不发。

卷八御集　症方发明 （三）

中暑（中与伤同）

暑有阴阳二症。阳症因于中热，阴症因于中寒，但感在夏至后者，皆为之暑耳。时令大寒、小寒而人受之者，为伤寒。时令大暑、小暑而人受之者，为伤暑。经云：伤暑者汗，烦则喘喝，静则多言。此皆中暑之阳症。即洁古所谓动而得之为外感。天日之暑热，故为汗出烦躁，为喘，为大声呼喝，即其静者，亦不免于多言。盖邪热伤阴，精神内乱，故言语无伦也。又曰：体若燔炭，汗出而散。此言中暑之阴症，即洁古所谓静而得之。因避天之暑热，而反受阴寒所致。故体热若燔炭，必须汗出邪乃得散。经言：暑当与汗皆出，勿止。此之谓也。但感而即病，则伤寒也。若不即病，至秋而发，则如经所谓夏伤于暑，秋必痎疟。又谓：夏暑汗不出者，秋成风疟。皆由此耳。观经言二症，一中于热，一中于寒，皆谓之暑。但治寒宜散，必汗出而解；治热宜凉，必热清而愈，不可不察也。

白虎加人参汤 《金匮》云：太阳中热者，暍（同暑）是也。（此言暑之阳症。盖太阳膀胱，乃六经之首，主皮肤而统荣卫。故凡六淫之邪，必由太阳而入）汗出恶寒，（暑伤心气，心虚则汗出。暑伤肺气，肺虚则恶寒。亦有不恶寒，反恶热者）身热而渴，（表有暑邪则热，里有暑邪则渴。亦有身不热者）六脉虚弱，（暑伤于气，所以脉虚）此方主之。

人参补元气　**石膏**清暑邪　**知母**清肺热　**甘草**解暑和中　**粳米**（养胃气）。仲淳加麦冬（救肺金，存津液，以夏月之热淫，必僭而犯上，伤其肺金也）、竹叶（清心涤热），脉不甚虚者，可去人参。兼有湿热者，合益元散，或加苍术。

此方凉肺清心，养胃生津，但用甘寒，阴阳两无偏胜之药，清解暑热，而平治之。盖夏月人身之阳以汗而外泄，人身之阴以热而内耗，阴阳俱不足，故仲景于中暑病，禁用汗、下、温针，恐汗则伤其阳，下则伤其阴，温针则引火热内攻也。按经云：身热脉虚得之伤暑。盖热伤气，而不伤形，所以脉虚。故清暑益气，兼而行之。须知暑热之病，有三四部无脉者，被火所逼而藏伏耳。甚至体痛、烦心，或喘促、厥冷，若误认虚寒而投温补，必毙。但用前方，俾暑邪清而脉自起，症自平矣。凡夏月日中劳役，触冒暑热，而见汗出、烦躁、多言、齿燥、口渴、眩晕者，即属中热的症，此方加减，无不神效。若初中昏倒，急扶阴凉处，取土罨病患脐上，小便溺之。盖脐乃命蒂，溺脐以接其元气之意。

随灌入溺，（一碗）或用冰水调益元散。

益元散（即天水散）治中暑，身热，烦渴，小便不利。

滑石寒能清热，淡能利窍，六两 **甘草**和中，一两，为末，每服三五钱。白汤调下，冷开水更佳。加薄荷（少许），名鸡苏散。加青黛（少许），名碧玉散。加辰砂（性微寒，纳浮游之火，而安神明。凡心热者，非此不能解也），名辰砂益元散，治疗并同。

此方驱暑邪从溺而出。以暑热伤心，心与小肠为表里，泄小肠之热，即所以清心也。按嘉言云：外暑蒸动内湿，二气交通，因而中暑，所以肥人湿多，中暑最易。故治中暑病，须知兼治其湿。益元散利水驱湿，故称夏月服之解暑。然体盛湿多则宜之。清癯无湿之人，津液为时令所耗，当用生脉散。若再利小水，竭其下泉，枯槁立至。凡汗多之体，亦不可利其小便。盖胃中只此津液，汗既外泄，又复下利，所谓立匮之术也。

生脉散 治热伤元气，肢体倦怠，气短懒言，口干作渴，汗出不止。

人参补肺气 **麦冬**清肺气，等分 **五味子**敛肺气，减半

此方补肺、清肺、敛肺，名生脉者，以脉得气则充，失气则弱，一补、一清、一敛，养气之道毕矣。凡瘦弱虚人，夏月最宜长服。按东垣云：夏月加黄芪、甘草，服之令人气力涌出。孙真人云：夏月必服五味以补五脏之气。寇宗奭云：麦冬、五味、枸杞同为生脉之剂。故一方用五味、枸杞煎汤代茶，治夏日虚病倦怠、食少、口干、身热者甚宜。

清暑益气汤 治长夏湿热蒸腾，食

少倦怠，（湿热伤脾所致）痞胀溏泄，（脾不运则痞胀，脾受湿则溏泄）体重疼痛，（湿伤肌肉，故身体重，湿热相搏，故肢节痛）身热多汗，（暑邪干卫也）口渴心烦，小便黄赤，（暑热伤肺故口渴，暑热伤心故心烦，溺赤）六脉虚弱。

人参 黄芪 白术 陈皮 甘草 当归 升麻 干葛即补中益气汤，去柴胡而易干葛也。此因便泻，故以二味鼓舞胃气上行，以治虚泻 **茅术 黄柏**即二妙散，合泽泻以治湿热 **泽泻 青皮 神曲**下气消食 **麦冬 五味**合人参即生脉散也，所以救暑伤之肺

此方补中实卫[1]，以去其湿热。色白[2]内虚之人，夏月无论中暑与否，所宜常服者也。

黄连解毒汤（见伤寒）治夏月一切暑热之症，或合白虎汤，随症加减用之。

此治实火之方也。嘉言谓：病之繁而且苛者，莫如夏月为最。日之暑气、天之热气、地之湿气，时分时合。其分也，以风动于中，胜湿解蒸，不觉其苦；其合也，天之热气下，地之湿气上，人在气交之中，受其炎，蒸无隙可避，多有烦躁神昏，肌肤痱起，胸膺痤出，头面疖生，甚则发为肿毒痈疽等症。或有头面外项赤肿，或咽喉肿痛，或腿足热肿，长至数寸，不能步履，统宜清凉，解其暑毒，热症一解，赤肿自消，全无脓血。又有遍身发泡，如桃李，如碗如杯，晶莹脆薄，中含臭水，此湿热之水，

---

[1] 卫：扫叶山房本作"胃"。

[2] 色白：扫叶山房本作"肥白"。

泛于皮肤也。亦宜本方加减治之。

香薷饮 治夏月乘凉饮冷，阳气为阴寒所遏，头痛，发热，恶寒，无汗，（皆乘凉感寒表症，即经所谓体若燔炭，汗出而散也）吐泻腹痛。（此饮冷伤脾胃之故，乃里症也）

香薷辛温发越阳气，为夏月解表之药。一二钱　**厚朴**暖脾胃，止腹痛，姜汁炒。一钱　**扁豆**补脾胃，止吐泻，炒二三钱。有表证者去之。表证甚者，可加防风、薄荷。如无汗，再加苏叶（偏于表者，表药为君）。里证甚者，可加陈皮、茯苓、木香、砂仁（偏于里者，里药为君）。如兼心烦溺赤（此由暑邪内伏，寒包暑症也），或加黄连，或加益元散（清其伏暑）。虚者加人参（即十味香薷饮法）。

此夏月解表而兼和里之剂。盖纳凉广厦，阳气为阴寒所遏，故有头痛发热，恶寒无汗之症，此在表而不在里也。过食生冷，则胃家为生冷所伤，故有吐泻腹痛之症，此在里而不在表也。均伤寒冷，表里悬殊，用药亦异。又嘉言谓：冒暑之霍乱吐泻，以清暑为主；避暑之霍乱吐泻，以和中温中为主，不可不辨。

中暑（中与伤同）　举例

一　一人暑月坐卧一小楼，持咒念佛，忽患头痛如斧劈，身热发躁，日饮冷水斗余，渴犹未解，自分必死。仲淳视其脉，知系受暑，为疏竹叶石膏汤方，不二剂，发热、口渴俱止，几十剂病始退，旋加减健脾药十余帖而安。

二　一童子夏月身热，十昼夜止饮白汤，汗之下之，热仍如故。仲淳曰：此伤暑也。白虎汤是其本方，因误汗下虚甚，加人参三钱，一剂微汗瞑眩，少顷热解。更疏一方，防其疟痢，仍用人参二钱，兼健脾清暑导滞之剂，未几疟作，如方饮之，疟止痢又作，乃以生脉散中加益元散饮之。儿尪羸甚，皆谓必死。仲淳曰：视儿目光炯炯，且饮食味甘，是精神已旺，胃气转也，何虞之有！寻果脱然起。

三　一人暑月连日劳顿，晨起忽患水泻，误服胃苓汤，耳中热气冲出难忍，身体困倦，不能移动。傍晚泻止，烦躁厥冷，头重不能举，眩晕不知人事，身不发热，遍体冷汗，脉伏不见。医谓肾气上逆，阳欲暴脱之候，以八味汤加参投之，即呕药吐蛔。又误以理中安蛔汤，闻椒味即躁急欲死，大渴饮冷，随饮随吐，欲坐卧井中，以新汲水浸手足方快。呕吐四日，二便全无，诸药不应，奄奄一息，殆无生理。余诊视之曰：其为暑症无疑。先用田螺二三枚捣烂，入青盐少许，摊贴脐下一寸。少顷解出小便，短赤异常。乃投竹叶石膏汤，加人参一钱，即不呕得睡。又服一剂，遂食粥一盏。以猪胆导之，大便始通。改用生脉散，加茯苓、花粉、枸杞、甘草，数剂霍然。病后喜食腐浆、西瓜之类。恶一切辛香之物。此因吐多津液受伤之故。用集灵膏，一月而康复如常。

四　一人自汗如雨，面赤身热，口燥心烦，舌苔黄，脉虚而洪数。滑伯仁曰：经云毋伐天和，暑症本自汗，盛夏岂宜帷幕遮蔽，暑症本脉虚，加之术、附刚剂，故脉洪数。乃令揭开窗慢，进以人参白虎汤，加黄连以解附毒，三剂而汗止大半，诸症亦减。汤用冰水调服益元散。七日而愈。

湿

湿有自外而得者，有自内而生者，有风湿相搏者，有湿热相搏者，有独伤于寒湿者。自外而得者，如在天之湿，雾露雨雪是也。在地之湿，冰水泥泞是也。在人之湿，汗出沾衣，未经解换是也。但清邪则先伤上部，先伤表之营卫。故《金匮》曰：雾伤于上。又曰：雾伤皮腠。其症头重如裹，面目浮肿，鼻息不利。声浊不清，发热身疼，宜轻清散之。可用羌活胜湿汤。浊邪则先伤下部，先伤肌肉筋骨血脉。故《金匮》曰：湿伤于下。又曰：湿流关节。又经曰：地之湿气，感则害人皮肉筋脉。其症足跗（足面）先肿，（肿肉如泥，按之不起）渐至腿膝，行动重着，关节疼痛，倦怠体重，宜升阳渗湿兼行，可用羌防四苓散，勿但用降下渗泄之剂。赵氏云：湿淫从外入里，当用升阳风药即愈。经所谓湿淫所胜，助风以平之。又曰：下者举之。得阳气升腾而愈矣。又曰：客者除之。以湿从外入者，使之仍从外出也。然宜兼健脾之药投之，如有汗加白术，无汗加苍术之类。自内而生者，如饮食之湿，酒水瓜果乳酪是也。经曰：诸湿肿满，皆属于脾。脾主肌肉，其性恶湿，内受湿淫，肌体肿满。又曰：湿胜则濡泄，脾湿不运，则水谷不分，故或痞满或肿胀或泄泻，总宜健脾燥湿利水为主。经曰：治湿不利小便，非其治也。《金匮》云：一身尽疼，发热日晡更剧者，此名风湿。此因汗出当风取凉所致，法当汗出而解。但宜微汗，不宜大汗，大汗则风去湿存，微微似汗，则风湿俱去也。湿热一症，夏月最多。盖夏月地之湿气，上合于天之热气；日之暑气，结为炎蒸。湿热相合，病多发热烦闷，身体沉重，走注疼痛，皆湿热相搏，郁而不伸，故烦热也。宜清热渗湿汤加减，可加柴胡、银花之属。嘉言谓：湿土寄旺于四季之末，其气每随四时之气而变迁。在夏为热湿，在冬为寒湿。故寒湿之病，于冬月春初，居寒湿之地，感而病者为多。可用桂枝附子汤，或加羌活、苍术之属，温以散之。以上诸法，皆究湿家之所不容废也。

羌活胜湿汤 通治外感诸湿及风湿症。（症见论中）

羌活 独活 防风各钱许 **川芎 藁本 蔓荆子**风能胜湿，如湿地经风则干，又无窍不入，惟风为能，凡关节不利之病，非风药不可。且羌、独、防风能散周身之湿。上下无不宜之。如湿症只在下焦，川芎、藁本去之亦可 **炙甘草**恐风药悍燥，用以调之。此谓有制之兵也，各五七分。汗多或加白术，无汗可加茅术（湿家不可发汗。以身本多汗，易至亡阳也。其久冒风凉，乃至以水灌汗，抑遏其阳者，不微汗之，邪无从解）。下焦湿症加汉防己（酒炒）。发黄加茵陈（湿郁为热，蒸腾发黄，《金匮》云：湿家之为病，一身尽疼，发热身色如熏黄也）。

此升阳散湿之剂，凡湿从外受者，无论在上在下，俱以此方随症加减治之。

按《金匮》云：太阳病，关节疼痛而烦，脉沉而细者，此名中湿，亦名湿痹。言太阳病则必有发热恶风之候，湿流关节则痛，阳郁不伸则烦，脉不沉细，则非有外风与之相搏，故只名中湿。亦名湿痹者，谓湿邪痹闭其身中之阳气也。治宜此方微汗以通其阳，若兼见小便不利，大便反快，当利其小便，宜羌防四苓散治之。

活人败毒散 外感诸湿，及风湿症挟虚之人，主此加减。

羌活 独活 柴胡 川芎轻清开发，使邪毒败散 **前胡 枳壳 桔梗**利气。各钱许 **人参**三五七分 **茯苓**一钱 **甘草**扶正气以胜邪。五分。烦热口干加黄芩，日二三服，以愈为度。

此扶正驱邪之方也。嘉言云：湿、热、暑三气门中，当推此方为第一，以其功之著也。观经言，三阳并至，如风雨，如霹雳，人莫能当。然则夏月三气聚合，其为病也，岂同一气之易当乎？人感三气而病，病而死，其气互传，乃至十百千万，则为疫矣。嘉靖乙未，五六七月间，江南淮北，时行瘟疫，沿门阖境，传染相似，用本方倍人参，去前、独，服者尽活。倍人参者，以疫气易染之人，体必素虚也；去前、独者，以体虚之人，不敢用复药表汗也。又饥馑兵荒之余，人已内虚久困，非得人参之大力，负荷其正，驱逐其邪，邪必不去。凡服此者，亦无不全活，所以以活人名方。若去人参，何异众方之发散，而能活人耶？观吴又可知治瘟疫用药以疏利为主，与嘉言之治法不同，有《瘟疫论》宜参酌合宜而用可也。

羌防四苓散 治太阳中（同伤）湿，发热恶风，关节疼痛，（湿犹在表也）小便不利，（邪入膀胱，气化不行也）大便反快。（湿流大肠也）

羌活 独活 防风发表驱湿 **白术**健脾去湿 **茯苓 猪苓 泽泻**利水渗湿

此发表驱湿，健脾利水之剂。如兼热者，芩、连、栀、柏、益元散之属，可采加入。嘉言云：夏月当会暑、热、湿三气交病之义，审脉辨症，用药庶不误治。此方益元消暑，芩、连清热，苓、泽渗湿，三法兼有，可遵而加减用之。

胃苓汤 治湿淫于内，胸腹痞满，泄泻纯水，小便不利，或肢体肿胀。

苍术燥脾胜湿 **厚朴**散结泄满 **陈皮**下气 **甘草**调中。即平胃散也。**白术 茯苓 猪苓 泽泻**健脾利水渗湿，即四苓散也。可加木香、砂仁，发黄加茵陈，身痛加羌、防，有痰饮加半夏，有食积加神曲。

此燥湿、快气、健脾、利水之剂，原方有桂枝。喻云：桂枝、麻黄遇湿热时令不可轻用，以桂枝辛热，麻黄发汗也。果内有寒，方可舍时从症，少少加桂。

清热渗湿汤 治一切湿热、加减用之。

黄连 黄柏清热 **苍术**燥湿。苍、柏即二妙散，治湿热腰膝疼痛，然上下皆效也 **白术**健脾 **茯苓 泽泻**渗湿 **甘草**调中。可加银花清热除湿。有表证加柴胡（除在表之湿热）。

此清热祛湿，亦夏月之尤宜也。喻云：夏月所受之湿，为热湿、暑湿，而群方所主之药，多在寒湿，殊不兼耳。

此方甚合鄙意。

白术酒 治中湿、骨节疼痛。

白术一两 **酒**三盏。白术投于酒，煎一盏，不时频服。不能饮酒者，以水代之。

此方专一补脾，不多功于利小便。盖以脾能健运，湿自不留，而从水道出耳，然则胃中津液不充，不敢利其小便者，此方岂非圣药乎。

仲淳丸方（亦作煎服）阴虚人，有湿热不能服燥剂者宜之。

生地凉血祛诸湿热 **甘菊**各一斤 **牛膝**补阴 **人参**益脾。各半斤 **真茅术** 缘脾虚有湿，不得不用。故以黑芝麻水浸，研浆拌蒸用之。二斤 **茯苓**半斤。乳制至一斤 **车前子**利水而不走气，与茯苓同功。半斤，用天冬熬膏为丸服。

此方凉血补阴，益脾祛湿，亦治湿之一法也。肾为水脏，水则流湿。肾阴虚，则脾湿易流入，故用参、苍益脾胜湿，地、冬、菊、膝补肾清热，肾得补而湿邪自无所容，况有茯苓、车前以导之乎。

《金匮》肾着汤 治肾着之病，（此寒湿但留着肾之外廓也）身重腰冷，（寒湿凝聚故也）如坐水中，（溶溶不定之貌）形如水状。（微胀如水也）腰以下冷痛，腰重如带五千钱，口不渴，小便自利，饮食如故。（肠胃无病也）此因身劳汗出，衣里冷湿，久久得之所致。

白术 茯苓（健脾利水）**甘草**（恐其僭上）**干姜**（温散寒湿）

此散寒、驱湿、健脾、利水之剂。病在肾之经络，与肾之中脏无预，若用桂附，反伤肾之阴矣。果如上症，方可用之。

《金匮》桂枝附子汤 治真中寒湿，（或居处寒湿，或冒雨经雪。或涉水涂河等类）肢体重着，骨节疼痛，不得屈伸。

桂枝宣行荣卫 **附子**最散寒湿，以桂附治湿，如湿地得太阳，曝之则干 **白术**脾能健运，湿自不流 **炙甘草**能缓热性

此散寒、驱湿、健脾之剂，果属寒湿，未郁为热者，方可用之。经论湿寒之中人，皮肤不收，而为纵缓；肌肉坚紧，而为瘦削。荣血涩于脉中，卫气祛于脉外，故曰虚。虚者，语言轻小，足弱难行，气虚乃痛，按之则止。又嘉言谓：人身阳盛则轻矫，湿盛则重着，乃至身重如山，百脉痛楚，不能转侧，此而不用附子回阳胜湿，更欲何待。在表之湿，其有可汗者，用附子合桂、甘、姜、枣以驱之外出。其有可下者，用附子合细辛、大黄以驱之下出。在中之湿，则用附子合白术，以温中而燥其脾。若不固护其阳，纵以风药胜湿，是为操刃，即从温药理脾，亦为待弊，其识高，其论甚精，然非常用之法，备此以俟对症采用。

湿家下之，额上汗出，微喘，小便利者死。（治湿始终不可下，若阳虚之人，误用汗下之药，肾阳先脱。经曰：肾先病，心为应，额为心部，而肾水乘之，则额上汗出微喘，孤阳上脱也。小便利，则上下交脱，故死）若下利不止者，亦死。（肾主二便，误下而利不止，肾阴脱也，亦死）

疟

疟者，虐也。寒则汤火不能温，热则冰水不能寒，寒热令人难当，故曰疟也。凡人从未发疟者，名为胎疟。自幼发者多轻，中年发者必重，老年发者多危。经言：疟之始发，必先毫毛竖立，伸欠，乃作寒栗鼓颌，腰脊俱痛。寒去则内外皆热，头痛如破，渴欲饮冷。或一日一发，或间日，或三日而发。戴氏云：寒热发作有期者疟也，无期者杂病也。不可不辨。经论：此皆得之夏伤于暑，汗出腠开，当风浴水，凄怆之寒，伏于皮肤，及遇秋风，新凉束之，表邪不能外越，阴欲入而阳拒之，阳欲出而阴遏之，阴阳相搏，而疟作矣。故曰：夏暑汗不出者，秋成风疟。又曰，疟皆生于风。言盛暑之时，贪凉取快，暑邪内郁，秋伤于风，则病成矣。浅者，病在三阳，随卫气以为出入，而一日一作。经云：卫气者，昼行于阳，夜行于阴。此气得阳而外出，得阴而内搏，内外相搏，是以日作。深者病在三阴，邪气不能与卫气并出，或间日，或三四日而作。经云：由邪气内搏五脏，横连募原，其道远，其气深，其行迟，不能与卫气并行，不得皆出，故间日乃作。作愈迟者，病愈甚也。其论先热后寒之温疟，一者因先伤于风，而后伤于寒，先受阳邪，后受阴邪，故先热后寒。一者因冬感风寒，深藏骨髓，内舍于肾，或遇春温，或遇大暑，随触而发。其发也，邪气从肾出之于外而大热，内已如焚；俟其势衰，复返于肾，而阴精与之相持，乃始为寒，故亦先热后寒。其但热无寒之瘅疟，因肺素有热，阴气先绝，阳气独发，则少气烦冤，而心肺病；手足热，欲呕，而胃自病。所以继之曰：邪气内藏于心，外舍于分肉之间，令人消灼脱肉。经之论疟，无漏义矣。而立斋、丹溪，又分痰疟、食疟，及饮水败血为疟等症。虽古人有无痰不成疟，无食不成疟之说，然不过疟疾之兼症耳，岂果因此而成疟者哉！此外有谓瘴疟者，惟岭南地方，天气炎，山气温，多有岚瘴之气，感之而病，乃湿热之外入也。有谓牝疟者，但寒无热，以阳气不充，乃阴邪之胜也。有谓劳疟者，因劳即发，以里气虚，而感邪之易也。凡邪自外入，当从汗解。然治法云：有汗要使无汗，扶正为先；无汗要使有汗，散邪为急。又热多者，凉药为君；寒多者，温药为主。至于痰食饮血，各随其甚者而兼理之。若冬感风寒藏肾，至春夏发为先热后寒之温疟，宜壮水之主，以急救其阴，不然则十数发，阴精尽而死矣。世俗又有鬼疟之名，此为时行疫气，投平胃散，加桃仁、雄黄，无不截者。总之脉实症实者，攻邪以治标；脉虚症虚者，养正以治本。久疟必虚，惟用人参一二两，姜皮三五钱，于未发二时之前，连投二服，莫不应手取效；贫困者，则芪、术、当归，亦可随宜择而用之。若阴虚水亏之人，则多用熟地，或少佐生姜。近世不明表里虚实，辄用芩、连、栀、柏，若表未解而得者，寒凉则寒邪愈固；或用常山、草果，若正已虚而得者，克伐则元气转虚。故夫缠绵不已者，皆医之咎也。

小柴胡汤（见伤寒）治疟主方，加

减用之。

渴者，去半夏加花粉，劳疟亦如之。热多者，合竹叶石膏汤。寒多者，加姜皮，甚者或再加桂枝。有痰加花粉、橘红、竹沥。有食加枳实、青皮、豆蔻。若多热而久不解者，（必本阴虚）加鳖甲、牛膝。（大剂益阴除热，自愈）若多寒而久不解者，（必本阳虚）合露姜饮，或再加芪、术。（益阳气则寒自止，邪自散）夜发者，（邪在阴分）合四物汤加红花。（必用血药提起阳分，则易愈）妇人久疟，或产后亦如之。如强壮人欲截，必俟三四发后，疟势稍减，方可加常山。（钱许，用酒炒透，则不发吐。其虚弱之人，始终不可截，误截，每致腹胀）

此和解表里之剂，乃治少阳病，全体大用之一方也。嘉言谓：外邪相干，每伏藏于半表半里，入而与阴争则寒，出而与阳争则热，所以寒热往来，乃少阳所主。《内经》论疟，虽分五脏及足三阳，然少阳而兼他经之症则有之，谓他经而全不涉少阳，则不成其为疟矣。所以仲景云：疟脉自弦，弦数者多热，弦迟者多寒。此不但初病之脉乃尔，即久疟正虚，脉不鼓指，而弦象亦隐然在中。故始之似疟非疟，与后之经年不解，总一少阳主之。偏阴则多寒，偏阳则多热，即其纯热无寒而为瘅疟，纯寒无热而为牝疟，要皆自少阳而造其极偏。补偏救弊，亦必返还少阳之界，阴阳协和，然后可愈，故以小柴胡汤为主，热多者加寒药，寒多者加热药，乃天然不易之法也。

王太史治疟神方　主治加减，所投

辄效。

柴胡少阳寒热往来之主药　**羌活**太阳发表之主药，以头、项、腰、脊、背痛，太阳经也　**葛根**阳明解表之主药，寒栗鼓颔责之阳明，其脉循颐颔故也　**防风**风湿交攻，以疟皆生于风也　**升麻**同柴、葛、羌、防，俱辛甘气清，使阳气上升，离于阴而寒自已。咳家、呕家、血家忌之。无汗加藕叶　**石膏**烦渴者必用　**知母**　**黄芩**三味俱性寒下行，引阴气下降，离于阳而热自已　**猪苓**分利阴阳，使不交并　**穿山甲**恐经络阴阳相阻，药力难入故也。此味最妙，孕妇忌之　**厚朴**下气消痰，以无痰不成疟也　**神曲**下气消食，以无食不成疟也。隔夜先煎，露一宿。盖疟因暑邪，得露则解。临发前一时，重汤炖温服，避其锐气也。然势将退，服二煎，击其惰懦也。若疟势正盛，服药与之混战，徒自苦耳

此治疟之神剂也。王宇泰云：卫气与邪气相并则病作，与邪相离则病休。并于阴则寒，并于阳则热。故寒多者宜升其阳，使不并于阴，则寒自已；热多者，宜降其阴，使不并于阳，则热自已；寒热交作者，一升一降，而以渗利之药，从中分利之，使不交并则愈。其制此方，深得治疟之窍，学人能悟其旨，而善为加减之，则不可胜用矣。

竹叶石膏汤（见伤寒）治疟发热甚，渴甚，烦躁不眠。

汗多加人参，虚者亦用（一钱至一两）。食滞加枳实、青皮。呕加竹茹、木瓜、枇杷叶。如三日疟，热渴甚者，加首乌、鳖甲、牛膝。

此甘寒清暑之要剂，余谓以治瘅疟，

亦至当不易之方也。仲淳治疟，每用此方，其言曰：余年十七时，为疟所苦，诸方不效，因读《内经》夏伤于暑，秋必痎疟，乃知疟疾暑邪所致，遂从暑治，不旬日愈。后数以意消息，虽随症投药解散，必清暑益气，调理脾胃为主。痰多者兼消痰，有食者兼消食，气虚者补气，血虚者补血，即经年久疟亦无不愈。又曰：疟必由于中气虚弱，破气则中气愈伤，邪不得解，甚则中满。果系伤食者，不拘此例。误下则邪下陷，变为痢疾，或腹满腹胀。故凡属破气下泄之药，慎勿误投。

仲淳治疟简服方 疟疾未发日服之。如一日一作者，亦乘其未发二时之前服之。

异功散去甘草，（恐助脾家湿热）加白芍、扁豆、豆蔻、山楂、麦芽。如有肺火者，去参、术，加麦冬、石斛。

此开胃、健脾、消食、消痰之剂，佐以此方，使正旺则邪易除也。

仲淳方 久疟不已，似劳症者用之，三日疟在阴分者亦效。

鲜首乌疗阴阳久疟 **鳖甲**益阴除热，而消散。为治疟要药 **牛膝**同鳖甲治疟在阴分久不愈者。各五钱至一两 **当归**养血，三五钱 **贝母**三钱至八钱 **橘红**消痰，三五钱 **柴胡**和解余邪 **姜皮**各一二钱，热甚及有汗者去之 加**竹沥**一大杯。虚极者，加人参（至一两）。

此滋阴养血，而兼消痰和解，乃阴虚久疟之剂也。

六味地黄汤（见虚劳）

本方宜去萸肉，加柴胡、鳖甲、牛膝、麦冬、花粉。

此壮水之剂。赵氏云：阴虚人发疟，见其面赤口渴，作肾中真阴虚治，用此无不立应。

补中益气汤（见泄泻）久疟属阳虚者，（必寒甚热少不渴）可用此方。

此补气、健脾、升阳之剂。立斋云：凡人久疟，诸药不效，本方内加半夏，用参一两，加煨姜五钱，此不截之截也，一服即愈。徐忠可谓：余见贫人，无力服参，不论间日三日，令将黄芪、白术、当归、首乌、橘红等分，以生姜自然汁为丸，不问邪之清否，服三四斤，百不失一。

露姜饮 亦治阳虚久疟。

人参一两 **姜皮**五钱，水煎露一宿，隔汤温服

此扶正驱邪之剂。仲淳云：余治一人三日疟，用原方不应，加参三两，加姜一两五钱，一剂即止。

截疟神方

白术四两。炒常山二两，煎浓汁，浸白术，焙干去常山，但用术分作四服，煎饮立愈

此补多攻少之剂，疟久不截者，可用此方。

鳖甲丸（自制）《金匮》云：病疟一月一日发，当以十五日愈。（天之节气更。则人身之气亦更）设不愈，当月尽解。（天人之气再更，疟势自衰）如其不愈，当结为癥瘕，名曰疟母。（必少阳所主之胁肋，外邪相挟，痰血成形）急治之，宜鳖甲煎丸。

鳖甲下瘀血，破癥瘕，为治疟母之要药。醋炙，四两 **桃仁**炒 **䗪虫**祛血积，去足炒 **瓦楞子**消老痰，煅 **麦芽**

消谷积 **青皮**破滞气 **香附**气郁血滞必用之药 **三棱 莪术**磨积削坚，必需之品。各二两。共九味，醋煮神曲糊为丸

此一派破瘀、消痰、削积之品，恐日久根深，牢不可破，所以祛邪为急，药不嫌其峻也。但虚人必得参、术赞助。脾能营运，积可得去。此方师其法，而不泥用其药，投之甚效。

疟疾之脉，代散者死。

疟 举例

一 一妇患疟，寒少热甚，头痛微汗，不嗜饮食，脉洪数而实。仲淳用大剂竹叶石膏汤加葛根、（柴胡为少阳主药，应加入）扁豆、茯苓、橘红、牛膝，三剂不应。忽一日，凡寒热者再，昏迷不省人事，热甚危急，疑为虚弱，因去石膏等剂，加人参二钱，乃犹豫未决。进而复诊其脉，洪数如初。急去人参，仍用前方，加石膏至二两，更加首乌五钱，日进二剂，疟遂止。

二 一人苦疟疾，欲求速止。仲淳定三方，作五剂，一日夜饮尽，次早疟止。先二剂清暑，用大剂竹叶石膏汤，少加桂枝，以其渴而多汗也。次二剂健脾祛积滞，用白术、茯苓、扁豆、豆蔻、橘红、楂肉、麦冬、乌梅。最后一剂，用人参一两，姜皮一两，水煎露一宿，五更温服。

三 一人患疟，仲淳之门人用白虎汤加人参一两。一庸士云：岂有用参至两数者乎？改用清脾饮，二十余剂而疟不止，体尪弱。仲淳至，笑曰：此虚甚，非参不可，吾徒不谬也。用白虎汤加参、

芪各一两，干葛、陈皮各二钱，二剂而愈。

四 一人食牛肉，觉不快，后遂发疟，饮食渐减，至食不下咽，已而水饮亦不下。白汤过喉，呕出碧色，药俱不受，小便滴如赤茶，大便闭，诸医束手。仲淳令仰卧，手按心下偏右，大叫。遂用矾红和平胃散作末，枣肉为丸，白汤下三钱，至喉辄不呕，水道渐通。次日下黑物数块，硬如铁丸，其病如失。再以人参、麦冬各五钱，白芍、橘红各三钱，煎服，四日起。

五 一人患疟后失音，寒热愈甚，急告仲淳。仲淳曰：病患阴虚而有热者，虽呕吐忌用半夏、生姜，误投则损人津液，令人声哑，此必疟时不遇明眼人，妄投半夏之故也。用贝母、茯苓、甘草、麦冬、知母、鳖甲数剂而愈。

痢（经谓之肠澼，后人又名滞下）

痢疾一证，其所下者，或赤或白，或脓或血，或脓血相杂，或痛或不痛，必里急后重，数至圊而不能便。有呕恶胀满者，有噤口不食者，有寒热往来者。景岳论此症，当分表、里、寒、热、虚、实施治。其言曰：凡邪因表者，必有表症，当兼解其表，表邪解而痢自愈。又嘉言谓：外感暑、热、湿三气之邪，而成下痢，必宜首用辛凉，以解其表，次用苦寒，以清其里。失于表者，外邪但从里出，不死不休。故虽百日之远，仍用逆流挽舟之法，引其邪而出之于外，则死症可活。此论治表之说也。景岳云：痢发夏秋，本因溽暑，岂曰非热？惟因

热者求凉，而过饮冰水，纵食生冷，未及郁积，随触而痢者，岂郁热耶？又士材云：余治一妇，下痢四十日，口干发热，饮食不进，腹中胀闷，完谷不化，尚有谓邪热不杀谷者，计服香、连、枳、朴三十余剂，绝谷五日，命在须臾。诊其脉大而数，按之豁然中空，询得腹痛而喜手按，小便清利。此火衰不能生土，内真寒而外假热也。遂用附子理中汤，冷次一剂而痛止，六剂而身凉食进，兼服八味丸，二十余日而愈。此论痢间有属寒之说也。景岳云：今之病痢疾者，虚常六七，而医之治痢者，补无一二，气本陷矣，而再行其气，后重不益甚乎？中本虚矣，而复攻其积，元气不愈竭乎？湿热伤血，自宜调血，若过用推陈，血愈伤矣！津亡作渴，自宜生津，若专于渗利，津愈耗矣！庸工专守痛无补法，不知因虚而痛者。愈攻则愈痛矣。且虚而当补，自有所据。凡脉息微弱者可补，形体虚羸者可补，胸膈宽快者可补，病后而痢者可补，因攻而剧者可补。然而尤有至要者则在脾肾两脏。如先泻而后痢者，脾传肾为贼邪难疗，先痢而后泻者，肾传脾为微邪易治。经曰：肾者，胃之关也。又肾开窍于二阴，故下多则阴亡，未有久痢而肾不伤者。故治痢不知补肾，非其治也。凡四君、归脾、补中，皆补脾虚，未尝不善，若病火衰，设非桂、附大补命门真阳，以救脾家之母，则饮食何由而进，门户何由而固，真元何由而复耶？又赵氏谓：病本热痢，迁延日久，各症不减，或反加重，理当别治，竟作虚痛，（愚谓必先曾用通泄寒凉等药太过，症变虚寒，口不渴而喜热

饮，小便清而不赤涩，下利水谷而澄彻清冷，腹痛绵绵而手按即止，四肢厥冷，脉微沉细，见诸脉症，方可议投温补，又必先以温药小剂探之，如得中病而止）须用补中益气，一升一补。如少腹重坠，切痛奔豚，此兼属少阴症，合四神丸，去五味，加肉桂，甚加附子。如有纯血者，加炒黑干姜，虚回而痢自止。此论痢亦有温补之说也。余每观昔贤诸论，始则中心喜焉，诵而识焉，乃阅历久之，久之而卒少见者，岂诸贤欺我哉！因寤寐思之，久而恍然。知古人乃究病情之变幻，恐后人明于此而不明于彼，或误治遗祸，原非常有之症，乃世之医者不深察其旨，往往好奇自高，不辨寒热虚实，一遇痢疾概用理中、桂附，竟为家常茶饭，不用操刀，沿门被戮，接踵死亡，乃尤谓如此大剂温补，而弗能挽回，此真天命使然。噫！岂不谬哉，独不考之。河间云：古以赤痢为热，白痢为寒。果尔则赤白相兼者，岂寒热同病乎！又言白痢为寒，则当不能消谷，何由反化为脓耶？故凡谷消化者，无问色及他症，便为热也。丹溪亦言：赤痢自小肠来，白痢自大肠来，皆湿热为本。沈氏则辨谓：邪伤大小肠气分则痢白，邪伤大小肠血分则痢血，甚为明确。戴氏云：痢虽有赤白二色，终无寒热之分，通作湿热处治，但分新旧虚实，与赤白带同治。《原病式》曰：病本湿热，然竟有用辛热药而得愈。盖病之微者，得辛热则郁结开通，气和而愈；甚者，其病转极。吕晚村言痢疾与伤寒不同，颇有口不渴，喜热饮，小便清，身不热，腹喜热手熨，而仍属火症者。所以仲淳立论则曰：凡

治滞下与滑泄自利不同，滑泄自利不止，有可涩之道。若夫滞下，本属湿热涩滞不行，法宜清热疏利之药，忌兜涩。大肠与肺为表里，大肠既有湿热留滞，则肺家必有热，肺气喜通利，恶闭涩，倘误投止涩，使湿热无所宣泄，肺气不得下行，非惟滞下转增，湿热熏蒸，上干乎肺，则胀闷气逆，不眠不食，诸症至矣。王宇泰论此症最为险恶，生死所关，不惟时医治之无术，而古今治法千家，多不得窍，是以不能速收全效。余经二十余年，颇有妙悟，百试百效，然后能破诸家之迷障，而为奇妙之方。论曰：古人治痢，皆曰热则清之，寒则温之，初起热盛则下之，有表症则汗之，小便赤涩则分利之。此五者举世信用，若规矩准绳之不易者。予独谓五者惟清热一法无忌。其四法则犯大忌，必不可用。一忌温补。痢之为病，乃湿热蕴积，胶滞于肠胃之中，清邪热，导滞气，行瘀血，则其病速除。若即用参术等温补，则热愈盛，气愈滞，而血亦凝。久之正气虚，则邪气犹炽；缠绵不已，欲补而涩之则助邪，清而疏之则愈滑。遂至不可救疗者，初投温补之祸也。一忌大下，痢自邪热胶滞肠胃而成，与沟渠壅塞相似，惟用药磨刮疏通则愈。若用承气大下之药，譬如清荡壅塞之渠，必不可去，徒伤胃气损元气而已。正气损伤，邪气不除，强壮者犹可，怯弱者必危矣。一忌发汗。痢有身发热汗，头疼目眩者，此非外感，乃内毒熏蒸，自内达外，虽有表症，实非寒邪也。若发汗则泄其正气，而邪气得以恣肆。且风剂燥热，愈助邪热，表虚于外，邪炽于内，鲜不毙

矣。一忌分利小便。利小便者，治水泻之圣法也，而以之治痢则乖。痢自邪热胶滞，津液枯涩而成，若用五苓等剂分利，津液愈枯，涩滞愈甚，遂至缠绵不愈，则即分利之害也。若清热导滞，则痢自愈，而小便自利，安用分利为哉？统而论之，景岳诸氏之说，尽痢疾之变也，欲以广学人之识也；河间诸氏之说，言痢疾之常也，所以适学人之用也。能明此义，而用其常，识其变，庶治痢不致杀人矣。

王太史治痢奇方　治痢或红或白，或红白相兼，里急后重腹痛，或身热者，主此加减。

黄连　黄芩苦能燥湿，寒能除热　**白芍**补脾则中气不下陷，制肝则木邪不敢犯。各一二三钱　**当归**五分至一钱　**桃仁**钱许　**红花**行血则便脓自愈。三分　**枳壳**一二三钱　**青皮　槟榔　厚朴**各钱许。孕妇去桃、红、槟、朴　**木香**调气则后重自除，五分，呕恶去归、红、香、朴　**楂肉**消积滞，二三钱　**地榆**止血痢，一二三钱　**甘草**调胃气。五分至一钱，呕恶去之。如单白无红者，去桃、红、地榆，加橘红；涩滞甚者，加（酒煮）大黄（经曰：暴者夺之。又曰：通因通用。一二钱。服一二剂乃除之）；腹痛甚者，加玄胡（时珍曾治一人下痢，腹痛垂死，一味为末，米饭调服三钱，痛即减半）；如发热者，加柴胡（痢疾纵有表证，嘉言谓当从少阳和解主治，若非表症身热，既有芩、连清热解毒，加柴胡亦甚合嘉言少阳生发之气，传入土中，因而下陷，当先以辛凉之说）。若痢至月余，脾胃弱而虚滑者，当加参、术（扶

脾胃之元气。一切破气血之药，宜减去之）。

此方和解清热，破结消积，调气行血，为治痢之神剂。即芍药汤之法，随痢之新久，而加减用之。

芍药黄芩汤 亦治痢之神方。

白芍安脾胃而和血脉，治腹痛而止泻痢 **甘草 茯苓**益脾胃 **黄芩 黄连**清热邪 **枳壳**破结气 **橘红**通滞气。赤痢加地榆（凉血）、红曲（活血）。如痛甚者，可再加乳香、没药（散血通滞）。里急甚者，加当归（和血）；后重甚者加槟榔（降气下行）；积滞多者，调服滑石末（取其滑能利诸窍，通壅滞，下垢腻，甘能和胃气，寒能消暑热）。如下痢不止，佐以升麻、葛根。若呕吐者（忌用升提），加石莲子、陈松萝（下气降火）。若热毒血痢，用鲜金银藤（数两），煎汤煎药（取其甘能和中益血，寒能除热解毒）。如胃弱虚人，加莲肉（炒黄，三四十粒）、扁豆（炒黄，三四钱）。虚甚者，加人参（量用至一两。要知治痢，当顾胃气为急）。痢久者，加乌梅（一二枚，取其酸能敛血固肠）。作渴亦用（取其酸能生津止渴）。

此方亦以和脾清热，破结导滞为主，与王宇泰方大同小异。仲淳用如金丸一方，只川连一味，姜汁浸拌，隔土瓦炒，姜汁和水泛丸，每服四钱，随症用药，煎汤送下，极称其功效之神，能挽垂绝之症。奈庸医畏投，深惜此方之遇塞也。每观仲淳治痢，用药不脱前方诸品。但白术燥肾闭气，为滞下家所忌；大黄长驱直捣，非胃弱人所宜；桃仁、红花善能疏瘀血，既下行无取，又重伤之；其

青皮太峻，厚朴过温，少见用。此外，药品亦无多，因症加减，投之辄效。人称仲淳疟痢，盖独开门户者也。

大黄丸 痢疾初起，壮实者宜之。若因误用固涩，以致邪热内蓄，积不得行，腹痛欲死者，即日久仍可酌用。

大黄蜜蒸，一斤 **枳壳**炒 **槟榔**各四两 **木香**忌见火，一两 **白芍**酒炒，六两 **甘草**炙，三两。炼蜜丸，绿豆大，白藤汤，吞三钱，重者五钱，以行二三次，腹中爽快为度，胃弱者禁施。积滞多，而元气虚者，人参汤服。孕妇，人参汤中加砂仁。

此通因通用之法，一方用大黄、韭菜拌，蒸晒九次，蜜丸，亦简便神方也。

地汁蜜浆饮 素阴虚人，里急后重者宜之。（胸膈不宽快者，勿投）

生地二三两，煎一二滚，绞汁一大碗 **生白蜜**半杯和汁调匀。顿饮一碗，积自润下

此甘寒润下之剂，凡病后及老人津液干枯，产后亡血，致大便秘结者皆宜。

参莲汤 治噤口痢，吐不纳药者。

人参扶胃家之正气，一二钱至一两 **石莲子**去心炒黄，五钱 **黄连**清湿热之邪毒，姜汁炒，一二钱至五钱。一方无黄连（嘉言谓其但能苦降，不能升提，况非胃虚所宜。愚谓姜汁拌炒，则开降并行；人参同用，则补泻兼施），一方无人参、黄连，加陈松萝（五钱。虞天民谓此症亦有不能用参者，以阴太虚，而阳邪太甚也），随宜采用（若因痢久胃气伤，则宜用参缓缓服之，但得一口下咽，虚热随开）。外用田螺（捣如泥），加麝香（少许）纳脐中（引火热

147

行下，甚妙）。

此补虚清热噤口痢之圣药也。按：噤口痢症最重，因湿热之毒，闭塞胃口，正气衰惫，莫能与争，故滴水不进，若用丁香、砂仁之属，则杀人矣。

生地黄汤 治热痢不止。

生地凉血补阴 **地榆**凉血泄热 **甘草**调和胃气 又加**犀角**凉血解毒 **羚羊角**治热毒痢血，疗腹痛热满 **龟甲 生鸡子**皆补阴除热，能止久痢 **黄柏**痢久则下焦虚，肾欲坚，急食苦以坚之，黄柏是也。皆可采用。宜用金银花（二三两）煎汤煎药。

此凉血和胃之剂，血凉胃和，痢自止矣。盖痢久则伤阴，故补阴除热之品，可议加也。

栝楼根汤 治下虚津耗，口燥咽干，渴饮烦躁，宜此救之。

花粉 麦冬生津 **茯苓 甘草 大枣**调胃

此生津调胃之剂，亦痢门之一法也。

脱肛洗方

五倍子 石榴皮各一两 **明矾**四两，煎浓汤，再用**大田螺**数枚，去壳捣烂 **猪胆**二三枚，取汁，同入汤中，先熏后洗。再用五倍子（炙末）、鳖头（末）、田螺汁调敷肛上，用软帛托入，一日三四次。凡治脱肛，勿论虚实寒热，用药皆以升提为主。

肠澼便血，身热则死。（阳盛阴衰故也）寒则生肠澼，下白沫，脉浮则死，脉沉则生。肠澼下脓血，脉悬绝则死，（脉至如丝，悬悬欲绝也，邪实正虚故死，然下痢则虚，若沉小之脉，是正象，非死脉也）滑大则生。（滑因血盛，大以气充，血气未伤，故生。然久痢而见数大及浮大坚之脉则死，以正已衰，而邪方盛也）

下痢发热不休者死，下痢唇若涂朱者死，下纯血者死，下如红苋汁者死，下如屋漏水者死，下如鱼脑或如猪肝者，皆半死半生。

痢（经谓之肠澼，后人又名滞下）举例

一 一督学因校事过劳感暑，遂下痢纯血。仲淳诊得其所由，遂用人参（五钱）、白芍（二钱）、莲肉（四十粒）、炙甘草（一钱五分）养正，黄连（三钱）清邪，红曲（一钱五分）和血，升麻（七分）、干葛（一钱）举其陷，乌梅（二枚）固其肠，调服滑石末（五钱）祛其积。二剂而愈。督学曰：痢止矣，心摇摇不能阅卷，奈何？仲淳曰：此劳心太过，暑因客之，故尔。加枣仁、竹叶一剂而平。

二 一妇方孕五月，患滞下腹痛，日下数次。仲淳用白芍（五钱）、莲肉（四十粒）、扁豆（三钱）、炙甘草（一钱）、黄连（四钱）、黄芩（三钱）、红曲（二钱）、枳壳（三钱）、橘红（一钱五分）、升麻（五分）、葛根（一钱五分）、乌梅（一枚），甫服一盏，觉药行至腹，即解一次，痛亦随已，滞下痊愈。

三 一妇患痢，日夜几百行，身热发呕，一呕数十声不绝，已治后事。仲淳令服如金丸，因思饮，又用人参、扁豆、甘草培其胃气，黄连清其热邪，橘红理气通滞，滑石祛积除热，煎服。再

进如金丸二剂，势稍定。更数服而愈。

四　一人秋间患痢，凡香、连、枳、朴等剂，用之两月，而病不衰。士材诊之，滑而有力，失下之故也。用香、连、归、芍、枳壳、橘红，加大黄三钱，下秽物颇多。诊其脉尚有力，仍用前方，出积滞如鱼肠者数碗，调理十余日而痊。

五　一人年二十余，形体清瘦，素享安逸，因劳役日中，暑湿合内郁之火，而成痢疾。昼夜一二百次，不能起床，但饮水而不进食，其痛甚厉，肛门如火烙，扬手掷足，躁扰无奈。嘉言诊其脉，弦紧劲急，不为指挠。谓曰：此症肠胃为热毒所攻，其势如焚，救焚须在顷刻，若二三日外，必致朽腐矣。急用大黄、黄连、甘草各二两，煎成，随滚随服，服下稍宁片刻，少顷仍前躁扰，一昼夜服至二十余碗。次日见脉势稍柔，知病可愈，但用急法，不用急药。遂改用生地、麦冬各四两，另研生汁，而以花粉、丹皮、赤芍、甘草各一两，煎成和汁，大碗饮之。以其来势暴烈，一身津液从之奔竭，若待下痢止，而后生津养血，则枯稿一时难回，岂可泥润滞之药，而不急用乎？服之果然痢止，但遗些少气沫耳，等三日，思食腐浆，第四日，略进米汤。缓缓调至旬余，方能消谷。亦可见胃气之存留一线者，不可少此焦头烂额之客耳。

六　一人年七十余，平素体坚，不觉其老。秋月病痢，久而不愈，至冬月成休息痢。一昼夜十余行，面目浮肿，肌肤晦黑。嘉言诊其脉，沉数有力。谓曰：此阳邪陷入于阴之症也，以法治之，或可痊愈。用人参败毒散，本方煎就，以厚被围椅上坐定，置火其下，更以布条卷成鹅蛋状，置椅上垫定肛门，使内气不得下走。然后以药热服，良久又进，遂觉皮间津津微润，再溉以热汤，教令努力忍便，不得移身，如此二时之久，皮间津润未干，病者心躁畏热，忍不可忍，始令连被卧于床上，是晚只下痢二次。以后改用补中益气汤，一昼夜只下三次，不旬日而痊愈。盖内陷之邪，欲提之转从表出，不以逆流挽舟之法施之，其趋下之势，何所底哉！又一人患久痢，诸药不效，一医进以人参败毒散，其势差减，大有生机，但少此一段斡旋之法，竟无成功。故凡遇阳邪陷入阴分，如久疟、久痢、久热等症，皆当识此意，使其缓缓久久透出表外，方为合法。若急而速，则恐才出又入，徒伤其正耳。

七　沈若兹乃郎，因痘后食物不节，病泻痢，痢久脾虚，病疟，遂尔腹痛胀大。三年来服消导药无算，腹胀及泻痢总不见愈。服参苓白术稍效，后复如故。嘉言曰：病腹胀而下痢无度，腥水不臭，症本大危。盖无病人腹中之气，运转收摄，是以身体轻快，大便省约。今因久痢，气散不收，遂至腹胀肠鸣，便出不知，又误服行气利水药，是愈增其散，而治之益难。今则病势转深，又加四逆矣。暮热朝凉，一逆也。无病人身中荣卫，两无偏胜，故阳胜则发热，阴胜则恶寒。病疟之时，寒热交作，犹是阴阳互战，迨下久亡阴，整夜发热，一线之阴，为阳所乘，求其相战，不可得矣。大渴引饮救急，二逆也。内水亏竭，燎原之火自焚，不得不引外水以急救。然有形之水，不足以制无形之火，徒增胀满，而重伤其阴气。医不清其原，反用香燥之药，是愈助火而劫残阴矣。气喘不能仰睡，为三逆。夫男子气海在于脐下，乃元气之舍，性命之根也。久痢则真气亦散，势必上干清道而不下行，故鼻中鼾鼾有声而不能仰卧，屡用木香、槟、朴、腹皮等药，势必致未散之真气，归于尽散耳。所谓四逆者，汗出烦躁，则阴气虚尽，孤阳亦不能久留之兆也。总如岁运有温热，无寒凉，人物其免夭札疪疠乎。于此而图转旋之功，亦难之难矣。若兹强恳用药，因以滋阴润燥为主，地黄、门冬、阿胶等类，同蜜熬膏三斤。渠男三年为药所苦，得此甘味，日服十余次，服之半月，药尽身凉，气平不渴，不烦不利，诸症俱退，仍制理脾药善后，痊愈。

卷九御集　症方发明　（四）

肿胀

肿者，肌肉之肿，肿于面目四肢者也。胀者，腹中之胀，胀于胸腹之间者也。肿为轻而胀为重。肿胀兼有，虽重犹可十全其五。此症有虚有实，若面目四肢，咸无肿形，但腹胀大如鼓，是名单腹胀，亦曰鼓胀，属虚者多重而难治。经曰：饮入于胃，游溢精气，上输于脾，脾气散精，上归于肺，通调水道，下输膀胱。肿胀者，或因食积，或因滞痰，或因瘀血，或因湿热，或因燥热，阻滞中宫，脾不散精，肺不通调，以致清浊不分，水道不利，遂成肿胀。然脾胃元气，犹未衰惫，苟能辨其食积痰血，湿热燥热而治之，更当察其在气者破其结气，则气道通行，而三焦不致壅闭，在水者清其肺金，则膀胱气化，而水湿不致淫溢，内邪一行，肿胀随消。即挟虚所致，如饮食频伤，或寒凉太过，或病后产后，总以理脾为主，视所挟症加减，无不获效。故脾虚不能运化，气虚肿胀者，脾健自能运气也；土虚不能制水，泛滥肿胀者，土旺自能制水也。观《金匮》治肿之大法，谓诸有水者，腰以上肿当发汗，腰以下肿当利小便，开鬼门，洁净府。盖邪从汗散，水向便通也。按喻沈二氏之论，欲发汗者，当兼实表，

如人参败毒散之类；欲利小便者，当兼养阴，如四苓散加地、冬之类，方为良手。大抵此症初起易治，以正未虚，而邪未甚也；久遂难痊，以邪已炽，而正已衰也。贾洛阳谓病肿不治，必为锢疾，虽有扁卢，亦莫能为。肿之危害，犹尚如此，况鼓胀乎。鼓胀一症，东垣主寒，河间主火，丹溪主脾虚，论似有异，然各发明《内经》，同出一原。经曰：脏寒生满病。又曰：胃中寒主胀满。盖人身之气，热则流通，寒则凝结，凝结则胀满生焉。经曰：诸胀腹大，皆属于热。大凡物热盛则丰隆，寒盛则敛缩。故热气内盛则胀满，但有湿热燥热之分。经曰：脾虚则腹胀肠鸣，飧泄食不化。所谓气虚中满者是也。此则宜遵丹溪扶脾补气之治。故三子之说，不可偏废，并宜详究。按虞天民论鼓胀，属寒者少，属热者多。又谓鼓胀起于脾虚气损，治之当以大补之剂，培其根本，少加顺气，以通其滞。有挟积者，佐消导以祛其积；有挟热者，加寒凉以清其热。如单用大补，而佐使不明，则反成壅滞，而胀愈甚矣。故此症脾虽损，而无热以扰之，则一补脾而获愈；热虽有而脾未损，则一清热而奏功。如二者俱有，则将大补脾之正气，而正气未受补，邪热先炽矣；将清热以伐邪，而邪未退，正气愈虚矣。故虚症医治最难，而虚症之不可用温补，

151

而宜用清补者之尤难也。兹而间遇实证，则因气郁者理气，因食积者消积，因瘀血者消瘀，因痰滞者化痰，对症投剂，自无不效。但虚实之辨，不可不明。景岳谓肿胀，大都先胀于内，而后肿于外者多实；先肿于表，而后胀于里者多虚。小便黄赤，大便秘结，多实；小便清白，大便溏泄，多虚。脉滑数有力者多实，弦浮微细者多虚。面色红声粗者多实，色悴声短者多虚。诸凡实证，或六淫外客，或气食内伤，阳邪急速，其来必暴，每成于数日之间；若是虚证，或情志积劳，或酒色过度，日积月累，其来有渐，每成于经月之后。世人不察虚实，专守下则胀已之一法，虽得少宽于一时，真气愈衰，未几而肿胀再作，遂致不救。故临症用补用泻，最当详审。总使实证治从清利，才见平复，即当培补根本为主。夫肿胀之病，多有标实本虚者，泻之不可，补之无功，最为危候。以上诸法，此其大略也。肿胀重病，是贵医者望闻问切之神明，对症施治，以尽其变通之妙，则善考《内经》论五脏六腑，各有肿胀。景岳谓，经言：诸湿肿满胀，皆属于脾。又言其本在肾，其末在肺，皆聚水也。又言肾者胃之关也，关门不利，故聚水而从其类也。虽诸经皆有肿胀，而脾主营运，肺主气化，肾主五液，无不由于脾肺肾三脏，此真知本之言矣。

大安丸（即保和丸加白术）治食积肿胀，或单腹胀大，（必中脘有微块，按之微痛）饮食不快，（伤食故恶食）小便不通，大便或溏或秘。

白术健脾，土炒　**茯苓**利水　**楂肉**
麦芽　**神曲**消积，各三两　**卜子**除膨

橘红理气　**连翘仁**清热　**半夏**消痰，各二两，无湿痰者大忌

咳喘加桑皮、苏子，积多加莪术，热甚加黄连。渴去半夏，加麦冬。小便不利加车前，虚者加人参。（或丸或散或汤，俱可）

此方健脾、消积、清热，数剂知，半月一月愈矣。虞天民云：大抵肿胀食积而成者为多，主此随症加减，百发百中。余每合鸡金散用，甚效。

鸡金散

鸡内金消积，五钱　**沉香**四钱　**砂仁**六钱　**陈香橼皮**皆理气化滞之品，焙一两，为末，白汤调服二三钱。虚者参汤下。

此消积下气之剂，仿《内经》鸡矢醴方之法也。经曰：有病心腹满，旦食则不能暮食，名为鼓胀，治之以鸡矢醴，（干鸡矢，炒焦，酒煎服。最伤胃气，勿用）一剂知，二剂已。经又曰：其时有复发者，此饮食不节也。观此则知病愈后，当节饮食为要。

木香流气饮（重订）治气郁腹胀，（或因食、因痰、因恼怒，气郁不行，则闭塞而致腹胀）皮厚色苍，或一身尽肿。或自上而下，（皆气胀之的辨）按之窅而不起。（然水在肌肉之中，轻按则散，亦不能猝聚，如按糟囊者然，不可不知）

木香　沉香　砂仁　苏子　橘红　枳壳皆利气之品，气利则郁自开，食自消，痰自降，水自行　**郁金**开郁滞之气，又善能行瘀，恐气滞则血凝也　**腹皮**开心腹之气　**甜葶苈**泄气分之闭。二味又均能逐水，恐气滞则水停也。如有热（气郁则生火也）加连翘（其性清

凉，能除瘀热，其气芬芳，能散郁结）；如因食滞，加山楂、麦芽；如因痰壅，加半夏、瓜蒌。

此利气之剂也，果人壮气实，可用。嘉言谓若虚人腹胀，乃气散不收，更散其气，岂欲直裂其腹乎？收之不能遽收，缓缓图成可也，即泻肺泻膀胱之药，亦不可施。按经言：腹胀者，寒气客于皮肤之间，然不坚，腹大身尽肿，皮厚，按其腹而不起，腹色不变。殆亦在气分之胀欤。

茯苓导水汤 治水气肿胀，眼胞上下微肿，肢体重着，（湿伤肌肉故重）咳嗽怔忡，（水气射肺则咳，凌心故悸）股间清冷，皮薄色亮。或肿有分界，或自下而上，（是水肿之的辨）或头面手足遍身尽肿，手按随起，（然气胀亦有按之随起者，如按气囊者然）小便秘涩，主此加减。

茯苓 **泽泻**洁净府 **紫苏**开鬼门 **白术**理脾或用米仁，或用茅术 **麦冬**清肺 **木香** **砂仁** **橘红**利气 **桑皮**去肺中之水 **腹皮**逐皮肤之水 **木瓜**和胃制肝，又能祛湿 **槟榔**破滞降气，又能下水，甘澜水煎药先将水煎数百滚，取其性达趋下，且水力轻微，不为肾之助也。如因食滞，去木瓜，加枳实、山楂。如因痰壅，去木瓜、麦冬，加半夏、葶苈。如因湿热，去紫苏，加滑石、海金沙。热甚，再加芩、连。

此导水之平剂。上症即《内经》水胀之病。经言：水始起也，目窠上微肿，颈脉动，时咳，邻股间寒，足胫肿，腹乃大，其水已成。以手按其腹，随手而起，如裹水之状。其论致病之因，则又

言三阴结谓之水，三阴者，手太阴肺，足太阴脾也。嘉言谓水病莫不本之胃经，乃以属之肺脾者何耶？使脾能转输水精于上，肺能通调水道于下，海不扬波矣。惟二脏之气结不行，则胃中之水日蓄，浸灌表里，无所不到也。故治法宜伸脾肺之权为主，然其要尤在于肾，肾为胃关，肾司开合故也。虞天民言：丹溪又有阳水之说，不过燥热为之；阴水之说，不过湿热为之也。至若《金匮》论风水、皮水、正水、石水、黄汗五证，有志深造者，所宜审焉。

大戟枣子 治水肿如神。

大戟苦寒有毒，能下十二经之水，二钱 **大枣**恐下伤脾胃，用以补之，百枚，同煮一时，汁尽为度，去戟不用，取枣晒干，每日食枣数枚，分作三次服，以利为度，以平为期，服此忌用甘草

此逐水之峻剂也。药虽峻厉，得枣助之，且陆续以进，得利即止，果脉症俱实，宜下，若畏而不服，反有养病害身之患，较之舟车浚川等方，虽为稍缓，然虚弱者终不可轻用也。

麦冬饮 治燥热肿胀，（肺燥则热，失清肃降下之令，不能通。调水道，渍于高原，淫于皮肤，而水肿作矣。初病必或喘或咳）小便秘涩，（虽秘，其少腹必不急）大便燥结。（肺与大肠为表里，燥热则不能濡润也）

麦冬清肺以开降下之源，两许 **粳米**益脾以培金之母，百粒

此清金、润燥、培土之剂，古方虽未注治燥热肿胀，余谓此方甚是恰当，可参清燥救肺汤诸药用之。

调荣散 （重订）治瘀血肿胀，或单

腹胀大，（皮肉必现赤纹，或腹中有块，按之不移而痛）不恶食，（故知块为瘀血）小便赤，（仲景云，小便自利，血症谛也。若兼热结膀胱气分，小便亦不利矣）大便黑。（瘀血渍之也）

丹参活血 **桃仁**各二三钱 **赤芍**破血，钱许 **刘寄奴**破血下胀之仙药，二三钱 **玄胡索**活血化气之神品，钱许 **泽兰**行血化之水，二三钱 **莪术**破气中之血，钱许。热加连翘、黄芩，或再加童便。如欲行瘀，量加制大黄，或参用大黄䗪虫丸（不宜过剂）。

此消瘀之剂也。瘀血化水，致成肿胀，其水不去，势必不瘀之血，亦尽化为水矣。故桑皮、腹皮、葶苈之属，亦可采入。嘉言谓：如挟虚者，须用人参大力者主持其间，则驱逐之药，始能奏功，果虚而挟寒者，方可议加桂、附。又论蛊胀，与鼓胀不同。鼓胀者，中空无物，腹皮绷急，多属于气。蛊胀者，中实有物，腹形充大，非虫即血。血蛊一症，东方沿海一带，擅鱼盐之饶，比他处更多，男妇俱有。以鱼者使人热中，盐者走血，血得热合，久则中焦冲和之气，亦渐化为热，气热则胀，血始不流。于是气居血中，血裹气外，渐至腹如抱瓮。观《内经》论石瘕、（血如石）肠覃（覃延布而深也）二症，言石瘕生于胞中，因恶血当泻不泻（败血也）以留止，日以益大，状如怀子，月事不以时下；若月事以时下，此肠覃之候，癖积因在肠外，不在胞中，故无妨月事。盖由汁沫所聚而成，皆生于女子，可导而下。

金银花散 治疮毒内攻，肿胀或单腹胀大。

金银花除肿胀，解热毒，一二三两，为君 **连翘仁**疮家要药 **黄芩** **花粉**清热 **橘红**理气 **茯苓** **车前** **木通**导邪泄溺 **腹皮**散大肠壅毒，消水气浮肿 **绿豆**清热解毒，利水除胀。热毒内甚，加犀角、黄连。

此清热解毒之剂，所谓治病必求其本也。

六味肾气汤 阴虚腰痛，腹大胫肿，（经言肾病者，腹大胫肿，故两足必先肿也）咳喘有痰不得卧，（经言不得卧，卧则喘者，是水气之客也。肾者水脏，主津液，主卧与喘也。又水病其本在肾，其末在肺，盖标本俱病也）甚至头面皆肿，（阴虚火炎，水随火溢之故）饮食知味，（胃无病也）溺涩便燥，（肾主二便，虚则不能濡润）此方主之。

六味地黄壮水补肾 **麦冬** **五味**清金敛肺 **牛膝**利腰膝而消脚肿 **车前**利小便而不走气。晓林云：予曾用前方未效，加牛膝、车前即应 **黑小豆**黑色通肾，能消水肿，煎汤煎药。

此壮水之剂。景岳云：肿胀由于水邪，主水者，还求水脏，乃探本之治法也。世人患阴虚者甚多，故相火泛滥其水而致肿胀者，赵氏此方，有功不浅。每见虚劳，而患此症者不少，若用破气利水燥热等药，比于操刃。赵氏又云：有一等肝经火郁肿胀，其症呕酸口苦，胁痛恶寒，面黄目黄，须以逍遥散舒其郁，继以前方滋其阴，亦禁用分利。

济生肾气丸（亦可小剂作煎）治脾肾虚寒，腹胀肢肿，小便不利，（肾为胃关，关门不利，则水聚于胃为胀，水溢

于四肢为浮肿，但溺虽少，而不黄赤，口不渴，手足冷，脉沉迟者，方作寒治）或喘急痰盛。（水乘肺则喘急，水泛上故痰盛）

八味地黄丸（用桂、附补阳，蒸动肾气，使关门开，而胃中积水始下，以阳主开故也）　**牛膝　车前**薛氏用茯苓为君，合此二味，治腰以下之水，其功甚大

此蒸动肾气开关之剂，果属真阳衰弱，投之自然神效。按节斋言火衰成病者，百无一二。薛氏赵氏，极夸此方之神，以致盲师不辨寒热，一遇肿胀，概投此剂，为害不浅。用是方者，审之慎之。

加味异功散　治单腹虚胀。（中空无物，腹皮绷急，多属于气）亦治脾虚肢体尽肿。

人参　白术　茯苓　米仁补脾胃之元气，脾得补而胀自消　**白芍**胀病多属肝木乘土，用白芍以土中泻木而安脾**橘红　木香　沉香**佐以调和中气。热加麦冬（散结热而下逆气），渴者尤宜。或加黄连（清脾胃之积热，丸制最止邪热）。有积加枳、曲、山楂、麦芽（助脾家之健运）。如肥人湿痰，加茅术、半夏（燥湿消痰，血家、渴家、汗家勿用）。如脾虚水肿，加绿豆、车前。如果虚而挟寒，方可加干姜（合理中汤方）。寒甚则加附桂（补命门之火，以生脾土，否则不可浪用）。

此方益气补脾为主，佐以调气之剂，备加减之法，以通其用。若系实症，即于前列诸方，对症取用。其有不大实，亦不大虚者，本方去参，加减治之，后

仍用参补之。按虞天民云：虚胀必服人参，人参必肺无热方可服，有热服之，肺火得参而愈甚。肺主出气，邪火挟气而出，脾胃受之，复助积热，则胀急益加，筋青脐出，危笃立见。故虚胀而不能服参，不救之症也。

二病之脉，实大者可治，虚微者难治，水病脉出者死；（谓沉按之则无，非浮脉主死也）

唇黑或肿，肝伤；缺盆平，心伤；脐突，脾伤；足心平，肾伤；背平，肺伤，五伤者死。阴囊及茎肿腐者死；泻后腹胀而有青筋者死：大便滑泄，水肿不消者死。水肿先起于腹，后散于四肢者可治；先起于四肢，后归于腹者死。男从上而下，女从下而上，皆难治。腹胀身热者死，腹胀寒热如疟者死，腹胀便血，（脾败不能统血也）脉大时绝者死，咳呕腹胀且飧泄，其脉绝者死。（上为咳呕，中则胀满，下为飧泄，三焦俱病，六脉已绝，安得不死）

肿胀　举例

一　一人夏月为炎威所逼，饮水十余碗，归家便闷胀不能食。旬日腹如抱瓮，气高而喘。士材曰：六脉坚实，皮薄而光，水停不化也。其病暴成，法当利之。用小胃丹，每服二钱，再剂而二便涌决如泉。后进一钱五分，腹减如故。用六君子汤，十贴痊愈。

二　一人大怒之后，复大醉。至明日目下微肿，七日而肢体皆肿，不能转侧，二便不通，烦闷欲绝。士材曰：脉沉且坚，当逐其水，用疏凿饮子一服而

二便快，再服而四肢宽，更以五皮饮服三日而愈。

三　一妇病鼓胀，遇方士，授一方，以陈葫芦一枚去顶入酒，以竹筋松其子，仍用顶封固，重汤煮数沸，去子饮酒，一吐几死。吐后腹渐宽，调理渐愈。盖元气有余而有痰故也。

四　一少年，患单腹胀大，二便不通，口臭喉烂，齿牙动摇，兼时梦遗。余询得由，知曾患霉疮，中水银药毒所致。记仲淳有铅收一法医案，因仿其治，用银花四两，犀角、生地、麦冬、粉草各两许，桔梗三钱，加黑铅四两，以土茯苓四两煎汤煎药。外用黑铅、银花斤余，粉草四两，煎汤洗浴漱口，服后二便去黑水甚多，二剂竟愈。

五　一人禀赋素壮，病余肥甘过度，腹胀气粗。士材诊之，脉盛而滑，按之不甚虚，宜以利气之药，少佐参、术，病家畏疑。李曰：即畏参不用，攻击之剂，决不可投，后仍用理脾疏气之剂而安。

六　一人患鼓胀，脾气消损，犹能饮食，第腹痛而暴胀。虞天民谓此火也，以香连丸、白术汤下之，遂失气甚多，而胀痛皆愈。一医谓脾气大虚，与补剂二三服，胀痛仍作，脉反虚小。乃曰：脉小不补，病安能瘥，乃大补之，竟成不救。又一人鼓胀，腹痛而兼吐，亦属火也，与清凉降气和中之剂，病寻愈矣。一医云：真元下陷，非大补不可，自后愈补愈胀，腹如裂状，顿死。由是观之，则知治是病者，清补当适其宜，不可执一。

七　一人中年无子，患鼓胀，势甚危。仲淳令其静养别室，翛然独坐独宿，用归脾汤，六味丸，朝暮间服不辍，食淡五年，连举二子。

八　一人因肚腹鼓胀，饮食少思，服二陈、枳实之类，小便不利，大便不实，痰嗽腹胀。服破气利水之剂，手足俱冷。立斋曰：此足三阴虚寒之症也。用济生肾气丸，不月而康。

九　一妇素有痰热，治者多用寒凉，偶得小康，四年余，屡进屡退，于是元气消灼，忽患遍身浮肿，手足麻冷，日夜咳嗽，烦躁引饮，小水不利，大肉尽去，势将危殆。立斋诊其脉，洪大无伦，按之如无虚。此虚热无火，当益火之源，以生脾土。与济生肾气丸料服之，小便涌决如泉。日服前丸，及补脾之药，二十余剂而愈。

嗝

噎塞反胃，总是血液衰耗，胃脘干槁，以致不能游溢精气输脾，脾不散精归肺，气耗者难于下水，津伤者难于下食，津伤则噎，气耗则嗝，治者慎之。肺之津液先竭，气不下顺，水饮可行，食物难入，名曰噎塞，其槁在上；食物可入，良久复出，名曰反胃，其槁在下，皆谓之嗝。经所谓嗝则闭绝，多属气衰、血耗、火衰。张鸡峰以为神思间病，《内经》以为此暴忧之疾。大抵气血亏损，复因悲思忧患，则脾胃益伤，血液愈耗，气郁则生痰生火。故治嗝之法，补气、养血、润燥为本，降火、消痰、开郁、顺气为佐。须得病者慎自能养静，可保延年。若纵七情，虽用药得当，终难挽回。其有属实者，或因瘀血，或因积痰，或因食滞，或因气郁，或因火因虫，各随见症而理之。方书论反胃，虽有属寒之条，然卒少见。必如《金匮》所云脾伤则食不磨，朝食暮吐，暮食朝吐，宿谷不化者，正合《内经》澄澈清冷，皆属于寒。王太仆谓食久反出是无火也之说，又必小便清白为据，方可议投理中、八味之属。若不审辨，而概投香燥热药，适以速其亡也，可不慎诸。

参乳利嗝汤（自制）嗝证主此加减。

人参补气，二三钱　**人乳**养血，一杯，或用牛乳　**麦冬**润燥，五钱　**芦根汁**降火　**竹沥**消痰，各一钱　**郁金**开郁，一钱　**苏子**三钱，炒研　**橘红**一钱　**枇杷叶**顺气。去毛、姜汁炙，四大片　**白芍**敛逆气，安脾胃。三钱，酒炒　**山楂**行结气，消滞血，三钱

此方补气、养血、润燥为主，佐以降火消痰，开郁顺气之剂，虚者宜之。

再造丹　嗝病不治之症，亦能挽回奏效。

川黄连二两，先同金银各二两，煎浓汁三碗　**大田螺**五十个，仰摆盘内，以黄连汁挑点螺眼上，顷刻化成水，将绢滤收，同黄连、金银器煎至碗半　入**煎萝卜子汁**半碗，煎至碗半　入**韭菜汁**半碗，煎至碗半　入**侧柏叶汁**半碗，煎至碗半　入**梨汁**一碗，煎至碗半　入**竹沥**一碗，煎至碗半　入**童便**一碗，煎至碗半，取出金银器　入**人乳**二碗，煎至一碗　入**羊乳**（二碗，煎至一碗）　入**牛乳**二碗，微火煎至成膏，取膏入瓷罐内，封口埋土内一夜，以去火气，每用一酒杯，白汤下。极重者三服全愈，如

汤水不能进者，将膏挑置舌上，随津咽下，遂能饮食，只可食糜粥，一月后方可用饭

昔人治反胃症愈后，只用人参（五钱）、陈皮（一钱）、黄米（一两）作汤细啜，旬日后，方与粥，恐仓廪未固，复致败坏耳。

此方清火消痰，祛瘀滋阴，养血润燥之剂，得之何氏家传效方，称其能回垂绝之症，以再造名之。

六味地黄汤（见虚劳）治阴虚嗝证。

六味合竹茹汤，加人乳、蔗浆、梨汁、青铅之属（癸水之精，色黑通肾，镇坠之剂）。

此壮水、滋阴、润燥，求本之治也。《医贯》云：经言三阳结谓之嗝。三阳者，大小肠，膀胱也。大小肠主津液，膀胱藏津液，三阳热结，则津液燥竭，气亦耗损，以致前后闭塞，下既不通，必反于上，直犯清空，上冲吸门喉咽，所以噎塞不下，纵稍能入，反引动胃中之火，终必胃反而出也。然三阳之所以致结热，多由肾水干枯之故。盖肾主五液，司二便，肾合膀胱也。此症男子年高色欲者常患之。老人天癸已竭，只有孤阳，当以养阴为主。褚氏所谓上病疗下，须用六味丸料，大剂煎饮，久服可挽于十中之一二，又须宜远房帏，薄滋味也。若曰温胃，胃本不寒。若用开郁香燥之品，适以助火。若下承气，苦寒损胃则津液愈竭。无如补阴，则焰光自灭，世俗不明，余特详揭。

大黄䗪虫丸（见虚劳）治胃脘停瘀成嗝，食下作痛。

宜去甘草。可用韭汁泛丸，一方用

韭汁（消瘀）、牛乳（养血润燥）二味和匀服。（胃弱者勿用）

旋覆代赭汤 治积饮成噎，肥人宜之，并治呃逆。

旋覆花味咸润下，能祛痰饮，一二钱。煎成绢滤清服 **代赭石**性重坠下，能镇逆气，煅研细末，调服钱许 **半夏**治饮止呕，一二钱 **生姜汁**开痰止呕，二三小匙 **人参**壮胃止呕，可加白蜜（合参、半即大半夏汤）。原方有甘、枣（呕家忌甘，去之）。

人参利膈丸（自订）治脾胃食滞成噎，痞满不利，大便燥结。

人参 白芍恐承气太峻，故用参，芍以监之 **大黄**通结，九制 **枳实 厚朴 槟榔**破滞，各等分 **沉香**降气减半，水泛为丸，每服钱许。白汤送下，一日三服

沉香降气散（见喘门）治气滞成噎。

宜加甘蔗浆、芦根汁、梨汁、羚羊角（降气逆，治噎塞）之属。

竹茹汤（见伤寒）治胃中积热成噎。

宜加黄连（姜汁炒）、大田螺汁（皆至寒清胃，数大匙）、童便（恐有瘀凝，童便能降火而行瘀）、竹沥（恐有痰滞，竹沥能除热而逐痰，各一杯），加金银器同煎（镇安逆气）。

槟黄丸 万应丸（俱见胃脘痛）治虫积成噎。

此七方噎症之属实者，随其所因，选而用之。

脉紧而涩难治。（见贼克之脉也）年满六旬者难治。（禀厚善守禁忌，尊信医药，亦有生者）粪如羊屎者不治。（肠干小而不宽大者）口吐白沫者不

治。皮肉干枯者不治。胸腹嘈痛如刀割者死。

噎 举例

一 一人年二十五岁，以鼓盆之戚，悲哀过度，不能食饭，及十余日，粥亦不能食，随食随吐，二便闭塞，脉按有力。士材以酒蒸大黄加桃仁、当归、砂仁、陈皮以蜜丸与服。凡五服而下燥屎干血甚多，病若失矣，数日之间，能食倍常。

二 一人饮食辄吐，或兼酸水，或兼苦水，心胁作痛。余曰：此是木郁火郁之症。遵赵氏治法，用黄连少加吴茱萸，煎汤细细呷之，服加味逍遥散，果效。愈后以六味加减调理之。

三 一妇忧怒之余，辄得噎，胸中隐隐痛。士材诊之曰：脉紧且滑，痰在上脘，用二陈汤加竹沥、姜汁，四剂病尚不减。改大半夏汤，半夏五钱，人参、白蜜各三钱，甘润水煎服。四贴胸痛乃止，又四贴而噎减，至二十剂而安。此湿痰满中，非半夏不治，若泥为燥，而以他药代之，岂能愈乎？惟痰不盛，形不肥者，不宜与服也。

四 一妇患噎症，因怒因劳即发。发时必在黄昏，既痛且吐，先吐清涎，以及午食，乃及早食，吐尽得安。日日如是，百药不效。景岳诊之，脉弦而大。曰：此经所谓下噎症也。弦为中虚，大为阴不足，因命门气衰，则食至下焦，不能传化，故直至日夕阳衰之时，逆而还出耳。乃用八味、参、杞之属，大补阴中之阳，随手而愈。乃嘱其加意慎重，

调至年余始愈。

呕吐

呕者，有声有物；吐者，有物无声；有声无物，则为干呕；泛泛欲吐，则为恶心。东垣俱以属之脾胃，诚为至论。经言足太阴病，食则呕。又谓食则呕者，物盛满而上溢故呕。则知胃为呕吐之总司，乃脾失健运之常为本也。然所致之因不一。如经言诸逆冲上，皆属于火。又言诸呕吐酸，皆属于热。此因热之所致也。又言寒气客于肠胃，厥逆上出，故痛而呕，此因寒之所致也。又言肝所生病，胸满呕逆。又言胆液泄则口苦；胃气逆则呕苦，名曰胆呕。此二条，乃木邪乘胃上逆之所致。又言诸阳气浮无所依从而呕者，此肾阴虚而孤阳上浮之所致。又《金匮》论呕家本渴，今反不渴者，以心下有支饮故也。此属痰饮之呕吐。洁古又有因气滞，因食积所致之呕吐。昔人云：吐而诸药不效，必假镇重以坠之；吐而中气久虚，必借谷食以和之。详别其因，对症用药，不胶于一定之迹，方可应无穷之变耳。

竹茹汤（见伤寒）经云：诸逆冲上，皆属于火。宜此为主。

可加石斛（清胃除热），苏子（降气除呕），茯苓（导气平火）。虚者加人参（补胃气），白芍（敛逆气），扁豆（下气和中）。如行镇重，加代赭石末调服。

左金丸（见胁痛）经云：诸呕吐酸，皆属于热。又云：肝所生病，为胸满呕逆。宜此为主。

可加白芍、木瓜（和胃制肝），苏子，茯苓，橘红，枇杷叶之属。

此二方皆挟热呕吐之良剂，投之辄效。以世人之病，因火热者甚多也。

橘红半夏汤《金匮》云：呕家本渴，今反不渴者，以心下有痰饮故也。宜此为主。

橘红下气清痰　**半夏**治饮止呕　**生姜**开痰止呕。可加茯苓。如痰饮而有火者，加黄连（姜汁炒）。如呕吐因寒者，本方加砂仁、豆蔻。挟虚者再加人参。

此因痰饮呕吐之剂，每见今人治呕，必用半夏，不知东垣云：生姜止呕，但治表实气壅，若胃虚谷气不行，惟当补胃。仲淳谓呕吐若由火冲胃热，而不由寒湿痰壅者，切禁半夏。盖世人阴虚血少，津液不足者多，半夏辛温有毒，最损津液，故相宜者绝少也。

保和丸（见泄泻）

此方因伤食呕吐者，主此加减。

沉香降气散

沉香　砂仁　苏子　橘红　枇杷叶　茯苓　麦冬皆下气降逆之品。挟热者加甘蔗浆、芦根汁。

此方因气滞呕吐者，可用之。

呕吐大痛，色如青菜叶者死。

霍乱

霍乱者，挥霍撩乱，起于仓卒，心腹大痛，呕吐泻痢，或憎寒壮热，头痛眩晕，先心痛则先吐，先腹痛则先泻，心腹俱痛，则吐泻交作。吐泻躁扰烦乱者，方为霍乱。不烦乱者，止名吐泻。经言：岁土不及，风乃大行，民病霍乱。此脾弱肝强之所致也。又言：土郁之发，民病霍乱。此郁极则发之所致也。又言：太阴所至，为中满霍乱。此湿伤之所致也。又言：热至则身热霍乱。此火热之所致也。又言：足太阴厥气上逆则霍乱。又言：清浊相干，乱于肠胃，则为霍乱。此因厥气上逆，清浊不分，饮食不节之所致。《内经》所论致病之因如此。而张戴人则谓霍乱由风、湿、暍三气合邪为病。盖脾湿，土为风木所克，郁则为热乃发，发则火上炎故吐，吐者暍也。脾湿下注故泻，泻者湿也。风急甚故转筋，转筋者风也。是统《内经》风郁湿火合发为言。惟河间则专主火热，而谓三焦为水谷传化之道路，热气甚则传化失常而吐泻霍乱，火性躁动故也。俗只谓停食者，误也。转筋者，热气燥灼于筋，故筋挛而痛，并非寒也。巢氏论霍乱，谓由阴阳二气相干，乱于肠胃间，因遇饮食而变。是即《内经》厥气上逆之条也。考之《金匮》以呕吐而利，名曰霍乱。是专指内伤饮食之病。以发热恶寒，头疼身痛吐利为霍乱者，是兼表邪之所发。又以热多欲饮水者为热，寒多不用水，汗出恶寒，四肢拘急，手足厥冷者为寒。辨表里寒热分治，诸论不同。自余观之，霍乱每起于夏秋之间，皆由外受暑热，内伤饮食，郁遏正气，不得宣行，陡然而发者为多，纵冬月患之，亦由夏月伏暑所致，不可泥《金匮》有属寒之条，而遂投理中、四逆等剂。王宇泰云：治霍乱当从《内经》随宜施治，不可执一。余谓凡病皆然，庶不致误。

加减桂苓甘露饮 治中暑霍乱、齿燥、烦渴、小便短赤。

石膏　滑石　寒水石 清暑除热。吐泻则脾胃大伤，石膏、寒水宜酌量用
茯苓 止吐定泻　**泽泻** 和水除湿。原方有桂枝（嫌其辛热）、白术（嫌其闭气，为霍乱家所忌，并忌温补酸收）、猪苓（中暑必多汗，勿过利小便，故去之）。宜加薄荷（辛散外邪，开气通窍）、石斛（清胃除热，厚肠止泻）、扁豆（和中消暑，化清降浊）、橘红（和胃调脾，理气通滞），引用白扁豆叶（捣汁一杯，和服一味，单服有神）。有食加砂仁、谷芽。转筋加木瓜。如兼见头痛发热，恶寒无汗（此寒包暑症），加香薷、紫苏。

此方消暑、除湿、和中、利气为主，随兼症，加药治之。

香薷饮（见暑）治外感风寒，内伤饮食，霍乱吐泻。

宜合**回生散**（藿香、橘红，和中理气，二味为主。原治中气不和，霍乱吐泻）。

此夏月解表而兼和里之剂，宜参暑门加减用之。

干霍乱（俗名绞肠痧）

仲淳云：干霍乱者，因猝中邪恶秽污之气，兼有停滞郁于胸腹间，欲吐不得吐，欲泻不得泻，以致肠胃绞痛异常，胸腹骤胀，遍体紫黑，其死最速。急寻头顶心红发拔去，即用盐水探吐之，大忌米饮热汤，犯之即死。宜通宜泻，忌塞忌补。

盐水深吐法

新汲凉水（二三大碗）入炒盐（两许）恣饮，以鹅翎探喉令吐，不吐再服，

如吐未尽，再吐，三吐乃止。（经云在上者因而越之也）若在下者，宜用芒硝。（所谓引而竭之也）如欲吐下兼行，盐、硝并用。此救急之良方，有起死回生之功效，干霍乱者必用之。治干霍乱，用药大法，宜开气通窍，和胃调脾为主，吐泻止后，半日饥甚，方可少与稀粥。

华陀危病方　治夏月过用水果，填塞至阴，抑遏肝气，霍乱转筋者。（必验其小便清白，不渴不热者，方可作寒治之）

吴茱萸　木瓜　食盐

此舍时从症之剂也。仲淳治一妇霍乱，用砂仁（一两）、盐（一撮）滚汤调冷定。服一剂愈。云：伤冷物者，方可加吴茱萸，（钱许）慎勿乱投。

霍乱脉宜洪大，不宜迟微。或结或促，或伏或代，皆不可断以死。

霍乱转筋入腹，及遍身转筋者不治。

泄泻

泄泻一症，《内经》言风，则曰春伤于风，夏生飧泄。谓邪气留连既久，则必克制脾土，而为飧泄。言湿，则曰湿胜则濡泄。谓脾喜燥而恶湿，湿胜则脾伤而为濡泄。言热，则曰暴注下迫，皆属于热。热即火也。言卒暴注泄而后重里急迫痛者，火性急速，而能燥物也。故伤暑之泻，亦必暴注，大孔作痛，皆火之所为也。又曰：多热则溏出糜。言热则浊垢下注，故为溏为糜。以糜秽如泥也。言寒则曰诸病水液，澄澈清冷，皆属于寒。谓水谷不化，而澄澈清冷者，皆得寒水之化。如秋冬寒冷，水必澄清也。又曰：多寒则肠鸣飧泄，食不化。言阳气虚而不能消化也。言燥，则曰逆秋气则伤肺，冬为飧泄。言肺伤于燥，发在本经，则冬生咳嗽；移热于腑，则冬为飧泄，皆肺气燥热之所致。此明四时六气，皆能为泄也。又言饮食不节，起居不时者，下为飧泄。此明饮食劳倦内伤之泄也。又言肝所生病，为飧泄。此明肝木乘脾之泄也。又言脾虚腹胀肠鸣，飧泄，食不化。又言清气在下，则生飧泄。此明脾虚陷下之泄也。又言肾脉小甚为洞泄。又言寒入下焦，传为濡泻。此明肾中阳衰之泄也。统而论之，脾土强者，诸邪自不能干；脾土一衰，诸邪皆得干之而为病。正经所谓：邪之所凑，其气必虚是也。肾主二便而司开合，肾失其职，则开合失常。故肾气虚衰之人，以及久泄不止，下多亡阴，当求责之肾矣。是故以其风也，升阳以散之；以其湿也，利水以分之。热则清之，寒则温之，燥则濡之。因食因痰者，消之祛之；因虚者补之益之；肝乘脾者，制之扶之。肾气虚衰者，或壮水之主，使水充而无火迫下注之病；或益火之原，使火旺而无阳虚失禁之患。故致泻之因不一，而治泄之法亦多，求其大要，总归重于脾肾二脏，临症之际，圆机灵变，可以跻天下于寿域矣。

升阳除湿汤（重订）治受风飧泄。（风邪客居肠胃，如顺风扬帆，以故飧已即泄）其泄必完谷不化，（然亦有因热、因寒、因气虚者）洞注有声。又经云：肝所生病，为飧泄。（肝木郁于地中，脾土受制故也）亦此主之。（即逍遥散之义）

柴胡春为木令，风为木气，此味乃肝胆之主药　**升麻**　**防风**发散风邪，亦能升举下陷之气　**炒白芍**泻土中之木以安脾　**炒米仁**健脾祛风胜湿　**茯苓**渗湿，以无湿则不作泻也　**炙甘草**益脾，以脾旺则能制湿也，虚者加人参。

此发散升举之剂，经曰客者除之，又曰下者举之是也。按嘉言云：风从外入，仍宜领风从肌表而出，若用补脾刚燥之剂，助风性之劲，则有泄无已矣。又仲淳云：先用发散升举之，次用黄芪四君子等药，白芍、甘草制肝实脾，乃始终必用之剂。又谓长夏湿热令行，又岁湿太过，民病多泻，当用风药。以风能胜湿也。

黄芩汤　治火热作泻，粪色黄褐，肛门燥涩，小便黄赤。

黄芩清热　**白芍**　**甘草**　**大枣**和脾，热甚者加黄连。

辰砂益元散（见暑）治伤暑作泻，其泻必暴注，大孔作痛，口渴溺赤。

此二方皆清凉之法。经曰：热者寒之是也。仲淳云：此症桂苓甘露饮亦可去桂加减用之。以方中有石膏、滑石、寒水石清暑热，五苓利湿邪故也。张子和加参、甘，因其脉虚也。又谓九制黄连，最止热泻，须与人参等分乃可。盖久泻不止，多缘气虚，纯用苦寒，胃气愈闭。又下多亡阴，必用人参，亦阳生阴长之意。

胃苓汤（见湿）治湿盛作泻，其泻多水，（凡泻水腹不痛者湿也，泻一阵，痛一阵者，湿而兼火也）小便不利。（水谷并趋一路故也）

此燥脾淡渗，二法同用。经曰：湿者燥之。故用平胃。又曰：治湿不利小便，非其治也。故用四苓。随症分用亦可。如脾胃虚弱者，用白术茯苓汤，（方只二味）加米仁、车前、香、砂之属。

保和丸（亦可小剂作汤）治伤食泄泻。（腹痛甚而泻，泻后痛减者，食也）

山楂消肉积　**麦芽**消米面菜积　**神曲**消糯米食积，各三两　**萝卜子**消面积　**橘红**疏脾胃之滞气，各二两　**茯苓**渗脾胃之水湿。三两　**连翘仁**祛脾胃之湿热　**半夏**除脾胃之湿痰，各二两。无湿痰者去之。加白术（三两）名大安丸。可加木香、砂仁。如因伤酒作泻，加葛花（解酒毒）、猪苓、泽泻（利水湿）。

苍白二陈汤（即二陈加二术）治湿痰泄泻，（肥人滑泄责之痰，脉滑不调责之痰，不食不饥责之痰，昔肥今瘦责之痰。《金匮》云：水走肠间，沥沥有声者，曰痰饮）虚者加人参。

赵以德云：有积痰在肺，以致大肠之气不固者，宜涌出上焦之痰，而泻自愈。非苍白二陈之所治也。

此二方消之、祛之之法也。食积酒伤痰饮，皆令人泻，随症祛逐，勿使稽留，经所谓实者泻之是也。

枳术丸　消食止泻。又治心下痞满。

白术强胃健脾，二两　**枳实**消积除痞，一两　**荷叶**神助脾胃，升发阳气，荷叶包陈米饭，煨干为末，打糊为丸。加木香、砂仁（各一两），名香砂枳术丸。

此七补三攻之法，随症加药用之。

归脾汤（见虚劳）治忧思太过，脾气郁结，不能升举，陷入下焦，泄泻。

原方补养心脾　加**砂仁**　**豆蔻**开散郁结　**葛根**　**荷蒂**升发阳气

独参膏（一味熬膏）、**参术膏**（二味，熬膏）治气暴脱而虚，顿泻不知人事，口眼俱闭，呼吸甚微，脉欲绝者，大剂频与之（甚至有服参十余斤，而后得愈者）。

此三方皆补之益之之法。经云虚者补之是也。

补中益气汤　治劳倦伤脾，（脾主四肢故也）中气不足，懒于言语，（脾为后天生气之原，中气虚则懒言，以声由气发故也）恶食溏泄，（胃虚不能胜谷气故恶食，脾虚不能制土湿故溏泄）日渐瘦弱。（脾主肌肉也）

人参　**黄芪**益其气　**白术**各一二钱**甘草**补其中　**当归**脾苦无血，故以养之，土恐太燥，故以泽之。泻者去之亦可　**橘红**一以理脾胃之气，一以行甘温之滞，各七分至钱许　**升麻**提下陷之清气，从右而旋　**柴胡**提下陷之清气，从左而旋。各三五分

此补之益之而兼升提之法也。嘉言云：此方后人谓其升清降浊，殊谬。夫以升清之药，岂有降浊之能，若阳气未必下陷，反升举其阴气，干犯阳位，为害不小。更有阴气素惯上干清阳，而胸中之肉隆耸为膜，胸中之气，漫散为胀者，误施此法，天翻地复矣。夫补其中气，以听中气之自为升降，不用升、柴，亦无不可，必清气下入腹中为泄，则可多用而升举之，为合法也。若四君、六君、理中、归脾、桂附理中、连茯理中，皆补脾虚泄泻之圣剂，随宜用之。

理中汤　治中寒鹜泄。（状如鸭粪）

糟粕不化，澄澈清冷，小便清白。

人参　**白术**　**甘草**补脾　**干姜**温中。里寒甚者，可加肉桂。本方加附子，名附子理中汤，加黄连、茯苓，名连茯理中汤。温补之法，果属虚寒者，投之自效。

四神丸　治肾虚泄泻，其泻多在子后五更，溏而弗甚，累年弗瘳，服补脾胃药不效，是其候也。

破故纸温肾，炒，四两　**肉豆蔻**固涩，面包煨　**五味子**酸收，炒，各二两　**吴茱萸**能暖膀胱，水道即清，大肠自固。他药虽热，不能分解清浊，五钱。可加人参、沉香，甚者加附子、茴香、川椒。

脾肾双补丸　治肾泄。

人参　**莲肉**去心炒黄　**山药**炒黄**肉果**补脾，煨　**补骨脂**盐水炒　**五味子**蜜炙透　**菟丝子**制　**巴戟天**去骨，甘草汁煮　**萸肉**补肾，各四两　**橘红**　**砂仁**香能醒脾，各二两　**车前子**利水与茯苓同功，水道利则清浊分，而泻止。四两。炼蜜丸，如绿豆大，每服五钱，空心饥时服。如虚而有火者，火盛肺热者，去人参、肉果、补骨脂、巴戟。

此二方，补脾温肾，酸收固涩，四法同用。经所谓虚者补之，寒者温之，散者收之，滑者涩之，是也。仲淳治一人，茹素，患内热，每食肠鸣，清晨作泄。以此方去肉果，用白芍代之，外加扁豆六两，服之而愈。白术虽云健脾除湿，救标则可，多服反能泻脾，以其燥能损津液故耳。仲景有赤石脂禹余粮丸，专固下焦之脱，亦可取用。凡治泄泻，多用丸散者，取其实脾土之义也。

163

喻嘉言验方 治秋伤于燥，咳嗽泄泻。

黄芩 骨皮 甘草清肺之热 **杏仁 阿胶**润肺之燥

此润燥清热之剂，亦治泻一法，所谓治病必求其本也。泄泻之脉，缓小者吉，浮大急疾者凶，与痢同看。脉细皮寒气少，饮食不入，泄利前后者死。下则泄泻，上则吐痰，皆不已，为上下俱脱者死。食方入口而即出，谓之直肠泄，难治。

泄泻 举例

一 一人患中气虚不能食，食亦难化，时常作泄，胸膈不宽。一医误投枳壳、青皮等破气药，下痢完谷不化，面色黧白。仲淳用人参（四钱）、白术（二钱）、干姜（七分）、炙甘草（一钱）、橘红（一钱）、大枣、肉豆蔻，四五剂渐愈。后加参至两许痊愈。

二 一妇患泄后虚弱，腹胀不食。一医欲用二陈及枳壳、山楂等味。仲淳见病者向壁卧，手不能动。曰元气虚甚矣，法当用理中汤。恐食积未尽，乃用人参三钱，橘红二钱，加姜汁、竹沥数匙。夜半思粥，神思顿活，再以六君子汤加麦冬、楂肉、砂仁，数剂立愈。

三 一人平素壮实善啖，四月间，忽患泄泻，凡一切药食，温者到喉，觉如针刺，下咽即辣。因而满腹绞辣，随觉腹中有气，先从左升，次即右升，氤氲遍腹，即欲入厕，弹响大泄，肛门恍如火灼，一阵甫毕，一阵继之，更番转厕，逾时方可得离。所泄俱清水盈器，白脂上浮，药食俱不化而出。甚至梦中大遗，了不收摄。月余大肉尽脱，束手待毙。仲淳诊之曰：脉大而数，此症浑是火热所致，遂用白芍五钱，炙甘草一钱，黄连、扁豆、石斛、橘红、茯苓、车前各三钱，加童便一杯，冰冷与服。药入腹中，似别成一清凉世界。甫一剂，夜卧达旦，洞泄顿止。连服三剂，大便已实，药粥等物，温进始安，此火退之征也。前方加参、芪、莲肉，减黄连，服三十余剂。泻虽止，久而脾气困顿，不知饥饱，稍饮茶汤，觉肠满急胀，如欲寸裂。此因下多亡阴，若用香燥诸药，致变鼓胀，遂成不救，法宜脾肾兼补。丸药用参、芪、芍、甘、山药补脾，熟地、萸肉、五味、河车补肾，服几三年，脾胃始知饥而嗜食，四肢渐丰。此三年内，每遇脾胃不和，时作或泻，即用前方。觉腹中有火，则加黄连，否则去之。（此由暗中巴豆毒，仲淳亦不知，而用大剂黄连，攻解其毒，故神效）

卷十御集　症方发明　（五）

伤食

伤食者，必恶食嗳腐，吞酸痞胀，腹满，倦怠气急，或腹痛，或吐泻，或秘结，或发热，皆为伤食之候。经曰：饮食自倍，肠胃乃伤。虞天民云：凡伤食者，皆原中气不足，宜以补益为要，但治法有先后，不可倒施。故物伤之际，积食未行，遽用补益，则滋其壅塞，病必增剧。必先用顺气消食化痰之药，待宿食消行，然后平调，继以补益，始治之有序，而获宁矣。又沈氏云：治伤食而但用消导，庸愚尽晓，须审致病有寒热虚实之不同，或挟外感，或挟气挟痰，或久病，或产后，治各有异。如寒者热之，热者寒之，虚者补而消之。若血虚者，兼养血而食自行；若气虚者，兼补气而食自化；实者削而消之。如食在上，胸膈饱闷不安者，探吐之；如食在下，绕脐疼痛，手不可按者，攻下之。挟外感者，当以解散表邪为主，而带和中；挟痰气者，当以开痰行气为主，而兼消导。久病产后，皆宜调补脾胃为主，而佐以顺气消食之剂，不可专行克削攻下，恐宿食未消，而元气顿削，以致变幻不测。余每见世人，以伤食为小疾，而医者亦遂轻忽以施治，故死于伤食者甚多。经曰：脾胃为后天之根本。根本既伤，而又不善治之，安望其得生耶！

保和丸（见泄泻）

伤生冷而挟寒者，去连翘加香、砂、沉、蔻之属。口苦舌干而内热者，去半夏，加枳实、黄连、麦冬之属。胀满腹痛，按之坚硬，或有块者，加枳、朴、槟、莪之属。

此方顺气消食化痰，治伤食之要剂也。加减以用，实者宜之。

大承气汤（见伤寒）《金匮》云：病者腹满，按之不痛者为虚，痛者为实，可下之。舌黄未去者，下之黄自去。又云：痛而闭者，当下之。又云：下利不欲食者，此有宿食也，当下之。又云：脉滑而数者实也，此有宿食，下之愈。又云：人病有宿食，寸口脉浮而大，（谷气壅而盛，亦能为浮大）按之反涩，（饮食不节，则阴受之，而血先伤，故按之反涩，涩在浮大中，故知宿食）尺中亦微而涩，（中焦食阻，气不宣通，而下失化源之主，故亦微而涩）当下之。（恐津精血液转瞬涸竭，愈难开解）俱此方主之。

此攻下荡涤之剂，果如上症，必宿食在下，绕脐疼痛拒按者，方可用之。芒硝或去之，或玄明粉代之。或礞石滚痰丸、象胆丸，随宜采用。古方有备急丸，用巴霜（一钱）、大黄、干姜（各五钱）蜜丸绿豆大，每服只一丸，以利为度云。寒积用此下之，备此法以俟临症酌用。

疳积散 治小儿乳食不节，过饱伤脾，面黄腹大，小便浊如米泔，大便黄泄酸臭，皮毛枯索，甚而双目羞明生翳，形骸骨立，夜热昼凉等症。

厚朴消食积，姜汁炒，一两 **橘红**通滞气，八钱 **甘草**和中 **真芦荟 芜荑**各五钱 **青黛**皆杀虫。除疳热 **百草霜**化积滞 **旋覆花**消坚痰，各二钱❶，八味共为细末，小儿每一岁用药一分，灯心汤空心调服。积消其半，再用肥儿丸调治

肥儿丸 治小儿疳积神效。

人参三钱 **白芍 茯苓 甘草**同砂仁各五钱，余各一两 **扁豆 莲肉**健脾 **山楂 麦芽 红曲 橘红 砂仁**消食 **黄连 使君子肉 芜荑 青黛**除热杀虫 **滑石**清热导滞，共十六味。炼蜜丸，如弹子大，每服一丸，空心白汤化下

十宝丸 治男妇因食积黄病，及小儿疳积。

平胃散加楂肉 **麦芽 槟榔 茯苓**各二两❷ **绿矾**善消食积，能疗诸黄，醋煅红色，四两。终身忌食荞麦、河豚，犯之即死。枣肉为丸，如桐子大，每服一钱，白汤送，日三服，服后即以饮食压之

此三方治小儿疳积之神剂，累试辄应。

异功散 归脾汤 六君子汤（俱见中风）

或再加香、砂、沉、蔻、楂、芽之属。

资生丸（见虚劳）

此四方补而兼消之法也。加减以用，虚者宜之。按《医贯》云：胃中元气盛，能食而不伤，过时而不饥。若元气不足，致易伤食，纯用曲、朴❸、楂、芽之类，取快于一时，独不思脾既已受伤，而复经此一番消化，愈虚其虚，而益易伤食矣。故膏粱之人，与藜藿之人不同。藜藿壮实者，可用保和、承气之属；膏粱虚弱者，概以此法施之，贻害不小。

《广笔记》方 治老人伤冷食，及难化之物。

生姜 紫苏煎浓汤，置浴锅中，令病人乘热浸汤内熨之

此法取辛温以通气，气通则食自化也。

伤食 举例

一 一人面黄唇白腹大，四肢倦怠无力。余投十宝丸，服至半斤痊愈。又治一妇，产后败血流经，发黄肿胀，口唇淡白，亦投此丸，月余亦全瘳。

二 一人陪客饮食后，忽口不能语，目不识人，四肢不举，如中风状。急令顿饮盐汤探吐，吐出数碗而醒，后用保和汤加减治之而愈。要知饮食过伤，变为异常卒暴之症，前辈未曾明言，故人多不识。《内经》虽有暴病卒死皆属于火之说，然亦有因于食者，不可不审。

三 一妇年六十余，头痛作呕，泄泻纯水，昼夜无度，手足麻冷，甚至面

---

❶ 二钱：扫叶山房本作"三钱"。
❷ 二两：扫叶山房本作"二钱"。
❸ 朴：扫叶山房本作"蔔"。

额亦麻，身难转侧。余诊其脉则微，按其胃脘则痛，此挟虚伤食之候。用人参（七分）益气，白芍（酒炒，一钱）、圆肉（六枚）养血，木香（五分）、砂仁（一钱）和中化食。一剂诸症俱退，神气遂爽。复用香砂异功散，加归、芍、元肉治之痊愈。或谓头痛倘因风寒，而遽用参、芍，毋乃不宜乎？曰：外感头痛，必恶风寒；挟虚之人，当用参、苏。今不恶寒，是因食满，胃中气壅逆上之故。要知伤食，亦令头痛也。按：《明医杂著》云，凡治诸病，须时常察其曾何饮食，有无伤积否。但见胸膈饱闷不安，胃脘按之硬痛等症，即当先调理脾胃，消导饮食，然后用本病药治之。或于本病药外，加入消导药。若不知审此，则用药虽对症，而不获效。盖人以脾胃为主，胃气既伤，则不能运化，虽有良药，难以成功也。

不能食

不能食症，昔贤俱责之脾胃虚弱。按东垣云：胃中元气盛，则多食而不伤，过时而不饥；脾胃俱旺，能食而肥；脾胃俱衰，不能食而瘦。罗谦甫云：脾胃弱而食少，不可克伐，补之自然能食。每见世俗，一遇不能食者，便投楂、芽、枳、朴之属，甚而用黄连、山栀，以为开胃良方，不知此皆实则泻之之法，因脾胃间有积滞，有实火，元气未衰，邪气方张者设也。虚而伐之则愈虚，虚而寒之，遏真火生化之源，有不败其气而绝其谷乎？且误以参、术为滞闷之品，畏之如砒鸩，独不闻经云虚者补之，又

曰塞因塞用乎？又不闻东垣云脾胃之气实，则枳实、黄连泻之，虚则白术、陈皮补之乎？故不能食，皆属脾虚。异功、归脾、资生之属，补之不效，当补其母。挟痰宜化，挟郁宜开，仇木宜安，子金宜顾。夫脾为五脏之母，土为万物之根，安谷则昌，绝谷则亡，关乎人者，至为切亟，慎毋少忽。

异功散（见中风）**归脾汤 资生丸**（俱见虚劳）俱治脾胃虚弱，食少难化。

如挟痰，异功散加半夏。（若阴虚之痰则忌之）如挟郁，归脾汤或合逍遥散，加沉、砂、郁金、香附之属。肝木乘脾，或异功、或归脾，俱合左金丸。如肺气虚者，异功倍用人参加黄芪。（益土之子，使其不食母气）

此三方，一专补脾胃，一兼养阴血，一兼消导，以助脾家之健运，随症采用加减。

桃麻丸 久服令人能食肥健，填髓固精，润肌黑发。

胡桃肉益命门，利三焦。命门以体言，为藏精系胞之物；三焦以用言，为出纳腐熟之司。桃肉状类两肾命门，润能滋肾燥，热能助真火，精气内充，自然能食肥健 **黑芝麻**味甘入脾，能补中益气。色黑通肾，能补阴填髓。各等分，捣烂，丸如龙眼肉大，空心饥时细嚼数枚，白汤过口，参汤、圆汤弥佳

此温补脾肾之润剂也。

八味丸 治命门火衰，不能上蒸脾土，中州不运，以致食少难化，痞痛溏泄。（譬之釜中水谷，下无火力，其何能熟）或下元衰惫，脐腹疼痛，夜多旋溺等症。

六味补肾水　加附子　肉桂益真火，各一两。无附子名七味丸。

此补肾中真火，以生脾土之剂。许学士、严用和皆言：不能食者用补脾药不效，宜作肾中真阳衰弱治之。又按：赵氏以不思饮食者属胃土受病，用归脾补心火以生胃土，以能食不化者属脾土受病，用八味补相火以生脾土。此皆论虚则补其母，而从火衰为治者也。然仲淳又云：胃气弱则不能纳，脾阴亏则不能消。世人阴虚者多，故附桂不可概投。审果真火衰弱，而见畏寒厥冷，小便清白，大便鹜溏，脉沉小迟者，方可用附桂；否则，以火济火，病反增剧，不可不慎。

不能食　举例

一　一童子禀赋素弱，患脾虚症，饮食绝不沾唇，父母强之，终日不满稀粥半盏，形体倍削。仲淳以人参为君，茯苓、山药、莲肉、扁豆、白芍、橘红为佐，蜜丸磨服。更定一加味集灵膏，相间服之。百日后饮食顿加，半年肌体丰满。世人徒知香燥温补为治脾虚之法，而不知甘寒滋润益阴之有益于脾也。治病全在活法，不宜拘滞。

二　一人饮食少思，吐痰口干，日服二陈、枳实、黄连之类，脾胃受伤。立斋曰：脾胃之症，实则枳实、黄连泻之，虚则白术、陈皮补之。遂以二味等分为丸常服。由是能食而不伤，过时而不饥。

三　一人食少难化，日服枳术丸，体瘦发热。立斋诊其脉浮大，按之如无，此火衰不能生土，故脾不健运。用八味

丸一月而饮食进，三月而形体充。

四　一妇年三十余，忽不进饮食，日饮清茶三五碗，并水果少许，三年余矣，经行每次过期而少。立斋以为此脾气郁结，用归脾汤，少加吴茱萸，不数剂而饮食如常。若有人脾肾虚寒而不饮食者，当用四神丸治之。

五　一妇年逾二十，不进饮食二年矣。日饮清茶果品之类，面部微黄浮肿，形体如常，仍能步履，但体倦怠。立斋用六君子加木香、吴茱萸，下痰积甚多，饮食顿进，形体始瘦，卧床月余，仍服六君子之类而安。

嗳气、痞满

嗳气者，因胸中气郁，痞结不舒，必得嗳出其气方快。经云：浊气在上，则生膜胀。此症日久，便成痞满。治宜宣化无形之气为主。虽曰有火有痰，要皆气顺则愈。痞满者，因肺气不降，脾气不运，升降之道乖则心下痞塞而满闷，与胀满之病不同。胀满内胀而外有形，痞满内觉痞闷，而外无胀急之形，不可专用破气利下之剂，恐消克元气，变成鼓胀也。许学士云：邪之所凑，其气必虚，留而不去，其病则实。故治痞者，当一补一消。

旋覆代赭汤（见噎）

原方（姜、半酌用，甘、枣宜去）宜参用沉香降气散诸药。

此方心下痞满，噫气不除者，宜加减用之。

沉香降气散（见喘）

宜加白芍、梨汁（麦冬、苏子、梨

汁清之润之，肺气自降；苓、芍、沉、砂、橘红，补之醒之，则脾气自运）。

此方心下痞满，不思饮食者，可加减用之。

枳术丸（见泄泻）

此方心下痞满者，可随症加药用之，一补一消之法也。

嗳气、痞满 举例

一人患气上逆，每饭下一二口辄嗳气数十口，食顷三四作焉。仲淳曰：此气不归元，中焦不运也。每剂须人参二钱。不信。服快气药，愈甚。越三月，仲淳云：今须参四钱矣。不信。又三月，仲淳云：今须参六钱矣。不信。又逾月，饮食不下，每呕冷气如团而出，上下气不属，始求仲淳治之。乃用人参（六钱）佐沉香、砂仁、益智仁（各一钱）以纳气归元，苏子、麦冬（各三钱）、橘红（一钱）、枇杷叶（三片）、芦根汁（一杯）降上逆之气，白芍、五味、萸肉（各二钱）敛摄耗散之气。服首煎不动，服再煎不动，然亦不如他汤药辄呕也。服三煎，忽心口下如爆一声，上则嗳气，下则小遗无算，上下洞然，即索粥顿食三四碗，不上逆也。服五六剂，减参二钱，又以前药十倍为末，山药糊丸，服半年而病始安。

吞酸嘈杂

吞酸因胃中湿热，郁遏肝火所致。盖湿郁则热，热郁则酸；以酸为肝木之味，故责之肝火，宜逍遥散加减，合左金丸治之。其有因伤食吞酸，因痰饮吐酸者，以消食消痰为主，亦合左金丸治之。若老弱人，久患吞酸，则津液耗散，渐成噎症。又有老人胃气虚弱，口吐酸水不止者，宜补胃气为主。嘈杂，俗谓心嘈，火症也，而痰次之。终岁嘈杂者，必夭天年。盖万物者，莫甚乎火也。若老人嘈杂不止，亦为噎症之渐。仲淳以吞酸嘈杂，俱责之胃火所致，治宜清热降火，略兼消导为主。

左金丸（见胁痛）

或合逍遥散加减。如老人胃气虚弱，口吐酸水不止者，本方合异功散。如因伤食吞酸，合保和汤。如因痰饮吐酸，合二陈，加苍术、泽泻。

此治吞酸之神方也。凡治酸必少加吴茱萸以为反佐者，因其性而折之也。

清胃汤（自制）

石斛　麦冬　芦根汁_{清胃}　黄连_{吴茱拌炒}　连翘_{降火}　山楂　麦芽　橘红_{消导}，加竹叶，热多加石膏、青黛之属。口臭口淡（皆属胃热）亦用本方去楂、芽、橘红。

此清胃热而兼消导之剂，宗仲淳法以治吞酸嘈杂也。刘氏谓嘈杂宜分有余不足而治之。脾胃虚火嘈杂，得食则止者，宜资生丸。如气有余，久郁化火，火郁生痰，痰因火动而嘈杂者，二陈汤加黄连、山栀。肥人多湿痰者，方施之恰当。

黄疸

黄疸多属太阴脾经，脾不能胜湿，复挟火热，则郁而生黄，譬如盦曲相似，以湿物而当暑月，又加覆盖，湿热相搏，其黄乃成。经所谓湿热交攻，民当病黄是也。故疸病必先溺赤目黄。经曰：溺黄赤安卧者黄疸。溺赤为热之症，安卧为湿之症。又曰：目黄者黄疸，目为宗脉之所聚，诸经有湿热，则上蒸于目而为先黄矣。然湿与热又自有别。湿胜之黄，色暗不明；热胜之黄，色光而润。治之大法，挟表者脉浮，汗之而愈，葛根、薄荷、秦艽、淡豉之属。《金匮》云发于阳部，其人振寒而发热；又云假令脉浮，当以汗解之是也。挟里者腹胀，下之而安，茵陈蒿汤之属。《金匮》云黄家腹满，小便不利而赤，自汗出，此为表和里实，当下之是也。因食伤者，则为谷疸。《金匮》云谷疸之病，寒热不食，食即头眩，心胸不安，久久发黄，为谷疸是也，宜消食化滞，而佐以清热利湿之药。因酒伤者，则名酒疸。《金匮》云心中懊憹而热不能食，时欲吐，名曰酒疸是也，宜解酒毒，消食滞，而佐以清热利湿之剂。有脉沉有力，少腹急结，小便自利，粪硬易解，其色黑者，此为瘀血发黄，宜犀角地黄桃仁承气汤之属。亦有脉沉细迟，身冷自汗，泻利溺白，此属脾肾虚寒，名曰阴黄，宜遵茵陈四逆汤之属。然疸病多属湿热，惟罗谦甫则谓有因寒凉大过，阳疸变阴之症，此千百难逢一二也。若夫因房劳伤肾而疸者，其症《金匮》云：额上黑，微汗出，手足热，薄暮即发热恶寒，（肾阴虚也）膀胱急，少腹满，小便自利，大便必黑时溏，名曰女劳疸，腹如水状不治。嘉言谓夫男子血化为精，精动则一身之血俱动，以女劳而倾其精，血必

继之。故因女劳而尿血者，其血尚行，犹易治也；因女劳而成疸者，血瘀不行，为难治矣。故膀胱急，少腹满，小便自利，大便必黑时溏，种种皆膀胱蓄血之验。甚者血瘀之久，大腹尽满，而成血蛊，是先后天之根本俱败矣。故曰腹如水状，而实非水也。观仲景硝、矾二石，以消瘀除浊为主，用大麦饮调服，引入肠胃，俾瘀血分从二便而出，盖非急去其膀胱少腹之瘀血则万无生理。然不用虻、蛭者，恐其过峻，不可以治女劳也。虞天民云：若此症肾精久虚，元气愈极者，必当壮水之主，佐人参以培气之原，随症以加行湿热之剂，则标本同治，或可收功。统言疸症，清热除湿利水为主，兼养胃气。因食伤者，消其食积；因酒伤者，解其酒毒；因瘀血者，行其瘀血。虽有汗下之法，而汗法固难轻用，即下法亦在所慎施。所以古人云：治疸忌大汗大下，及温补燥热，并破气闭气等剂，不可不知。

茵陈治疸汤（自制）《金匮》云：黄家从湿得之。（湿挟火热，则郁而生黄）又云：诸病黄家，但利其小便。此方加减。

茵陈 黄芩清热除湿 **黑山栀 滑石 茯苓 车前**水利则湿自去。但用一味，连根捣汁饮，神效 **橘红**气化则湿自行，引用茅根，热甚加黄连，渴加麦冬、花粉，因食伤加山楂、麦芽，因酒伤加煨葛根、甘蔗浆。

此方清热除湿，化气利水，宗仲淳治疸之法也。

经验治疸汤

生地三钱 **当归**润其血燥 **红花**行

其血瘀　**橘红**　**枳壳**各一钱　**厚朴**消其积滞，八分　**黄芩**二钱　**黄连**清其湿热，五分，热甚量加　**车前**利其小水，二钱　**鹅毛茵陈**、**摇铃茵陈**各五钱，煎汤（一碗），白酒（一碗），入药同煎。加炒砂仁（四分），冲服。

此方滋阴、活血、清热、利湿之剂。数剂之后，黄自渐退。

《金匮》**猪膏发煎**　通治诸黄。（疸病皆由湿热郁蒸，日久阴血必耗，不论气分血分，皆宜兼滋其阴）并治女劳疸，及黄汗病。（汗出如柏汁，此由汗出入水，水从汗孔入所致）

猪膏通二便，除五疸　**乱发**消瘀血，利小便，洗净各四两，发和膏煎，发消药成，分再服，病从小便出　女劳疸加**生地**　**牛膝**　**鳖甲**补阴消瘀　**花粉**除热疗疸　**女人经衣灰**取类相从，气相感，能导邪热，皆应用之品。

此润燥、消瘀、利水之剂，而治湿热也。猪膏借血余之力，引入血分而润其血之燥，并借其力，开膀胱瘀血，利其小水以除湿热。

黄疸湿热，洪数偏宜，不妨浮大，微涩难医。

疸而不渴者，其疸可治。疸而渴者，其疸难治。寸口近掌无脉，口鼻冷者死。疸毒入腹，喘满者死。

黄疸　举例

一人病疸，腹大如鼓，百药不效，徐忠可用猪膏发煎，一剂而愈。

积聚

积聚之症，《难经》分属脏腑。云：气之所积名曰积，五脏所生，其始发有常处，其痛不离其部。肝之积曰肥气，在左胁下，如覆杯。曰肥气者，肥之为言盛也。肺之积曰息贲，在右胁下如覆杯。曰息贲者，其气或息或贲也。心之积曰伏梁，起脐上大如臂，上至心下。曰伏梁者，伏而不动，如梁木然也。脾之积，曰痞气，在胃脘，覆大如盘。曰痞气者，痞塞而不通也。肾之积曰奔豚，发于少腹，上至心，若豚状，上下无时。曰奔豚者，若江豚之奔走于水面，不常定也。气之所聚，名曰聚。聚者六腑所成，其始发无根本，其痛无常处。所谓癥者，按之有形可征，即积聚成块，不能移动者也，亦名痞块，皆气滞痰凝，食积死血所为，病在肠胃之间，男女小儿咸有之；瘕者，假物成形，其块移易能动，如血鳖石瘕之类，瘀血所成，多在少腹，隐辟而痛，独生于妇女。按积之成也，正气不足，而后邪气踞之。如小人在朝，由君子之衰也。正气与邪气，势不两立。若大积大聚，不搜逐之，则邪气日昌，正气日削，而丧亡从之矣。审如何经受病，何物成积。如因食者，大安丸和鸡金散，加三棱、莪术之属。因痰者，礞石丸之属。因气者，聚宝丹之属。因瘀血者，大黄䗪虫丸之属。因虫者，槟黄万应丸之属。见之既确，发直入之兵以讨之，自无不愈。经曰：大积大聚，其可犯也，衰其大半而止。故去积及半，即当补气健脾为主。脾能健运，则破残之余积，不攻自走。士材云：积之为义，日积月累，匪伊朝夕。所以去之亦当有渐，太急则正气转伤，故宜分初、中、末三法治之。初病邪气尚浅，正气尚强，则任受攻；中则邪气渐深，正气渐衰，则任受且攻且补；末者病久，邪气侵凌，正气消残，则任受补。余制攻积丸一方，药品稍峻，用之有度，补中数日，然后攻伐，不问其积去多少，又与补中，待其神壮，则复攻之。屡攻屡补，以平为期，百发百中者也。洁古云：壮盛无积，虚人则有之，故当养正则邪自除，譬之满座皆君子，一二小人，自无容身之地。此论治轻浅之积，其法甚善，学者均宜究心焉。

阴阳攻积丸（重订）治积聚癥瘕，一切皆效。

三棱 蓬术消积聚癥瘕之要药 **香附**漆渣制之，化气破瘀，且漆渣同槟榔，兼能杀虫。烧酒、醋各浸三日，漆渣拌炒去之。只此二味，治痞块神效 **枳实 槟榔 青皮**凡积必由气结，气利而积消，故用枳、槟、青皮破气散结滞之气 **桃仁 䗪虫 海石 瓦楞子**凡积必假血依痰，故用桃、䗪虫、海石，瓦楞子，消瘀化血 **黄连**邪聚则热，用连之苦寒以清之 **巴豆霜**荡涤一切有形之物，辛热大毒，性最猛烈，不可轻用，一钱，余各五钱 **人参**恐专用克削。脾虚不运，积愈难去。故用参补助脾元 **皂荚**五钱，宣壅导滞，性极尖利，无闭不开，无坚不破，煎汁。

同蜜为丸桐子大，每服二丸，一日三服。如积不去，每服再加一丸，渐加至积去暂停，服补脾药数日，仍如上法再服，积去大半即止。凡治痞块，俱宜丸散，外用化痞膏贴之。

此利气清痰，破瘀削积攻下之剂。经曰：坚者削之。故大积大聚，若不用峻厉之药，早为除去，恐有养虎害身之患。按：吴鹤皋云，东垣治五积诸方，率以攻下温热之品，类聚为丸。夫五脏积气，在肠胃之外，而用巴霜、干漆等峻剂，以攻肠胃之内，非其治也。余直以为此非东垣之方，借曰为之，则无《脾胃论》矣，明者辨之。又按：仲淳论治五积，俱忌破气攻下，甚符鹤皋之论，附其治法于上，以俟临症参酌用之。

仲淳方 治肥气。（属气血两虚，肝气不和，逆气与瘀血相并而成）

当归 抚芎和肝 **郁金 香附 沉香 砂仁**调气 **红花 赤芍 玄胡 山楂 肉桂**活血化瘀

此和肝调气，活血化瘀之剂。

仲淳方 治息贲。（属肺经气虚，痰热壅结所致）

桑皮 紫菀 郁金降气 **天冬**清热 **瓜蒌 贝母 花粉 茯苓**开痰 **桔梗**入肺开发 **射干**散结气，疗瘀血，消积痰，破癥结

此降气清热，开痰散结之剂。

仲淳方 治伏梁。（属心经气血两虚，以致邪留不去）

茯神 远志 丹参 当归安神养血 **郁金 乳香 没药 赤芍 玄胡 五灵脂**活血行滞 **菖蒲**辛能四达，以散结邪

此安神养血，活血行滞之剂。

仲淳方 治痞气。（属脾经气虚，及气壅所致）

人参　白芍健脾　**木香　砂仁　橘红　香附**理气　**神曲　麦芽**消滞

此健脾理气散滞之剂。

仲淳方　治奔豚。（属肾火虚衰，阴凝结气，上攻所致）

附子　肉桂温肾　**沉香　砂仁　牛膝**散结　**人参　山药　茯苓　泽泻**扶脾制邪

此温肾散结，扶脾制邪之剂。

大安丸（见肿胀）治食积。

本方合鸡金散，甚者加三棱、莪术。

礞石滚痰丸（见痰）治痰积。

聚宝丹（见胃脘痛）治气积。（经言内伤于忧怒，则气逆不行，凝血成积，此性情乖戾者多有之）

大黄䗪虫丸（见虚劳）治血积。

万应丸（见胃脘痛）治虫积。

此五方皆能去积，但宜审明何物致积，即发直入之兵以讨之。如虚弱者加人参以赞助之。

异功散　归脾汤　六君子汤（俱见中风）

或再加香、砂、沉、蔻之属。热加黄连，（《平治荟萃》云治块当降火消食消痰是也）寒加肉桂。（辛以散之，热以行之也）

资生丸（见虚劳）

此四方养正则邪自除，非大积大聚，或病久虚羸，不可用克削之剂者，择而加减用之。

按：立斋云，若形气虚弱者，先调补脾胃为主，而佐以消积之品；若形气壮实者，当先疏导为主，而佐以补脾之药。应补应攻，自在医者望、闻、问、切之明辨，则投剂不致有虚虚实实之误

矣。又考刘氏云：癥瘕痞块，若久远无碍，不妨任其自然，切不可委外科治疗，及过服消导药。每见急于攻块，反增他病，如痞散成鼓之类，遂至不救。

脉沉有力为积，坚强者生，虚弱者死。

积聚　举例

一　一人每酒后腹痛，渐至坚硬，得食则痛。士材曰：脉浮大而长，脾有大积矣。然两尺按之软，不可峻攻。令服四君子汤七日，投以攻积丸（三钱）。但微下，更服（四钱），下积十余次，皆坚黑者。察其形不倦，又进（四钱），而腹痛，所下甚多。服四君子汤十日，又进丸药（四钱），去积三次，又进（二钱），而下积至六七碗。脉大而虚，按之关部豁如矣。乃以补脾之剂，调理一月而愈。

二　一妇久患痞积，两年之间，凡攻击之剂，无遗用矣，而积未尽除，形体羸。士材曰：积消其半，不可伐也，但用补剂，元气一复，病祟全祛耳。遂作补丸，服毕而病果痊愈。逾三年，调理失宜，胸腹痛甚。咸谓痛无补法，用理气化痰药，痛不减，脉大无力，此气虚也。投归脾汤，用参二钱，其痛立止。

三　一人腹中嘈痛，左胁手不可按，凡饮食到口，喉间若有一物接之者然。士材曰：脉大而数，腹痛呕涎，面色萎黄，此虚而有湿，湿热相兼，虫乃生焉。宜人参汤送槟榔丸以下虫积，虫若不去，虽服补汤，竟何益乎？言之不听，终莫能起。

四 一人年二十余，生痞块，卧床数月，日进削痞之药，渐至毛悴肉脱，面黧发卷，殆无生理。嘉言视其块，自少腹至脐傍分为三歧，皆坚如石，以手拊之，痛不可忍。其脉两尺洪盛，余俱微细。谓曰：是病由见块，医不究其源而误治也。初时块必不坚，误以破血之药，兼破其气，其气不能转运，而结为石块，其实全是空气聚成。用理中汤，加附子五分，一剂块减十之三。再用桂、附药一大剂，腹中气响如喧，顷之三块一时顿没，又一剂而全愈。调摄月余，肌肉复生。每遇天气阴寒，必用厚被盖覆，不敢起身。此病根尚在，盖以肾气之收藏未固，膀胱之气化未旺，倘犯房室，其块复作，仍为后累。更用补肾药，加入桂、附，而多用河车为丸，取其以胞补胞，而助膀胱之化源也。服之竟不畏寒，体加充盛。

五 一人病腹中有癥瘕，不食不眠，烦闷身热，仲淳投以参、苓、芍、斛、麦冬、枣仁。病家见多用人参，骇曰：向因投参至剧，此得无谬乎？仲淳曰：病势先后不同，当时邪未退，滞未消，故不宜。今病久饱胀烦闷者，气不归元也；不食者，脾元虚也；不眠而烦者，内热津液少也。今急宜用此药矣。四剂而瘳。后复病。仲淳诊之曰：此阴虚也，非前症矣。更用地、冬、杞、芍、五味、车前，而热遂退。

三消

三消者，凡多饮而渴不止，为上消。经云：心移热于肺，传为鬲消。鬲消者，鬲上焦烦，饮水多而善消也。消谷善饥为中消。经云：胃中热，则消谷，令人悬心善饥。盖胃热则谷食易消，故令人善饥；胃火上炎，心血燥灼，而悬悬不宁也。溲便频而膏浊不禁为下消。经云：肾脉微小为消瘅。阴精衰少，故肾脉微小。瘅者热也，热则消肌肤，故为消瘅。景岳又言：消瘅者，三消之总称也。按张戴人云：三消当从火断，观《内经》论消症不同，归之于火则一也。河间论治三消大法，当泻心火，除胃热，补肾水。又按《袖珍方》云：消渴皆因肾水枯竭，心火燔盛，三焦猛烈，五脏干燥，由是消渴生焉。观此诸论，则知清金、壮水二法，为治消症之大纲也。景岳引《内经》心移寒于肺为肺消，饮一溲二，死不治之条，言消有阴阳，不得尽称为火症。此以示人当知病情之变幻耳。勿执是说，而浪用热剂，则不致以火济火而杀人矣。

二冬二母散（见小便不通）**泻白散**（见火）多饮而渴不止，甚者舌上赤裂，急合二方，加减大剂治之。

宜加五味、花粉（生津），生地、玄参（补水），芦根汁（降火），生鸡子白（除热），甚者可加石膏、芩、连。

此清金、壮水、生津、除热之剂。《总录》谓不能食而渴者，末传中满，勿过用寒凉泻火之药；能食而渴者，必发脑疽背痈。故消渴病少愈，急宜用忍冬，少佐甘草熬膏，频饮预防，可免。

竹叶石膏汤（见伤寒）治消谷善饥，饮食昼夜无度，（经言：善黄而瘦，火之故也）大便硬少，（戴人所谓烈火煅石，则消为灰是也）口渴饮水，（阳

明症本渴饮）宜参前方加用之药。（嘉言云：治中消病，当知急救金、水二脏，故须地、冬之品）

此方上、中二消通可用之。昔东垣以之治膈消，洁古以之治中消。嘉言谓人参白虎汤，治火热伤其肺胃，乃清热救渴之良剂也。

六味加知柏汤（见火）**八仙长寿丸**（见虚劳）溲溺频数，（水虚火旺，逼迫膀胱下注故也）膏浊不禁，烦渴引饮，（肾水虚，故引饮自救）甚者耳轮焦枯，（耳为肾之外候）二方通可加减用之。

此方壮水滋阴降火，为下消正治之方。宜加清金润燥之品，大剂饮之。按《金匮》治男子消渴，小便反多，以饮一斗，小便一斗，八味丸主之。沈自南注云：男子房劳伤肾，水亏火旺，而成消渴。水亏则相火无制，胃关大开，逼迫水饮直从膀胱溺出而无底止，用六味滋起肾水，因相火散漫不收，借桂附收摄元阳入肾，蒸腾肾水而治中、上二焦之火，则消渴自止。此乃兵之以奇胜者也，不善用之，反致祸败。又按昔人每用八味丸以治消渴，云因命门火衰，不能蒸腐水谷，水谷之气不能熏蒸上润乎肺，如釜底无薪，锅盖干燥，故渴。至于肺亦无所禀，不能四布水精，并行五经，其所饮之水，未经火化，直入膀胱，故饮一斗，溺一斗，试尝其味，甘而不咸可知矣。桂、附壮其少火，如釜底加薪，热气蒸腾，锅盖湿润，虽至理攸寓，然今人之病，火衰者绝少，不可轻试。

忍冬丸（亦可作膏）

忍冬花根茎叶皆可用。入坛内，酒浸足，泥固，糠火微煨，一宿取出，晒干。入甘草少许为末。即以所浸酒煮糊为丸，如桐子大，或汤或酒送下

此养阴退阳，调和荣卫血脉，凡系火热炽盛之体，允为服食仙方。

三消之脉，数大者生，细微者凶。

三消 举例

一　一人正月间骤发齿痛，十余日而愈。四月间焦劳过多，齿痛大发。医用石膏、知母等药治之不效，用刀去齿间紫血，满口痛不可忍，齿俱摇动。至六七月间，饮食益多，小便如膏，肌肉尽削。至十一月，身不能起。冬末用黄芪、地黄等药，稍能起立。然食易饥如故，小便如膏亦如故。翌年二三月愈甚，亦不服药，齿痛如故，当门二齿脱落，复加口渴，昼夜不止。此中、下二消症也。仲淳用生地（六钱）、麦冬（五两）、天冬（一两）、五味子（三钱）、芦根（五两）、黄连（三钱）、黄芪（五钱），以缫丝汤十碗煎二碗，不拘时服。未数数剂而愈。丸药即于前方中，加五味子（六两）、枸杞（四两）、牛膝（五两）、黄柏（三两）、沙参（六两）、蜜丸常服，遂不复发。

二　一人服热药而病消渴，坚令服六味地黄汤十剂，果效。盖得于壮水之主，以制阳光之旨也。

卷十一书集 症方发明 （六）

虚劳

虚劳之病，无外邪相干，皆由内伤脏腑所致。如酒伤肺，湿热熏蒸，则肺阴消灼。色伤肾，精室空虚，则相火无制。思虑伤心，神伤血耗，血耗则火易上炎。劳倦伤脾，最能生热，热盛则内伐真阴。忿怒伤肝，郁怒则肝火内炽而灼血，大怒则肝火上冲而吐血。此五者，皆能劳其精血。《道经》云：涕唾精津汗血液，七般灵物总属阴。阴虚则内热生，而成虚劳之症。大抵因酒色成劳者为多耳，然有童子未室，而亦患此症者，此则由于先天禀受之不足，而禀于母气者尤多。如母阴虚者，生子必多弱症也。其师尼寡妇室女愆期，思欲不遂，气血郁结，以致寒热如疟，朝凉暮热，饮食不思，经期不准，或致闭绝，成此病症者甚多，多由郁火内蒸所致。方书之言虚劳，皆以气虚血虚阴虚阳虚，混同论治，是以学人漫无指归。不知气虚者，面白无神，语言轻微，四肢无力，脉来微弱；阳虚者，体冷畏寒，手足逆冷，溺清溏泄，脉沉小迟，可投温补。故谓虚劳之能服参、芪，为受补可治者，气虚阳虚之症也。虚劳之不能服参、芪，为不受补不治者，血虚、阴虚之症也。虽血脱有补气之法，此指卒暴失血，素

非血虚之人，如新产之类，非所论于血因火燥致虚之症，其致使火之燥血者，水虚无以制之也。故经曰：一水不能胜五火。五火者，五志之火也。一水者，肾中真阴之水也。水即精也。观经言：女子二七而天癸至，男子二八而天癸至。非阴生在后，而阴成之难乎？又言：人年四十而阴气自半也。非阴衰在前，而阴之易凋乎？所谓阴者，即我之精而造我之形者也。人生全盛之数，前后止二十余年，而形体渐衰。故丹溪引日月之盈亏，以为阳常有余，阴常不足。而王节斋则以为阴虚成病者十之八九，阳虚成病者百无一二。盖以节欲者少，纵欲者多耳。夫人但知纵欲劳精，抑孰知阴精日损，饮食无味，转劳转虚，转虚转劳，脉从内变，色不外华。其为病也，在肾则为腰脊腿胫酸软或悠隐而痛，为骨蒸内热盗汗或至夜发热，为遍身骨酸或疼痛如折，为梦交失精或自遗滑泻，为耳中鸣，为足心热。在心则为惊悸怔忡，为掌中干热，为虚烦无寐或梦魇不宁，为口苦舌干，或口舌糜烂。在肺则为咳嗽多痰或干咳少痰，为胸满气逆或喘息促急，为两颧红若胭脂，为鼻中气如火热，为咳血，为衄血，甚则吐涎如白沫，一边不能睡，咽疼喉烂，声嘶音哑。在肝则为寒热如疟，为颈项瘰疬，为胁肋作胀作疼，为两目或涩或痛，为

头晕，为眼花，为多怒，为吐血。在脾则为饮食少思，为恶心呕吐，为胀满腹痛，食不消化，为肠鸣泄泻，肌肉消瘦。此皆五脏虚劳之本症。经曰：治病必求其本。须审其因何致损，何脏受伤。如因于色者，则知其伤在肾，纵有他经现症，亦当以补肾为本，而兼治他经之症。其因于酒者，又当以清肺为先。标本既审，然病之传变无穷，不可不察。如肾传心，心传肺，肺传肝，肝传脾，脾再传肾，此传其所胜之脏，侮而乘之，谓之贼克，大凶之兆。经云：诸病以次相传者死。谓五脏以次相传而克遍也。《难经》云：七传者死。谓如病始于肾，而脾复传肾，是谓六传，已尽一脏，不可再伤也。如肾病不传心而传肺，此间一脏，而传于生我之母，以母子气通，子病及母也。如肾病不传心传肺，而传肝，此间二脏而传于己生之子，母病及子也。如肾病不传心、传肺、传肝，而传脾，此间三脏而传己所不胜之脏，经所谓轻而侮之也。传乘不明，岂能治病。虚劳一症，世之偏于阴虚者，比比皆是，而医者每不深晰气血阴阳，模糊调治，甚为夭亡者，何可数哉！试详言之，其误有七。一曰：引火归元之误。命门之火，谓之龙火，亦谓之真阳。如果衰弱，肾中阴盛，龙火不能安其位，浮越于上，而为上焦假热，面赤烦躁口渴，甚者舌苔等症。但口虽渴而不欲饮水，苔虽有而舌必滑软，足冷过膝，小便清长，其右尺脉必沉小而迟，或浮大无根。此阴盛于下，逼阳于上之假症。如夏至一阴生，水底冷而天上热，龙为阳物，故随阳而上升，此正宜用八味之属，冰冷与

饮，假寒之药，骗之下咽之后，冷性既除，热性始发，浮游之火，可得引之归原，如冬至一阳来复，地中水暖，而龙归大海也。至若虚劳之症，是因肾水真阴虚极，水不摄火，火因上炎，而致面赤唇红，口鼻出血，齿痛齿衄，种种上焦虚热之症，虽亦龙火上炎，与虚阳上浮不同，纵有下部恶寒足冷，此因虚火上升所致，非真阳衰而然。故其小便必黄赤，其脉必带数，有内热的症之可据。设误用桂、附引火归元之法，是抱薪救火，上焦愈热，而咳喘燥渴益甚，咽痛喉烂诸症至矣。二曰：理中温补之误。理中者，理中焦之虚寒也。虚寒腹痛，绵绵痛而无增减，喜热手按，热饮食，虚寒泄泻，水谷不化，而澄澈清冷，必有虚寒之症脉可凭，然后用之有效。今人一见胀满腹痛，食不消化，肠鸣泄泻等症，便认为虚寒，而投以白术之香燥，又济以干姜之辛热，甚者更加桂、附；殊不知虚劳患在伤阴，再补其阳，则阳益亢，而阴益竭，诸热悉加，是促之死也。更有见其胀满泄泻，遂引经文清气在下，则生飧泄，浊气在上，则生䐜胀，而用补中益气汤，以升清降浊，误施升柴，反提阴火上逆，以致咳喘频增，吐衄交至，而危亡见矣。然使其温补得售者，亦病家不明有以致之耳。盖助阳之药，能使胃气一时暂壮，饮食增加，彼此夸功，固执不改，至死不悟，良为可悯。三曰：参、芪助火之误。夫虚劳之可受参、芪者，肺必无热者也，肺脉按之而虚必不数者也。故有土旺而金生，勿拘拘于保肺之说，古人每用之而奏功。而今则火已灼金而咳矣，火蒸津液而化

为浓痰矣，君相亢甚，而血随之上逆矣，犹引无阳则阴无以生，虚火可补，参、芪之属，富贵之家，大剂投之。因之阳火愈旺，而金益受伤。所以好古有肺热还伤肺，节斋有服参必死之叮咛也。四曰：苦寒泻火之误。实火为病，可以苦寒直折之，然当热去即止，不可过用。虚火为病，阴之亏也，岂知、柏苦寒之剂可能清之！服之者，非惟不能清热，抑且有损其阴，徒败胃气，食少泻多，将何疗治。甚者，见其大便燥结，肆用硝、黄以通之。不知肾主二便，肾主五液，肾之津液既亏，自然不能濡润，滋其阴，润其燥，而便自通。彼既虚之阴，岂能胜硝黄之攻伐乎？故士材之论，昧者徒从其温补，自明者观之，知其深戒苦寒之不可妄用也。五曰：二陈消痰之误。痰在脾经者，名曰湿痰。其痰滑而易出，或稀如饮水者，名曰痰饮。湿者燥之，半夏为正治之药。若阴水不足，阴火上升，肺受火侮，不得清肃下行，由是津液凝浊，不生血而生痰，此当以润剂滋其阴，使上逆之火，得返其宅而息焉，则痰自清矣，投以二陈，立见其殆。六曰：辛剂发散之误。世之真阴虚而发热者，十之六七，亦与外感无异。火逆冲上，则头胀微痛；火升壅肺，则有时鼻塞；阴虚阳陷入里，则洒淅恶寒；阴虚阳无所附，则浮越肌表发热。但其发时，必在午后，先洒淅恶寒，少顷发热，热至鸡鸣寅卯时分，盗汗出而身凉。或无微寒，而但午后发热，必现前列肾虚诸症。或兼唇红颧赤，口渴烦躁，六脉弦数，或虚数无力。此宜大剂补阴，如保阴、六味之属。若认为外感，而用

风药以表散之，则魄汗淋漓，诸虚蜂起。或有失血之人，表之无汗，经所谓夺血者无汗也，再强发之，血必从耳目口鼻中出，为上厥下竭，难治之症。今人一见发热，便用表散，更以为邪尚未尽，禁其饮食，以致胃气馁惫，至于死亡，可不寒心。七曰：治疗过时之误。上古圣人不治已病而治未病。如劳神者，常养其心；劳倦者，常补其脾；多怒者，常滋其肝血；多饮者，常清其肺热；好色者，峻补其肾水。及病之方萌，即为补救。仲景曰：凡人有病，不时即治，隐忍冀瘥，必成锢疾。所以虚劳终罕得愈者，以内热之症，人多易忽，虚症渐见，犹不求治，自恃饮食起居如常，面颜如旧，仍纵恣酒色，且讳言虚劳，而医者又逢迎迁就，致病日深。迨至咳嗽痰红，吐血寒热，饮食少思，病已成而后药之，譬之渴而穿井，斗而铸兵，不亦晚乎！然而治之最难，有三大要法，不可不讲也。一曰，补肾水。经云：肾者主水，受五脏六腑之精而藏之。故五液皆归乎精，而五精皆统乎肾，肾有精室，是曰命门，精藏于此，气化于此，精即阴中之火也。故命门之水火，为十二脏之化源。心赖之，则君主以明；肺赖之，则治节以行；脾胃赖之，济仓廪之富；肝胆赖之，资谋虑之本；膀胱赖之，则三焦气化；大小肠赖之，则传导自分。故水火之功，缺一不可。然火衰者甚少，而水虚者恒多。王节斋云：少年肾水正旺，似不必补，然施泄过度，岂能充满。中年欲心虽减，然少年斫丧既多，焉得复实。既至老年，天真渐绝，只有孤阳。故人自少至老，所生疾病，

靡不由于真阴不足。即童子禀赋弱者，从幼填补真阴，亦有可复之天。所以补阴之药，亦自少至老，不可或缺，况虚劳因入房太甚而得者乎？故保阴、六味、左归之属，皆甘寒滋水添精之品，补阴以配阳，正王太仆所谓壮水之主，以制阳光，丹溪所谓滋其阴则火自降，譬之灯残火焰，添油则焰光自小也。然须制大剂，长久服之。盖益阴之药，必无旦夕之效，以阴无速补之法也。至若因于酒者，清金润燥为主，而保阴之属，仍不可废。何则？好饮之人，少有不患虚劳者，以肾水虚也。虚则必寡于畏，而复灼久伤之肺，焉得不病！补北方正所以泻南方而救肺也。因于思虑者，清心养血为主，而保阴之属，仍不可缺，所谓水壮而火熄，勿亟亟于泻心是也。因于劳倦者，培补脾阴为主，而佐以保阴之剂。经曰：有所远行劳倦，逢大热而渴，渴则阳气内伐，内伐则热舍于肾。故知劳倦伤脾，内热者必及于肾。若忿怒伤肝动血，保阴、六味丸为正治之剂。盖水旺则龙火不炎，而雷火亦不能发，乃肾肝同治之法也。二曰培脾土。脾胃为后天之根本，经曰，安谷则昌。盖精生于谷，饮食多，自能生血化精，精血渐生，虽有邪热，药得以制之消之，久则火自降而阴自复。若脾胃一弱，则饮食少而血不生，血不生则阴不足以配阳，而五脏齐损，故曰又归重于脾胃，而言❶一损损于肺，皮聚而毛落；二损损于心，血脉不能荣养脏腑；三损损于脾，饮食不为肌肤；四损损于肝，筋缓不能自收持；五损损于肾，骨痿不能起于床。从上而下者，过于胃则不治，至

骨痿不能起于床者死；从下而上者，过于脾则不治，至皮聚而毛落者死。所以仲景治虚劳，惟用甘药，建立中气，以生血化精，充溢脏腑，为复虚劳诸症之良法。一遵精不足者，补之以味之旨也。味非独药也，五谷之味皆味也，补以味而节其劳，则积贮渐富，大命不倾。经云：阴阳形气俱不足者，调以甘药。盖药食之入，必先脾胃，而后五脏得禀其气。脾胃强，则五脏俱盛；脾胃弱，则五脏俱衰。故中气不足者，非甘不可。况土强则金旺，金旺则水充。又男子以脾胃为生身之本，女子以心脾为主命之根。故治虚劳者，毋论何脏致损，皆当以调养脾胃为主。三曰，慎调摄。虚劳之因，因于酒色者最多，其因于忧愁思虑，抑郁多怒者，复亦不少。所以童子、室女不生欢笑，及鳏、寡、僧、尼易犯此病者，谓非针药之可治，必须消遣情怀，随遇皆安，然后疗治，庶能愈病，乃今之患此症者，徒仗诸草木，奉为复原之品，外则疲劳形体，内则沉湎七情，酒色不屏，辛热不戒，此乃自趋死径。间有知戒酒色，节劳逸，而于七情多所难释，不知心有妄动，气随心散，气散不聚，精逐气亡。故《广成子》曰：必静必清，无劳汝形，无摇汝精，乃可以长生。斯言真可为虚劳调摄之良法也。予观世人，患虚劳者，十常六七，然百中难保其一者，以病者治之不早，医者治之不善。余少得斯疾，调养二十余年，至今无恙者，可见此病之非不可疗也。

---

❶ 故曰又归重于脾胃，而言：扫叶山房本作"故越人归重脾胃而言"。

顾余每论此病，痛切忧心，故特发明致阴虚成病之因，次及方书之混列，更推真阴易虚之故，以及诸症标本传乘，并误治之弊，而始之以治要，其旨归如是，非敢矫当世之偏，实本诸先哲之经验发明，余又亲历之而不爽，故剖衷相告，幸医者、病者，咸三复于兹篇云尔。

虚劳所宜饮食药物及养生之法

白花百合汤、麦冬汤，取其清肺止嗽。真玉露霜，取其清痰解热。人乳为补阴神品，童便乃降火仙方，大有起死之功。甘梨生食，能清火，蒸熟则滋阴，亦有回生之力。苡仁汤，肺热脾虚，服之有益。莲心汤，芡实粥，遗精泄泻，最所宜求。扁豆枣汤，专补脾胃。圆肉汤，兼养心脾。猪脊髓，鲤鱼胶，（同猪蹄、燕窝、雄鸡或雄鸭，诸荤物中煮烂，饮汁弥佳）填精益髓。凤头白鸭，乌骨白鸡，补阴除蒸。猪肺蘸白芨末，保肺止血。以上诸物，随宜恒用，兼服膏丸。丸如回生、六味、左归、乳金、四圣、固本之属。膏如清金、清宁、白凤、坤髓、集灵、卫生、琼玉之属，服药须经年累月，毋使或缺，量病症之甚者，间用汤液以治之。如内热甚，或发寒热，则用保阴、六味。妇女或兼用逍遥。咳甚则用清金，或兼噙化。吐血则用仲淳验方。心跳善惊，虚烦无寐，则用天王补心；兼脾胃虚弱，或用归脾；食少便泻，量用资生。果系干血劳症，审之确当，方可遵大黄䗪虫丸之法。传尸劳症，獭肝无疑。更宜谢绝世缘，翛然独处，与道流韵士，讨论离欲之道，根究性命之源，使心境清宁，暂离爱染，则情念不起，真精自固，如得钟离老祖九转之还丹，服药便是普门大士杨枝之甘露。经云：恬淡虚无，真气从之；精神内守，病安从来。此圣人摄生之妙术，否则惟有殒命而已。

虚劳所忌饮食诸物及却病之法并忌火灸

烟为辛热之魁，酒为湿热之最。凡姜、椒、芥、蒜及一切辛辣热物，极能伤阴，断不可用，并一应生冷滑肠坚硬之物，亦宜戒食，恐伤脾胃也。又当远房帏，戒恼怒，释忧思，免劳碌，为第一义。经言肾主闭藏，肝主疏泄，二脏俱有相火，而其系上属于心。故欲心一动，则相火翕然而起，虽不交会，精已暗耗，况近色而有不精伤肾急者乎？经云：怒则气逆，甚则呕血及飧泄。又曰：忧愁则气闭塞而不行。又曰：怒则气结。又曰：阳气者，烦劳则气张精绝。言烦劳太过，则气张于外，而精绝于内，阳扰阴亏之故也。如上种种，虚劳最宜痛戒，切忌火灸。仲景曰：微数之脉，慎不可灸，火气虽微，内攻有力，焦骨伤筋，血难复也。而疗治者，尤重择医。病之虚者，譬之国内空虚，民众离散，镇抚为难，非委任贤智，安静休养生息，难保无事。故医非明哲，孰能镇之以静，久而弗摇，卒收成功哉。

保阴煎（自制）治真阴虚衰，相火炽盛而发热，其热在于午后子前。（自午至亥属阴，故也）或但皮寒骨蒸，（骨髓空虚，火陷骨中，则热蒸不已。有汗者，乃三焦相火为病。无汗者，乃心包相火为病）五心常热，鼻中干燥，唇红颧赤，口苦舌干，（皆内热之征）耳鸣目眩，腰膝酸软，四肢无力，倦怠嗜卧，（皆精血虚损之故）大便燥结，小便黄赤，（内热所致）六脉弦数，或虚数无力。（皆虚劳的症，不必有吐血咳嗽也。故有吐血症，咳嗽症，而无上文之内热虚症数脉，仍非虚劳，不可不辨）若病日久，饮食少思，大便溏泄，（脾胃亦伤也）午后洒淅恶寒，少顷发热，或热至鸡鸣寅卯时分，盗汗身凉，并以此方，或六味、左归加减治之。

熟地三钱至一两 **生地**二地补肾益阴，培其根本。**麦冬**各二三钱 **天冬**二冬清肺降火，全其母气。二钱 **牛膝**酒蒸，二三钱 **茯苓**导火下行，二钱 **山药**同茯苓以补脾，蒸，二三钱。便溏，去生地、天冬 **玉竹**治虚损寒热，一切不足，用代参芪 **鳖甲**退劳热在骨，及阴虚往来寒热之上品 **龟甲**补肾阴，退骨蒸，酥炙，各四五钱，加圆肉（十枚）。骨蒸内热有汗，加骨皮（二钱）。无汗加丹皮（一钱）。腰痛加枸杞（三五钱）、杜仲（二钱）。余尝用猪腰子（一枚）、脊髓（四五条）煎汤煎药，治腰脊酸痛如神。盗汗加枣仁（炒研细二钱至八钱）、五味（二分至一钱）。咳嗽加鲜百合（一、二两）、款冬花（二、三钱）、枇杷叶（三大片）。有痰加贝母（二三钱）。有血加藕汁、童便（各一杯）。食少加米仁（炒。五钱至一两）。肺经无热，肺脉按之无力者，量加人参。

此方君以甘寒滋水添精之品，《难经》所谓损其肾者，益其精也。肾脉从肾上贯肝膈，入肺中，循喉咙，挟舌本。肾火一动，肝火乘之，便入肺中。臣以二冬，保金而滋生化之源，恐太沉阴濡润，而又佐以甘平补脾之剂，因其中气，备加减之法，以善其用。阴虚火旺者，投之神效。譬如溽暑伊郁之时，而商飚一动，炎敌如失矣。

六味地黄丸（若作汤饮，则小其剂）治肾水不足，（下症皆阴虚之故）发热作渴，（阴虚则发热，津少则作渴）气壅痰嗽，（肾虚不能纳气归根，故气壅于上，火蒸津液，凝结为痰。咳者水虚而火刑金也）头目眩晕，眼花耳聋，（龙火炎则雷火亦发，肝血虚而为眩为花，阴虚痰火上升，故耳聋）咽燥舌痛，齿牙不固，（喉咙舌本，皆肾脉之所过。肾主骨，牙者，骨之余，牙之标也。精髓枯而龈骨失润，则齿动摇，譬之几败本枯则笋宽摇动，湿则坚固矣）腰脊腿胫酸痛，（腰为肾之府，肾脉循内踝上腨，内至股内，后廉贯脊，精髓内竭，故酸软疼痛）齿衄便红吐血，（丹溪曰：诸见血为热症，由君火相火亢甚，煎迫而越出诸窍）盗汗失音，（寤属阳，寐属阴，阴虚则汗从寐时盗出，闭藏失职也。肾虚脉不上循喉咙，挟舌本，故失音）水泛为痰，（阴虚火动，则水沸泛上为痰）小便淋闭，（淋者，淋涩而痛。闭者，不通也。肾司开合，虚则失职矣。又《金匮》云：热在下焦者，则尿血亦令淋闭不通）梦遗精滑，（阴虚而君火妄动也）足心干热，脚跟作痛，（肾脉走足心，入跟中故也）经水不调，血枯闭绝等症。（冲任二脉伤损之故也）

熟地补髓填精，八两 **萸肉**补肾气，固元精。四两　**山药**入手太阴肺，能润皮肤，清虚热，补水之上源，以金为水母故也。四两　**丹皮**治手足少阴、厥阴伏火，三两　**茯苓**淡渗以降阴中之阳　**泽泻**咸渗以降阴中之阴，各三两。加麦冬（润燥金而清水源。六两）五味（上能收耗散之肺气，下能滋不足之肾水，三两）名八仙长寿丸；再加人参，是合生脉散也。（金为水源，凡水虚者，宜合生脉散，以滋其化源。蜜丸桐子大，空心淡盐滚汤下，四五钱）发热作渴，加鳖甲、花粉、二冬。气壅加沉香、砂仁、麦冬。痰嗽加贝母、百合、麦冬。咽燥舌痛，加生鸡子、玄参、二冬。齿牙不固，八仙加鹿茸、猪髓、龙齿、牡蛎。腿胫酸痛，加牛膝、杜仲、枸杞、龟甲。齿缝牙龈出血，加麦冬、童便，或再加人中白、麦冬，煎汤频频服之。溺血若痛者为血淋，去山萸加二冬、牛膝、藕汁、甘草梢。如阴茎时举，溺管胀痛者，再加黄柏、知母。不痛者为尿血，八仙加白芍、莲须、藕汁、旱莲草。失音加麦冬、生鸡子。足心干热加二冬、牛膝、龟甲。以上加减诸法，保阴、左归仿此。

此纯阴重味，润下之方也。纯阴肾之气，重味肾之质，润下肾之性，宋钱仲阳用此方治小儿齿迟、语迟、脚软、行迟、囟门不合，阴虚发热诸病，以皆属肾虚，缘小儿稚阳纯气，故以仲景八味丸去桂、附，而但补其真阴，随手辄效。明薛立斋因之悟大方阴虚，用丹溪补阴方不验者，以此代之，立应。薛氏加减之法甚多，即如本方去泽泻，加黄芪、当归，以合养血之奇。盖为发热作渴，小便不调，理无再竭，故去泽泻，

又入生脉散，以生金滋水，虚则补母之义。复合异功散，以崇土生金，兼母之外家而补之，更其方名曰人参补气汤。加减变化无穷，真如游龙戏海之妙。举以为例，学人当善悟其法，而以意通之，则不可胜用矣。赵养葵《医贯》一书，得力于薛氏医案，而并阐其义，触处旁通，外邪杂病，无不贯摄，而六味之用益广。试举其阴虚发热诸症所用。如云：世人真阴虚而发热者，十常六七，亦与外感无异。余于阴虚发热者，见其大热面赤，口渴烦躁，与大剂六味汤服之而愈。又云：阴虚火动，则水沸上为痰，其痰重浊白沫，与火衰水泛为痰纯是清水者不同。动于肾者，犹龙火之出于海，龙兴而水附，动于肝者，犹雷火之出于地，雷发而雨随。用六味汤以滋阴降火，（宜倍茯苓，可加贝母、天冬、牛膝）此不治痰之标，而治痰之本；既治其本，复宜补脾以制水，方为良法。又云：咳嗽必责之肺，治之之法，不在肺而在脾，而又归重于肾。人有咳嗽暴重，动引百骸，自觉气从脐下逆冲而上者，此肾虚不能纳气归原，当以六味汤主之。（可加百合、麦冬，用辰砂少许引导）毋徒从事于肺。以肺司出气，为气之主；肾司纳气，为气之本。又肾为肺之子，虚则补其子也。大凡阴虚咳嗽，起于房劳亏损真阴，阴虚火上刑金，咳则肺金必伤，预先以六味之类壮其水，使水升而火降，然后以参、芪救被伤之肺，兼有虚则补其土母之义，一举两得之法。若不先壮水以镇火，而遽投参、芪以补阳，反使阳火愈旺，而金益受伤，岂药之罪哉，此所谓不识先后着者也。如火不降，则

参、芪始终难用，治阴虚之所以难也。又云：肾水虚故有火，有火则有痰，有痰则咳嗽，咳嗽之甚则喘，宜六味加麦冬、五味、牛膝（贝母、枇杷叶）之属，大剂并饮。盖阴虚发喘，去死不远，幸几希一线，牵带在命门之根，尚尔留连。善治者，惟以助元接真镇坠之药，俾其返本归元，或可回生，然亦不可骤峻也。又云：阴虚喉痛，属少阴之病。少阴之火，直如奔马逆冲而上，到此咽喉紧要处，气郁结而不得舒，故或痛肿。其症必内热口干面赤，痰涎涌上，其尺脉必数而无力，须六味加麦冬、五味，（或同生鸡子、玄参）大剂作汤饮之，褚氏所谓上病疗下也。又云：阴虚失血一症，分而言之，则有呕血、吐血，或出胃经，或出肝经。咯血出于肾经，或出心经。咳血出于肺经，唾血出于肾经，或出胃经。衄血出于肺经，或出胃经。痰涎血者，出于脾经。合而言之，皆属于肾。盖肾中之真水干，则真火炎，血亦随火沸腾，故错经而妄行，越出诸窍。褚氏谓服寒凉，百不一生，饮溲溺百不一死。愚谓六味汤独补肾水，性不寒凉，不损脾胃，久服则水升火降而愈。又须人参救肺补胃药以收功。盖初时忌用人参者，不欲其补助阳气也，及火已归原，人参又所不禁，然亦宜同滋阴药中用之则善。又云：阴虚小便不通，因汗多五内枯燥，膀胱原无水积，强欲通之，如向乞人而求食，岂能得乎？惟六味滋水，则小水自来，切忌淡味渗泄之药。又云：阴虚之人，大便秘结者，是因肾之津液亏少，惟六味加二冬、人乳、牛乳，滋阴润燥，而便自如常。又云：肾为阴，主藏精，阴虚则精不藏；肝为阳，主疏泄，阳强则火不秘。以不秘之火，加不藏之精，故梦交即泄。惟用六味补水，总有相火，水能滋木，水升而木火自熄。沈氏谓因心若一动，相火随之，则成梦境，而气摇精泻。治法总不越补肾水，敛元精，安心神，清相火为主。余因世人喜用六味之方而未能尽明用方之旨，故详及之。

左归丸　治症同六味丸。

熟地 自制，八两　**萸肉** 蒸。四两　**枸杞**　**菟丝子** 酒煮，焙干　**牛膝** 酒蒸，各三两　**山药** 人乳拌蒸　**龟甲胶** 各四两　**鹿角胶** 鹿角补阳，右肾精气不足者宜之。麋角补阴，左肾血液不足者宜之。此味则兼补阳矣。节斋云：左尺常虚，右尺常旺。若左右兼补，依旧火胜于水；只补其左，制其右，庶得水火相平。余治真阴不足之症，每以麋角胶代之。三两俱酒化，共八味丸如梧桐子大，空心服，煎膏服亦可。如真阴失守，虚火炎上者，宜用纯阴至静之剂。去枸杞、鹿角胶，加女贞子、麦冬（各三两）。火灼肺金，干枯多嗽者，加百合（三两）。夜热骨蒸加骨皮（三两）。小水不利加白茯苓（三两）。大便燥涩去菟丝子，加肉苁蓉（四两）。血虚有滞者加当归（四两）。

此方壮水之主，以培左肾之元阴。凡精气大损，年力俱衰，真阴内乏，不能滋溉荣卫，渐至衰羸，即从纯补，犹嫌不足，若加苓、泽渗利，未免减去补力，奏功为难。故群队补阴药中，更加龟、鹿二胶，取其为血气之属，补之效捷耳。景岳云：余及中年，方悟补阴之理，因推展其义，而制左归丸饮，但用六味之义，而不用六味之方，活人应手之效，不能尽述。凡五液皆主肾，故凡属阴分之药，亦无不皆能走肾，有谓必须引导者，皆属不明耳。

左归饮 治症同六味丸。

熟地三钱至二两 **萸肉**一二钱，畏酸者少用之 **枸杞**二钱，相火盛者去之 **山药**二钱 **茯苓**一钱五分 **甘草**妙在此味，经所谓调以甘药也。一钱。肺热而烦者，加麦冬（三钱）。肺热多嗽者，加百合（二钱）。血少者，加当归（二钱）。血滞而热者，加丹皮（二钱）。阴虚不宁者，加女贞子（二钱）。血热妄动者，加生地（三五钱）。脾热易饥，及多汗伤阴者，加白芍（二钱）。心热多燥者，加玄参（二钱）。肾热骨蒸者，加骨皮（二钱）。津枯热渴者，加天花粉（二钱）。上实下虚者，加牛膝（二钱）。本方加人参、当归，即大补元煎。

此壮水之剂，凡命门之阴衰阳胜者，宜用此饮，加减治之。

回生丸（自制）治男妇阴虚内热，久服自效。

地黄十二两。一半制 **萸肉**蒸晒 **枸杞**晒干 **菟丝子**自制 **牛膝**补肾，酒蒸晒干 **山药**蒸 **茯苓**人乳拌，蒸晒至加倍重 **白芍**酒炒 **莲肉**理脾。去心炒 **麦冬**去心晒干 **天冬**清肺，去心晒干 **北五味**敛肺。蜜水拌蒸焙干 **枣仁**炒 **圆肉**养心。炙干 **莲须**固精 **玄参**蒸 **骨皮** **女贞子**酒蒸晒。以上各四两 **龟甲胶** **鳖甲胶**退骨热，八两。俱地黄汁溶化 **鳔胶**牡蛎粉拌炒。净八两 **猪脊髓**填精髓。三十条，去筋膜。

捣烂入炼蜜熬 **黄牛肉**补脾消痰。去油，十斤，熬膏 **紫河车膏**峻补精血。吴球制大造丸用此，以其有夺造化之权，极夸其功效也。四两。如无，用紫河车四具至十具，泔水洗净，入隔汤煮熟捣烂，药拌晒干。共二十四味，诸胶髓丸，如桐子大，淡盐汤或圆肉汤送下，每服三四五钱

此方补肾理脾保肺兼而有之。补肾用熟地、萸肉、枸杞、菟丝、牛膝，有理脾药以佐之，则不嫌其滋润。理脾用山药、茯苓、白芍、莲肉者，无香燥伤阴之患，以其能兼入肾经也。二冬清肺，五味敛肺，皆所保肺也。保肺金正以生肾水，理脾土亦为生金以生水也。枣仁、圆肉养心。一恐水虚而火旺血耗，一恐心虚不下交于肾。莲须涩精固肠，玄参、骨皮、女贞、龟、鳖二甲退热除蒸，猪髓、鳔胶填精益髓，牛肉膏补脾消痰，紫河车峻补精血，是以血肉之物补血肉之躯，功效速也。嘉言云：虚劳之疾，百脉空虚，非黏腻之物，不能填实。精血枯涸，非滋湿之品，不能濡润。是以治虚劳，纵遇能消丸药之人，必煎膏服方效。若脾弱难化者，尤当膏服。胃弱者，腥膻之品勿用。此丸功在六味、左归之上，不可忽之。

清金丸（自制）治阴虚咳嗽，或多痰，或干咳，或痰红，或纯红，主此随症加减。

桑皮 **骨皮** **甘草**即泻白散 **麦冬**桑、骨、麦冬皆去肺中伏火 **鲜百合**保肺，白花者一两至二两 **款冬花**治嗽要药，二味名百花膏 **贝母**消痰 **米仁**清肺健脾益胃 **枇杷叶**降气 有血加茅根、

藕汁、童便。皆消痰止血

此清金润燥降气消痰之剂。凡阴虚咳嗽，最宜服之。愚按：越人发明虚损一症，优入圣域，虽无方可考，然其论治损之法，如云损其肺者益其气。愚谓参者，固为益气正治之药，然有肺火炽盛，日久必致肺气索然，又当用清金润燥之药清肺热，即所以救肺气，亦为益气之法也。凡用药须活泼泼地，如珠走盘，越人所以不立方者，意在斯矣。损其心者，调其荣卫。心者，血之原，荣卫发动之所始。古方如归脾汤，乃调荣卫之法也。损其脾者，调其饮食，适其寒温。如春夏食凉食冷，秋冬食温食热，及衣服起居，各当其时可也。然亦不可执定。损其肝者，缓其中。经谓肝苦急，急食甘以缓之。逍遥散中用甘草，缓中之谓也。损其肾者，益其精。凡黏腻滋湿之物，皆益精之品，经所谓精不足者，补之以味也。

加减清宁膏（亦可煎服）润肺不碍脾，补脾不碍肺，凡阴虚内热，咳嗽痰血，脾胃虚弱，食少泄多者，主此加减。

麦冬八两　**鲜百合**二斤　**款冬花**四两　**薄荷末**皆清肺润燥而不伤脾。一两。熬成膏加入　**枇杷叶**去毛，蜜炙一斤，煎汤代水　**橘红**降气一两　**贝母末**四两，熬膏加入　**茯苓**消痰，四两　**米仁**炒，八两　**圆肉**　**白芍**各四两　**甘草**皆补脾而不碍香燥，有裨于肺也。炙一两。熬饴糖一斤半，收之。时时挑置口中噙化，或白汤调服，日二三次，空心兼服保阴、回生之属

此方清肺补脾，两不相碍之剂。士材云：虚劳之所难者，如脾喜温燥，清

肺则碍脾；肺喜清润，补脾则碍肺。惟燥热而甚，能食而不泄者，清肺为主，而参以补脾之品；倘虚羸而甚，食少泄多，虽喘嗽不宁，但以补脾为要，清润之品，所宜斟酌。以脾有生肺之能，肺无扶脾之力，故制清宁膏一方，脾肺兼理，取天清地宁之义。

噙化丸（亦可膏服）治阴虚久嗽，及伤风外邪已解，久不愈者。

麦冬　**天冬**火灼肺金，则喉中淫痒为咳，故以二冬滋阴润燥，清金降火　**桑皮**火不乘金，则嗽自缓，故以桑皮泻肺中之火　**薄荷末**辛能散热，凉能清利　**款冬花**辛温开豁，却不助火　**百部**润燥清热，兼能杀虫。各三两　**贝母**　**柿霜**　**花粉**治嗽以理痰为要。故以贝母、柿霜，润肺中之燥痰，花粉治膈之热痰，各二两。玉露霜更妙　**枇杷叶**蜜炙，三两　**橘红**　**紫菀**治痰又以顺气为先，火清痰顺。三味皆下气，气降则火清痰顺而止嗽　**玄参**治胸中氤氲之气，无根之火　**北五味**咳久必耗气，故用五味酸收之品　**桔梗**　**甘草**咳病属上焦，故用甘桔为舟楫之剂。各一两。共十六味炼蜜为丸，如弹子大，不时噙化，临卧更佳

此清金润燥降气消痰而兼收敛之剂，仲淳所制，用治阴虚咳嗽不止者立应。世人多患阴虚者，如伤风咳嗽，外邪已解，久不愈者，服之甚效。

琼玉膏

生地十二两熬成膏，入炼白蜜六两　**人参末**一两二钱　**茯苓末**二两四钱。入膏中搅匀，隔汤再煮

此方古人治干咳嗽，臞仙加沉香、琥珀末各一钱。云神效异常，合宜则用，

自无不应。

人参固本丸（亦作煎服）

人参大气周流，无脏不有，故人参补虚，亦无处不宜。二两 **二地**生地凉肾，熟地补肾 **二冬**清肺，各四两，加牛膝、枸杞即集灵膏（蜜丸桐子大，空心白汤下）。

此方壮水清金，健脾开胃之神剂也。按景岳云：人参随熟地直入三阴，况剂之为丸，则亦下行而补肾，虽有肺热伤肺之忌，然观古人治肺经积热，喘嗽多痰，胸满便秘者，反用人参同栀、芩、大黄，以人参泻肺名汤，正嘉言所谓泻其肺热，必不可伤其肺气，况人参之温，一味寒凉监之足矣；今方中有二冬清肺为君，可用之无患。晓林云，当论方不当论药，当就方以论药，不当执药以拘方。故用药症所相宜，即便投之，须活泼泼地，不可固执。

天王补心丹（亦可小剂作煎）治忧愁思虑伤心，（心为君主，心伤则神去，顷刻云亡。凡云心病，皆胞络受病）心血不足，神志不宁，（心藏神，肾藏志，心肾不交，故神志不宁）健忘怔忡，心跳善惊，（皆心血虚少之故，血虚则生火，火郁则生痰，痰动心胞，故为惊跳，及梦魇不宁。怔忡者，心中惕惕，恍惚不安，如人将捕之状）虚烦无寐，（肾水不上交，心火无所制，亦心血少也。故仲淳云：不眠者，以清心火为主）大便不利，（心主血，心伤则血燥而便难）小便短赤，（心与小肠为表里，脏移热于腑也）咽干口渴，（津液被灼也）口舌生疮等症。（心火上炎也）

人参补心气，五钱，虚者量加 **当**

归养心血，一两 **枣仁**炒。四两 **北五味**收心液 **远志** **丹皮**各五钱 **茯神** **柏仁**安心神 **天冬** **麦冬**益心津，各二两 **生地**四两 **玄参**壮肾水，一两 **桔梗**引诸药停留上焦，不使之速下。五钱 **朱砂**护心。一两五钱。心火甚者加黄连（十四味蜜丸如弹子大，朱砂为衣，食远临卧竹叶、灯心汤，或桂圆汤化服，嚼化，汤过口更佳）。

此生津养血、清热镇心安神之剂。劳心之人，所宜服之。昔志公禅师，日夕讲经，邓天王悯其劳，赐以此方，因得名。他如安神，则有石斛、龙齿、珍珠、琥珀，清热则有犀角、木通、辰砂、益元散，豁痰则有竹沥、贝母、天竺黄、胆星、牛黄（汤中调服一二分）。镇惊则有金箔、代赭石随症采用。

愚按：经言心为五脏六腑之大主，而总统魂魄，兼该志意。故忧动于心则肺应，思动于心则脾应，怒动于心则肝应，恐动于心则肾应。凡喜、怒、忧、悲、思、恐、惊七情，虽分属五脏，然无不从心而发。经又云：心主一身之血脉。又云：心生血。是心者，血之原，故心安则真血日生，惟劳心过度，则心血日耗，由是脏腑无所润，筋脉无所养，荣气衰少，邪热随作，所谓阴虚生内热者是也。若肾水不虚，犹能上交心火，不至灼肺为害，虚则心火无制，亢甚刑金，为咳为喘，肺阴消灼，身体羸瘦，而危亡至矣。此症不得志者多有之。故治斯症者，必兼壮水为主，又须固中气为重。大凡虚劳之病，无论何脏受伤，非内热骨蒸，则不谓之虚劳。非食少泄泻，肌肉消瘦，尚不至死地。所以孙思邈谓：补脾不如补肾。许学士谓：补肾不如补脾。二先生深知二脏为生人之根本，故凡病皆当归重脾肾，不独虚劳为然也。

归脾汤（亦作膏丸）治思虑伤心，（脾脏应之，以脾在志为思也）健忘怔忡，惊悸不寐，（悸者，心筑筑然跳动也）自汗盗汗。（汗为心之液。凡汗出，无有不从心液而来。自汗有阴阳之分，盗汗则专属心肾阴虚）或劳倦伤脾，（应酬太繁，奔走太苦，饮食失节，皆能伤脾）肢体酸疼，（脾主四肢肌肉故也。然久立伤骨，久行伤筋，则肾肝以伤，所以亦有兼筋骨腰疼者）嗜卧少食。（脾伤则神亦倦，故嗜卧。又胃病则嗜卧，精竭者神疲也，少食者胃亦伤也）或心脾虚疼，（所谓胃脘当心而痛是也）大便不调。（脾主心虚，则或泄或秘，是其本病也）或血无生统，（心虚则不能生血，而脾虚则不能统血）错经妄行。（或下或上皆是）或血虚发热晡热，（申、酉时热也。心脾血虚，皆发热晡热）或经期不准，闭绝等症。（心脾受伤之故，亦有房劳伤肾，恼怒伤肝，而损冲任二脉所致也）

人参虚者多用 **黄芪**蜜炙 **白术**米泔水浸半日，隔土蒸，晒干，再用白蜜调人乳浸。照上法蒸晒，共九次。各一二钱 **炙甘草**补气健脾，五分 **茯神**一二钱 **远志**安神补心以生脾，五分 **枣仁**炒研。三、五钱 **当归**养血益肝以生心。五钱 **圆肉**甘先入脾，以脾喜肝也。十枚 **木香**香能快气，以脾喜通也。三五分。惊悸怔忡，加辰砂、麦冬。如有痰者，再加竹沥、天竺黄，或牛黄。

本方加柴胡、山栀，名加味归脾汤。

此方补气、养血、安神，乃心脾肝三经之药。赵氏谓：凡治血症，须按三经用药。心主血，脾统血，肝藏血。归脾汤一方，从肝补心，从心补脾，率所藏所主而从所统，所谓隔二之治，其意盖归重血分药一边，后人不解，杂入香燥温中劫阴之药，大失制方之旨。高鼓峰独悟其微，谓木香一味，香先入脾，总欲使血归于脾，此嘘血归经之法。然其香燥，反动肝火，而干津液，故其用每去木香而加白芍，以追已散之阴。且心血衰少，火必刑金，白术燥烈，恐增咳嗽，得芍药则太阴为养荣之用。惟脾虚泄泻者，方留木香以醒脾；脾虚挟寒者，方加桂、附以补阳而外，此皆出入于心脾，此三经甘平清润之药。愚谓：经期不准，闭绝崩漏，及便血诸症，本方加减，多所相宜。若呕吐诸血，果属气虚，不能统摄，必面色黄白而无神，语言轻微而倦怠，脾胃虚薄而不调，六脉微弱而不数者，方可用本方。然患气虚失血者甚少，即思虑伤心，虚劳将成未成之界，未见肺肾阴虚诸病，而兼脾虚症候，或大便溏泄者，则宜是方。若内热骨蒸，已成虚劳，又宜壮水滋阴为要，纵食少便泄，非参、芪、白术助阳之药所宜矣。若劳役而兼劳心者，是心脾俱伤，且前列之症，未见肺肾阴虚诸病者，可用本方加减。然劳倦伤脾，乃脾之阴分受伤者居多。故经曰：阴虚生内热。因有所劳倦，形气衰少，谷气不盛，上焦不行，下脘不通，胃中郁热之气熏胸，故内热，是以补脾胃之阴。此劳役太过，阳和之气亢极化火，火旺则阴虚内热，但非比色欲伤肾，真阴虚而生内热之难疗。经又曰：有所远行劳倦，逢大热而渴，渴则阳气内伐，内伐则热舍于肾。肾者，水脏也。今水不胜火，则骨枯而髓虚；远行劳倦，骨必受伤。逢大热者，或逢天令之热，或阴不足而本热，火旺水亏，故骨枯髓虚，而必现肾虚诸症。此平时色欲过度，以致不能劳役而然。亟当壮水滋阴为主，亦非本方之所宜也。

逍遥散 治郁怒伤肝，肝血虚少，（抑郁多怒，则肝火旺而血伤）寒热如疟，（必先有微寒，此阳陷入里之故，肝血少则发热，非真如疟之大寒大热也）暮热朝凉，（血虚则暮热，起居如常，故此虚最能误人）五心烦热，鼻燥咽干，（血虚则内热矣）头晕眼花，两目干涩，（肝伤血少之本病也）胁肋作痛，（肝脉布胁肋也）肢体尽疼，（血不能荣筋也）嗜卧少食，（子病及母，故嗜卧。肝木乘胃，故少食）月水不调。（血热相搏故也）或小腹重坠，水道涩痛，或肿痛出脓，（亦有阴中痒者，皆肝火所致。以肝脉绕阴器，抵少腹也）或遍身瘙痒，赤白游风，或瘰疬结核等症。（肝伤火旺，血燥生风，或疙瘩瘙痒，或脓水淋漓，或赤或白，游行无定。瘰疬结核，皮色不变，皆属肝火血燥，而筋挛所致。瘰疬则累累如贯珠，多生于耳前后，胸胁间。结核则如榛如豆，亦有累累如贯珠者，不拘头项肢体皆结也）

柴胡 能散诸经血结气聚 **薄荷** 木不宜郁，故用柴、薄之辛以散也 **白芍** 肝气不宜亢，白芍酸寒，可以泻肝火 **当归** 肝血不可亏，归为血药以养之，如嫌辛温，少些用之，或佐生地凉血补阴之品，或另代二地、丹参之属 **乳制白术** 木盛则土衰，术以抚之。如嫌香燥，或另代石斛、米仁、山药之属 **茯苓** 木枯则易焚，木与火通气，心必不宁，茯以宁之，愚每兼用麦冬清心降火 **甘草** 肝为将军之官。肝属木，虚火火动必猛烈，丹溪谓火盛不可骤用寒凉，盖恐扑之而愈焰也。以生甘草，兼泻兼缓，则猖狂自定矣。加丹皮（凉血活血）、黑山栀（泻火）名加味逍遥散（赵氏以山栀屈曲下行泄水，改用吴茱萸浸汁炒黄连。吴晓村云：山栀亦不至泄水，但不若黄连之运用在上。心为肝之子，实则泻其子，黄连泻心，所以能达心胃之郁耳。愚谓治吞酸症，用吴茱萸炒黄连如神）。

此方辛散酸收，甘缓养血，而兼宁心扶脾之剂，乃肝经之要药，女科之神剂也。仓公传与褚氏，皆云师尼寡妇，独阴无阳，（阴阳以男女言）欲心萌而未遂，是以恹恹成病，以致寒热如疟，久则为劳。愚谓大凡女人，多气多郁，郁怒则伤肝；气结血凝，火旺血虚而成劳。所以前论云：童子室女，不生欢笑，及鳏寡僧尼，易犯此病也。立斋女科医案，每用此方，屡屡见功。又云：若因郁怒伤肝而寒热，有怔忡不寐少食者，参以加味归脾汤治之。李时珍云：寇氏乃谓柴胡本经无一字治劳，不分脏腑有热无热，一概摈斥，殊非通论。东垣则言诸有热者加之，无热则不加。愚谓劳有五劳，病在五脏，柴胡为肝胆、心胞、三焦引经之药，故劳在肝，而寒热如疟者，正宜用之；若劳在肺肾，不用可耳。沈氏言：若病起于肝，先见胁痛，而后咳嗽，乃木挟心相刑金，先治其本，加清金之药兼治其标以治咳，原有郁甚舒肝之说也。嘉言谓虚劳畏寒发热，禁用小柴胡汤。又谓骨蒸发热，热深在里，禁用一切轻扬之剂，恐引热势外出，而增其炽，灼干津液肌肉。正与上言劳在肺肾，不用柴胡之说相合。此方赵氏极称其用之广，而效之神。云凡寒热往来似疟，呕吐吞酸，嘈杂胸痛胁痛，小腹胀闷，头晕盗汗，黄疸风温，疝气飧泄，一切郁症，皆对症之方，以此加减出入，无不获效。愚按：师尼寡妇，欲念一萌，肾中相火一动，动久则水必亏，郁怒伤肝；火旺血虚，肝木将槁，若非肾水浇灌则干柴烈火燎原，不可止遏，虽用本方，必兼壮水为主。

仲淳验方 治吐血如神。

生地补肾，壮水制火。四钱 **白芍**制肝、敛气、凉血。三钱 **麦冬**清心。心既清宁，妄行者息。五钱 **天冬** **川贝母** **桑皮**清肺。肺得清肃，气能下降。各二钱 **米仁**养脾。脾旺则能统血 **苏子**炒研，三钱 **橘红**二钱 **枇杷叶**降气，气降则血归经。三大片 **茅根**甘寒可除内热，性又入血消痰。三四两 **牛膝**引药下行，下行甚捷，生用则祛恶血 **鳖甲**肝经血分之药，补阴清热，兼能下瘀。各四钱 **降香**降气行瘀。一钱 加**藕汁**
童便（各一杯）

此方滋阴凉血，清热降气，而兼行瘀之剂，累试辄验。然阴无速补之法，非多服不效。病家欲速其功，医者张皇无主，百药杂试，以致殒身。仲淳既立前方，更发明之。曰：治吐血有三要法。一曰：宜行血，不宜止血。血不循经络

者，气逆上壅也。降气行血，则血循经络而自止。若止之则血凝，必发热恶食，及胸胁痛，病日沉痼矣。二曰：宜补肝，不宜伐肝。经曰：五脏者，藏精气而不泻者也。肝为将军之官，主藏血。吐血者，肝失其职也。养肝则肝气平而血有所归，若伐之，则肝虚不能藏血，血愈不止矣。三曰：宜降气不宜降火。气即火，火即气。故气降则火降，血随气行，无溢出上窍之患。若用苦寒降火，则反伤脾胃，脾愈不能统血矣。今之疗吐血者，其患有三：芩、连、栀、柏、知母、硝、黄，此苦寒败脾伤胃，一也。干姜、桂、附，此辛热助阳劫阴，二也。人参、黄芪，所谓肺热还伤肺，三也。亦有用参而愈者，此是气虚咳嗽，不由阴虚火炽所致，乃百不一二也。失血方论之平正切用者，莫若仲淳，然诸家皆有治论，不可不考。刘氏云：阿胶、郁金皆治吐血之神药，患无真者。沙参虽补五脏之阴，其性平淡，未能捷效。市中所售，皆近山之土桔梗，误用之，反提浊气，不可不辨。至若三七、血余、山羊血、人中白之属，皆称要药，亦可随宜取用。本草方云：吐衄血来势甚者，以麦冬一斤，煎浓汁入炼蜜少许，分作二服，即止。士材云：凡吐血，如脉洪有力，精神不倦，胸中满痛，或吐血块，宜生地、牛膝、赤芍、丹参、桃仁、大黄之属，从大便导之。血以上出为逆，下出为顺，非大虚泄泻者，当行之，以转逆为顺，此釜底抽薪之法。若吐血已多，困倦虚乏者，不可行也。沈氏云：若倾盆大吐不止者，乃伤肝肾真阴，木火过旺，脾胃气虚不摄，必须顾虑元气，以防气脱。

急当破格挽回，暂用独参汤（一两至四两），入童便温服（赵氏用人参一二两，为细末，入飞罗面一钱，新汲水调如稀粥，不时啜服）。盖有形之血，不能速生；无形之气，所当急固。恐阴血未尽，阳气先脱而死。俟其大势稍定，再用阴分之药，则万举万当。赵氏云：凡治血症，先分阴阳，阴虚者壮水滋阴为主。间有阳虚者，其人平素气虚挟寒，更或身受寒气，口食冷物，脾胃愈虚寒而不能统血，血亦错行，所谓阳虚阴必走耳。其血必黑点，其色必㿠白，其身必清凉，其脉必微迟，绝无内热骨蒸虚劳诸症者，可用理中汤（干姜炒黑，则止而不走，亦兼散凝血）加木香、当归之属，以理中能止伤胃吐血，理中焦之虚寒。若肾中真阳衰弱，下焦寒冷，龙火上炎，血随上出者，必有真寒的症，当用八味冷饮，乃引火归原。既分阴阳，又须分三因。风、寒、暑、湿、燥、火为外因。余曾治一贫人，冬天居大室中，卧大热炕。而得吐血。余谓贫人冬居大室，衣盖单薄，表感微寒，壅遏里热，大邪不得伸，故血出于口。忆仲景于太阳伤寒，当发汗而不发，因致衄血者，用麻黄汤。遂仿其法，以微汗之，一服而愈。盖汗与血一物也，夺血者无汗，夺汗者无血，自然之理也。若伤暑而吐衄者，必其口渴心烦，眩晕面垢，自汗呕恶等症，其脉必虚，宜竹叶石膏汤，以清解暑邪，加犀角、生地以凉血清心。盖暑伤心，心主血故也。又经言：湿淫所胜，民病血见；燥气流行，咳逆血溢。是宜以治湿治燥为本，而兼治其标。盖世人阴虚者多，只因内有阴虚火症，外为风寒暑湿所郁，郁则火不得泄，血随火妄行，而越出诸窍矣。喜、怒、忧、悲、思、恐、惊为内因。是故怒而动血者，火起于肝，忧而动血者，火起于肺；思而动血者，火起于脾；惊而动血者，火起于心；劳而动血者，火起于肾。能明乎火之一字而于血之理，思过半矣。斗殴跌扑，负重闪挫，及饮酒过多，炙煿辛热过啖者，皆为不内外因，随宜施治。凡失血之后，必发大热，口渴心烦微汗，六脉豁大空虚，名曰血虚发热。古方用当归补血汤，然不若六味汤加减治之为善也。赵氏所论阳虚及真阳衰弱，并外感风寒湿气，诸症失血，此非恒有之症，必审察明确，方可依此施治，不可漫为尝试。纵遇此症，当中病即止，不可过剂。按嘉言云：桂、附引火归原之法，可暂而不可常。观其治卒暴中寒，阳微阴盛之症，用桂、附回阳之后，即改用地、冬、梨汁、竹沥、甘寒之属。云：辛热之药，始先不得已而暂用，阳既安堵，即宜休养其阴。则凡应用辛热辛散之剂，其不可过剂也明矣。况虚劳失血，的系阴虚，当从仲淳方论为主。前云有吐血而仍非虚劳者，如上所言诸症是也。

乳金丹 治虚劳等症，久服神效。

人乳置薄银器内，隔汤煮。再以竹筋劈开一头。夹上好沉香，线扎，不住手搅之，乳干为度，众手丸如桐子大。早晚白汤送下三四钱。可用参者，参汤送之弥佳

此方乃以荣卫之形质，而无寒热阴阳之偏，大补荣卫气血，亦返本还原之上品药也。

坤髓膏 补中填骨髓，润肺泽肌肤，

安五脏，平三焦，续绝伤，益气力，除消渴，宁咳嗽，久服增年，虚损更宜。

黄牛脊髓腿髓全用弥佳。去筋膜，捣烂，八两　**山药**蒸，研细。八两。炼白蜜八两，共捣匀，入瓷器内，隔汤煮，线香一柱为度。空心用鸡子大一块，白汤调服

此补精填髓、润肺宁嗽之剂，诚简便之良方，虚损之神药也。

白凤膏（自制）治虚劳内热骨蒸，咳嗽痰血。

乌嘴凤头白鸭一只，令饿透，将二地、二冬、青蒿、鳖甲、骨皮、女贞子各四两，共为末。每糯米一升，用药一两同煮，连汤水与食。令极肥，宰血陈酒冲服。将鸭去毛，挖净肚杂如常，用甜白酒，加盐煮烂，空心食之，更妙。食完再照上法用之。若作丸服，仍用煎药一料为细末，入鸭腹中，麻线扎定，以清白人溺，煮烂，去骨，捣为丸服

此方滋阴除热，化痰止嗽，亦血肉有情之剂，虚劳之人所宜常食，滋补圣品也。

四圣丸　治虚损如神。

紫河车膏八两。或用紫河车十具，如法制　**龟甲膏**八两　**麋角胶**四两。以上三味，名三益膏　**人参**八两，为细末，人乳拌蒸。或晒或烘干再拌，以重一斤为度。若肺间有火，咳甚痰多，不宜用参，以白茯苓八两代之。乳制拌蒸晒法如上　**麦冬**半斤，煎浓汤，和三益膏，隔汤炖化，捣为丸桐子大，空心白汤送下，三四五钱

此峻补精血之神剂，无有更出其右者。好色之人，及本元虚弱之体，或此

丸，或卫生膏之属，预宜常服。若已成虚劳内热骨蒸等症者，更宜参以壮水滋阴除热之品，如二地、二冬、鳖甲、骨皮类是也。

卫生膏　虚弱人宜服之，久自神效。

人参　黄芪二味肺有热者去之　**生地　熟地　天冬　麦冬　枸杞　牛膝　圆肉　北五味**以上即集灵膏，加圆肉、五味、黄芪，熬成膏。再加鹿角胶（真阴虚者，用麋角胶）、龟甲胶、全虎骨胶（全具，去尾骨，浸三日，刮去黑秽，微煮一滚，再刷洗净，煎三日夜，去骨熬膏）、霞天膏（黄牛肉去皮，油水浸去血水，频换水，乃得不膻气，煎浓汁熬膏）、梨汁膏（自煎，上十四味，各等分，五味子减半）。

此方益气血，生津液，补精髓，壮筋骨，老人常服，能壮阳生子，诚卫生之神丹也。

资生丸（亦可小剂作煎）健脾开胃，消食止泻，调和脏腑，滋养荣卫，神效不能尽述。

人参补脾胃之元气　**白术**健脾胃之阳。陈壁土拌蒸，借其土气以助之，蜜同乳九制，制其燥性以驯之。各三两　**茯苓**一两五钱　**炙甘草**五钱　**山药**蒸　**白扁豆**去壳炒　**莲肉**去心炒　**芡实**炒，各一两五钱　**米仁**补脾之阴，淘净炒，三两　**藿香叶**五钱　**白蔻仁**去衣炒，三钱　**橘红**辛香以疏其滞气　**楂肉**炒，各二两　**麦芽**炒，一两五钱　**神曲**消导以助其健运。二两　**桔梗**为舟楫之剂。焙五钱　**川连**泻脾胃之火。酒炒　**泽泻**利脾胃之湿，炒。各三钱，蜜丸弹子大，重四五钱，白汤化服

此调补脾胃之圣剂，方下所治，非为虚劳设也，然虚劳症最重脾胃，如胃虚食少，脾虚不运，食难消化，痞痛溏泻，不得已而用参、术，此方近之。以方中补脾阴药偏多，况术经乳蜜九制，不致香燥太过，大犯阳旺阴消之害。按：嘉言论参术膏一方，谓治虚劳，药品精贵，功用神速，莫逾于此。愚谓此其论症属气虚者，服之则神耳。

大黄䗪虫丸 《金匮》云：五劳虚极羸瘦，（经谓五劳所伤，久视伤血，久卧伤气，久坐伤肉，久立伤骨，久行伤筋，是气血肉骨筋，各有虚劳病也。然必至脾胃受伤，而虚乃难复。故虚则羸瘦，大肉欲脱也）腹满，（脾不健运也）不能饮食。（胃不容纳也）食伤、忧伤、饮伤、房室伤、肌伤、劳伤、经络营卫气伤，（言其受病之源不同，皆可以渐而至极）内有干血，（诸伤脏腑，则真气不能统血于周身，荣血痹着而不行于经络，痛积不散，内有干血）肌肤甲错，（甲错者，如鳞也）两目黯黑，（肝主血主目，干血之气内乘于肝，则上熏于目而黯黑）缓中补虚，此丸主之。（瘀血得去，饮食自进，则气自复，故为缓中补虚）

大黄酒蒸 **䗪虫**各三两 **干漆**炒至烟尽 **虻虫**去足翅炒 **蛴螬**炙 **水蛭**炒至枯黄，各五钱。上四味太峻，去之。或止用干漆二两 **桃仁**皆破血行瘀之品，君以大黄，是听令于将军矣。去皮尖炒。三两 **黄芩**以清热血，久必生热也。酒炒一两 **杏仁**利气。以气滞则不行也。去皮尖三两 **生地**四两 **芍药**收养阴血，酒炒。三两 **甘草**调和诸药，一两，共

十二味为末，蜜丸小豆大，酒送五丸，日三服

此方破血行瘀，乃世俗所称干血劳之良方也。内有干血，瘀积之久，牢不可破，新生之血，不可周灌，与日俱积，决无生理。仲景施活人手眼，以润药润其血之干，以蠕动唼血之物，行其死血，峻药缓图，陆续渐除，俾瘀积去而虚劳庶几可复，真死里求生之方也。嘉言云：有劳之极，血痹不行，日就干枯，皮鲜滑泽，面无荣润，于是气之所过，血不为动，徒蒸血为热，或日晡，或子午，始必干热，候蒸气散，微汗而热解，日复一日，热蒸不已，阴尽血枯，不死何待。甚有热久则蒸其所瘀之血，化而为虫，遂成传尸劳症。又云：尝观童子脏腑脆嫩，才有寒热积滞，易于结癖成疳，待其血痹不行，气蒸发热，即不可为。女子血干经闭，发热不止，痨瘵之候更多。待其势成，纵有良法，治之无及。倘能服膺仲景几先之哲，于男子、女子瘵病，将成未成之际，胃气尚可胜药，宜急导其血，同人参以行之，如琼玉膏中加桃仁泥、大黄末之属，或用此丸，以琼玉膏润补之药送之，行瘀退热，全生保命，所关甚大，第牵常者，弗能用耳。愚按：此方乃攻击之剂，因干血而设，非虚劳常用之方，若见之不真而误投，多速之毙矣。

獭肝散 治传尸劳瘵。（必有恶虫，须用乳香，熏病人手背，以帛复之，良久出毛长寸许，白而黄者可治，红者少难，青黑者即死。若熏之良久无毛者，属寻常虚劳瘵。又法病患吸安息香烟不嗽者，非传尸也）

獭肝一具，炙干。为末，水服二钱，每日三服，以瘥为度。外用炙干桃树头、柳树头捣烂，入麝香、雄黄末拌匀烘热，擦脊骨四肢关骨之处。更用百部一斤，桃叶四两，煎汤。四周蜜围，不使有风，中生炭火一盆，热后洗浴，早晚洗，而房中常烧玉枢丹，鼻闻此气，可以杀虫

此杀虫之剂也。虚劳热蒸，积久则生恶虫，食人脏腑，同气连枝，多遭传染，甚至灭门。法当补虚以复其元，杀虫以绝其根。能杀其虫，虽病者不生，亦可绝其传疰。《金匮》之于虚劳门后，附獭肝散一方，岂无意哉。他如獭爪、雄黄、桃仁、雷丸、青蒿、百部，皆虚劳症杀虫应用药物，不可不考。刘氏云：凡童子室女，不生欢笑，及鳏寡僧尼，情志抑郁，郁则热蒸，久而生虫，虫侵脏腑骨髓之中，遂难疗治。此症初起，只宜畅达情志，恬淡静养，内服宣发郁热，如逍遥散之剂，不使内热，外用擦洗之法，以图万一之侥幸。凡近视此病者，不宜饥饿，虚者须服补药，宜佩安息香及麝香，则虫鬼不敢侵也。

长春广嗣丹　大补真阴壮肾阳，固精填髓骨筋强，百龄老人当益壮，此是人间第一方。（余于都门，见壁贴驴肾长龟丸，心奇此方，重价相购，终秘不传。后遇一异士，于无意中得之。据云：系禄山进献，明皇服之有效，因御制此赞，其说虽近荒唐，然就方观之，洵足珍也。修合服之者，固有大效，因刊之当世，以公诸同好）

生地八两，砂仁细末一两，酒拌，

九蒸九晒　**黄肉**蒸，晒干　**枸杞**晒干　**菟丝**自制　**牛膝**酒蒸晒干　**天冬**去心，晒干　**麦冬**去心，晒干　**杜仲**补肾，盐水炒　**山药**蒸晒　**茯苓**补脾　**人参**量加　**北五味**补肺，焙干　**柏仁**焙干　**归身**补心。酒洗，晒干　**补骨脂**黄柏青盐，煎浓汁，浸三日夜，晒干，胡桃油拌炒　**巴戟天**酒浸，焙　**肉苁蓉**助其真阳，酒洗，去甲。切片晒干　**莲须**　**覆盆子**　**沙苑蒺藜**固其元精。炒。以上各晒干，净药四两　**鹿角胶**　**龟甲胶**各一斤　**虎骨胶**半斤，俱酒顿膏　**鳔胶**炒，净一斤　**猪脊髓**四十条　**黄牛肉**　**精羊肉**　**黑狗肉**各十斤，煎膏。各加砂仁末一两　**紫河车**皆气血之属，补精之效捷。十具以上。制法同前法　**狗阴茎**治阴痿不起，令坚强热大。白马阴茎、驴阴茎，功用相同。此三物，房术方中每用之。四十条，一百条止。连骨打扁。蛇床子二两，蒸酒涂炙，子不用　**驴阴茎**四条，制法同上　**雄晚蚕蛾**强阳不痿，止精不泄。晚蚕取其敏于生育。炒。去足翅，四两。以上三味如无，不用亦可，共三十二味。诸胶髓丸如桐子大。空心淡盐汤，饥时陈酒各送下四五钱，美食压之。若肥人肉多湿痰，用七宝美髯丹全方，赤、白何首乌（黑豆拌，蒸晒九次。各一斤），赤、白茯苓（各半斤），枸杞、菟丝、牛膝、当归、补骨脂（各半斤，此原方只四两），仍用人参，再加茅术（一斤）、沉香、砂仁（各四两），后龟、鹿等药同上。

此方峻补其肾为主，而兼调其五脏为佐。经曰：肾者主蛰，封藏之本，聚精之处也，为真阴之脏，乃先天之本，

性命之根。故肾之精，贵欲其藏，然精又化生于五脏，肾持受而藏之耳。故五脏和而精自生，肾得补而封藏称职，所谓精盈则气盛，气盛则神全，神全则身健，身健则无病而可长春广嗣矣。凡丈夫中年，觉阳衰精薄，便可服饵。药虽三十二味，俱同类有情之剂，并无错杂之品，譬如韩信之兵，多多益善耳。相火易动，及阴虚内热者，切不可服，服之则反生别病也。按此方非为治虚劳而设，而仍附于后者，以人之致虚，皆由于欲，故虚而火旺者，既有保阴、六味、左归、回生之属以治之，虚而火衰者，如八味、右归之属，皆可选用。若阳事短小，易痿易泄，精薄精寒，因无子嗣者，此方服之，不惟无损，且有大益。润而不燥，温而不热，较房术方，一派辛热杂伯之剂，相去天渊矣。

劳症脉见虚数难治，若六至以上必死。结脉代脉见者死。身热死，而脉涩小者死。（涩小为精血俱伤，外内俱热，立耗亡矣）两手脉弦，木克土败。若左手脉细，右手浮大劲急，亦木克土败而主死。失血诸症，身凉脉缓小者可治，身热脉数大者难治，（阳盛阴衰故也）更见咳逆上气不得卧必死。

虚劳不能服参芪，为不受补者死。（阴虚补阳，则阳愈亢而阴愈虚，咳频咽痛、痰红、上焦诸热悉加）劳嗽声暗者死。一边不能睡者，（皆肺败之症）劳症久泄者死。大肉去者死，（皆脾败之症）咳不止而白血出者死。（金受火刑，伤极则白沫出。盖血竭于肺，乃为白涎白液，涎液虽白，实血所化。一谓白血，浅红色，而似肉似肺者）劳症久而嗽血，

咽疼无声，此为下传上；若不咳不疼，久而溺浊脱精，此谓上传下，皆死。

虚劳 举例

一 一人患阴虚内热。仲淳曰：法当用甘寒，不当用苦寒，然非百剂不效，慎勿更吾方，欲加减，使吾徒略为增损也。药用二冬滋阴清肺，苏子、枇杷叶、贝母下气消痰，桑皮泻火，骨皮、鳖甲除蒸，白芍、五味收敛，果百剂而安。大抵此症，伤损未重，内热未甚，初起即便调治，大剂久服自效。

二 一人患目珠痛，如欲坠，胸胁及背，如捶碎状，昼夜咳嗽，眠食俱废，自分不起。仲淳令日进童便三大碗，七日下黑血无数，病即除，嗽热如故。再投二冬、童便，以清肺热，苏子、橘红、枇杷叶、贝母、竹沥以下痰气，青蒿、鳖甲、白芍以治肝火，久之未痊。病家疑其虚，自投黄芪二钱，入药尝之，竟夕闷热不寐，始守前方，兼服嚼化丸不辍，逾月而平。盖此病本于亲丧过哀，更触恼怒，肺经热甚，肝火上冲所致，故不宜参芪。

三 一童子年十五，患寒热咳嗽，面赤鼻塞，夜剧。家人以为伤风。仲淳视之曰：阴虚也。盖伤风之症，面色宜黯，今反赤而明；伤风发热，必昼夜无间，今只夜剧。鼻塞者，因火上升壅肺，故鼻塞，以是知其阴虚也。投龟甲以除寒热，生地以补肾阴，麦冬、桑皮、贝母、沙参、百部清肺降火，五味救肺敛火，不四剂而安。

四 一人客邸耽于青楼，且多拂意

之事，至冬底，忽大发寒热咳嗽。医者皆用发表和解，以外感治之。神色消耗，脉数虚中时复一结，咳嗽有血，卧不贴席。仲淳曰：此阴虚症也。水亏火旺，故脉虚数；内有瘀血，故脉时见结；肺肝叶损，所以卧不能下。症属不治，况误认外感，多服发散，复蹈虚虚之戒耶！不数日而殁。

五 一人形体卑弱，神气短少，且素耽酒色，时常齿衄。春间偶患右乳傍及肩背作痛异常，手不可近，扪之如火，日夜不眠。医用桃仁、红花、乳、没、延胡、灵脂等药二十余剂，不效。仲淳诊视，六脉虚数，肝肾为甚，断为阴虚火旺之症。当滋养阴血，扶持脾胃，俾阴血渐生，虚火降下，则痛不求止而自止。如必以和伤治痛为急，则徒败胃气，克削真元，非所宜也。疏一方付之，用地、芍、枸杞、牛膝、麦冬滋养阴血，石斛、甘草扶持脾胃，桑枝、续断、丹皮调和血脉，嘱其十剂方有效，以阴无骤补之法耳。服至八剂后，脉气渐和，精神渐旺，向未出房室，至此则能步至中堂，但痛处未尽除，然而生机则跃如矣。惜其欲速太过，惑于浅见，弃置不服，复以前方杂进。一月后胃气果败，作呕逆；阴血愈耗，发潮热；脾气伤尽，作腹胀，再半月而死矣。

六 一人病失血，岁二三发。其后所出渐多，咳嗽发热，食减肌削，屡至小康，不以为意。夏秋间偶发寒热如疟状，每夜达曙，微汗始解。嗣后寒热稍减，病转下痢，进以参、术，胸膈迷闷，喉暗窒塞，服茯苓、山药，预收红铅末，下黑血块数升，胸喉顿舒，面容亦转，

以为得竹破竹补之法也。加用桂、附二剂，于是下利昼夜十数行，饮食难入，神识不清，病转增剧。嘉言诊之，脾脉大而空，肾脉小而乱，肺脉沉而伏。病者问此为何症？曰：此症患在亡阴，今反用峻热之药，如权臣悍帅，不至犯上，无等不已。行期在立冬后三日，于今计之，不过信宿，无以为方也。何以言之？经曰：暴病非阳，久病非阴，则数年失血，其为阳盛阴虚无疑。况食减而血不生，渐至肌削而血日槁，虚者益虚，盛者益盛，势必阴火大炽，上炎伤肺，咳嗽生痰，清肃下行之令尽壅。由是肾水无母气以生，不足以荫养百髓，柴栅瘦损，每申酉时，洒慄恶寒，转而热至天明，微汗始退，譬如夏日炎蒸，非雨不解，身中之象，明明有春夏无秋冬。用药方法，不亟使金寒水冷，以杀其势，一往不返矣。乃因下利，误用参、术补剂，不知肺热已极，上有从皮毛透出一路；今补而不宣，势必移热于大肠，所谓肺移热于大肠，传为肠澼者是也。至用红铅末下黑血者，盖阳明之血，随清气行者，久已呕出，其阴分之血，随浊气行至胸中，为膜原所蔽，久瘀膈间，得经水阴分下出之血，引之而走下窍，声应气求之妙也。久积顿宽，面色稍转，言笑稍适者，得其下之力，非其补之力也。乃平日预蓄此药，必为方士所惑，见为真阳大亏，遂放胆加用桂、附，燥热以尽劫其阴，致两尺脉乱，火燔而泉竭，脾胃脉浮，下多亡阴，阳无所附，肺脉沉伏。金气敛缩不行，神识不清，而魄已丧矣。昔医云：乱世混浊，有同火化。夫以火济火，董曹乘权用事，汉

祚焉得不终耶!

七　一人劳心太过,因食海鲜,呕血有痰,喉间如鲠,日晡烦热。士材诊之曰:六脉不数,惟左寸涩而细,右关大而软,思虑伤心脾也。以归脾汤大剂,加生地、麦冬、丹皮、丹参二十余剂,而症减六七,兼服六味丸,三月遂不复发。

卷十二书集　症方发明　（七）

咳嗽

咳嗽必由于肺，故黄帝有肺令人咳之问。而岐伯则曰：五脏六腑皆令人咳，非独肺也。皮毛者，肺之合也。皮毛先受邪气，邪气以从其合也。其寒饮食入胃，从胃脉上至于肺，则肺寒，肺寒则外内合邪，因而客之，则为肺咳。此举形寒饮冷，伤肺致咳之一端耳。形寒者，外感风寒也；饮冷者，内伤寒冷也。然六气不独风寒乘肺致咳，其火、暑、湿、燥皆能乘肺，皆足致咳，各有的症可凭。又曰：五脏各以其时受病，非其时，各传以与之。乘秋则肺先受之，乘春则肝先受之，乘夏则心先受之，乘季夏则脾先受之，乘冬则肾先受之。言四脏各以其时，先受邪为病，次便及乎肺而为咳，故曰五脏六腑皆令人咳，然其实无有不关于肺，况外邪中于皮毛，而内应于肺也，即内伤之咳，亦无有不关于肺。故以《内经》于五脏六腑分别咳状之下，又申之曰：此皆聚于胃，关于肺，故使人多涕唾而面浮肿气逆也。聚于胃者，胃为脏腑之根本也；关于肺者，肺为脏腑之华盖也。尝考无择有三因，丹溪有六咳，名虽多种，总不出于外感内伤。而治咳之法，亦当知重肺胃二经。然于外感内伤之中，又惟风寒劳损，二者居

其八九。景岳云：风寒者，责在阳实，治宜辛温散邪，则肺清而咳愈；最忌寒凉收敛，如经所谓肺欲辛者是也。劳损者，责在阴虚，治宜甘以壮水，润以养金，则肺宁而嗽愈；最忌辛香燥热，如经所谓辛走气，气病无多食辛者是也。至若因火、因暑、因湿、因燥，各从本门以施治。其因痰饮者涤其饮，因气逆者降其气，因食积者消之，因积热者清之。金虚则崇土，郁甚则舒肝，随其所见之症而理之。《金匮》论咳有肺痿、肺痈、肺胀之辨，所当详究。赵氏云：水冷金寒而咳，当用八味丸。仲淳虽论气虚、阳虚喘咳者绝少，然此等治咳之法，亦宜留心，以尽病变之无穷，则治咳之能事毕矣。

疏邪利金汤（见伤风）

原方（疏邪利肺）如外感风寒，内伤寒冷咳嗽者，（寒冷入胃，从胃脉上至于肺则肺寒，外内合邪故咳）可加半夏以治胃寒。

此治感冒风寒咳嗽之剂，果系形寒饮冷致咳，可加姜、夏，否则肺热还伤肺矣。

清金膏　加减清宁膏　噙化丸　琼玉膏（俱见虚劳）皆治阴虚咳嗽。

风髓汤

牛髓一斤　**白蜜**半斤，同煎沸，以绢滤去渣，入下三味　**杏仁**去皮尖，四

197

两，研如泥　**山药**炒，四两，研细　**胡桃仁**去皮，四两，研如泥，同入瓶内，油纸封口，隔汤煮一日，早晚白汤化服三四匙。一方用牛酥、白蜜、杏仁名蜜汗煎（煎法同上）。

八仙玉液（自制）治阴虚咳嗽痰血最效。

藕汁性寒带涩，涤热止血，二杯　**梨汁**降火消痰，定喘止嗽　**蔗浆**消痰止咳　**芦根汁**清胃止呕，各一杯　**茅根**凉金定喘。水煎取浓汁一杯，再同汁浆乳顿滚　**人乳**补阴养血　**童便**引火下行，各一杯　**生鸡子白**三枚。和匀，频频服之。余尝用米仁、山药、莲肉（保脾）、麦冬（各一两），白花百合（清肺，二两），枇杷叶（降气，十片），煎浓汁（一碗）冲入玉液，再加**贝母末**、**真柿霜**（消痰）和匀，频频饮之（即垂绝者，尚可延生）。

此七方皆甘润之剂，劳损之咳，择而用之。一方但用枇杷叶去毛，蜜炙煎膏，白蜜饴糖收之，亦有效验。

泻白散（见火）

此治肺热咳嗽之剂，虚火加甘寒，实火加苦寒。按《金匮》云：咳而上气，其人喘，目如脱状，此为肺胀。仲淳言肺胀，乃系肺热极所致，当清金降气。本方宜加黄芩、石膏、知母、花粉之属。

顺气开痰饮（见中风）此治气逆咳嗽之剂。

二陈汤（见中风）此治痰饮咳嗽之剂，虚者用四君子汤。

保和丸（见泄泻）此治食积咳嗽之剂，加减用之。

百部膏（一味熬膏蜜收）此治虫啮

肺咳之剂，必胸中饥时则痛，唇上白点如粟者，用之方效。

肺痿

《金匮》云：其人咳，口中有浊唾涎沫，脉数虚者，此为肺痿。或从汗出，或从呕吐，或从消渴小便利数，或从便难又被快药下利，重亡津液，故得之。治肺痿，大要当以甘草汤调和营卫为君，臣以润燥、清热、降气、消痰之剂，煎膏时时噙化，缓以图之，方可挽回于万一。若大驱涎沫，欲求速效，反速毙也。

《金匮》**甘草汤**　治肺痿咳嗽，唾涎沫不止。（肺热而痿，清肃失令，则上输之精气，不能收摄运化，故吐浊涎）

甘草（一味水煎，频饮之，热自渐化。但最难服处，半月后方得效）加二冬、百合、梨汁、贝母、苏子、枇杷叶皆可用。

此治痿独取阳明之义。徐忠可云：余妾病肺痿，初时痰沫成碗，服一味甘草汤，半月始痰少而得愈。

肺痈

《金匮》云：若口中辟辟燥，咳则胸中隐隐痛，脉数实者，此为肺痈。始萌可救，脓成则死。又云：咳而胸满，振寒脉数，咽不干渴，时出浊唾腥臭，此为肺痈。久之吐脓如米粥者死。嘉言云：凡见咳逆上气，即宜防痈痿之症。肺受火热熏蒸，即血为之凝，血凝即痰为之裹，遂成小痈。若能初起即识，当血结而脓未成之时，急泻其肺，方为恰当。迨至血化为脓，泻之无益，肺叶朽坏，倾囊吐出而死。间有痈小，气壮胃强善食，其脓不从口出，或顺趋肛门，或旁穿胁肋，仍可得生，然亦不过十中二三耳。

《金匮》葶苈大枣泻肺汤 治肺痈，喘不得卧。

甜葶苈泻其肺实，下其败浊，不致腐溃吐脓。二三钱 **大枣**固脾胃之元，数枚，或合甘桔汤（亦治肺痈之剂）。如连翘（能散血结气聚）、牛蒡（能散诸痈肿毒）、金银花（解毒圣药）、陈年芥卤（肺痈神丹）、贝母（散结消肿）、花粉（清热消肿）皆可采用。

此治肺痈吃紧方也，随症加减治之。

咳嗽之脉，浮濡易治，（嗽乃肺病，脉浮为宜，兼见细软，病将退也）沉浮而紧者死。（与症相反，病必深矣）久嗽脉弱者生，实大数者死；上气喘嗽，面肿息肩，脉浮大者死。

肺痈 举例

一 一人经年久嗽，药不绝口，而病反增剧，自谓必成虚劳。士材曰：脉不数不虚，惟寸口浮大而滑，是风痰未解，多服酸收，故久而弥甚。用二陈汤，加麻黄、前胡、杏仁、苏子、桔梗，五剂知，十剂效。

二 一人三年久嗽，诸药不效。士材诊之曰：饥时胸中痛否？曰：大痛。视其上唇白点如粟者十余处。此虫啮其肺。用百部一味煎膏，加乌梅、槟榔与服。下寸白虫四十余条，不十日而痛止咳宁。自此之后，永不再作。

三 一妇患肺家火实，热甚咳嗽，久而不愈。身如火炎，肌瘦将成劳。用紫菀汤，（紫菀、桑皮、杏仁、款冬花、枇杷叶、木通等分，大黄减半。蜜丸樱桃大。夜间噙化三五丸）服之而愈。

四 一妇平日持斋，肠胃素枯，天癸绝后，经犹不止，似有崩漏之意。嘉言治已痊可，时值秋燥，人多病咳，而血虚津枯之体，受伤犹猛，胸胁紧胀，上气喘急，卧寐不宁。咳动则大痛，痰中带血而腥，食不易入，声不易出，寒热交作。申、酉二时，燥金用事，诸苦倍增。其脉时大时小，时弦紧，时牢伏。服清肺药，如以勺水沃焦，无裨缓急。嘉言告以肺痈将成，高年难任，用葶苈大枣泻肺汤，先通肺气之壅，即觉气稍平，食稍入，痰稍易出，身稍可侧，大有生机。嘉言曰：未也，吾见来势太急，不得已而取快于一时，然暂开者易至复闭，复闭则前方不可再用。今乘其暂开，多方以图，必在两月后，交冬至节，方是愈期。盖身中之燥，与时令之燥，胶结不解，必俟燥金退气，而肺乃得宁。此两月间，屡危屡安，大率皆用活法斡旋。缘肺病不能用补，而脾虚又不能生肺，肺燥喜于用润，而脾滞又艰于运食。今日脾虚之极，食饮不思，则于清肺药中，少加参、术以补脾，明日肺燥之极，热盛咳频，则于清肺药中，少加阿胶以润燥。至立冬之午刻，病者忽云：内中大觉清爽，可得生矣。奇哉！天时之燥去，而肺金之燥遂下传于大肠，五六日不一大便，略一润肠即解，正以客邪易去耳。至小雪节，康健加餐，倍于平日。盖胃中空虚既久，势必加食，复其水谷容受之常，方为痊愈也。

五　一妇孕五月，偶下血，以人参、阿胶勉固其胎。又一月，身肿气胀血逆上奔，结聚于会厌胸膈间，食饮才入，触之痛处，转下艰难，稍急即连粒呕出。皆谓胎气上逼，脾虚作肿成嗝。用人参之补，五味之收为治。至白露节，孕期已八月，病势急笃，呼吸将绝。嘉言诊视，其尺脉微涩难推，独肺部洪大无伦，喘声如曳锯，手臂青紫肿亮，如殴伤色。谓曰：胃脉洪大，合于会厌之结塞，知其肺当生痈。尺脉微涩，合于肉色之青肿，知其胎已久坏。宜泻白散之善药，加芩、桔之苦，以开其上之壅，通其下之闭。服一大剂，腹即挛痛，如欲产状。此肺气开而下行，久闭恶秽得出也。再进一剂，身肿稍退，上气稍平，下白污如脓者数斗，裹朽胎而出。旬余尚去白污，并无点血相杂。可知胎朽腹中，已近百日，阴胎之血，和胎俱化为脓也。病者当时胸膈即开，连连进粥，神思清爽。然胎朽虽去，而秽气充斥，周身青肿未退；胸厌虽宽，而肺气壅遏，寒热咳嗽未除。一以清肺为主，旬余乃瘳。

痰饮

痰饮虽为一症，而因则有二。稠浊者为痰，痰因于火，有热无寒，宜分在肺在脾；稀清者为饮，饮因于湿，有热有寒，此属在脾。然湿土寄旺四时，三时主热，一时主寒，故饮症亦究寒湿酿成者少，湿热酿成者多。按仲淳云：痰之生也，其由非一，其治不同。如由阴虚火动，上炎烁肺，煎熬津液，凝结为痰，是为阴虚痰火，痰在乎肺，而本乎肾，宜壮水清金，降气消痰为治。若由脾湿不能运化，积滞生痰，或因酒醴厚味生痰，浓厚胶固，甚至流于经络，及皮里膜外，或结为大块；或不思饮食；或彻夜不眠；或身重腹胀，不得行走；或卒然眩仆，不知人事；或发为癫痫；或叫呼异常；或昔肥今瘦；或泄泻不止，及成瘫痪种种怪症，皆痰之所为。故昔人云：怪病多属痰，暴病多属火。良有以夫。此症在脾胃，无关肺肾，宜燥脾行气，散结软坚为治。若有风寒闭热在肺，而痰嗽喘逆者亦属在肺，宜豁痰降气，除肺热药中加辛温之剂，以散风寒。故利润，利燥，利散，各有攸当，非可混施也。世以痰饮混称，而不辨稠黏之为痰，清水之为饮，混同施治，岂中病情？要知饮之色状不同，或青、或黄、或绿、或黑、或酸、或苦，或伏于肠胃，或攻于胸胁，则为心痛，为胃脘痛，为胁肋刺痛。或流于经络四肢，则关节不利。或憎寒、发热、自汗，或胸膈满闷喘逆，或不思食，或不得眠。皆其候也。此症多因酒后过饮茶汤，与肠胃湿热之气，凝而为饮。或因怀抱抑郁。或因脾胃虚弱，饮食之湿不得消散，亦能成饮。总之，必由脾胃有湿所致。宜健脾燥湿，消饮行水，降气散郁为治。考方书论痰，有在肺经者，名为燥痰，其痰涩而难出；在脾经者，名为湿痰，其痰滑而易出；在心经者，名为热痰，其痰坚而成块；在肝经者，名为风痰，其痰青而多泡；在肾经者，名为寒痰，其痰有黑点而多稀之别。《金匮》论饮症，有四：水走肠间，沥沥有声者，曰痰饮；水流胁下，咳唾引痛者，曰悬饮；水流行于四肢，汗不出而身重者，曰溢饮；咳逆倚息，气短不得卧，其形如肿者，曰支饮。亦分在肺、在脾、在心、在肝、在肾，此诚痰饮病变之无穷，有志深造者，所宜详究焉。

疏邪利金汤（见伤风）

原方可加炒麻黄（散风寒，三五分）、石膏（清肺热。量用）。

此方因风寒闭热在肺，而痰嗽喘逆者，用以治之。

清金散 清宁膏 嗡化丸（俱见虚劳）**接命丸**（见中风）

此四方阴虚痰火者，择而用之，以肺为燥金，喜凉润而恶温燥故也。如胶固者，加霞天膏。

顺气开痰饮（见中风）治气逆火升，痰滞喉间，如有核上。

原方（顺气开痰）加麦冬 知母 黄柏（清火）白芍 五味（敛火下降）

此顺气开痰降火之剂。

琥珀丸 治痰症如神。

真琥珀 朱砂镇心安神 **人参**补气安神 **茯神 莲肉**各三钱 **山药**一两 **甘草**补心益脾 **天竺黄**入心，除热痰 **陈胆星**入肝，祛风痰，可加牛黄清心凉肺，除热化痰。一钱更妙。蜜丸重三钱，朱砂为衣，小儿每丸重一钱。

此镇心安神除热化痰之剂，为幼科之圣药，凡遇慢惊，所投辄应，兼治小儿一切虚症。

瓜蒌橘红丸 治胃中有痰欲吐。

瓜蒌仁 橘红各四两，竹沥、姜汁泛为丸。食后服。

此顺气开痰止呕之剂。

加味瓜蒌半夏汤 痰嗽气逆频吐，胸膈如有冷物上塞，饮热汤稍下者，方可用此。

瓜蒌霜蛤粉拌炒，三钱❶ **半夏**姜汁炒，一钱五分。一润一燥。原方只二味，下药仲淳加入 **苏子**炒研 **橘红 茯苓**皆消痰降逆之品。各三钱 **白豆蔻**五分 **吴茱萸**有温中下气之能。三五七分。汤泡用，加竹沥（一小杯），姜汁（开痰止呕。五匙）。

此消痰降逆温中下气之剂，因热者大忌之。

二陈汤（见中风）治湿痰及一切饮症之要药。

此燥湿、理气、化痰之剂。虚者加人参、白术，补气健脾以运化其痰，名六君子汤。先哲云：脾为生痰之原。又曰：治痰不理脾胃，非其治也。若吐涎沫，不甚稠黏，此脾虚不能约束津液故也，六君子加益智仁治之。益智辛热，能摄涎唾，非虚寒勿用。每见劳嗽等症，多有吐白涎沫者，此系热极所致。凡临症最宜细审，治始无误。

仲淳痰饮丸（亦可煎服）治一切饮症如神。

六君子去甘草健脾燥湿，去甘草，嫌其缓中。各四两，**加旋覆花**消痰。三两 **猪苓 泽泻**行水。各三两 **枳实**一两 **厚朴 木香**降气散郁。各五钱。因酒湿者，加黄连（一两）；因寒湿者，加茅术（二两）、白豆蔻（五钱）；因抑郁者，加紫苏（四两）。姜汁稀米糊为丸，如绿豆大，淡姜汤下。每服三四五

---

❶ 三钱：扫叶山房本作"二钱"。

钱，日三服。

此健脾燥湿，消饮行水，降气散郁之剂。凡遇饮症，投之辄效。仲景用桂枝茯苓白术甘草汤，四味通阳，化气渗水，健脾胜湿消饮；用八味肾气丸，补益真阳，使肾气不虚，水不上泛为痰；用葶苈大枣汤，以泻肺气之闭，使气行而饮自不聚。载在《金匮》痰饮门。其方非一，所宜参究。

神术丸 治湿痰（肥人多患之）及一切饮症如神。

茅术一斤，黑芝麻一斤，同水研浆拌之，九蒸九晒枣肉为丸。秋月燥令，可用天冬钱许，煎汤送下

此治湿消饮之神剂，并治湿痹及脾湿肿胀极效。

茯苓丸 治痰停中脘，脾气壅滞，不得下行，上攻两臂，抽牵作痛，手不能举。（脾主四肢故也）服者立效。

半夏二两 **茯苓**一两 **枳壳**五钱 **风化硝**引消痰利气之品，同润下归大肠。二钱五分。姜汁煮，面糊为丸，桐子大，每服三五十丸，淡姜汤下

此导痰润下之缓剂。

礞石滚痰丸 治一切积聚痰结，百种怪症。（病而至于变异百出，症不可凭，脉不可据，莫测端倪者，大多属于痰）

青礞石消积滞，坠痰涎之要药。火硝等分，煅金色。汤氏治小儿用，用一钱，岂有君药反少之理，原方分量疑误 **制大黄**驱逐一切积滞，停痰留饮之神剂 **黄芩**芩之治痰，假以降其火也。各八两 **真沉香**沉之治痰，借以降其气。一两。木香亦可。水泛为丸，白汤下一

二三钱。

此驱痰除热泄结之圣剂。若因于脾湿，不能运化，积滞生痰，或因酒醪厚味生痰，浓厚胶固，咯唾难出者，此药但取痰积，次第而下，并不大泻，应如鼓桴。如阴虚痰火禁用，虚人亦禁。

痰得涩脉难治。

痰饮 举例

一 一人面赤作渴，痰盛头晕。立斋曰：此肾虚水泛为痰。用六味而愈。

二 一闺女患痰证，累月不食，起居如常，每发厥逆，不省人事，良久而苏。诸药不效。余曰：中焦有痰，胃气亦赖以养，方能不食不饥。以琥珀丸服之而愈。《广笔记》载：治一小儿怔甚，善哭，周岁，每哭即气绝，一饭时方苏。至三岁外，其病日深，哭而气绝，甚至经时方苏。初或一月一发，半月一发，后则频发，有日再发者。投以此药，人参圆肉汤下数丸遂愈。

三 一人患病抽痛，手不能举，或左右时复转移。此由伏痰在内，中脘停滞。四肢属脾，脾滞而气不下，故上行攻臂作痛。以茯苓丸治之，得愈。方书云：有人为痰所苦，夜间两臂如人抽牵，两手战掉，不能举动，服者遂愈。痰药多方，惟此立效。

四 一人遍体如虫螫，口舌糜烂，朝起必见二鬼执盘飧以献。士材诊其脉，乍大乍小，疑其为鬼祟。细察两关弦滑而大，遂作痰饮治。投滚痰丸三钱，虽微有所下，而患病如故。更以小胃丹与之（即十枣汤之芫花、大戟、甘遂各五

钱，加制大黄一两五钱，黄柏三两，白术煎膏丸，如卜子大。临卧白汤送下四五分，取膈下湿热痰积。欲利，空心下一钱），复下痰积十余碗，遍体之痛减半，至明早，鬼亦不见矣。更以人参三钱，白术二钱，煎汤服小胃丹二钱，大泻十余行，约有二十碗，病若失矣。乃以六君子为丸，服四斤而痊。

五　一人患寒湿，不食久之，势甚危。以治寒热剂投之，不应。仲淳作饮症治之，立愈。盖饮症原有作寒热之条，故治饮病自去矣。

六　一妇因作家郁劳，患饮症，每发呕吐不已，肠如欲出，所吐俱清水盈盆，日夜不止，不思饮食。医以健脾消痰，行气开郁药投之。愈剧。仲淳即以前方加人参三钱，一剂吐止，再剂霍然。随食粥，脾气渐复。至后每病作，检方服之即平。

喘

喘病无不本于肺。故经曰：诸痿喘呕，皆属于上。盖肺主气，气逆则喘。肺位最高，故曰属上也。巢氏、严氏本《内经》诸逆冲上，皆属于火之说止言实热，独王海藏辨华陀肺气盛为喘，《活人书》气有余则喘二语，云气盛则当气衰，有余当作不足。若肺气果盛，果有余，则清肃之令下行，岂复为喘？皆以火入于肺，炎灼真气，真气衰与不足而喘。所谓盛与有余者，乃肺中之火，而非肺之真气也。斯言诚超出前人。然余观昔贤之论，悉有所本，不可偏废。审果实热有余所致者，则从巢氏诸说治之。

审果火烁肺金，真气不足所致者，则从海藏治之。故因风寒者解其邪，因暑湿者涤其烦，火实者清之，气郁者疏之，痰壅者开之，食滞者消之。气虚而火入于肺者，补气为主；阴虚而火乘金者，壮水为急；肾虚气不归原，纳气归根；肾虚水邪泛滥，逐水下流。如上诸款，皆其大纲。然致喘之因甚多，须一隅三反，方不愧为明通之医矣。

疏邪利金汤（见伤风）

此治风寒致喘之剂。

竹叶石膏汤（见伤寒）

此治伤暑致喘之剂。

泻白散（见火）

加茅根。（肺热喘急，一味煎饮如神）

此治肺热致喘之剂，实火加苦寒，虚火加甘寒。

沉香降气散

真沉香　砂仁　苏子　橘红　郁金　枇杷叶治喘蜜炙，治呕姜炙　**白茯苓　麦冬**皆下气降逆之品。肺壅喘甚者加甜葶苈（以泻肺气之壅逆），挟热者加茅根（凉金定喘。三五两），煎汤煎药。

此治气郁致喘之剂。

顺气开痰饮（见中风）

或加二冬、沙参之属。

此治痰壅致喘之剂。按士材云：《内经》论喘，其因众多，究不越于火逆上而气不降。斯言深得要领。所以仲淳云：喘病属肺虚有热，因而痰壅，此方可宗而加减用之。若果属痰，因而致喘，方可用二陈、六君子等汤治之。

保和丸（见泄泻）

此治伤食致喘之剂，加减用之。

生脉散（见暑）

本方加苏子、茅根、贝母。（气虚则喘，人参补之。喘则气耗，五味敛之。肺喜润，故用麦冬。肺欲利，故用苏子。肺恶热，以茅根清火。肺恶塞，以贝母消痰）

此方喘因气虚而火入于肺者宜之。

八仙长寿丸（见虚劳）

原方加**麦冬**合麦冬以清肺　**牛膝**各六两　**紫河车**峻补其肾，一二具。或再加青铅（色黑导肾镇坠之剂，降痰如神，铁铫内熔化，去渣脚，收用，二两）、真沉香、砂仁（如气从脐逆冲而上者，此肾虚不能纳气归原，非沉香、砂仁引导不济。各五钱）。

（茅根汤送下。）

此方喘因阴虚而火乘金者宜之。

六味肾气丸（见肿胀）

此方喘因肾虚，水邪泛滥者宜之。若果有火衰症脉者，方可用济生肾气丸。

参附汤　治真阳不足，上气喘急，气短头晕，（阳欲上脱）汗出肢冷。（阳欲外脱）

人参一二三两　**制附子**一三五钱

此方果系真阳欲脱致喘者，急用以挽之，否则切勿妄投。

麻杏甘石汤　治哮喘。

麻黄炒。三五七钱　**杏仁**散风寒　**甘草**　**石膏**清肺热，合二陈加瓜蒌（消痰）、苏子、桑皮、枳壳（下气）。

此降气消痰清火而兼散邪之剂。此病禁用热剂，亦不可纯用寒凉，恐外邪难解。盖哮症良由痰火郁于内，风寒束于外而致者居多。或因过食酸咸，或因

积火熏蒸，病根深久，难以卒除，宜避风寒，节厚味可也。

喘病之脉，不宜急疾。

喘病汗出小便利者死，若下利不止者亦死，汗出如油、喘而不休者死。久病肉脱作喘，六脉如平者（灯尽火焰之兆）必死。

喘　举例

一人气喘自汗，昼夜不眠不食。医以外感治之，益甚。仲淳曰：此肾虚气不归原，故火上浮，喘汗交作；脾虚故不思食。亟以麦冬、枸杞、五味滋阴敛肺，苏子、橘红降气消痰，茯苓、白术、枣仁补脾敛汗，不数剂而愈。

汗

汗症有自汗、盗汗之不同。自汗者，无时自出，动则为甚。此由卫气亏而不能固卫于外，以致津液自渗泄而出，属气虚者多。然亦有服参芪而自汗如故者，此为阴虚，水不制火，心液自泻，《原病式》所云病心热则汗出是也。盗汗者，睡中盗出，至醒方知。盖阴虚之人，睡去则卫外之阳乘虚陷入阴中，表液失其固卫而盗出，觉则阳复用事，卫气复出于表，表实而汗自止，此属阴虚。丹溪亦曰：自汗属气虚，盗汗属血与阴虚。外有痰症自汗者，所谓痰饮内动，身必有汗也。有湿热自汗者，譬之土气，湿热蒸为雨露，故湿无热不作汗，湿得热而蒸之，则自汗矣。若止心孔一片，属真气不足所致者，则从海藏治之。故因

风寒者解其邪。因暑有汗名曰心汗，良由思虑过度，致伤心血而然。考《内经》之论，五热涤其烦，火实者清之，气郁者疏之，痰壅者开之，食滞者消之。五脏皆能令人汗。故士材云：肺虚者，固其皮毛，黄芪六一汤之属；脾虚者，补其中气，玉屏风散之属；心虚者，益其血脉，天王补心丹之属；肝虚者，禁其疏泻，白芍、枣仁之属；肾虚者，助其封藏，八仙长寿丸之属。至若因外感六淫所致者，自有本门治法可遵。故致汗之因甚多，宜各随其兼症而理之，不可胶执。按沈氏云：汗为心之液，凡汗出无有不从心液而来。故治诸汗，皆宜养心液，固表气为主。亦知要之言也。

黄芪六一汤

黄芪益卫气，实皮毛。六两 **甘草**一两。此治肺虚汗出之剂。

玉屏风散

白术补中气，止自汗。二两 **黄芪**益卫气，实皮毛 **防风**取其达于表，又得防风，其功愈大。各一两。加麻黄根、浮小麦（止诸汗必愈）。或再加人参。如因湿热自汗者，本方加芩、连、柏、苓之属。

此气虚自汗之方也。如糯米、圆肉、枣仁、白芍、龙骨、牡蛎之属，皆可采用。若果气虚阳衰者，方可参用参附汤、芪附汤、黄芪建中汤（即桂枝汤加黄芪，倍饴糖）之属。本草云：凡服固表药而汗不止者，用炒枣仁一两，同地、冬、白芍、五味、圆肉、竹叶大剂，多服自效。

加味生脉散

生脉散加**黄芪** **甘草**用参、芪补气实表。内五味、甘草用钱许。余各三五钱 **白芍**同五味，收阴敛气汗 **枣仁** **圆肉**同麦冬，清心养液。如肺有热者，去参、芪，合六味汤。

此治盗汗之神药也。一妇幼患此症，仲淳以二剂投之，二十余年不发。（方中有制香附二钱）

当归六黄汤

当归 **生地黄** **熟地黄**滋阴养血 **黄连** **黄芩** **黄柏**去火各等分 **黄芪**实表倍用

此亦治盗汗之方也。余谓阴虚有火，非苦寒之品所宜。按沈氏云：若外感症中盗汗，宜用此方；阴虚盗汗，则宜六味、左归方中，加滋阴收敛之属。

止汗红粉

炒糯米半斤 **龙骨** **牡蛎** **麻黄根** **赤石脂**各一两，为末，绢包扑之

此外治之法，汗出不止者，急用此闭塞其汗孔，乃卫外之兵也。

若汗出如胶之黏，如珠之流，或淋漓如雨，揩拭不逮者皆难治。

不寐

不寐之故，属心血不足，有热所致。故仲淳曰：治不寐当以养阴血，清心火为要。然亦有因肝经血虚，气滞而不寐者，则当疏肝养血。有因胸膈痰壅，气逆而不寐者，则当涤痰降气。有因病后血少，或劳症阴虚而不寐者，则当滋阴养血。此尚大略，然虚实不齐，神而明之，存乎其人耳。

加减补心丹

生地 **白芍** **丹皮** **枣仁**养血 **麦**

冬同竹叶以清心　**茯神　远志　石斛**安神。加竹叶、圆肉调服朱砂末。有痰加竹沥，心火甚者加犀角、黄连，虚者加人参。

此方养血、清心、安神，宗仲淳法甚效，随症加减治之。

不寐　举例

一妇患阴虚火症，彻夜不眠者两月，饮食俱废，形体日消，皆谓不治。仲淳诊视，许以可救。盖此病虽属虚，幸脏腑无损，心经虽有火，不至灼肺。况久病脉调，身不发热，岂有他虞。多服补阴收敛之剂，自然水升火降而愈。用生脉散加茯苓、枣仁、远志、当归、生地大剂投之。因虚甚气怯，佐以琥珀、辰砂、金、银器之类，约百余剂而瘳。

健忘·怔忡·惊悸

健忘者，为事有始无终，言语不知首尾。怔忡者，心中惕惕，动而不宁，无时而作。惊悸者，外有所触，心中跳动，因惊而作。三症皆属心血不足，通宜天王补心、归脾之属治之。然亦有挟火挟痰所致。如挟火者，则天王补心加减，入犀角、黄连之属；挟痰者，或天王补心加减，如竺黄、竹沥之属，或温胆汤治之。

天王补心丹　归脾汤（俱见虚劳）

此二方通治健忘、怔忡、惊悸之剂，加减用之。

六味汤（见虚劳）

宜加莲心、圆肉、枣仁、麦冬、辰砂之属。如因心肾不交而健忘者，或加黄连、官桂，（连、桂同用，能使心肾交于顷刻）或加茯神、沉香。（二味名朱雀丸，并治惊悸）

此方因肾虚火旺，而致怔忡者宜之。

温胆汤（即二陈汤，加枳实、竹茹、麦冬）治痰饮浮于心胞，而致健忘、怔忡、惊悸者。

本方倍茯苓，宜加天竺黄、竹沥。

丹溪曰：惊则神出于舍，舍空而痰涎聚于胞络之间，是因惊而痰聚也。亦宜本方加豁痰、安神之剂。

健忘·怔忡·惊悸　举例

一妇因儿痘，惊苦积劳，虚烦不得卧，心胆虚怯，触事惊悸，百药不效。投以温胆汤加枣仁。后因虚极，加人参数剂而效。质之，仲淳曰：此必有痰而善饮者也。询之果然。

卷十三书集　症方发明　（八）

痿

痿者，痿弱无力，举动不能也。经言五脏皆能使人痿，以五脏各有所主，如肺主皮毛，心主血脉，脾主肌肉，肝主筋膜，肾主骨髓，所主不同，故有脉痿、肉痿、筋痿、骨痿之异。然经又谓五脏因肺热叶焦，发为痿躄。（足弱不能行也）言五脏之痿，皆因于肺气之热，致五脏之阴俱不足，而为痿躄。五痿虽异，总曰痿躄，悉因肺热。其论肺热之由，谓有所失亡，所求不得，则肺志不得伸，郁而生火，发为肺鸣，而喘息有声；鸣则肺热叶焦，皮毛虚弱，而为急薄，热气留着不去，而及于筋脉骨肉，则生痿躄。此自肺而病及他脏也。而心脾肝肾亦各有因热致痿之由。谓大经空虚，发为肌痹，传为脉痿者，生于心气之热。又谓居处湿地，肌肉濡渍（侵也）发为肉痿者，生于脾气之热。又谓入房太甚，宗筋驰纵，发为筋痿者，生于肝气之热。又谓水不胜火，骨枯髓虚，发为骨痿者，生于肾气之热。此自他脏而病及于肺也。其辨五痿之色症，谓肺热者，色白而毛败；心热者，色赤而络脉溢；脾热者，色黄而肉蠕动；肝热者，色苍而爪枯；肾热者，色黑而齿槁。夫病而毛败爪枯齿槁等症，则势已颇危，

而治之诚难。考其论治之法，则言治痿独取阳明。以阳明为五脏六腑之海，主润宗筋，宗筋聚于前阴，为诸筋之会，凡一身之筋，皆属于此，主束节骨而利机关，故阳明虚则宗筋纵，腰间带脉不能收引，故足痿不用，此所以独取阳明也。按士材云：痿为重疾。经言病本五脏各有，而独重太阴肺经者，以五脏之火热熏蒸，则金必被克；经言治法，亦随五脏见症各调，而独取阳明胃经者，以胃主纳水谷，化气血以灌溉于四肢，阳明虚则五脏无所禀，不能行血气，濡筋骨，利关节，故肢体中随其不得受水谷处，即不用而为痿，不独取阳明而何取哉。取阳明者，或清胃火以救肺热，或培胃土以生肺金，皆是也。丹溪有云：泻南方则肺金清，而东方不实，何胃伤之有；补北方则心火降，而西方不虚，何肺热之有。斯言意实相同。盖泻南则金不受邪，而水有所生；补北则金不受窃，而火有所制，同一救肺也。故学者诚能本此施治，其于痿症，思过半矣。至若方书所论，痿因有多端。如气虚、血虚、脾虚、肾虚、湿热、湿痰、死血、积食之不一，临症制方，是贵望、闻、问、切之详明，以通其变，非笔舌之所能罄也。

清燥救肺汤（见燥）治肺热叶焦，发为痿躄，仿此加减用之。

原方（清肺润燥，降气和胃。参、甘合，治痿取阳明之义）宜加生地、龟甲、（补北方则火有所制）牛膝、石斛、（壮筋骨）羚羊角。（舒筋脉。肺热为本，痿为标，故标本兼治）

此一派甘寒之剂。盖甘则益胃，寒则清热，乃取阳明而用清胃火以救胃热之法也。若取阳明而用培胃土以生肺金之法，如黄芪、四君之类，加麦冬、米仁、白芍、石斛之属，相其症之所宜而投之，可也。

六味加知柏方（见火）治远行劳倦，逢大热而渴，阳气内伐，热舍于肾，水干火旺，骨枯髓虚，发为骨痿。（腰脊不举，足不任身）又治入房太甚，宗筋驰纵，（精伤之故）发为筋痿。（精血枯燥，则筋急拘挛）

原方（六味壮肾水，知、柏泻龙火，又黄柏为诸痿必用之药）加二冬、（清肺热）龟甲、（补肾阴）猪脊筋、（填精髓）牛膝、石斛、杜仲、（均治脚软）虎骨。（强悍皆在于胫，借其气有余以补不足）

此补水治火，以救肺热之剂。骨痿、筋痿同用此方者，以肾肝同一治也。

天王补心丹（见虚劳）治大经空虚，（血失之故）发为肌痿，传为脉痿。（血失无以渗灌肌肉，而为顽痹不仁，无以养脉络，而为足胫纵缓）

此方内有生地、玄参以补北方，黄连、朱砂以泻南方，二冬以救肺热，人参合独取阳明之义。愚谓心气热而成脉痿者，宜主此加减。

清热渗湿汤（见湿）治久近水湿，湿郁生热，以致肌肉顽痹，（麻木不仁

也）发为肉痿。（不能举动也）

原方（应加减用）加米仁、（燥脾胃之湿，而理拘挛）松节、（燥血中之湿，而疗脚弱）牛膝、（壮筋骨，治脚软）石斛、（益脾胃，治湿热）木瓜。（筋急用之则舒，筋缓用之则利。有养筋之功，更有祛湿之能）

此清热燥湿，健脾利水之剂。仲淳言：痿属湿热，若果系居处湿地而得之者可用；如有肺经燥湿，咳嗽痞闷等症，不可用。

卫生膏（见虚劳）虚弱人及老人宜服之，久自神效。

此方内有二地、龟甲补肾，二冬、梨汁清肺，参、圆、牛肉培胃土，牛膝、虎骨壮筋骨。以上数味，治痿甚宜。按陈氏云：痿者犹树经呆日，叶垂不布，痿弱不振之意。俗以阳道不举谓痿属寒，谬甚。故痿症属热者多。方内尚有黄芪、鹿角等药，必内无热者，方可全用其方。

痿 举例

一　一人善酒，卧床褥者三年。仲淳诊之，知其酒病也。夫酒本湿热之物，多饮者则阳明湿热甚，下客于肾而为骨痿。昔人治痿病取阳明，五味子为君，以黄连为臣，麦冬、干葛、白扁豆为佐。服之立起。

二　一少年新娶后，得脚软病，且疼甚，此肾虚也。《本经》言杜仲益精气，坚筋骨，用一两，水酒各半煎服，取速奏效。果三日能行，又三日痊愈。

痹

痹症无不由风、寒、湿三气杂感而成。故经曰：风寒湿三气杂至，合而为痹也。其风气胜者为行痹，寒气胜者为痛痹，湿气胜者为着痹。盖痹者，闭也。三气杂至，则经络闭塞，血气不流，而痹斯作矣。三气之中，但分邪有轻重。经言风胜、寒胜、湿胜者，指病之因；行痹、痛痹、着痹者，言病之状。其论肺痹、心痹、脾痹、肝痹、肾痹者，病之所属；皮痹、脉痹、肌痹、筋痹、骨痹者，病之所在。故昔人云：风寒湿气所为行痹、痛痹、着痹，又以所遇之时，所客之处，而命其名，非行、痛、着之外，别有皮、脉五痹也。近惟王损庵论痹，为最有见。先以痹字提纲，后复条分，直断之曰：行痹者，行而不定，世称走注疼痛之类，俗名流火是也；痛痹者，疼痛苦楚，世称痛风，白虎历节是也；着痹者，重着不移，世称麻木不仁之类是也。至于治痹之要，如李士材云：治行痹者，散风为主，御寒利湿仍不可废，大抵参以补血之剂，盖治风先治血，血行风自灭也；治痛痹者，散寒为主，疏风燥湿仍不可缺，大抵参以补火之剂，非大辛大温，不能释其凝寒为害也；治着痹者，利湿为主，祛风解寒仍不可缺，大抵参以补脾补气之剂，盖土强可以胜湿，而气足自无顽麻也。此其推本《内经》，立说甚善。但痹而果因三气者，治之宜然，若邪郁病久，风变为火，寒变为热，湿变为痰，又当易辙寻之，宜通经活血，疏散邪滞剂中而参以降火清热

豁痰之品，勿徒泥士材治法，此义丹溪得之。在《内经》原有热痹之症，非凿说也。大抵痹而知痛知痒者易治，不痛不仁者难医。又宜图之于早，迟则必至如经所谓皮痹不已，复感于邪，内舍于肺而为肺痹，烦满喘呕；脉痹不已，复感于邪，内舍于心，而为心痹，烦心上气，嗌干善噫；肌痹不已，复感于邪，内舍于脾而为脾痹，四肢懈惰，呕汗[1]痞塞；筋痹不已，复感于邪，内舍于肝，而为肝痹，夜卧则惊，多饮数溲；骨痹不已，复感于邪，内舍于肾，而为肾痹，足挛不能伸，而尻以代踵，身偻不能直，而脊以代头。五脏痹显，而难治矣。故经曰：其入脏者死，其留连筋骨间者疼久，其留皮肤间者易已。治痹者，所宜审焉。

行痹主方 治风气胜者为行痹，不拘肢体，上下左右，骨节走痛。或痛三五日，又移换一处，（风性属阳，善行数变）日轻夜重。（昼交阳分，卫气行表，故痛缓；夜交阴分，气运营分，营气稽留，卫气归阴，其脉闭塞，故痛重也）或红或肿，按之极热，（风化为热）甚而恶寒喜温。（温则痹气散而痛缓，寒则痹气凝滞而痛甚，非真内有寒也）

秦艽 祛除风湿　**续断** 通宣血脉　**当归** 活血止痛　**没药** 破血止痛　**威灵仙** 其性好走，亦可横行，痛风上下皆良。各二钱　**松节** 搜骨内之风，祛血中之湿　**晚蚕沙** 性燥能胜湿祛风　**虎骨** 入骨而祛风定痛。各四钱　**羌活　防风** 治周身骨节疼痛，乃治风祛湿之要药。各一

---

[1] 汗：扫叶山房本作"汁"。

钱　**桑枝**通利关节。三四两。炒，煎汤煎药。头目痛，加甘菊、川芎。肩背痛，加桔梗，倍羌活。手臂痛，加片姜黄。腰膝脚痛，加牛膝、杜仲、川萆薢。筋脉挛急，加羚羊角（锉屑）、羊胫骨（煅末）。红肿疼痛，加生地黄、黄芩（酒炒）。

痛痹主方　治寒气胜者为痛痹。不拘肢体，上下左右，只在一处，疼痛异常。

前方加桂枝，倍当归，宜酒煎服。（久则不宜）外用蚕沙，（炒热，绢包熨之）或用牛皮胶同姜汁化贴之。

着痹主方　治湿气胜者为着痹，肢体重着，不能移动，疼痛麻木。

前方加苍术（燥湿）、茯苓、泽泻（渗湿）、天麻（主治湿痹麻木），甚者加白藓皮（清湿热，疗死肌）。脚膝肿痛（湿郁为热也），加黄柏、防己（专祛下焦湿热）。

此症总以通经活血，疏散邪滞之品为主，随所感三气，邪之轻重，及见症之寒热虚实，而加以对症之的药。其痛痹症，若初感寒即痛者，可用桂枝及酒煎熨贴，久则寒化为热，戒用。虽云痛无补法，然病久痛伤元气，非补气血不可。参、芪、白术、地黄之属，随宜用之。凡治病用药，审明何症，即投何药，须活泼泼地，不必拘定本门方药也。

《金匮》瓜蒌薤白汤　治胸痹不得卧，心痛彻背者。（胸中气闭，则前后俱痛）

瓜蒌实开胸中之燥痹。半枚　**薤白**辛温宣通阳气，一两　**半夏**胸中如天，阳气用事，痹则阳气虚而不运，津液凝

而为痰，故以半夏同瓜蒌降痰。钱许　**白酒**煎服（取其宣通荣卫）。此仲景治胸痹之神剂。按嘉言云：胸中如太空，其阳气所过，如离照当空，旷然无外，设地气一上，则窒塞有加。故治胸痹者，阳不主事，阴气在上之候也，故以薤白、白酒，通阳消阴为治，不取补也。

痹 举例

一　一妇患痹症，右手连臂肩肿痛，不能移动。余用行痹主方，加减治之不愈。改用草乌搜风胜湿祛寒，苍术、白术燥湿，当归养荣，乳香、没药活血散血，止痛消肿，各一两为末，每服五分，陈酒调下，一日二服，（如觉麻，饮米汤即止，不麻渐加至一钱止）尽剂而愈。

二　一人胸中不舒者经年，不能自名其状。嘉言投以瓜蒌薤白汤，一剂而愈。

麻木

麻木之症，有但麻而不木者，有麻木兼作者。麻为轻而木为重。木则不知痛痒寒热，即经所谓不仁也。有因风伤卫气，气凝不行而致者。有因寒伤荣血，皮肤不荣（无血以和之）而致者。有因湿伤肌肉，脉理不通而致者。宜参治痹方治之。亦有因气虚，因血少，因气滞，因死血，因湿痰之不一，各有的症可凭，详审投剂，庶不致误。

养阴清热润燥汤（见燥）治血液苦涩，虚火作麻，甚则不仁。

原方宜加甘菊、首乌、秦艽之属，手臂麻木宜桑枝煎汤代水，两足麻木加牛膝。

补中益气汤（见泄泻）果属气虚麻木者，主此加减。

顺气开痰饮（见中风）治肺气郁滞不行麻木者，加减用之。

犀角地黄汤（见伤寒）果属瘀血停留中宫，气滞不行于四肢作麻木者用之。

原方宜加桃仁、红花、降香之属。

二陈汤（见中风）果属湿痰停留，气滞不行麻木者用之。

原方宜加苍术、天麻、胆星之属。

此五方审其所因而用之。按：东垣言麻木是气不行所致，宜疏利肺气，开散郁滞。又丹溪曰：麻是气虚，木属湿痰死血。愚谓瘦弱人麻木，多因血液枯涩，虚火所致。

经曰：荣气虚则不仁，（不知痛痒）卫气虚则不用，（不能举动）俱虚则不仁且不用，肉如故也。人身与志不相有，（身不与五志相有）曰死。

麻木　举例

一　一人因失意久郁，又平日劳心，致心血耗散。孟冬晨起，忽左足五指麻冷，倏已至膝，便不省人事，良久而苏，乍醒乍迷，一日夜十余次。咸谓痰厥。仲淳云：纯是虚火。服丸药一剂，至春觉体稍健。至四月后，丸药不继，而房事稍过，至六月，前症复发，良久方醒。过六日，天雨稍感寒气，又发二次。现今两足无力，畏寒之甚，自腹以上不畏寒。仲淳云：夫人志意不遂，则心病；

房劳不节，则肾病。心肾交病，则阴阳将离，离则大病必作，以二脏不交故也。法当以麦冬、茯神、枣仁清热补心，苏子、贝母、牛黄、竹沥降气豁痰以治其上，牛膝、石斛、远志益精补肾强志以治其下。更当清心寡欲，则病本必拔矣。前方中复加人参、霞天膏各五钱，丸药用二冬、茯神、远志、枣仁、生地、牛膝、杜仲、五味、黄柏等药，以石斛汤加竹沥送下。

厥

厥者，逆也。气逆则乱，故忽为眩仆脱绝，是名为厥。经曰：暴厥者，不知与人言。谓卒然厥逆而不知人也。又曰：血之与气，并走于上，则为大厥，厥则暴死，气复返则生，不返则死。血气并走于上，则上实下虚，下虚则阴脱，根本离绝则暴死。若气极而返，则阴必渐回而可复苏，故此症最为急候。后人但以手足冷为厥，其说本于仲景。《伤寒论》云：凡厥者，阴阳气不相顺接，便为厥。厥者，手足逆冷者是也。然岂可谓厥症止如此耶？虽《内经》厥论亦以手足为言，云阳气衰于下则为寒厥。其论寒厥之因，则谓其人自恃质壮，于秋冬阴盛之时，纵欲以夺肾中之精气，阳气衰不能渗荣其经络，阳气日损，阴气独在，故手足为之寒。又云：阴气衰于下则为热厥。其论热厥之因，则谓其人醉饱入房，脾肾之阴俱伤，热盛于中，故热遍于身，内热而溺赤，肾气日衰，阳气独胜，故手足为之热。景岳谓此《内经》辨厥之将发，以手足寒者是为寒厥，以手足热者是为热厥，注解甚明。寒热二厥，皆由酒色致伤真元。故寒厥当益火之源，热厥当壮水之主，与伤寒厥症治法不同。他如怒气伤肝，则为气厥；恶血冲心，则为血厥；热痰逆闷，则为痰厥；饮食过伤，则为食厥；卒中恶邪，则为尸厥。此皆暴眩仆绝之厥当有之病，学者详其症以施治，则寒热攻补不致有误。厥症之名甚多，不能悉数。《内经》厥逆诸篇，有志深造者，所当究心焉。

独参汤　治暴眩仆绝，喉无痰声，身无邪热，阴虚阳暴脱之症。

人参一两至三两　一加**熟地**责之阴虚，孤阳无附而欲脱　一加**竹沥**责之虚而有痰　一加**童便**责之虚而有火　一加**附子**责之虚而无火

此治诸虚气弱危急之神方。景岳言厥逆者，直因精气之内夺。丹溪言厥症多属气血虚，气虚脉细，血虚脉大如葱管，并宜补剂。虞天民云其人必本体原虚，或老年人，或大病后得之则可，若实人得此，当急治其标可也。虚实寒热之间，最当明辨。

五磨饮（见胃脘痛）治暴怒伤肝，牙关紧急，手足厥冷，面青身冷，（气为人身之阳，一有郁则阳气不能四布，故肢冷身寒）六脉沉伏，（经曰：无故而暗，脉不至者，虽不治自已，谓气暴逆也，气复则愈）名曰气厥。

此治气厥之方也。经曰：大怒则形盛气绝，而血郁于上，使人薄厥。大怒则气血皆逆，甚至形气俱绝，血逆妄行，郁积上焦，相迫曰薄，气逆曰厥，气血俱乱，故为薄厥。宜本方加降香、三七、郁金、羚羊角之属。

犀角地黄汤（见伤寒）治恶血冲心，令人昏晕，四肢厥冷，名曰血厥。

原方宜加降香、（降气最效，行瘀如神）三七、童便、（行瘀不峻，止血不凝）羚羊角、（祛恶血、下逆气）甚者加花蕊石。（能使瘀血化为黄水。煅研调服。一三五钱）

此方血厥者宜之。方书云：有人平居无疾苦，忽如死人，身不动摇，目闭口噤，或微知人，眩晕移时方寤。此由出汗过多，荣血衰少，阳气独上，气塞不行，故身如死，气过血还，阴阳复通，故移时方寤。亦名血厥，又名郁冒。妇人尤多此症。宜白薇汤（白薇一两为君，当归、人参、甘草）治之。

顺气开痰饮（见中风）治热痰壅盛昏冒，四肢厥冷，名曰痰厥。

此方热痰厥逆者宜之，若系肥人湿痰壅盛厥逆者，则宜二陈汤合星香散，加枳壳、竹沥、姜汁之属。

保和汤（见泄泻）治饮食醉饱之后，或感风寒，或着气恼，食填太阴，胃气不行，须臾厥逆，昏迷不醒，名曰食厥。（晚村云：胃气不行，阳并于上。其症上半身热，腹闷，或心烦头痛，自脐以下至足冷如冰铁，拥炉不热，误以为阴寒而温补之，必死）

本方宜合五磨饮加减。如食在上脘，急以盐汤探吐之。

此方食厥者宜之，随症加减。

驱邪散（自制）治卒中邪恶，头面青黑，口噤眼闭，昏不知人，手足厥冷，肌肤粟起。或错言妄语，或直视握拳，或遍身骨节疼痛非常。

犀角　羚羊角　龙齿　虎头骨俱为
末　木香　沉香　檀香　降香各净一
钱　麝香邪气着人，则关窍闭塞。麝之
辛香走窜，引芳香正气辟邪诸品，自内
达外，则毫发骨节俱开，邪亦从此而出。
二分　雄黄二钱　牛黄亦最辟邪之物。
二分　朱砂同茯神、枣仁、远志镇心神。
二钱　羊肉二三两。胃弱者不用　茯神
枣仁　远志各五钱，煎汤调药末（三
钱），日服二次。

此仿嘉言驱祟之法加减，以治中恶
症，大效。

厥　举例

一　一妇方食时，触暴怒，忽仆地，
气遂绝。用皂荚灰吹鼻不嚏，汤药灌之
不受。延至半夜，皆谓不治。庄一生视
之，六脉尚全，而独气口脉沉伏，细寻
之滑甚。曰：此因暴怒，怒则气逆，冲
入胃中，胃素有痰，夹食壅闭胃口，气
不得行而暴厥也。但历时久，汤药不入
矣，急宜吐之可活。令以鹅翎蘸桐油，
探入喉中，吐出痰与食才一口，气遂通。
再探吐至二三口，便觉油臭，以手推翎，
但不能言。一生曰：无妨矣。知其体怯，
不宜多吐，急煎枳、橘推荡之剂灌之，
尽剂而苏。后以平肝和胃药调理，数剂
而安。

二　一闺女病多年，食减肌削。诊
脉时，手间筋掣肉颤，身倦气怯。嘉言
用茯神、枣仁等补药，数剂不应。因疑
处女素无家，惟其神情浑似丧败之余，
此何故也？问其面色，曰：时赤时黄。
每晚睡去，口流白沫，战栗而绝，以姜

汤灌之，良久方苏。嘉言曰：此症确有
邪祟附入脏腑，吾有神药驱之，一剂可
愈。乃用犀角、羚羊角、龙齿骨、虎威
骨、牡蛎粉、鹿角霜、人参、黄芪等药
为末，以羊肉半斤，煎浓汁三盏，尽调
其末，一次服之，果得安寝，竟不再发。

疝（疝字从山，取根深重着之义）

疝病初起，未有不因寒受湿者。其
邪或结少腹，或结阴丸，或结阴丸之上
下左右，而筋急绞痛，以寒主收引故也。
经言诸寒收引，皆属于肾。又肾主阴也，
故仲淳以疝病责之肾虚，寒湿之邪乘虚
客之所致。又按：经言足厥阴之脉，入
毛中，过阴器，抵少腹；又言足厥阴病，
丈夫㿗疝，妇人少腹肿。㿗疝者，以其
顽肿不仁也。疝为前阴少腹之病，男女
皆有之。故妇人少腹肿，即疝病也。又
言肝所生病为狐疝，以其如狐之出入无
常也。又言足厥阴气逆，则睾（阴丸）
肿卒疝，实则挺长，虚则暴痒。故昔人
论疝病，所以皆属之肝经。要之，疝病
虽经言五脏、膀胱、小肠皆有，然无有
不关于肝肾二经。稽之丹溪，以为疝病
皆由肝经有湿热之邪，又得寒气外束，
不得疏散，是以痛甚，宜祛逐肝经之湿
热，消导下焦之瘀血，而以寒因热用之
法，立方处治，诚发前人之所未备。景
岳谓方书疝症繁多，议论纷纭，难以悉
举，余求其要，大抵此症寒则多痛，热
则多纵，湿则多肿坠，虚者亦然。在血
分者不移，在气分者多动，能察其因寒、
因热、因湿，又当分三气孰多孰少，为
虚为实，在气在血，分别治之，自无不

效。又考子和大辟巢氏七疝之谬，亦自立寒、水、筋、血、气、狐、癫七疝之名。谓囊冷坚硬，阴茎不举，或连睾丸而痛，曰寒疝，治宜温散。囊肿光亮，阴汗时出，或按少腹作水声，曰水疝，治宜除湿。阴茎肿胀，或溃而为脓，里急筋缩，或茎中作痛，痛极则痒，或挺纵不收，或白物如精随溺而下，曰筋疝，治宜清火。少腹两旁状如黄瓜，血渗脬囊，留而不去，结成痈肿，脓少血多，曰血疝，治宜行血。上连肩，下极囊，或因怒哭则气胀，怒哭罢则气散，曰气疝，治宜开郁快气。卧则入少腹，立则归囊中，出入上下，与狐相似，曰狐疝，宜用疏气之剂。囊大如斗如升，不痛不痒，曰癫疝，亦宜除湿之剂。后人讥其剌谬，与巢氏无异。然自丹溪以来，皆宗其说，亦未可尽非之，当合参以治可也。

茴香乌药汤（自制）治疝病初感寒邪，或寒湿兼感，未郁为热者，主此加减。

茴香炒研，钱许　**乌药**二钱　**吴茱萸**汤泡，三五七分　**破故纸**均治寒湿疝气之药。炒研，钱许　**川萆薢**除下部湿邪。五钱　**木瓜**治筋病缓急。二钱　**木香**　**砂仁**止冷气腹痛。各钱许　**荔枝核**甘温散滞，善止疝痛。炒研，五钱，或加猪胞（用为引导。炙研，钱许）。痛引腰脊加牛膝、杜仲，寒甚可加肉桂（五分至一钱），虚甚可加人参，亦可浸酒服。

此辛温散寒祛湿之剂，如郁久成热者，不宜服之。按：《金匮》有大乌头煎，治寒疝绕脐绞痛，拘急不得转侧，发则白津出，（自汗冷涩皆是）手足厥

冷，使人阴筋缩，其脉沉紧者，用乌头一味，专驱寒邪，加白蜜以润其燥烈之性，功效最捷。如因湿热者，切勿误投。

《广笔记》方（重订）治疝痛。

七味丸去萸肉，加枸杞四两　**巴戟**　**牛膝**各二两　**茴香**　**沉香**各一两。将糯米一升拌药，如常造白酒法，俟浆足，用烧酒五十斤入糟中，封置大缸内，一月开用，空心饥时饮一二杯，神验

此方肾虚人感寒湿成疝作痛者宜之。

金铃黄柏散（自制）治诸疝病属湿热者，主此加减。

金铃子导小肠膀胱湿热疝气要药。去核　**黄柏**苦寒除湿热　**车前**　**茯苓**各二钱　**泽泻**利水渗湿热。钱许　**川萆薢**同热药祛寒湿，同凉药祛湿热。五钱　**玄胡**　**山楂**行瘀血，各二钱　**青皮**疏滞气，钱许　**橘核**苦平下气，最止疝痛。炒研，五钱。如湿热内蕴，寒气外束者，加茴香、吴茱萸（以散外寒。钱许。外煎浓紫苏汤，熏洗）。如坠逆气，槟榔、代赭石；散瘀血，蒲黄、五灵脂；清肝火，龙胆、黑山栀；舒筋，羚羊角；燥湿，苍术，随宜采用。

此苦寒清热祛湿之剂，合丹溪治疝法也。

海藏泻肾汤（见火）治疝痛。

原方宜加知母、黄柏、牛膝、车前、橘核之属。

此方肾虚人，属湿热疝痛者宜之。

龙胆泻肝汤（见胁痛）治肝经湿热火旺，茎中作痛，里急筋缩，或作痒，或作挺纵不收，白物如精，随溺而下，名曰筋疝，主此加减。

此方但责之肝经湿热之火旺，肾不虚者宜之。

疝 举例

一 一人嗜火酒，能饮五升。五月间，入闽中，溪水骤涨，涉水至七里，觉腹痛之甚。半年后，右丸肿大，渐如斗形。医者皆与肝经之剂，及湿热之品，半载无功。士材曰：嗜火酒则湿热满中，涉大水则湿寒外束，今病在右，正是脾肺之湿，下注睾丸。以胃苓汤加黄柏、栀子、枳壳、茴香。十剂而略减。即以为丸，服至十八斤而安。不再发矣。

二 赵氏云，余于舟中，误坐湿布风帆，因感寒湿，忽一日，患阴丸一枚肿痛发热。用泻肾汤，加柴胡、吴茱萸散肝经之寒湿，独活、桂枝散肾经之寒湿，一服热退，再服肿消，后每治偏坠颇效。

三 一妇冬月生产，寒入子户，腹下痛不可忍，医作瘀血下之。寇宗奭非之曰：此寒疝也。仲景羊肉汤，治寒疝腹中痛，及胁痛里急，无不验者。孙思邈言羊肉止虚痛，利产妇。遂以羊肉为君温补荣卫，臣以生姜宣散寒邪，佐以当归温中活血，二剂果愈。

癫狂（皆名失心，心失其职也）
痫（病因间发，故字从间）

癫者，颠倒错乱之谓，语言不分次序，处境不辨秽洁，时如醉人，常作叹息，或歌或笑，或悲或哭，或不语，或不食。此因志愿不遂，或因惊恐所致，

积年难愈。虽有痰有火，乃心家不足之症。治宜清心安神豁痰为主。因郁者开之，因惊者平之。狂者，狂妄不禁之谓，妄言骂詈，不避亲疏，甚则弃衣而走，登高而歌，逾垣上屋。此属阳明痰热内实之症，宜吐尽胸中之热痰，下尽肠胃中之积垢自愈。痫病乃间时而发，发久气虚，则日近日密。经言二阴（心肾）急为痫厥。故《难经》谓其脉阴阳俱盛也。此属龙雷之火，上乘于心。盖龙兴则水附，雷发则雨随，故痰涎上涌，堵塞心窍，忽然神昏仆倒，摇头窜目，嚼舌吐沫，手足搐搦，身体伛偻，或背反张，或作畜声，直至龙雷之火归原，人事方苏。如此一番，正气必虚，渐成痼疾。故斯症当清心安神豁痰，以治病之标；滋肾壮水，导火归原，以治病之本，（六味加牛膝、车前子）庶可得愈。有因惊而发者，亦宜清心安神豁痰为主，兼平肝镇坠之剂。（羚羊角、代赭石）有因随风热上涌而发者，治宜祛风除热（天麻、钩藤、甘菊、薄荷）豁痰。（瓜蒌、花粉、梨汁、竹沥）昔人论痫病，专治于痰，因痰涎涌盛，火热冲动而作，以消痰降火为治。（二陈、芩、连、瓜蒌、枳壳）如人强壮实者，可吐（参芦汤）可下。（礞石丸）余谓以上诸法，合宜则用，毋得拘执。

清心安神豁痰饮（自制）

犀角一方治癫病，单用一两，加淡竹叶四两，煎饮四剂即愈 **麦冬 钩藤**清心 **远志 丹参**安神 **贝母 竹沥**豁痰，痰多加牛黄（调服分许），因郁加郁金，因惊加珍珠（分许）、琥珀、辰砂（各钱许。调服）、金银器、羚羊角

之属，火盛可加黄连。

此方癫病、痫病，通可治之。仲淳云：癫痫属心虚气虚有热，总宜清心安神豁痰为主。

遂心丸 治痰迷心窍发狂，如神。

甘遂苦寒有毒，逐痰甚捷。焙研末，二钱，猪心血为丸，白汤送下，分作四日服，或吐或下而愈。如狂甚不能服药者，用猪心血拌末二钱晒干，量人之强弱增减，置饮食中，任彼自吃。食后吐泻兼作，轻者即愈，重者再服

此祛痰泄水之峻厉药也。用以治狂，不嫌其峻厉者，以病势太甚，所谓有病病当之也。然当中病即止，不可过剂，经所云大毒治病，十去其六是也。

六一顺气汤（见伤寒）

宜加**生铁落**即炉冶间捣落之铁屑。三五钱，或铁锈、或针砂皆可。

此方狂病亦可用之。按：经论狂病善怒，故曰怒狂。因肝气暴升，用生铁落煎饮，取其体重而降金气以制之；宜节夺其食，不使胃火复助阳邪则愈。愈后只与米饮，若早与饮食饱之，病必再作也。

《广笔记》治痫证效方

茯神四两 **远志**安神定志。二两 **天冬** **麦冬**滋阴降火 **白芍**收阴敛逆。酒炒，各三两 **皂荚**性极尖利，无闭不开，洗涤痰涎垢腻。则去皮及弦，与子酥炙 **半夏**同姜汁、明矾少许浸炒 **旋覆花**消痰祛饮 **天竺黄**豁痰利窍 **真苏子**炒，各二钱 **香附**三两，醋浸童便炒 **真沉香**利气除痰，一二钱。共为细末，怀山药粉作糊丸如绿豆大，朱砂一两为衣，每服三钱，竹沥汤下

此方大意亦以治痰为主，痫证颇效。

卷十四数集　症方发明　（九）

头痛

头为天象，六腑清阳之气，五脏精华之血，皆会于此。故外感六淫之邪，与脏腑上逆之气，或蔽复其清明，或瘀塞其经络，咸能作痛。昔人云：头者身之元首，一有痛楚，无论标本，宜先治焉。但致痛之因不一，宜各推类求之。如因外感六淫之邪而头痛者，当辨明何邪何经，而从本门以施治。有阴虚头痛者，必挟肾虚内热之症，六味汤加减；有血虚头痛者，痛在日晚，四物汤加减；有气虚头痛者，痛在清晨，补中益气加减；有挟邪热头痛者，宜辛寒解散；有挟痰头痛者，宜豁痰降气；饮食自倍，胃气不行，壅逆头痛者，宜消食下气；怒气伤肝，肝气暴逆上冲头痛者，宜平肝降气；眉棱骨痛，多属阴虚血亏，治宜补血益阴。然亦有挟外邪者，亦当审察。须知浅而暴者，但名头痛；深而远者，即为头风，作止不常，愈后复发。昔人分偏左痛者为血虚，偏右痛为气热。仲淳则俱责之血虚肝家有热，以养血清热为主。若治之不急，必致损目。经谓东风生于春，病在肝。目者，肝之窍，肝风动则邪害空窍矣。察内外之因，分虚实之症，胸中洞然，则手到病除矣。

疏邪利金汤（见伤寒）　**羌防香苏散**　**葛根汤**　**小柴胡汤**　**柴胡丹皮汤**　**柴胡骨皮汤**　**竹叶石膏汤**（俱见伤寒）　**羌活胜湿汤**　**活人败毒散**（俱见湿）

此九方，外感六淫之邪而头痛者，须审察明系何邪犯何经，而分别治之。

清上散（自制）治风热、火热头痛，亦治偏头风痛有实火者。

石膏辛能散邪，寒能清热　**薄荷**辛能发散，凉能清利　**甘菊**养血清热　**忍冬**　**黑豆**祛风除热　**枯黄芩**酒炒　**陈松萝**降火清上，可用土茯苓（祛风、祛浊、分清。二三四两）煎汤煎药。热极目昏便燥者，可加大黄（酒蒸）。

此散邪清热降火之剂，功胜清宁膏。

二陈汤（见中风）治肥人湿痰满中，气壅逆上，头痛眩晕。

宜加天麻（痰厥头痛非半夏不疗，风虚眩晕非天麻不除）、枳壳、木香、砂仁（利气。以气滞则不能运痰）、黄芩（泻火。以气积则有余为火）。

此方果系肥人内有湿痰，以致头痛眩晕者，用之自效。若阴虚内热有痰者，此方不可与也。

保和丸（见泄泻）治饮食自倍，胃气不行，壅逆头痛，主此加减。

宜加香附、紫苏、淡豉（理气消食。倘兼感风寒，又能散邪）。因伤酒，加葛根、甘菊、松萝（以解酒毒）。

此方总以消食为主，绝不用风药者，

所谓治病必求其本也。

沉香降气散（见喘）治怒气伤肝，肝气暴逆上冲头痛，主此加减。

宜加甘菊、钩藤、羚羊角、（平肝除热。羚角则兼下逆气）绿豆、（下气压热）松萝（下气降火）。

此方总以降气为主，盖大怒则气血俱逆，切忌辛散升提之品。

六味地黄汤（见虚劳）治阴虚火逆冲上头痛。（必有肾虚诸症）

宜加甘菊、银花、二冬、（补阴益血清热）牛膝、枸杞（补肾益精填髓）白芍或五味，或乌梅。（敛摄虚火下降）

此方肾水虚衰，火无所制，上炎头痛者，用以壮水滋阴清热，敛摄虚火下降，则痛自止。若用辛散风药，是反耗肾中之水，助炎上之火矣。凡平素阴虚人患此者，当察果无外邪症候，酸收之品，不必致疑。

四物汤　治血虚火炎头痛，（如便血崩淋，产后多有患此者）自眉尖后近发际上攻而痛，痛在日晚。（血为阴，阴虚故交阴分而痛作，所谓内伤头痛，时作时止者是）亦治偏头风痛。

地黄生者凉血，熟者补血　**白芍**敛血凉血　**当归**活血和血　**川芎**血中气药，辛散上升，故多功于头目　加**葳蕤**滋阴益精　**枸杞**益肝养荣，宜参六味加用诸药。

此补血之剂，果属血虚无外邪者，用之自效。若兼挟外邪者，宜去敛摄之品，加荆、防、天麻之属。

补中益气汤（见泄泻）治气虚头痛，痛在清晨。（气为阳，阳虚故交阳分而痛作）

宜加葳蕤、（补中益气）甘菊、川芎。

此责脾胃阳虚衰弱，不能上升，故用升清阳，益中气，则痛自止。然世人之患气虚者甚少，必其人面色黄白无神，四肢倦怠，嗜卧食少，体羸溏泄，并无阴虚内热症候者，方为对症。若误施阴虚火炎头痛，为害不浅。此方嘉言论之甚明，用者审之。

真头痛，头痛甚，脑尽痛，手足寒至节，死不治。（一云火炎水灭，一云真阳败竭，阴邪真中脑海。总之为火为寒，皆主死也）

头痛　举例

一　一女子头痛作呕，米饮不纳。仲淳云：因于血热血虚，虚火上炎所致。用白芍（三钱）凉血敛逆气，甘菊（二钱）益血治头痛，麦冬（三钱）清胃止呕吐，木瓜和胃制肝止呕，苏子、茯苓、橘红（各二钱）、枇杷叶（三大片）、竹沥（一杯）降气消痰止呕，芦根汁（一杯）除热除火止呕，乌梅（二枚）敛摄虚火下降。二剂呕止，头尚痛。加天冬（二钱），头痛少缓。再加土茯苓、黑小豆（一撮。二两），痊愈。

二　一妇头风痛甚，欲自缢。用金银花（三钱）、玄参（一钱）清热，防风、蔓荆、天麻（各一钱）、川芎、辛夷（各五分）散风，加灯心（三十茎）、松萝（五钱）、黑豆（一撮）、以土茯苓（四两）煎汤煎药，二剂而痛止，数年不发。

三　一儒者酒色过度，头脑及两胁

作痛。立斋曰：此肾虚而肝病也。用六味丸料，加柴胡、当归而安。

四 一人素阴虚梦遗，患头痛，用风药不效。余用六味加甘菊、钩藤、二冬、白芍、黑豆、松萝，用土茯苓三两煎汤代水，三剂痊愈。

五 一人素患头风，暑月偶感风寒复作，绵帕包裹，始觉稍安。余曰：此症《明医杂著》言属郁热，本热而标寒。因内有郁热，毛窍常疏，故风寒易入，外寒束其内热，闭逆而为痛。辛热之药，虽能开通闭逆，散在标之寒邪，然以热济热，病本益深，恶寒愈甚矣。当凉血清火为主，而佐以辛温散表之剂。用清上散，加防风、川芎等药而愈。

附 《广笔记》治脑漏效方 主此加减。

薄荷 牛蒡 桑皮 麦冬清肺 **柴胡 甘菊花 白芍 羚羊角**清肝胆 **生地 天冬 玄参**补养肾水 **犀角 连翘 朱砂**镇坠心火

脑者诸阳之会，为髓之海，其位高，其气清，忽下浊者，其变也。《内经》曰：上焦元气不足，则脑为之不满。又云：胆移热于脑，则为鼻渊。夫髓者，至精之物，为水之属；脑者，至阳之物，清气所居，今为浊气邪热所干，遂下臭浊之汁，是火能消物，脑有所伤也。治之大法，宜清肺肝胆三经之热。以鼻乃肺窍，而为脑气宣通之路，又治乎上焦，而行清肃之令；胆为春升少阳之气，与厥阴为表里，而上属于脑，经为肝热所干故也。又宜兼补养肾水，镇坠心火，使水旺制火，火不上炎灼肺，而金得平木，则此疾庶可得愈。

眩晕

眩晕者，目花黑暗旋倒也。其状头眩目闭，身转耳聋，如立舟车上，惕惕然不能镇定之象。经曰：诸风掉眩，皆属于肝。又曰：髓海不足，则脑转耳鸣，胫酸眩冒。故仲淳以眩晕责之肝血少，兼肾水虚所致。丹溪云：无痰不作眩，痰在上，火在下，火炎上而动其痰，故作眩晕。然致眩之因亦不一，有外感六淫之邪而眩晕者，宜各从本门以施治。如因血少阴虚者，补其肝肾；因火炎痰动者，治其痰火；有因气虚眩晕者，宜用异功、补中益气之属；因失血过多（或上或下皆是）眩晕者，选用保阴、集灵、归脾之属；有肾中阳衰，浊阴上逆眩晕者，最恶之候，急用人参、沉、砂、八味之属，直达阳气，归原为主。有产妇眩晕，不省人事，谓之血晕，亦最恶之候，治在本门。大抵人肥白而作眩者，多宜消痰降火，或兼补气之药；人黑瘦而作眩者，治宜滋阴补肾，而兼养肝之剂。此治眩晕之大旨也。

逍遥散（见虚劳）

宜加甘菊、钩藤。（平肝降眩要药，通可加用）因肝血虚者，再加枣仁、枸杞。因肝火甚者，用加味逍遥，再加羚羊角、天麻。

此肝经之要药，诸风掉眩属肝，通主此加减治之。

六味汤 左归饮（俱见虚劳）

宜加甘菊、钩藤、白芍、（丹溪言：治眩晕药中，宜加制肝药为佐使。菊、藤虽言平木，白芍虽言制肝，然皆不克

伐）枣仁、（补肝养阴）牛膝。（益精填髓）

此二方，眩晕属肾水虚者，通可采用。

保阴煎 集灵膏 归脾汤（俱见虚劳）

此三方，眩晕属血虚者，宜分别用之。如吐衄过多，有肺热痰嗽者，则宜保阴加甘菊、钩藤、白芍、枣仁；无肺热者，可用集灵膏加上药；崩漏便血，及产后失血过多，则宜归脾加甘菊、钩藤、地、芍、天冬之属。亦有不宜者，仍用保阴之属。

异功散（见中风） **补中益气汤**（见泄泻）

此二方，眩晕属气虚者，可采用之。

二陈汤（见中风）

宜加天麻、枳壳、香砂。如挟火者加芩、连，挟虚者加参、术。

此治湿痰厥逆眩晕之剂。

眩晕 举例

一　一妇时多暴怒，以致经水复止。入秋以来，渐觉气逆上厥，如畏舟舡之状，动辄晕去，久久卧于床中，时若天翻地复，不能强起，百般医治不效。因用人参三五分，略宁片刻，最后服至五钱一剂，病转凶危，大热引饮，脑间❶如刀劈，食少溺多，已治棺木，无他望矣。嘉言诊之，许以可救。盖怒甚则血郁于上，而气不返于下者，名曰厥巅疾。厥者逆也，巅者高也，气与血俱逆于高巅，故动辄眩晕也。又以上盛下虚者，过在足少阳胆经。胆之穴，皆络于脑，

郁怒之火，上攻于脑，得补而炽，其痛如劈，因为厥巅之疾也。风火相煽，故振摇而热蒸；木土相凌，故艰食而多泻也。于是会《内经》铁落镇坠之意，以代赭石、龙胆草、芦荟、黄连之属，降其上逆之气；以三七、丹皮、赤芍之属，行其上郁之血；以龙骨、牡蛎、五味之属，敛其浮游之神。最要在每剂药中，生入猪胆汁二枚；盖以少阳热炽，胆汁必干，亟以同类之物济之。药一入口，便觉神返其舍，忘其口苦。连进十数剂，服猪胆二十余枚，热退身凉，饮食有加，便泻自止，始能起床，行动数武。然尚觉身轻如叶，不能久支。恐药味太苦，不宜多服，减去猪胆、龙荟，加入当归一钱，人参三分，姜、枣为引，平调数日痊愈。

二　一人头晕恶寒，形体倦怠，得食少愈，劳而益甚。立斋曰：此脾肺虚弱，用补中益气，加蔓荆子而愈。

三　一人脐下有热气上冲，甚则有时眩晕，此肾虚不能纳气归元也。余以人参（二钱）、熟地（一两）、砂仁（二钱）服之而愈。

四　一人因房劳过度，气短头晕吐痰。服辛香之剂，痰甚遗尿。两尺脉浮大，按之如无。立斋曰：此肾虚不能纳气归元，而为头晕；不能摄水，而为痰涎，香燥致甚耳。用八味丸料，三剂而愈。

目病

目者，肝之窍。经曰：肝受血而能

---

❶ 脑间：扫叶山房本作"脑痛"。

视。又肝虚则目晄晄无所见。又曰：五十岁肝气始衰，肝叶始薄，胆汁始减，目视不明。以肝为木脏，木得水则荣，失水则枯也。又曰：肾之精为瞳子。又曰：肾病则目晄晄如无所见。盖目之精明在瞳子，故真水内亏，必目多昏黑，譬之水浅混浊，则不能照物，故绝无障翳遮睛。是以治目者，当养肝血，补肾水为主。然经又言：心者，五脏之转精也；目者，其窍也。又云：目者，心使也；心者，神之舍也。因事冗心烦，则神劳血虚火旺而目病，故清心养血安神，亦为治目之要务。东垣云：五脏六腑之精气，皆上注于目，而为精明之用。然脏腑之精气，皆禀受于脾土，因饮食失节，劳役过度，致脾胃受伤，脾虚则脏腑之精气皆失所司，不能归于明目也。是则脾胃所宜理也。故仲淳治目病，每用杞菊地黄丸，天王补心丹二方，朝夕并进，药品甘寒，不伤脾胃。故云：久服自效，深合六经东垣之旨。丹溪云：目能远视，不能近视者，肾水虚也，宜地黄丸；目能近视，不能远视者，心血少也，宜补心丹。倪氏云：心为君火，肝为相火，火炎无治，神水受伤，上为内障。又言诸脉皆属于目。相火者，心胞火，主百脉，上荣于目，火盛则百脉沸腾，上为内障。其症初起，视物微昏，空中常见黑花，神水色变淡绿，急宜杞菊地黄丸、补心丹治之。次则视歧，睹一成二，色变淡白，失此不治，久则不能睹物，色变纯白，永为废疾。此症亦有因暴怒伤肝，致神水渐散昏花者，急宜滋肾水，养肝血，收其散大之神瞳，镇其上冲之逆气，当宜杞菊地黄丸合磁朱丸治之。但内障之病，最为难疗，服药须累月经年，又当远房帏，戒恼怒，释忧思，免劳碌，庶几有效，不然必废，终不可复。或有因大怒气逆上冲空窍，神水随散者，此属不治之症。又有因为物所击，神水随散者，亦不可治。有因悲哀过度，泪多液竭，渐至丧明者，《内经》命曰夺精，亦最难治。有因诸失血过多，睛珠作痛，不能视物，羞明酸涩，眼睫无力者，但宜滋阴养血为主，杞菊地黄丸加减，加白芍、胡麻、天冬、人乳之属。若目暴赤肿，多泪痛痒，羞明紧涩者，此属肝经火盛血热，宜凉血清火。或热极生风，是为内发，或因热而召，是为外来，统于凉血清火药中，加薄荷、荆、柴之属。盖热极则翳生，加之以风则更易，譬之豆浆，其锅下以火燔之，上以风扬之，翳即生焉。治之者，但熄去风火，复加退翳之药，其明自复。又如尘蒙清水之面，拂去之而仍能照物也。经言：热甚目瞑眼黑。仲淳言：伤寒病热极则不识人，皆由热气拂郁于目，而致之然也。《正理论》云：目昏而见黑花者，由热气甚而发之于目，亢则害，承乃制，而反见其象。又冲风而即泪下者，经言：火气燔目，故见风则泣下。譬之火疾风生，乃能雨也。张子和云：夫目之五轮乃五脏之精华，宗脉之所聚。故经云：肾之精为瞳子，肝之精为黑珠，肺之精为白珠，心之精为络，脾之精为眼胞。此人皆知之，及有目疾，则不知疾之理。岂知目不因火则不病，故白轮病赤，火乘肺也；肉轮赤肿，火乘脾也；赤脉贯目，心火自甚也；黑水神光被翳，火乘肝与肾也。能治火者，一句可了。

赵氏云：子和一句可了，但一味寒凉治火。余用壮水以制火，亦一句可了。以上诸论，皆治目之大略也。盖目为五官之一，非明无以作哲，故甚重之，而有专科，若求详悉，自有书存。

杞菊地黄丸（亦作煎服）通治肝血肾水虚衰目疾，主此加减。

六味去泽泻嫌其利小便而耗肾阴，扁鹊谓其多服昏目故也　**枸杞**补肾经，益肝血　**甘菊**养目血，去翳膜　**麦冬**清心则火不炎，而神水不受伤，清肺则金生水，而肾精得充足　**北五味**滋不足之肾水，收散大之瞳神。各六两　**白蒺藜**补肝明目，炒去刺，五两，可合磁朱丸用（磁石四两，入肾，镇养真精，使肾水不外移。朱砂二两，入心，清镇君火，使心火不上炎。原方治内障目昏，如因怒气逆冲渐昏者，二方合用最效）。如养血，白芍、胡麻、柏仁；清肾热，玄参、女贞、龟甲；清肝热，羚羊角、犀角（兼能退翳）、**槐角**，（兼止热泪）须用羊肝为引导。退翳，决明、谷精、木贼随意采用（炼蜜丸，桐子大，空心淡盐汤下四钱）。

此方滋阴固精明目，不寒不热，和平之剂，久服最效。

天王补心丹（见虚劳）因事冗心烦，致神劳血虚火旺而目病者用之。

此生精养血，清热镇心安神之剂。仲淳云：世医治目，多补肾，不知补心。余遇目疾久不愈者，令朝服杞菊地黄丸，晚服天王补心丹，久久自效。

《广笔记》方　治虚人目疾，下焦有湿热者。

生地　枸杞（补肝肾）**麦冬**（清心火。各三钱）**龙胆草**（清下焦湿热，治目赤肿痛。酒炒，一钱）如脾气不佳，加白蔻仁末。（五六分）

清肝明目饮（自制）治目暴赤肿，多泪痛痒，羞明紧涩等症。

龙胆草酒炒　**槐角　黄芩**清肝胆之火。猪胆汁炒　**连翘仁**清心胞之火。炒　**黑山栀　木通**利水以泻火　**生地　玄参**壮水以制火　**赤芍**凉血行滞，以血热极则干而凝也　**生甘草**泻火缓急，以火势甚则急而痛也　**甘菊**祛风除热，而治目疼欲脱　**薄荷**消风散热，而治目赤肿痛。火甚者加黄连（泻心火），或胡黄连（泻肝火），或黄柏（泻肾火）。热甚便秘者，加（酒蒸）大黄（通泄其热，所谓上病下疗也）。赤肿痛甚者，宜用三棱针刺破眼眶肿处，捋出热血，立解（经谓火实宜决之，迟则血贯瞳神而损目）。外用人乳浸黄连，入冰片少许点之（内服宜苦寒以泻火，是釜底去薪之义。外点佐辛温以散邪，则火郁则发之义。毋过用寒凉点洗，以遏火在内）。

此一派苦寒泻火之剂，宜中病即止，久服伤胃，盖暂用之药也。

决明夜灵散　治目至夜则昏，虽有灯月，亦不能睹，俗名雀盲。

石决明咸寒。入血除热，入肾补阴　**夜明砂**辛寒。乃蚊蚋之眼，夜视光明。故主明目，取其气类相从也。另研，各二钱　**猪肝**或**羊肝**导引入肝。一两。将肝用竹刀切作二片，以二药末铺于一片，上以一片合之，用麻皮缠定，勿令药泄出，用米泔水一大碗，沙锅内煮至半碗，临卧连肝药汁尽食之。忌犯铁器

搐鼻碧云散　治目暴赤肿，多泪痛

痒，羞明紧涩。

鹅不食草解毒，二钱　**青黛**清热
川芎散邪，各一钱。为细末，先噙水满
口，以少许搐入鼻内，泪出为度

此方宜常用搐之，使邪毒有出路，
则易愈。

仲淳洗眼方

皮硝治风眼红烂赤肿作痛，一
两　**侧柏叶**祛风湿。三钱　**甘菊　杏仁**
散风热　**桑白皮**泻火散血。各五钱　**铜
绿　明矾**除热燥湿。各三钱。河水五碗，
煎二大碗，置铜盆内，频频洗眼及眉棱
骨两太阳，泪出即爽然。一服，冬可半
月，夏十日

飞丝垢入目方

磨京墨浓汁，点入目中立出。

目病　举例

一　一人病后眼花，以枸杞、生地
（各一斤）熬膏蜜收，服之立愈。

二　一人患风泪眼，每出则流泪盈
颊。仲淳用谷精草为君，蒺藜、枸杞之
属佐之，羊肝为丸，不终剂而愈。

三　一人患目赤泪流，或痛或痒，
用二百味花草膏（羊胆一枚，去其中脂，
入蜜拌匀蒸之，候干研膏，方名以蜂采
百花，羊食百草故也）。频挑噙化，三日
痊愈。

四　一人患翳障青盲已逾年，用黄
连（一两）、羊肝（一具）煮烂丸服，
不数月而复明。

五　一人患赤眼而食蟹，遂成目盲，
已五年矣。用夜明砂去目中恶血，当归
生目中新血，蝉蜕、木贼退目中障翳

（各一两），羊肝（四两）煮烂丸服，百
日复明。

六　一人冬初同蒜食肉，醉卧暖炕，
次日两瞳子散，大于黄睛，视物无的，
以小为大，卒然见非常之处，行走踏空，
医药不效。至明春，求治于东垣。东垣
谓曰：此由食辛热过多，辛则主散，热
则助火，上乘于目，瞳神因之散大，精
散故视物亦散大也。当以芩连苦寒泻火
为君，二地、二冬、白芍、骨皮滋阴凉
血清热为臣，五味酸收瞳神散大为佐，
则自愈矣。

七　一老人忽盲，他无所苦。丹溪
以大虚治之，令急煎人参膏二斤，服二
日，一医与礞石药。丹溪云：今夜必死。
果然。此经所谓气脱者目不明。再加镇
坠，则其气立断矣。

耳病

耳为肾之外候，以肾开窍于耳也。
经曰：肾气通于耳，肾和则耳能闻五音
矣。又曰：液脱者脑髓消，胫酸，耳数
鸣。又曰：精脱者耳聋。故治耳者，当
以补肾为主。然有因外感而耳聋者，如
经言：手少阳三焦，是动则病耳聋，浑
浑沌沌。盖热邪感入少阳，热气拂郁故
也。仲景言：少阳中风，两耳无所闻，
目赤。盖言肝经之风热上壅故也。宜从
本门以施治。有因气逆而耳聋者，如恼
怒则气上逆，肝胆之火客于耳也，宜平
肝降气清火。有痰火上升，郁于耳而为
鸣，甚则闭塞者，多缘饮酒厚味所致，
宜消痰降火。有因气虚，因血虚而聋者，
以补气补血为主，各加降火之品。丹溪

言：耳聋皆属于热。诚哉是言。若人瘦面黑，筋强骨劲而聋者，此精气俱足，乃寿考之征，不须治之。赵氏云：耳鸣以手按之而不鸣或少减者，虚也；手按之而愈鸣者，实也，不可不察。又嘉言云：人当五十以外，肾水渐衰，真火易露，故肾中之气，易出难收，况有肝木之子，疏泄母气，而散于外，是为谋虑郁怒之火一动，肾气从之上逆，耳窍窒塞不清，较之聋病天渊。聋病因窍中另有一膜，遮蔽外气，不得内入，故以菖蒲、麝香等药开窍为治。不知肾气至上窍亦隔一膜，不能越出窍外，止于窍中，汩汩有声，如蛙鼓蚊锣，鼓吹不已。故外入之声，为其内声所混，听之不清，若气不上逆，则听清矣。故余悟此理，凡治高年逆上之气，屡有奇效。立方施治，大意全以磁石为主，以其黑色入肾，重能达下，又能制肝木，复以地黄、龟胶群阴之药补之，更用五味、山萸之酸以收之，令肾气归元，听自清矣。夫收摄肾气，乃为治老人之先务，不可不知。又有耳疮、耳肿、耳痛、耳痒，薛氏云皆属肝经风热，血虚火盛，或肾经虚火等因，宜审施治。

八仙丸　左归丸饮　保阴煎（俱见虚劳）肾虚，耳中潮声蝉声无休止时，妨害听闻者，选而用之。耳疮、耳肿、耳痛、耳痒属肾经虚火者，亦并选用。

耳鸣加磁石、（堕气补肾）猪肾。（虚热耳聋甚易）如耳中脓血，不闻人声，属肾热者，八仙去萸肉、五味，加花粉、（清肃肺气）磁石、（引肺金清肃之气，下降于肾，则热自除）石菖蒲，（开听户而收脓血，少许）外用青黛、黄柏为末吹之。（耳脓多属湿热）

此皆壮水之剂。

龙胆泻肝汤（见胁痛）治恼怒气逆，肝火上冲而聋者。

宜加羚羊角、（平肝火，下逆气）代赭石。（性寒，质重降火镇逆）

此泻肝火之要剂，其平肝降气镇逆之品，在所必加。

清痰降火汤（自制）治痰火上升而聋者。

贝母　瓜蒌霜　花粉　茯苓消痰　**苏子　橘红　枳壳**利气　**连翘　黄芩**降火，加竹沥、梨汁。甚者加黄连，如醇酒厚味过度，壮实者可用礞石滚痰丸。

此消痰利气降火之剂。如肥人湿痰，则以二陈加降火之药。

耳病　举例

一　一妇耳内外肿痛，胸胁不利，寒热往来，小便不调。立斋曰：此肝火伤血所致。先用龙胆泻肝汤四剂，诸症顿退，又用加味逍遥散而愈。

二　一人耳内不时作痛，痛极欲死，痛止如故。立斋诊之，六脉皆安，意其有虫误入，令急取猫尿（生姜擦鼻即出）滴耳，果出臭虫而安。

三　一小儿患耳聋，经年服药不效，殊不知此肾疳也，用六味丸加桑螵蛸，服之而愈。

胃脘痛（胸痛、心痛、腹痛）

胃脘痛，俗呼心痛。盖胃之上口名

贲门，与心相近，故经亦言胃脘当心而痛，若真心痛必死。经曰：心者，五脏六腑之大主也，精神之所舍也。其脏坚固，邪不能客也。客之则心伤，心伤则神去，神去则死矣。故诸邪之在心者，皆在于心之包络，其心痛之与包络痛别者，包络之痛在两乳中间；其与胃脘痛别者，心痛在岐骨陷处，胃脘痛在心之下；其与胸痛别者，胸痛在心之上，横满胸间也。但胸痛宜分属肺、属心、属肝，辨之既明，治之自效。而胃痛之因亦异，有因气郁，因血瘀，因食积，因痰饮，因寒，因火，因虫，因虚之不同，宜分别而治之。包络之痛，皆因思虑伤神，涸血所致，须参胃痛之条分治，但无食耳。按：丹溪云治胃痛宜分新久，若明知身受寒气，口食寒物，于初病之时，当用温散温利之剂；若稍久则郁蒸成热，再用温剂，宁不助火添痛乎？故古方多用山栀为君，稍加温热，为之向导，则邪易伏，病易起。腹痛之因，亦同胃痛分治，但有应下一法。又须辨其因食积，因瘀血，因痰饮之异。更有内痈作痛，最宜审慎。如胃脘生痈，亦在中脘，手不可按，或寒热作渴。肠痈则小腹硬痛，频数如淋。丹溪言内痈证，因饮食之毒，七情之火，相郁而成，故初起时，急宜清热解毒，凉血破瘀之剂下之，须参外科诸书治之则善。按：景岳云近世治痛，有以诸痛为实，痛无补法者；有以通则不痛，痛则不通者；有以痛随利减者，皆为不易之法。不知形实病实便秘不通者，乃为相宜；若形弱脉弱，食少便泄者，岂容混治。须知拒按者为实，可按者为虚；疼痛而胀闭者

多实，不胀不闭者多虚；喜寒者多实，爱热者多虚；饱则甚者多实，饥则甚者多虚；脉实气粗多实，脉虚气少者多虚；新病年壮者多实，久病年老者多虚；补而不效者多实，攻而愈剧者多虚。必以望、闻、问、切，四者详辨，则虚实自明。仲景云：阳明中土，万物所归。故世人之患胃痛腹痛者甚多，而其治病之因，亦难以悉数。临症之际，当潜心会通各门，参究施治，庶不致误。

芍甘汤 胃脘心腹诸痛，主此随症加减。

白芍制肝补脾，活血止痛。酒炒。三四钱 **木香 豆蔻**快气，各五七分 **香附**制，二三钱 **甘草**和中缓痛。炙，钱许。可加枳壳、橘红、玄胡、郁金（行瘀各一二钱）、苏子（炒研）、茯苓（消痰）、山楂、麦芽（化食。各二三钱）。如挟热（时作时止，得热更甚），本方采加芩、连、山栀、川楝（泻火则痛自止）、羚羊角（能疗腹病热满）。如挟寒（痛无增减，得热则止），本方采加桂、附、干姜、沉香（温中则痛自停）、吴茱萸（能除腹痛冷服）。挟虚（重按之则痛缓），本方采加参、术、当归（气旺脾健血充，虚痛自止）。

此方以芍甘汤为主，乃健脾最胜之剂，能治血虚腹痛。夫邪之所凑，其气必虚，故须此二味。又凡痛定因气滞，气滞则血为之凝，痰为之结，食亦为不消。以上加入诸药，皆快气行瘀，消食化痰之品，常用颇效，至若挟寒、挟热、挟虚，各随其所宜，加药以治之。

四磨汤 胃脘胸腹因气郁不舒，痞结胀满，攻刺而痛者宜之。

木香 **真沉香**调气开郁 **枳实** **尖槟榔**降气破结。加乌药名五磨饮，白汤磨服。

此一派调气降气之剂，气实者宜之。

聚宝丹 凡一切因气滞血凝作痛者，用俱神效。

木香 **沉香** **砂仁**各三钱 **麝香**快气，八分 **玄胡** **乳香** **没药**各三钱 **真血竭**活血，一钱五分。另研入药。若同药研，即化作尘（为细末，糯米糊丸如弹子，朱砂为衣，或酒或随症用汤化服）。

此快气活血之剂，昔人谓其能治胃脘寒痰结阻，致反胃呕吐；饮食不进者，亦甚神验。乃痰随气降之义。

失笑散 （治胃脘胸腹，因瘀血停留，满痛拒按）

蒲黄凉血活血 **五灵脂**散血活血。何氏加玄胡、山楂、赤芍、没药、姜黄（行瘀血）、尖槟榔（破滞气）。木通（通血脉）。临服入盐卤（入血软坚，二三匙）。可加犀角（辛寒破蓄血）、羚羊角（咸寒祛恶血）。如可下者，宜桃仁承气加减下之。

此系何氏秘方，称其能治九种心疼，诸药不应者。盖以痛久气滞血凝，用此得效者，血行则气和而痛止也。

保和丸 （见泄泻）治伤食胃脘腹痛，（如食在上，胸膈饱闷，嗳腐吞酸。如食在中，腹满硬痛拒按。如食在下，绕脐硬痛拒按）主此加减。（外用陈糟炒热，加盐、麝香熨之，内已热甚者忌之）如可下者，宜承气之属下之。

二陈汤 （见中风）治胃脘胸腹因停痰留饮作痛，或吐清涎，或发眩晕，主此加减。如可下者，礞石丸微利之。

黄芩汤 **竹叶石膏汤** （俱见伤寒）治胃脘胸腹，因火热痛甚者，选而用之。

香苏散 （见伤寒）治外感寒，内食冷，胃脘心腹作痛。

宜加草豆蔻、生姜、（寒散温中）香、砂（利气止痛）甚者加桂心、吴茱萸等。（治心腹冷痛）

盏落汤 （言盏落，痛即止）治胃脘心腹因虚寒痛者。

胡桃肉益命门火则寒可除，利三焦气则痛自止。三枚 **大枣**同胡桃肉，补脾胃而兼温，同生姜调荣卫而兼散。三枚，去核，夹桃肉，纸裹煨熟 **生姜**三片。煎汤，细嚼送下，永不再发。可加辰砂。如果虚寒甚者，可选用理中汤、参附汤之属。

槟黄丸 胃脘心腹因虫作痛，痛有休止，面生白斑，或吐清水，淡食而饥则痛，厚味而饱则安，宜于上半月服之。（虫头向上故也。下半月则虫头向下，先食鸡肉汁，或蜜或糖，引之向上，随后服药）

鸡心槟榔 **雄黄** **制绿矾**皆主杀虫。等分为末，饭丸米大，空心每服一钱至三钱，量人虚实用之

万应丸 下虫积如神。

雷丸醋煮 **槟榔**杀虫 **黑丑**下虫积之迅药 **大黄**攻积滞之要品。各六两 **木香**一两 **沉香**气芳引虫食，气利使积行。五钱，共为末，用皂荚、苦楝根各四两，煎汤泛为丸，绿豆大，外用二香末为衣。每服一钱至三钱，五更时砂糖汤下

异功散 （见中风） **归脾汤** （见虚

劳）胃脘心腹因虚而痛者，宜主此加减治之。

此数方或因食、因痰、因热、因寒、因虫、因虚，宜各审明而采用之。

《金匮》大黄丹皮汤　治肠痈小腹坚肿如掌而热，（痈势已成）疼痛拒按，肉色如故。（痈不在躯壳也）或焮赤微肿，小便频，（火逼下行之故）汗出憎寒，（因卫气为热毒壅遏，不行于表，表失其固护也）或发热，（经言热盛于中，故热遍于身）或肌肤甲错如鳞，（血瘀成痈，不充肌肤之故）脉数者，宜此方急下之。

大黄　芒硝均能荡热，散结，逐血。各钱许，量加　丹皮凉血，二钱　桃仁破瘀　瓜蒌仁利肠胃，消痈肿，各二钱　冬瓜仁（散瘀毒，治肠痈。五钱）。宜加犀角（散邪清热，凉血解毒，五钱）、猪悬蹄甲（祛腹中伏热，能治肠痈。酒炙研末三钱）、苡仁（利肠胃，消毒肿）、鲜金银藤（数两）。煎汤煎药（再加紫花地丁一二两同煎更佳）。

此方虽为下药，实内消药也，故稍有脓则从下去，未成脓即下出瘀热毒血而肿消矣。按立斋云：如脉洪数，以手掩肿上热极者，血已成脓，下恐伤肠胃之气，宜苡仁汤排之，即本方去硝、黄加苡仁。

会脓汤　治腹中肿毒。

大黄泻血分之热极。二两　乳香　没药通血气之壅滞　五灵脂散血化瘀　穿山甲破血逐瘀　僵蚕化痰散结　白芷散肿排脓。各五钱，为末。每服五钱，酒下。脓从大便出，幼者服三钱❶

《金匮》排脓散　诸疮痈毒皆可宗用。

生鸡子解热毒　枳壳破结气为君　赤芍行瘀血为臣　桔梗开提肺气。宜加桑皮清利肺气。盖肺主周身之气，气利血行，则脓成毒化。

立斋云：余治胃脘痛，每用前方加清胃药亦效。若吐脓血，饮食少思，则壮胃气为主，而佐以前药，不可专治其痛。又言肠痈不可惊之，惊则肠断而死。故坐卧转侧，务宜徐缓，时少饮薄粥，及服固元气药，静养调理，庶可得生。

痛甚者脉多伏，伏脉有因火者，有因气郁、血瘀、食滞、痰滞，亦有因寒者。（阴气盛，阳气衰故也）促脉因火亢，亦有因气血食痰停滞，阻其营运之机，皆致歇止。如止数渐稀，则为病瘥；止数渐增，则为病剧。代脉痛家不忌。滑伯仁曰：无病而瘦羸脉代者危候也。暴病而气血乍损，只为病脉。

大痛而喘，人中黑者死。真心痛手足寒至节，心痛甚，旦发夕死，夕发旦死。

胃脘痛（胸痛、心痛、腹痛）　举例

一　一童子出痘，未大成浆。其壳甚薄，两月后尚有着肉不脱者。一夕腹痛，大叫而绝。嘉言取梨汁入温汤灌之，少苏，顷复痛绝，灌之又苏。遂以黄芩二两煎汤，和梨汁与服，痛止。令制膏子药频服，不听。其后忽脉大无伦，一夕痛叫，小肠突出脐外五寸，交纽各二

---

❶ 三钱：扫叶山房本作"二钱"。

寸半，如竹节壶顶状，茎物绞折长八九寸，明亮如灯龙。嘉言云：肺主皮毛，痘不成浆，肺热而津不行也。胸中甲错，则生肺痈。痈者，壅也，今壳着于肉，全是甲错，岂非肺气壅而然欤？腹中痛绝者，壅之甚也。壅甚则并水道亦闭，是以其气横行，肠为之突出，茎为之弛长，当以黄芩清肺之热，阿胶（或生鸡子）润肺之燥。因病势甚，只宜单用多用，可以下行速效。今日进十余剂，三日后始得小水，五日后水道清利，脐收肿缩而愈。（观此当悟肺气不能下行，而脐腹攻痛，小便不利者之治法也）

二　一男患腹痛，彻夜叫号不绝，小水全无。嘉言以茱连汤加玄胡索投之始安。又因伤食复反，病至二十余日，肌肉瘦削，眼胞下陷。才得略宁，适遭家难，症变壮热，目红腮肿，全似外感有余之症。知其为激动真火上焚，令服六味地黄加知柏三十余剂，其火始退。退后遍身疮痍黄肿，腹中急欲得食，不能少耐片刻，整日哭烦。谓曰：旬日后，腹少充，气稍固，即不哭烦。服二冬膏而痊愈。

三　一女不时发胃脘痛，已十年矣。仲淳诊之，知为火症，用黑山栀、淡豆豉、橘红（各三钱）、枳壳（三钱❶）、生姜（三片），一剂良已。

四　一妇忽心痛连下腹，如有物上下攻撞，痛不可忍，急以手按之，痛稍定，按之少松，即叫号。仲淳云：此血虚也。用白芍（五钱）、甘草（七分）、橘、砂（各三钱）、炒盐（五分）、二剂稍止。又用牛黄苏合丸疏其气，果得嗳气数次，而痛徐解。

五　一男子患腹痛，按之则痛缓。仲淳云：此血虚也。用参（三钱）、归（二钱）补气血，芍（三钱）、甘（一钱）和脾胃，麦冬（三钱）益胃养阴，木瓜（一钱）和胃制肝，橘红（半钱）理气调中，数剂不愈。但药入口则痛止，超时复发，服二煎又止。如是者月余，疑不对症，更他医药，入口痛不止矣。因信服之，用前方加减。因时恶心，去当归，一年后渐安。服之六百剂，始痊愈。两年腹痛愈后，又时患手指及臂肿痛，不能屈伸，三四日方愈。仲淳曰：此即前病之余，虚火移走为害也。用八仙长寿丸，加天冬、黄柏、甘菊、砂仁、虎前胫骨之属而愈。

六　王宇泰夫人，病心口痛甚，日夜不眠，手扪之如火，下陈皮及凉药，少顷，即胀闷欲死，以大剂参、归补之，稍定。

七　一妇怀抱郁结，不时心腹作痛，年余不愈，诸药不应。立斋用归脾汤加山栀而痊愈。

八　宋徽宗常食冰，因致腹痛，国医进药俱不效。杨吉老诊之，用理中汤。上曰：服之屡矣。吉老曰：所进汤使不同，陛下之疾，得之食冰，今臣以冰煎药，此已其受病之原也。果一剂而愈。

九　一妇因郁怒患腹痛，连小腹，上支心，昼夜无间，两寸关俱伏，独两尺实大，按之愈甚。此肝木郁于上中之故。与柴胡疏肝散（柴、芎、香附、枳、橘、芍、草），即嗳气数声而痛止。

十　一妇食荞麦面，着怒，遂病胃

---

❶　三钱：扫叶山房本作"一钱"。

脘当心痛不可忍。用吐、下、行气、化滞诸药，皆入口即吐，不能奏功，大便三日不通。时珍云：心痛欲死，速觅玄胡。遂用玄胡末三钱，温酒调下，食即纳入，少顷大便行而痛遂止。

十一　一妇因经水多，服涩药止之，致腹作痛。立斋用失笑散二剂而愈。

十二　一妇小腹肿痛而有块，立斋曰：此瘀血为患也。用四物汤加桃仁、红花、玄胡、牛膝、木香，二剂血下而痊。

十三　一产妇小腹疼痛，小便不利。立斋以苡仁汤二剂痛止，更以四物汤加桃仁、红花下瘀血升许而愈。凡瘀血停滞，宜急治之，缓则腐化为脓，最难疗治，若流注骨节间，则患骨疽矣，失治多成败症。

十四　一妇小腹疼痛，大便秘涩，腹胀转侧作水声。立斋曰：脉洪而数，脓当内溃，急进大黄丹皮汤，加犀角末。一剂下瘀血，诸症退。更用苡仁汤，四剂而愈。

十五　一人患肠痈，伛偻不能伸屈。有道人教以饮黄犬血二碗，和白酒服。其人竟饮四碗，次日下脓血甚多，遂愈。盖痈由血壅，取以血入血而温散之义。

腰痛

腰痛有肾虚，有气滞，有血瘀，有痰饮，有闪挫，有寒湿，有湿热之不同，宜分别施治。经曰：腰者肾之府，转摇不能，肾将惫矣。故腰痛虽有多端，其原皆本于肾虚。所谓邪之所凑，其气必虚是也。然标急先治标，而后治其本，

标本不失，此谓良工矣。

保阴煎　六味汤丸　左归丸饮（俱见虚劳）腰痛攸攸隐隐，痛而不甚，无已时者，属肾虚，选而用之。

如用六味，宜加牛膝、杜仲、枸杞、玉竹、猪肾，脊髓煎汤煎药更佳。

此皆壮水之剂，肾水不足者，宜常饮之。

青蛾丸　八味丸（见不能食）肾虚火衰，腰痛，小水清利，脉沉小迟者宜之。

杜仲醋炙　**破故纸**胡桃油炒　**胡桃肉**俱温补肾脏。各四两，或加鹿茸、羊肾（胡桃内研膏，蜜丸桐子大。陈酒下三四钱），此皆益火之剂，果属肾中诸阳衰弱者可用，内有热者大忌。

聚宝丹（见胃脘痛）

此方气血兼理，治诸痛颇效者，以凡痛必因气滞血凝故也。

五磨饮（见胃脘痛）治气滞腰痛脉沉者。（外用檀香末涂痛处）

宜加当归、续断、玄胡、砂仁。

黑牛续地饮（自制）治瘀血腰痛，痛有定处，转动若锥刀之刺，日轻夜重，小便利大便黑，脉涩者。

黑豆　牛膝生用　**续断　生地**均主补肾，又能行瘀　**当归　玄胡**活血利气　**丹皮　赤芍**凉血行瘀。如因闪挫跌扑，转舒不便，呼吸作痛者，可加乳香、没药。如不效，脉沉有力痛甚者，或再加桃仁、大黄（韭菜汁炒）。

二陈汤（见中风）　**四苓散**（见湿）治痰饮流入肾经，往来走痛，或心下悸，脉滑者。

二方合用，（宜去甘草）当君茯苓，

（渗痰利饮，安神定悸）加沉香、砂仁、（芳而下达，气利则痰自行）杜仲、续断。（补而不滞，正旺则邪自除）如人壮实，脉有力痛甚者，可用礞石丸。（痰去，方以补药滋阴）

肾着汤（见湿）治寒湿着肾，身重腰冷疼痛。（外用艾热熨之，或再用草乌末、姜汁涂之）

可加破故纸、杜仲、续断。

三妙散 治湿热腰痛，或作或止。

苍术燥湿 **黄柏**清热 **牛膝**最利腰膝。宜加生地、茯苓、杜仲、续断。此六方皆治标之剂，宜各审明致病之因，而采用之。

腰痛 举例

一 一老人久患腰痛。仲淳令日服枸杞（一两）、麦冬、熟地（各五钱）补肾，人参（二钱）、白术、陈皮（各三钱）益气健脾强肾，能再生子，八十未艾（余常以此方治脾肾两虚之人，甚效）。

二 一人腰痛甚。仲淳诊之曰：此系气郁，兼有瘀血停滞。用香附、苏梗、橘红（各二钱）快气开郁；牛膝（五钱）、续断、当归、五加皮（各二钱）活血祛瘀。加童便（一杯）。服二剂即愈。

三 一人伤寒后两腰偻废卧床，彻夜痛叫，百治不效。嘉言诊之，其脉亦平顺无患，其痛则比前大减。谓曰：病非死症，但恐成废人耳。此症之可转移处，全在痛如刀刺，尚有邪正互争之象，若全然不痛，则邪正混为一家，相

安于无事矣。今痛觉大减，实有可虑。谛思良久，谓热邪深入两腰，血脉久闭，不能复出，只有攻散一法。而邪入既久，正气全虚，攻之必不应。乃以桃仁承气汤，加附子、肉桂二大剂与服，服后即强起。再仿前意为丸服之。旬余全安。

四 一妇因亡女后，忽患腰痛，转侧艰苦，至不能张口受食。投以鹿角胶不效，以湿痰疗之，亦不效。仲淳曰：此非肾虚也，如肾虚不能延至今日之久。用白芍（三钱）、炙甘草（一钱）、橘红、白芷（各二钱）、制香附（三钱）、肉桂、乳香、没药（各一钱），一剂腰脱然，觉偏体痛。仲淳曰：愈矣。再煎渣服，立起。问其故。仲淳曰：此木郁则达之耳。

五 一人患腰痛，至不能坐立，以补肾药治之不效。朱远斋用润字号丸药下之，去黑粪数斤。盖湿痰乘虚流入肾中作苦，痰去方以补药滋肾，不逾月起。惜其方不传。

胁痛

胁为肝胆之区，故胁痛昔人多从肝治。推其致痛之因，亦各不同。有因忿怒气郁，有因肝胆火盛，有因痰饮流注，有因瘀血停留，有因闪挫跌扑，有因食压肝气。治亦有异，其阴虚火旺而胁肋作痛者，宜从虚劳门治之。仲淳云：胸胁痛属肝血虚，肝气实而上逆所致，治宜养血和肝，（生地、归、芍、甘草、续断）除热下气。（羚角、苏子、郁金、降香）古云：肝无补法。此论肝气则不

可亢，而肝血仍当自养也。

加味逍遥散（见虚劳）治郁怒伤肝，胸膈胁肋肚腹等处作痛，（肝气喜条达。若因忿怒气郁冲上，则胸胃痛，奔下则少腹痛，横行则胁肋胀痛）加减用之。

宜加木香、香附、（开郁快气）枳壳、（治气结刺痛）青皮。（疏肝胆滞气）如肺金气盛，而制肝木太过而胁痛者，宜泻白散（抑金）合逍遥散（扶木）加减治之。

此方辛散酸收，甘缓养血，而兼宁心扶脾之剂，乃肝经之要药也。

龙胆泻肝汤 治肝胆实火，或胸膈胁肋刺痛，（以肝脉上贯膈中，布胁肋也）或两拗阴囊肿痛，（肝脉循股内侧，入毛中，过阴器也）或头目胀痛，（肝脉连目系，上出额至巅）或少腹作痛，（肝脉抵少腹也）或下部生疮，（如下疳、便毒、囊痈、悬痈、妇人阴肿、阴疮、阴中突出如挺）或乍寒发热，或大便燥结，或大便赤涩等症。

龙胆草专泻肝胆之火 **黄芩** **山栀**君以胆草，同入肝胆 **生地** **白芍**以凉肝血 **甘草**以缓火势 **木通** **泽泻** **车前**以泄火邪。或加羚羊角（咸寒入肝，除热下气）、黄连（吴茱萸汁炒）。寒热加柴胡，便秘加大黄。

左金丸（亦可小剂作汤）治肝经实火，胁肋作痛，一切肝火之症。（外用大黄、朴硝捣贴痛处）

黄连泻心火，使肺金清肃，得行令于左，而肝平。猪胆汁炒，径入肝胆。六两 **吴茱萸**独入厥阴有功，引连入肝泻火。此从治之义。汤泡三次，炒一两。

入汤剂，但浸汁拌炒。可加羚羊角（能治胸胁痛满）。

二陈汤（见中风）**四苓散**（见湿）痰饮流注，胁下支满而痛，（甚至有形肿色赤，坚硬不移）或咳或呕者，合二方加减用之。

宜加枳壳、青皮、竹沥、白芥子、（痰在胁下，非白芥子不能达。如有热者，少加寒凉药中为引导）黄连。（吴茱萸浸炒）如人强壮实，脉滑有力，痛甚者，去甘草，量加甘遂。（驱逐胸胃痰饮之峻药，半分至一分，须同大枣数枚用）

犀角地黄汤（见伤寒）**失笑散**（见胃脘痛）均治瘀血停留，胁肋作痛，及闪挫瘀凝胁痛，随宜采用。

保和汤（见泄泻）治饮食填塞太阴，肝气被压，莫能舒泄，横行胁肋作痛，主此加减。

宜加香砂、香附、青皮、黄连（吴茱萸浸炒）。

此七方或泻火，或驱痰，或祛瘀，或消食，皆宗肝无补法之良治也。然肝为藏血之海，若失血则空虚，是仍宜补之，慎勿胶执。

胁痛 举例

一童子痘后，余热未除，服滋肾等剂，半载无功，骨蒸消瘦，颈顶生核，肚腹胀大，午后发寒热。忽左胁大痛，手不可按。余用左金丸，加青皮、楂肉等药，痛止。数日忽发肿大痛，意其胁内生痈，用夏枯草（五两煎汤代水）、连翘、贝母（各三钱）除热散结，生甘菊（二两）、金银花（五钱）、紫花地丁

（一两）、甘草节（三钱）除热解毒，地榆（五钱）凉血泻热，牛蒡（二钱）、白芷（一钱五分）散结消肿，当归（一钱五分）、赤芍（三钱）活血破瘀，皂刺（一钱五分）宣壅通滞，穿山甲（三钱）破血逐瘀，二味均能直达疮所，排毒散肿。服二剂果肿消痛止，寒热亦不作，诸症亦渐愈。

小便不通 *（交肠、关格二症附后）*

小便不通，匪细故也。少腹急痛，状如复碗，奔迫难禁，期朝不通，便令人呕，数日不通则死。一见呕逆，便不可救。故《内经》论二便不通，最急之候。无分标本，宜先治之。经云：胞（即子宫。男为精室，女为血海）移热于膀胱则癃。（屡出而短少也，闭则热极可知）《金匮》云：热在下焦则淋闭不通，故滋肾水，泻膀胱，名为正治。经又言：胱膀为津液之府，气化则出。盖水出高原，肺气运行，水随而注，故清金润燥，名为隔二之治。又言：脾气散精，上归于肺，通调水道，下输膀胱，故健脾利水，名为隔三之治。又有因气滞，因胞转，因肝热，因瘀血，致闭不同，治亦各异。丹溪云：余尝用吐法通小便，譬如滴水之器，必上窍开，而下窍之水乃出。又有补中益气汤，升举其气，而使之通者。虽皆是良法，但未可混施。按赵氏云：益气、四苓、二香、黄连解毒等剂，皆治有余之症，谓膀胱原有水积，或为热结，或为气闭，有水可通而通之也。至于不足之症，因汗多，五内枯燥，膀胱原无水积，强欲通之，如向乞人而求食，岂能得乎？故东垣分在气在血，渴与不渴而辨之。如渴而小便闭者，此属上焦气分受热，治宜清金；（二冬、二母、桑皮、茅根之属）如不渴而小便闭者，此属下焦血分受热，治宜滋阴。（地、冬、知柏、牛膝、车前之属）至于真阴真阳虚者，未之论及。经言：肾主二便。又言：肾司开合。又言：肾开窍于二阴。故火盛则水衰，津液干枯，而为热闭，宜六味（去萸肉）加二冬、牛膝、车前，滋其阴，而水自来。阳虚则无气，清浊不化而为寒闭，宜济生肾气（去萸肉）直达膀胱，如冻河得太阳而水自通。然世人之患阴虚者多，阳虚者少，桂、附之药，必察之明，审之当，而后可以用之。若模糊混投，几何不以人命为戏耶！

猪苓汤 *（见伤寒）* **导赤散** *（见火）* 热在下焦，小便淋闭者，随宜采用。（或合或分皆可）宜加知柏、（滋肾水，泻阴火。肾热既除，膀胱之热自清）麦冬。（肺清则气化下行，心清则肺热自除）

此皆滋阴润燥荡热利水之剂，燥肾水，泻膀胱，乃正治之法也。

二冬二母散 治肺金燥热，气化不行，小便癃闭。

二冬　二母 加生鸡子（皆清金润燥之品）、紫菀（虽入至高，善于趋下，肺金气化，小便自利）、茅根（清肺，除热，利水）、茯苓、车前（利小便而下走气）。

此方清金润燥，以通小便，乃隔二治法也。

黄连解毒汤（见伤寒）治小便癃闭，因过啖辛热，伤其肺阴者。

原方（清三焦之热，解辛热之毒）宜加二冬、生鸡子白、（急救肺阴）茯苓、车前、木通，（通窍利水）便秘加**大黄**。

此清热解毒，急救肺阴，以通小便之方也。

四苓散（见湿）治小便癃闭，因脾湿不运，而精不上升，以致肺不通调者。

宜加米仁、（健脾燥湿，补肺清热）桑皮、（清肺降气，除热利水）生象牙屑。（甘寒淡滑利窍）此方健脾燥湿，以通小便，乃隔三之治法也。

二香散 治郁怒气滞，小便不通。又治强忍房事，或过忍小便，致转胞不通。

木香 真沉香。宜加滑石。（为末等分。以橘红、茯苓、车前煎汤，空心调服四五钱，以通为度。一方治男妇转胞，但用寒水石、滑石各二两，冬葵子五钱，煎服）

此化气之剂，气化则胞转如常，而小便自利。故曰：治其气则愈。愚意仍加利水清热之药，以相助为理更妙。

龙胆泻肝汤（见胁痛）

此泻肝火以通小便之方也。

琥珀益元散 治小便不通，因血结者。（血蓄膀胱。本小便自利，今反不利，是膀胱气分，亦因热结，乃气血交病也）

益元加真琥珀末（均利小便。能逐瘀血）。可加牛膝（茎中痛甚者，生用

至两许）、瞿麦（利水破血）、郁金（治血积气壅）、连翘仁（散血结气聚，二味皆辛苦寒，并汤调服）。

此驱膀胱瘀血，以通小便之方也。

敷脐法 溺秘因热者多，此方最效。

大田螺性寒而善分清浊，故浊水中置之，便能澄彻。二枚捣烂去壳 **盐**润下 **麝香**通窍，各少许，同螺肉，敷脐中及少腹，软帛系之，即通。一法用猪胆连汁，笼阴头，少顷汁入，亦即通

葱熨法 气闭不通者宜之。（因热者大忌之）

葱白三斤切细 **盐**一斤同炒热。绢包更换熨脐下。或再加紫苏、皂荚煎汤，坐浸水中，亦效

交肠

仲淳云：交肠之病，大小便易位而出，或大怒，或因使醉饱，遂致脏气乖乱，不循常道。法宜宣吐，以开提其气。阑门清利，得司泌别之职则愈矣。

治交肠应用诸药，大法宜升清降浊，兼补气淡渗，忌破气燥热。

治交肠方

升麻 柴胡升清 **橘红 降香**降浊 **苏子 人参 白芍**补气 **茯苓 猪苓 泽泻 木通 车前 滑石**淡渗

关格

仲淳曰：不得大小便为关，是热在丹田也；吐逆水浆不得下为格，是寒反在胸中也。阴阳易位，故上下俱病。宜先投辛香通窍（丁香、白蔻、龙脑香、

苏合香）、下降（苏子、橘红、沉香）之药以治其上，次用苦寒（知母、黄柏）下泄之药（车前、木通、滑石、大黄）以通二便。此系急症，不宜缓治，纵有里虚，后当议补。愚按：论关格之脉，盛于平人四倍以上，为真阴败竭，必死之症。仲淳宗丹溪立言，而景岳甚辟其非，谓岂有脉盛四倍以上而属寒之理。又按仲景曰：关则不得小便，格则吐逆。沈氏注言：溺闭因丹田有热，吐逆因火炎上升。愚甚韪之，亦拟数品处治，大意以甘寒清热下降为主，临症合宜，则用治关格方。

治关格方

竹茹二三钱　**枇杷叶**下气，止呕。数大片　**麦冬**五钱至二两　**梨汁**清胃止呕　**芦根汁　甘蔗浆**各一杯　**茅根**三四两，捣　**绿豆**一合　**茯苓**皆止呕逆，又利小便。二三钱。煎浓汤，同诸汁和匀，频频饮之，外用大田螺（二三枚捣烂，入盐少许，敷脐下，取汁数匙入药中，尤效）。

小便不通（交肠、关格二症附后）　**举例**

一　一人小便不通，目突脐胀，膝以上坚硬，皮肤欲裂，饮食不下。东垣与以淡渗之药，无效。精思半夜，始悟其故。夫膀胱为津液之府，必得气化乃出，无阴则阳无以化，淡渗气薄，皆阳药也，孤阳无阴，欲化得乎？以滋肾丸群阴之剂投之，即愈。

二　一老人患小便不利，因服分利之药太过，遂致秘塞，点滴不出。丹溪

曰：此因胃气下陷。用补中益气汤，一剂而通。因先多用利药，损其肾气，遂至通后遗尿，一夜不止。急补其肾然后已。凡医之治是症者，未有不用泄利之药，谁能顾其肾气之虚哉？特表著之，以为世鉴。

小便不禁

小便不禁，《内经》有责之膀胱，（宜分寒热）责之肾者，（分水衰火衰）有责之肺，（分气盛气虚）责之肝者。（分实火虚火）按赵氏云：天暖衣厚则多汗，天寒衣薄则多溺，多溺者寒也。至于不禁，虚寒之甚。又戴氏云：睡着遗尿者，此系下元冷所致。又言：遗尿此属于虚，所以婴儿脬气不固，老人下元不足，多有此症。河间独以为旋溺遗失，此系热症。《明医杂著》亦云：因肾水不足，膀胱火邪妄动，水不得宁，故不能禁，而小便频数也。老人每多患此。当补阴（地、冬、龟甲）泻火（知、柏、白薇）为主，佐以收涩（萸肉、牡蛎）引导之剂，（猪胆、鸡肠）毋用温药。诸说不一，惟晚村则言：多溺不禁，有热有寒，临症细审，不可执一。旨哉斯言。

固脬丸（自制，亦可煎汤）经曰：膀胱不约为遗溺。又曰：水泉不止者，是膀胱不藏也。宜此固之。

熟地　枸杞补肾益阴　**山萸　五味**酸以收之　**龙骨　牡蛎**涩以固之　**覆盆子　续断**益肾脏，缩小便　**鸡肠**专治溺数不禁遗尿。煅存性　**猪脬**咸寒引导入脬。挟寒宜用羊肠。可加紫河车（嘉言

235

云：取以脬补脬，而助膀胱之化原，只宜入丸药）、人参、柏仁（仲淳云：小便不禁，属气血虚）。挟热加知、柏、二冬、白薇（益阴除热）。挟寒加破故纸，益智仁（暖下焦，缩小便。糯米糊为丸，桐子大，空心白汤下）。

此方补肾益阴敛涩，以助其封藏，固其脬气为主，当因症寒热，而随宜加减之。

左归丸饮（见虚劳）

宜参固脬丸诸药加之。

此方因肾水衰而火迫，遗失不禁者用之。

八味丸（见不能食）

宜去泽泻，（嫌其渗泄）加收涩引导诸药，及鹿茸、鹿角胶。（鹿角补督脉，经言督脉生病为遗溺故也）

此方因真火衰而阳虚失禁，遗尿旋溺者用之。

竹叶石膏汤（见伤寒）治肺热，溺数不禁。（经言：肺气盛则小便数。盖气有余便是火，火热入肺，高原之水，为炎威所逼，病趋而下，故溺数甚则不禁）

宜加芦根、生地、知柏、白薇。

此方清其肺热，固为先务，然除下焦热药，如知、柏、生地之属，亦不可少。

生脉散（见中暑）治肺气虚，溺数不禁。（东垣云：小便频数，肺气虚也。宜安卧养气，禁劳役，以参补之，不愈，当责之肾）

宜加黄芪、覆盆、续断、鸡肠，或合补中益气汤加益智仁。

此方一补一清，一敛肺气，虚而有热者甚宜。按薛氏云：若系脾肺虚，宜补中益气汤加益智之类。

加味逍遥散（见虚劳）治肝经热甚，阴茎失职，溺数不禁，虚火加二冬、白薇，实火加胆草、黄连，（猪胆汁炒）俱加鸡肠。

此方宜分别虚火实火，加减用之。

遗尿若见诸绝症，不治。

小便不禁　举例

一　一人忧愤经旬，忽小便不禁。医皆用补肾固脬之剂投之，一月而转甚。士材云：六脉举之则软，按之则坚，此肾肝之阴有伏热也。用猪胆炒黄连（一钱）、丹皮（二钱）清肺经之伏热，盐炒苦参（八分）清肾经之伏热，白茯苓（二钱）、甘草梢（六分）调鸡肠末，与服六剂而安。一医云，既愈，当大补之。数日后仍复不禁。士材云：肝家素有郁热，得温补而弥炽。遂以龙胆泻肝汤加减，调鸡肠末服之，四剂即止。更以四君子加黄连、山栀，一月而痊。

二　一妇患饮食不进，小便不禁。士材曰：六脉沉迟，水泉不藏，是无火也。用八味丸料，兼用异功散加益智、肉桂，二剂，数日而安。

淋

淋者，欲尿而不能出，胀急痛甚，不欲尿而点滴淋沥。仲淳云：此属肾虚，兼有湿热。丹溪则有五淋之分。气滞不通，脐下闷痛者，为气淋。溺血而痛者，为血淋。溺出如面糊而痛者，为膏淋。溺出如砂石而痛者，为砂淋。此以火灼膀胱，溺阴凝结，煮海为盐之象也。遇劳即小便淋涩而痛者，为劳淋。但宜辨其因心劳、脾劳、肾劳之不同。凡治五淋，总宜壮水滋阴渗湿，分利小便为主。然虚实各异，宜补宜泻，临症之顷，所当详审。

五淋汤（自制）淋症主此加减。

生地壮水滋阴。血淋多用　**二冬**清肺气，化及州都，小便自然顺利　**知母**泄膀胱肾家之火，又能利水　**黄柏**利水窍涩痛　**甘草梢**止茎中作痛　**牛膝**独用两许煎饮，治小便不利，茎中痛甚者立效，血淋更宜　**车前**开窍通淋　**茯苓**渗湿利水。气淋加沉香、郁金；血淋加茅根、藕汁；膏淋加川萆薢、川石斛；砂淋加滑石末调服（滑可去著，为下石淋要药）。因房劳伤肾者，加枸杞、苁蓉（取其滑润）；因思劳心者，加柏仁、丹参；因劳倦伤脾者，加人参。

此方通治五淋，须随症活法加减用之。按方书有冷淋一症，言是肾虚丹田有寒所致。余考《内经》云：胞移热于膀胱，则癃溺血。又《金匮》云：热在下焦则尿血，亦令淋秘不通。丹溪言淋虽有五，皆主于热，此其常耳。

海藏泻肾丸（见火）治或因惧泄强忍，或因思欲不遂，致败精流溢阏塞窍道，涩痛异常者。（外用吮法，或令御女一番，使败精尽行送出）宜加牛膝、车前，火盛加知柏。

此方下所列之症，即所谓精淋也，故宜滋阴通利为主。

淋证之脉，实大可疗，涩小难医。（精血败坏之征）

淋　举例

一　一老人患淋，医以五淋等剂投之，遂腹中痛如刀割，大便如注，小便仍点滴不通，六脉肺部独大。余云：此肺移热于大肠之症。用桑皮、紫菀、杏仁、苏子、黄芩、橘红、茯苓、甘、桔，一剂腹痛减，大便稀，但小水仍不通利。用生地、枸杞、牛膝，补阴药中加桑皮、紫菀、茯苓、车前，二剂痊愈。

二　一放出宫人，年逾三十，两胯作痛，肉色不变，大小便中作痛如淋，登厕尤甚。立斋曰：此瘀血渍入隧道为患，乃男女失合之症也，难治。后溃不敛，又患瘰疬而没。此妇出宫，为商人妾，可见在宫久怀忧郁，既嫁又不能如愿，是以致生此疾，愈见流注，瘰疬，乃七情气血皆已损伤，不可用攻伐皎然矣。按《精血篇》云：精未通而御女以通其精，则五体有不满之处，异日有难状之疾；阴已痿而思色，以降其精，精不出而内败，小便道涩而为淋，精已耗而复竭之，则大小便道牵痛，愈痛则愈欲大小便，愈便愈痛。女人天癸既至，逾十年无男子合，则不调，不调则旧血不出，新血误行，或渍而入骨，或变而为肿，或虽合而难孕，合男子多则沥枯虚人，产多则血枯杀人，观其精血，思过半矣。

浊

浊症，有便浊、精浊之不同。便浊是便溺混浊而不痛。赤者湿热，在血分；

237

白者，在气分。经所谓水液混浊，皆属于热者是也。譬之天气，热则水混浊，寒则澄清。又如清水煎汤，则自然白浊耳。吴氏云：便浊乃胃中湿热渗入膀胱所致。治宜理脾胃，清湿热，兼补肾水。亦有因色欲伤肾，思虑伤心，劳役伤脾所致者。精浊则牵丝黏腻，虽不便溺，亦时有之。此是肾水不足，淫火易动，精离其位，故渐渍而出。若多出不禁者，乃因房劳过度，关窍失合，不戒色欲，必死。总宜壮水滋阴为主，佐以酸收固涩之剂。其因思虑伤心者，天王补心、归脾之属，因劳倦伤脾者，补中益气之类，可加敛涩之品以治之，仍宜兼补其肾，此治浊之大略也。

便浊效方（自制）治赤白浊。

川石斛清胃中湿热　**茯苓**祛膀胱湿热　**米仁**除湿健脾益胃　**川萆薢**除湿、祛浊分清　**生地**肾为胃关，水脏得职，湿热自去，赤者多用　**天冬**金为水源，肺气清肃，小便自清　**知母　黄柏**泻阴火，除湿热。便浊不禁加莲须、莲肉，赤者再加白芍，可加水陆二仙膏（芡实生于水，金樱子生于陆也）。

此理脾胃，清湿热，兼补肾水之剂。浊症主此加减治之。

六味丸　左归丸饮（俱见虚劳）

本方（宜去渗泄助火诸品）加莲须、莲肉之属。（清心则淫火不动，固肾则精气无遗）精流不禁，加五味，（酸以收敛）鳔胶，（黏以止滑）龙骨、牡蛎。（涩以固脱）

此二方皆壮水滋阴，加清心安神，佐以敛涩之剂。精浊者，随宜加减采用。

天王补心丹　归脾汤（俱见虚劳）

此因思虑伤心而致便浊精浊者，随宜加减采用。

补中益气汤（见泄泻）

此因劳倦伤脾而致便浊精浊，随宜加减用之。

遗滑

梦遗者，因梦交而精始出；精滑者，不因梦而精自泻，症状不同。有小便后出多不禁者，有不小便而自出者，茎中痒痛，常欲如小便者，皆由肾水虚衰，相火妄动所致。然亦有数者之不同。有因用心过度，不摄肾而致失精者；有因房劳太过，精窍虚滑而致失精者；有中气虚损下陷，使精不宁而失者；有脾胃湿热下流，使精扰动而失者；亦有命门火衰，不能涵乎阴精而失者，各宜分别施治。有鳏居独宿，精满而出者，此非为病，不须服药。沈氏云：遗病多端，治法大要，总不越乎补肾水，敛元精，安心神，清相火为主。

六味汤丸　左归丸饮（俱见虚劳）

原方（补肾壮水）加莲须、五味、龙骨、牡蛎、鳔胶、（敛精填髓）远志、莲肉、（安心神）黄柏。（清相火）

此方因肾虚火旺失精者用之。虚滑甚者，以金樱子煎膏，代蜜为丸。

天王补心丹　归脾汤（俱见虚劳）

此二方，前方补心兼肾，后方心脾俱补。用心过度，心肾不交者，神志不宁，怔忡惊悸，宜朝服六味之属，晚间择前方服之。

补中益气汤（见泄泻）

此方因中气下陷，失精者宜之。其

人必现四肢倦怠，食少便泄。余谓仍宜朝服六味诸方。按士材云：因肾病而遗者，独治其肾，由他脏而致者，则他脏与肾两治之，以肾为藏精之脏故也。

清热渗湿汤（见湿）

此方因脾湿下流失精者可宗，加减用之，祛其湿热，则肾安而精自固，治病必求其本也。

八味丸（见不能食）

此方因阳不帅阴而失精者宜之。必见畏寒厥冷，小便清长，大便溏泄，食难消化，脉沉小迟者，投之不误，否则以火济火矣。

遗滑 举例

一　一人患遗精，闻妇人声即泄，瘠甚欲死，医告术穷。仲淳之门人，以远志为君，莲须、石莲子为臣，龙齿、茯神、沙苑蒺藜、牡蛎为佐使，丸服稍止，然终不断。仲淳于前方加鱼鳔一味，不终剂而愈矣。

二　一人因肆业劳心太过，患梦遗症，已三四年矣。不数日一发，发过则虚火上炎，头面烘热，手足逆冷，终夜不寐。补心肾及涩精药投之罔效。仲淳疏一丸方，以黄柏清相火为君，佐以地黄、枸杞、萸肉、天冬补肾，麦冬清心，莲须、五味涩精，鱼鳔胶填精，车前利湿热之水，使相火安宁，不终剂而愈。病者初时，恐黄柏大寒，不欲用之。仲淳谓：尊病之所以久而不愈者，正未用此药耳。经曰：肾欲坚，急食苦以坚之，黄柏是也。肾得坚则心经虽有火而精自固，何梦遗之有哉。向徒用收涩补益，

而未及此，故难收效。

大便秘结

大便秘结因热者多，宜分虚实。然有因气滞，因风燥致秘之不同，治亦有异。又间有冷秘一症，亦当审察。至若老人津液干枯，产后亡血，及发汗利小便过多，病后气血未复，皆能使大便秘结。当滋阴养血，生津润澡，则便自通。误用硝、黄利药，多遗后患。按东垣云：肾主二便，主五液，津液盛则大便如常。若饥饱劳役，损伤胃气及过食辛热厚味，则火邪伏于血中，耗散真阴，津液不足，故大便燥结。赵氏云：余尝法东垣之论，而不用其通幽、润肠等，惟用大剂六味，加生津（二冬）润燥（人乳、白蜜）之品，煎服自效。如热秘而又兼气虚者于前方再加参、芪三五钱立应。此因气虚不能推送，阴虚不能濡润故也，亲试甚验，故表出之。

六一散顺气汤（见伤寒）

此方治一切实热秘结。随症采用。

麻仁丸　治脾约（脾土燥热，将胃中三五日之谷省约为一二弹丸而出）大便艰难。（肠中津液干燥之故，必胃强者方可暂用）

麻仁三两　**杏仁**润燥　**白芍**养阴　**大黄**泄热。制，各二两五钱　**枳实**　**厚朴**散结，各一两。炼蜜丸服

此泻热散结，润下之剂。

象胆丸（以味苦象胆也）

真芦荟苦寒清热，湿润滋燥。同以朱砂清镇下坠之剂，自然热结开通。研细，一两四钱　**朱砂**研细。一两。滴好

酒少许，和丸小豆大，天晴时修合。每服一钱二分或三钱。白汤送下。朝服暮通，暮服朝通

此清热下通之缓剂。此方亦实热秘结者宜之。只行一二次，甚为稳当。但味极苦，最难服，胃弱者恐不能胜。

养阴清热润燥汤（见燥）治一切虚热秘结，随症加减。

如内热甚，可加蔗浆或梨汁。

生地蜜油饮　治老人津液干枯，及产后大便秘结。

生地四两作小块　**芝麻油**四两，入生地同煎，以浮起油面为度，去地，将油倾入大碗，加生白蜜（两许），调滚汤（一碗）同油顿饮。或独用生地（三四两）煎汤顿饮亦效，再加松子仁（一两）更佳。

此二方一切虚热秘结可采用。

橘杏汤　治气滞不通，大便秘结（三焦相通，不过一气。气闭则大便亦闭）

橘红利气。二三钱　**杏仁**利气而兼润燥。五钱至一两。宜加枳壳（一三钱）、苏子（炒研三五钱），磨真沉香汁数匙冲服。麦冬、蔗浆、梨汁皆可用。

此利气而兼润燥之剂也。

养血祛风润燥汤（自制）治风燥秘结。

秦艽二三钱　**胡麻**炒研。三五钱　**鲜首乌**养血祛风，五钱至一两　**生地**凉血润燥，三五钱　**松子仁**五钱至二两。研烂调服　**牛乳**补血润燥。一杯或牛酥一二两　**梨汁**治风热，利大肠。一杯

此方素患风热，大便秘者甚宜，不用风药者，治风先治血，血行风自灭。

若用风药，则燥复伤血，而大便愈秘矣。

八味地黄丸（见不能食）治冷秘。（必畏寒厥冷，喜饮大热，小便清白，脉沉小迟者，方作寒医）

宜加肉苁蓉（一二两）。

此方果属冷气横于大肠，凝阴固结不通者，可用之。然此症甚少，勿概混投。愚谓当先用肉苁蓉三两，性温入肾为君，酒煎，润燥，调服沉香末三钱，益命门真火为臣，亦可散其凝阴之气。如不应，然后投以八味。所谓病宜用热，必当先以温药探之也。

大便秘结　举例

一　一人服五加皮酒，遂患大便秘结，四五日来，腹中胀闷，用大黄（一钱）通后又结。士材曰：肾气衰少，津液不充，误行疏利，是助其燥矣。以六味加人乳（一杯）、白蜜（一两），三剂而通。

二　一老人大便燥结，胸中作闷。仲淳曰：此血液枯槁之候。用肉苁蓉三两，煎汤顿饮，大便通，胸中快然。

三　一人患脾约便艰。嘉言用胡麻、首乌、苁蓉、山药等，四剂即润。盖缘肠中少血多气，与药适宜，故效敏捷。

四　一宗室妇人，年几六十，平生苦肠结病，旬日一行，甚于生产。服养血润燥药则泥膈不快，服硝、黄通利药则若罔莫知，如此三十余年。时珍诊之，其人体肥盛而多忧郁，时吐酸痰碗许乃宽，又多火病。此乃三焦之气壅滞，有升无降，津液皆化为痰，水饮不能下润肠间故也。用牵牛末、皂荚煎汤泛丸与

服，即便通利。自后但觉肠结，一服即顺，亦不妨食，且复精爽。盖牵牛能走气分，通三焦，气顺则痰逐饮消，上下通快矣。

五　一人多素酒色病，下极胀痛，二便不通，不能坐卧，立哭呻吟者七昼夜。用通利药不效。时珍曰：此乃湿热之邪在精道，壅滞隧路，病在二阴之间，故前阻小便，后阻大便，病不在大肠膀胱也。乃用楝实、茴香、穿山甲诸药，入牵牛加倍，水煎服之，一剂而减，三剂而平。牵牛能达右肾命门，走于精隧，人所不知。

大便血

大便下血，血清者谓之肠风，血浊者谓之脏毒。盖此风非外来之风，乃肠中热极则生风也；毒非痈疽之毒，因大肠积热，猝难开解，下血不止，故有脏毒之名也。按经言：结阴者，便血。盖气为阳，血为阴，邪热结于阴分，故当便血。初起宜清热凉血为主，久远不愈，阴分大伤，当滋阴（二地、龟甲）养血（枣仁、白芍）清热，（银花、麦冬）佐以酸敛收涩（萸、味、首乌）引导（或肚入莲肉，或脏入槐花，煮烂为丸）之品。丹溪云：凡治下血，不可纯用寒凉，必加辛味升举药为佐。虞氏云：人身精血，皆生于谷气，脾胃统血，久病虚弱，必资归脾、补中等汤，脾胃气旺，则能摄血而不下行矣。虽方书论血，从下流为顺易治，若大下数升，形肉枯槁，面浮肢肿，喘息脾泄诸症悉至，正所谓轻则易治，甚则难痊。

槐榆生地汤（自制）治肠风脏毒下血。（仲淳云：属湿热）

槐花　地榆　黄芩　银花清热除湿　**生地　白芍　生鸡子**补阴凉血　**甘草**调和诸药　**荆芥**能入血分，性升上行。炒焦　**荷叶蒂**补助脾胃，升发阳气。热甚，加犀角、黄连，或用猪脏丸服（另用槐花填入脏中煮烂，去槐花，捣和丸药。取其引入大肠）。

此方清热除湿凉血，佐以升举，便血初起者甚效。《广笔记》载一方，治便血，或因酒毒发者，先用黄连酒炒为末，空心白酒调服三钱，忌荤腥，一日服后必腹痛，去血愈多；复用白芍一两，白术五钱，甘草三钱，同炒拣开，先以白芍煎服，腹痛自止；后用术草煎服必愈。补胃气则阳明调，而便血自止。

《广笔记方》　治肠风甚效。

人参一二三钱　**黄芪**蜜炙，三钱　**甘草**补气以摄之。炙一钱　**生地**四钱　**麦冬**五钱　**地榆**凉血以止之。酒洗　**白芍**酒炒。各三钱　**当归**血去多，则补益之　**萸肉**各二钱　**北五味**血滑脱则酸敛之。八分　**荆芥**炒黑一钱　**柴胡　白芷**血下渗则升举之。各五分

此方补气养血，滋阴清热，酸敛升举，诸法尽备，以治便血，自神效也。

八仙长寿丸（见虚劳）

宜加首乌（益血而涩），白芍（凉血而敛），莲肉（补脾止血），女贞子、龟甲胶（益阴除热），可用槐花煮猪脏（法同上方），加黄蜡（涩能止血）丸服。

此方滋阴养血清热，佐以酸涩，便血久远者宜之。或左归丸饮，人参固本丸等方，俱可参酌上药用之。一方只用

北五味、熟地等分为丸，服久必效，如虚人初起，胃弱难胜苦寒药者，用以上等方，须去酸涩之品。

归脾丸（见虚劳）**补中益气汤**（见泄泻）便血过多，脾胃虚弱者，选而加减用之。

宜加莲肉、糯米、白芍、麦冬、五味、龟甲之属。

此二方皆补脾以统血之治法也。均宜加滋阴凉血酸敛之药以治之。要之去血过多，阴分大伤，若但用补气健脾温热等药，则阳愈旺而阴愈消矣。

大便血　举例

一　一人久患肠风，百药不效，用人胞（一具煮烂）、侧柏（向东南者二斤，同胞捣烂，晒干为末）二味蜜丸，空心淡盐汤服（五钱），顿愈（治弱症吐血亦效）。

二　一童子病内伤，大小便俱血。用桃仁、红花，病愈甚。仲淳曰：血既下行，奈何又重伤之，伤之则补之而已。以生地、牛膝、杜仲、续断等药饮之，稍平而腹痛不已。因加人参（二钱），一剂即止。此经言强者气行则愈之验也。

三　一人大便下血甚多，面色痿黄，发热倦怠，盗汗遗精。士材诊之曰：脾虚不能统血，肾虚不能闭藏，法当以补中益气，五帖并一而进之。十日汗止，二十日血止。再以六味地黄丸，间服一月而安。

痓

痓者，筋病强劲不柔和也。甚者头动摇，背反张，脚挛急，口噤介齿。按经言：诸暴强直，皆属于风。又言：痓筋之病，寒则反折筋急。又言：诸痓项强，皆属于湿。考《金匮》论痓，亦以风、寒、湿立言，谓太阳病发热无汗为刚痓，太阳病发热汗出为柔痓。又谓太阳病发热脉沉而细者，名为痓，为难治。盖太阴湿邪，淫于太阳，粘着经筋故令背项强直。若寒湿相合则成刚痓，风湿相合则成柔痓。以太阳为病，而见太阴贼克之脉，故曰难治。徐忠可注云：痓虽概为风寒湿所中，然原其因，多由亡血，筋无所荣，故邪得以袭之。故仲景复原痓病之由，而曰：太阳病发汗太多，因致痓。夫风病下之则痓，复发汗必拘急，疮家发汗则痓。虽汗下后，或有邪乘，总由阴虚液脱筋燥致痓则一也。此丹溪论治痓，所以有不可纯用风药之戒。景岳注《内经》，亦言肝主筋，其化风，故诸暴强直，皆属于风，非外来之风。内风多燥，若与风剂则益燥，宜补阴以制阳，养荣以润燥。故有治风先治血，血行风自灭之说也。《千金》谓：温病热入肾中亦为痓，小儿痫热盛亦为痓，俱当养阴清热润燥。盖痓病皆属阴虚液脱筋燥所致。忠可之说，深得病情，所以产后及金疮折伤，失血过多，痈疽脓溃之后，每有此症，亦宜养阴清热润燥为主。或金疮所伤，痈疽溃后，冒风致痓者，即所谓破伤风也。当养血疏风，方为善治。产后血舍空虚，外风袭入而成痓者，即《金匮》所言新产血虚，多汗出，易中风，故令病痓是也。宜海藏防风当归为主治之。嘉言谓：庸愚不知此症，昔贤各从血舍驱风，自有成法可遵，辄称产后惊风，妄用镇惊之药，千中千死而不悟，深为可慨。又小儿体脆神怯，不耐外感壮热，多如痉病，后世妄以惊风立名，不治外淫之邪，反投金石脑麝等药，镇坠外邪，深入脏腑，亦千中千死，此通国所当共禁。沈氏谓：此乃少阴、少阳客邪所至，为惊为瘛，感冒热邪所致，实非惊风，并非痉病，治者审焉。

养阴清热润燥汤（见燥）治汗下后，产后及金疮折伤，失血过多，痈疽溃后，一切发痉，可用此方。

宜加牛膝、（入肝养血，拘挛可解）木瓜、（入肝养筋，缓急皆宜）猪脂、（甘寒润燥养筋）羚羊角。（入血除热舒筋）汗多酌加参、芪、（实表敛汗）枣、芍。（收阴敛汗）此养血清热之剂，须对症加减，活泼泼地用之可也。按嘉言云：痉病之坏，不出亡阴亡阳两途。亡阴者，精血津液素亏，不能荣养其筋脉，此宜急救其阴。亦间有亡阳者，阳气素虚，不能充养柔和其筋脉，此宜急救其阳，参、芪之品，在所必用。以气主煦之，故益气则津自生也。

海藏防风当归汤 治汗下后及产后，中（同伤）风病痉。并一切破伤风发痉。

防风风药之润剂，故用以疏风 **当归 地黄**养血 **川芎**治一切风，一切血。宜加荆芥（能入血分而驱风）、秦艽、甘菊、胡麻（养血驱风）、黑豆（活血散风）、竹沥（逐痰除热，产后及小儿中风，并破伤风发痉皆用）。

此养血疏风之剂，果有冒风的症，可用此加减治之。

热而痉者死。（此系热极生风，大伤阴血而然，既热且痉，乃为死候）痉病有灸疮难治。（火热内盛，阴血太亏故也）

脚气

脚气皆由湿热所致。经曰：伤于湿者，下先受之。湿郁成热，湿热相搏，其病生矣。然湿有因外而得者，有自内而生者，其致病不同，见症则一。发热恶寒，或亦头痛，状若伤寒，但起于脚胫红肿，筋挛掣痛，举步艰难为异耳。轻者止于足痛，重者由足痛入阴器，抵少腹，历胁肋上头。又重者，则脚气冲心，神昏谵语，喘急不止，呕吐不休，每多致毙。治宜清热除湿利水为主。盖脚气之疾，壅疾也，喜通而恶塞，故孙真人云：脚气病皆由气实而死，终无一人以服药致虚而死。仲淳论治脚气，忌用补气温燥升提等药，然又不可大泻，及纯用破气之剂。按：《金匮》治脚气上入少腹不仁，责之寒湿上逆，痹着少腹，用八味丸以壮真阳，逐寒湿。然脚气之属寒湿者绝少，误投温热，必立致祸，审之慎之。昔人论脚气之原本于湿，若因外而得者，如涉水骤雨，居处卑湿，足先受之，湿郁为热，故发动为痛；自内而生者，如饮食之湿，酒水瓜果乳酪，有湿有热，先入于胃，上输于脾，脾主四肢，水性就下，故脾流湿热，直入于足。总之脚气病以肿为湿，痛为热，乃不易之论也。

防己饮（重订）治湿热在足，脚胫红肿，（亦有不红者）筋挛掣痛，发热恶寒，主此加减。

汉防已通下焦湿热，壅遏脚气，非此不除。钱许 **黄柏**治下焦湿热肿痛。二钱 **忍冬花**疗脚气筋骨引痛。鲜藤数两，煎汤代水更效 **川萆薢**祛浊分清。各五钱 **木瓜**祛湿舒筋 **白茯苓**各三钱 **泽泻 木通**利水除湿，各钱许 **石斛 米仁**益脾除湿。各五钱。如红肿加犀角，冲心烦闷亦用，再加槟榔（降气下行）、羚羊角（下逆气治热闷）。如喘呕，加麦冬、枇杷叶。如头痛加甘菊。

此清热除湿利水之剂，脚气皆由湿热，通宜以此方为主，随兼症而扩充以加减之则善。

《金匮》矾石汤 治脚气冲心。（湿热之气，上冲于心，即地气加天之谓也）

白矾收湿澄浊，清热解毒。四两。煎汤浸脚（使湿热不上冲）。可加苦参（四钱）。

脚气 举例

一人苦脚气攻注，用田螺数枚，捣敷两股上，便觉冷气下趋至足而安。盖螺性善能泌别清浊，故能疗脚气之湿热。柳子厚云：余患脚气疾，不得通泄，夜成痞（脚气干脾）绝，（脚气干心）左胁有块如石，（脚气干肝）且死，因大寒不知人三日，举家号哭。一人传杉木汤，大剂饮之，大下三次，气通块散而愈。其方用杉木节，质重能达下，气芳能疏壅；橘红味苦而厚，过于青皮；槟榔质实而重，等于铁石。味厚则泄，质重则降，故能令邪气大下。童便能引湿热下行，从溺而出。经言：道之远者，制大其服。故用大剂顿饮。

卷十六数集　症方发明 （十一）

调经

调经乃治女病之首重，盖女子以血为主，一月一行，谓之月经。经者常也，如月之盈亏有常期也，若或前或后，或午前午后，或闭或通，此皆失其常候，不可不用药以调之。调之之法，昔人专以理气补养心脾为主。以脾为生化之源，心统诸经之血，若心脾和平，则经候自调。然推其不调之因，亦复不一。须审其为热则寒之，虚则补之，滞者行之，留者攻之，滑者固之，陷者举之，随症施治，自无不效。丹溪云：先期而至者热血也，其色鲜红；若紫黑者，为热之甚；成片成块者，虽云气之滞，亦热极所致，治宜凉血清热而补肝肾。然有因恚怒伤肝，肝火盛而沸血妄行先期者；有因郁结伤脾，郁火发而逼血妄行先期者；有因思虑伤心，虚火动而致血错行先期者，各随其所因以施治。后期而至者，血虚也，其色淡红；若淡白者，为虚之甚。亦有因恚怒伤肝，因郁结伤脾，致血少后期，甚至经闭者；有因肥人湿痰壅滞，而经水后期，或致不行者。或补血，或消痰，随症治之。至若经期午前午后不一，其症气乱，悉从虚治。经闭不行，宜分虚实。无有他病，而经闭不行者，乃属阴虚，血少火盛，不可以毒药通经。有病虚劳而经闭不行者，因肾水不足，相火妄动，煎熬真阴，熏蒸血海，血日以枯，俗谓干血劳是也。有因情欲伤心，劳倦伤脾，以致病及于胃，失生化精血之源，而经闭不行者，此即经所谓二阳（胃与大肠）之病发心脾，在女子则为不月者是也。有因心事不遂，致心血亏少，乏血归肝，而经闭不行者，此皆属虚之所致。其有因血瘀内积而闭者，有因恚怒郁结，气滞血凝而闭者，有因经水适来，形寒饮冷，血凝而闭者，此皆易治，不过一通之而已。若经水过多，但责之热，亦宜凉血清热，补肝肾为主。过多而不止者，当加酸涩之药，或兼升举之品。若经水来少者血虚也，肥人或属之痰壅气滞所致。凡经将行而腰腹作痛者，责之气滞血实；行后绵绵作痛者，责之血虚气滞。此调经大旨之常法，如是复有变常，而古人未言及者。如士材云：有终身不月，而血错行，从大便出者；有至经期而血逆行，或吐或衄，或从耳目出，谓之倒经者；有三月一行，而谓之居经者；有一年一行，而谓之避年者；有一生不行而受胎，谓之暗经者；有受胎之后，月月行经而产子，谓之垢胎者；有受胎数月，血忽大下，而胎仍不陨，谓之漏胎者，虽以气血有余不足为言，亦异于常矣。经言女子二七而天癸至，七七而天癸绝，其常也。

有女年十二、十三而产子者，有妇年五十、六十而产子者，此又异常之尤者也。医者亦不可不知。

归脾汤（见虚劳）治心脾肝虚，经水不调，或前或后，或乍前乍后，或经闭不行，或月事过多，淋沥不断，悉主此方加减。

宜加地、芍、四制香附。（为血中气药。气调则血亦从之而和畅。同艾醋浸二宿，分作四分。一分盐水浸炒，一分酒浸炒，一分童便浸炒，一分人乳浸炒）如因郁结伤脾先期者，加柴胡、（取其能引脾胃之气上行，兼赖其升提之力）山栀、（能清郁火血热）麦冬、鳖甲、（益阴除热）或再加吴茱萸、炒黄连。（能达心脾之郁火）如因郁结伤脾后期，或经来血少，或经闭不行者，加柏仁、枸杞、糜角、人乳。（皆补血之品。日饮人乳一碗，能通经水）如过多，淋沥不止，加麦冬、鳖甲、（寒以清热）莲须、牡蛎、（涩以固脱）五味、萸肉、（酸以收敛）发灰。（发为血之余，同气相求也）

此方乃心脾肝三经之药也。立斋云：心主血，肝藏血，皆统摄于脾，补脾和胃，血自生矣。故调经每多用之，胃弱脾虚者更宜。

按：此方宋严用和所创，以治二阳之病发心脾，有不得隐曲，女子不月者也。阳明胃与大肠为二阳。盖人之情欲，本以伤心，母伤则病及其子；劳倦本以伤脾，脏伤则病连于腑。故凡内而伤精，外而伤形，皆能病及于胃，此二阳之病所以发于心脾也。不得隐曲，阳道病也。夫胃为水谷气血之海，主化营卫而润宗筋，如经云：前阴者，宗筋之所聚；太

阴、阳明之所合也。胃病则失生化精血之原，故为阳衰少精，其在女子，则为不月。又云：其传为风消，其传为息贲者，死不治。胃家受病，久而传变，则肝木胜土，风淫而肌体消削，胃病则肺失所养，故气息奔急。气竭于上，由精亏于下，败及五脏，故死不治。所以病才见端，即为治疗。原方无远志、当归，薛氏加入，以治血虚。又加丹皮、山栀，以治血热而阳生阴长之理乃备。随手变化，通于各症，无不神应。

地芍凉血汤（自制）治血热经水先期。色鲜红，或紫黑，或成片成块。或过多不止。

生地 **白芍** 凉血 **骨皮** **鳖甲** 清热 **竹叶** 或竹茹 **麦冬** 清心以主血 **山药** **甘草** 补脾以统血 **枸杞** **杜仲** 补肝益肾，或加**白薇** 苦咸性寒，益阴除热。壮实人血热，甚者可暂加知、柏、芩、栀之属。如过多不止，加莲须（固涩）、枣仁（敛摄）。

此凉血清热，而补肝肾之剂，随宜加减用之。阴虚内热人，不能服参、术者甚宜，或用六味地黄汤，参前药治之。

逍遥散（见虚劳）治肝脾经虚，经水不调，或前或后，或经闭不行，或过多不止。

宜加四制香附。如因郁怒伤肝而先期者，参加地芍凉血汤方药；如因郁怒伤肝，后期或经来血少，或经闭不行者，加柏仁、枸杞、牛膝、熟地；如过多不止，加莲须、枣仁、萸肉之属。

此方辛散酸收，甘缓养血，而兼宁心扶脾之剂，乃肝经之要药，女科之神剂，调经者多主此加减用之，多郁多怒

者，最相宜也。

天王补心丹（见虚劳）治劳心虚火妄动，致血错行先期，或因心事不遂，致心血亏少，乏血归肝，而经闭不行。

经行先期，宜去当归、（嫌其辛温活血）远志，（辛温）加白芍、龟甲之属。

如经闭，宜去五味、桔梗，加白芍、枸杞、牛膝、人乳之属。

此生津养血，清热镇心，安神之剂，劳心之人。宜取加减用之。

四物汤（见头痛）治肝经血虚，后期不至。

宜加柏仁、枸杞、牛膝、鹿角胶、制香附之属。

此方虽云调经之总司，然亦有不宜者。如血热则忌用归、芎；今人病阴虚血热者多，故吐衄家、咳喘家、呕恶家均忌。归性滑肠，泄泻者并禁。

柏仁丸（稍订亦可煎饮）治阴虚血少火盛，经闭不行。

柏仁补血 **二地** **二冬**滋阴降火 **牛膝**熟补精血，生则通经，各四两 **续断**通宣血脉 **泽兰**养荣血，行宿血。各二两。炼蜜丸服

此方滋阴养血、壮水制火为主，使其血充，则经水弗招自至。

失笑散（见胃脘痛）治血瘀内积，经闭不行，少腹时痛。

原方（有何氏加药宜参用）可加香附、降香。如因恚怒郁结，气滞血凝者，再加郁金、香砂。如少腹满痛拒按，可用桃仁承气，加减用之。

此散瘀行血之剂，所谓滞者行之，留者攻之是也。

香苏散（见伤寒）治经水适来，形寒饮冷，血凝停止者。

宜加当归、赤芍、桃仁、红花、玄胡之属。

此温散活血化气之剂，亦通之法也。

二陈汤（见中风）治肥人饮食过多，脂满闭塞，湿痰壅滞，而经水后期，或经水来少，或经闭不行。

宜加香附、（利气）丹参、降香、牛膝。（性皆行血，却不滞痰）挟虚者，香砂六君子汤加上药，益母草煎汤煎药。（凡用通经药者，皆宜此汤煎之）此方以消痰理气为主，气利则痰行，痰去则经通，治病必求其本之法也。须审明施用，勿执肥人而概投之。

附《金匮》治妇人杂病五方

甘麦大枣汤 治妇人脏燥，（概指五脏阴血为言）悲伤欲哭，象如神灵所作，（经言：肺在声为哭；又悲为肺志；又言肝悲哀动中则魂伤而邪狂不正。总因脏燥不能荣养心神，魂魄为之不宁也）数欠伸。（呵欠而张口伸腰也。经言：胃病善伸数欠。又言：肺病、肾病皆为欠伸）

甘草缓泻心包之火，而救肺和胃 **陈小麦**和肝阴，养心液 **大枣**补脾益胃润肺

此方以甘润之剂，调补脾胃为主，以脾胃为生化气血之源也。血充则燥止，而病自除矣。

猪膏发煎（见黄疸）治胃气下泄，阴吹而正喧。此谷气之实也。（肠胃津液枯燥，谷食壅滞不下，气不往后阴，而反从前阴泄出，声响如吹）

此方润燥养血，俾肠间得润，谷食

247

下而气转后阴，此通则彼塞矣。沈氏谓有大便不结，中虚下陷而阴吹者，当补中升提以治之，不可概指为胃实也。

半夏厚朴汤 治妇人咽中如有炙脔。（气逆噎塞，吞之不下，吐之不出，如干肉贴咽中）

半夏 厚朴消痰散结下气 **苏叶**活血温中行气 **生姜**行阳散气 **茯苓**能理痰壅，导逆气下行

徐氏谓：妇人或产后，或经后，寒气以从阴户乘虚侵入胞宫，相随任脉上冲，抵于咽嗌，致有此病；而男子因寒痰冷气上逆，亦间有之。尝治一人，咽中每噎塞，嗽不出，以前汤投之即愈。愚谓阴虚之人，咽中噎塞嗽不出者甚多，勿概混用。

狼牙汤 治阴蚀疮烂（湿热炽盛，流注阴中，即生疮矣。湿热蒸化为虫，侵蚀阴中，以致疮烂）

狼牙草名，苦寒有毒。能治恶疮，除热杀虫。如无，用苦参、黄柏、桃叶等代之亦可耳。煎浓汤频洗之，更以绵裹紧如茧，浸汤沥入阴中，日四五遍

蛇床子散 治妇人阴中寒冷。

蛇床子为末，蜜水少许，丸如枣状，绵裹纳入阴中。如因胞门受寒，少腹畏冷，阴户掣痛者，亦可用之（盖寒从阴户所受，故仍温其受邪之处则愈）。

调经 举例

一 一闺女病经闭年余，发热食少，肌削多汗，而成瘵怯。医见汗多，误谓虚也，投以参术，其血愈涸。嘉言诊视，见汗出如蒸笼水气，谓曰：此症可疗处，全在有汗。盖经血内闭，止有从皮毛间透出一路，以汗亦血也。设无汗而血不流，则皮毛干枯而死矣。宜用极苦之药，以敛其血入内，而下通于冲脉，则热退经行，而汗自止。非补药所能效也。于是以龙荟丸日进三次。月余，忽觉经水略至，汗热稍轻，故减前丸，只进一次。又一月，经水大至，淋漓五日，而诸症痊愈。

二 一室女，年十七，患瘰疬久不愈，天癸未通，发热咳嗽，饮食少思。医欲用巴豆、肉桂之类，先通其经。立斋曰：此症潮热，经候不调者不治。今所喜脉不涩，且不潮热，尚可治之。盖此症因禀气不足，阴血未充之故，须养气血，益津液，其经自行。彼惑于速效，仍用前药。立斋曰：非其治也。此类乃慓悍之剂，大助阳火，阴血得之则妄行，脾胃得之则愈虚。经果通而不止，食愈少而潮热，遂致不救。按经云：女子二七而天癸至，若过期不至，是为非常，必有所因。寇宗奭曰：夫人之生，以血气为本，人之病未有不先伤其气血者。世有童男室女，积想在心，思虑过当，多致劳损。在男子则神色先败，女子则月水先闭。何以致然？盖忧愁思虑则伤心，心伤则血竭，故神色先败，而月水先闭也。火既受病，不能荣养其子，故不嗜食。脾既虚，则金气亏，故发咳嗽。咳既作则水气绝，故四肢干。木气不充，故多怒，鬓发焦，筋骨痿。俟五脏传遍，虽不卒死，然终死矣。此种虚劳，最难治疗。若能改易心志，用药扶持，可得九死一生。又张氏云：室女经久不通，切不可用苦寒，以血得冷则凝也。若经

候微少，渐渐不通，手足骨肉烦痛，日渐羸瘦，潮热，其脉微数，此由阴虚血弱，火盛水亏，不可以毒药通经，宜常服柏子仁丸，泽兰汤。

三　一放出宫人，臀腿肿痛，内热晡热，恶寒体倦，咳嗽胸痞，月经过期而少。彼以为气毒流注，服清热理气之剂，益甚。立斋曰：此乃肝经瘀血停留所致。治法但当补其所不胜，而制其所胜；宜补者脾也，宜制者肝也。彼不信，仍服前药而死。

四　一妇早孀居，时年三十有七，患两腿骨作痛，晡热体倦，月经不调，或发寒热，已数年矣。一日颈项两侧作核，两胁胀痛。立斋曰：此系肝经郁火所致，用加味逍遥散加地、芍、泽兰等药，三十余剂，症渐轻安。再用加味归脾等药，年余而愈。

五　一放出宫人，年四十余，臀腿内股作痛，晡热口干，月经不调。立斋曰：此系肝经血少，不能荣养经络而然也。用加味逍遥散加泽兰五十余剂，诸症稍缓。又以归脾兼服，二百余剂而愈。

六　一妇发热口干，肢体倦怠，腿痛膝肿，月经不调。立斋曰：此足三阴经血虚之症也。用六味丸、逍遥散，兼服两月，饮食渐进，形体渐健，膝肿渐消而愈。

七　一妇人因夫经商久出，时发寒热，经行旬日方止。服凉血降火药，内热益甚，自汗盗汗，月经频数。立斋曰：内热汗出肾阴虚，月经频数脾不统也。用六味丸、归脾汤，兼服而愈。

带下

带下有赤白之分。人有带脉，横于腰间，如束带之状，病生于此，故名为带。赤带（即赤淋）多缘忧思郁怒，损伤心脾，肝火时发，因之血不归经，遂下赤矣。治宜补养心脾，益肝凉血清火。若下久则阴血渐虚，中气渐损，是当大补气血为主。白带是湿热夹痰，有虚有实。按仲淳云：白带多属脾虚。盖肝气郁则脾受伤，脾伤则湿土之气下陷，而下白滑之物不止矣，皆由风水郁于地中使然耳，当开提肝气，补助脾元为主，佐以清热除湿之药。又云：若带下如浓泔而臭秽者，湿热甚也，宜清热除湿为主，而佐以升提之剂；若带下如鸡子清者，脾肾虚极也，面色必不华，足胫必浮肿，腰腿必酸，宜益气健脾，兼滋阴补肾二方，分进以治之。陈自明论带下有五色之异，分属五脏。东垣治带下有主寒之说，临症者并宜精察焉。

加味归脾汤　加味逍遥散　天王补心丹（俱见虚劳）

此三方通治赤带，临症合宜加减用之。归脾、逍遥，亦并治白带。

补中益气汤（见泄泻）白带主此加减。

原方（补助脾元，开提肝气）宜合二妙散，加麦冬、茯苓、车前、（清热除湿）枣仁；（敛收浓煎不时饮之）兼用六味地黄加牛膝、杜仲、牡蛎、海螵蛸。（蜜丸空心服）

仲淳云：白带属气虚，补气健脾，乃治法之大纲。又叔和云：崩中日久为白带，漏下多时肾水枯。故治带证，当脾肾兼补。

加味二妙散

苍术　白术燥湿　黄柏　黄芩清热　茯苓消痰　车前利水。或加白芷（升提）

此治湿热夹痰，带下如脓泔臭秽者宜之。

带下　举例

孀妇，内热晡热，腹胀胁痛，肢体酸麻，不时吐痰，月经不调，带下青黄。立斋曰：此郁怒伤损肝脾所致。朝用归脾汤以解脾郁，生脾气，夕用加味逍遥散以生肝血，清肝火，百余剂而愈。

崩漏

崩漏之病，由冲任二脉气血两虚所致。经言：冲脉为五脏六腑之海，脏腑皆禀焉。又言为十二经之血海。以其受纳诸经之灌注，精血于此而蓄藏也。又言冲脉任脉，皆起于胞中，冲脉并足少阴之经，侠脐上行，至胸中而散；任脉上循腹里，上至咽喉面目。又言任脉通，太冲脉盛，月事以时下。故二脉阴阳平和，外循经络，内荣脏腑，何崩漏之有。若劳伤不能约束经血，则忽然暴下，如山崩然，故曰崩中。崩久则成漏下不止，其症有虚有热，有虚热相兼，有房劳致伤。虚则渗下，热则流通，伤则失职。急则治其标，宜先止其血。若因怒动肝火，而血沸为崩漏者，加味逍遥散加减。

若因肾水虚衰不能镇守胞中相火，而血走为崩漏者，保阴、左归加减。若因悲哀太甚，则心系急而胞络绝，（以胞脉属心，而络于胞中，即子宫。在女为血室）绝则上下不交，亢阳内动，而逼血下行者，天王补心加减。若因心血不足，郁结伤脾，而血无主统者，加味归脾加减。按沈氏云：治崩漏，宜大补气血，调养脾胃，微加清心火肝火之药，补阴泻阳，则血自止。立斋云：若大失血，当急用独参汤救之。故崩漏无不由脾胃先损，故能受补者可治。若纯用寒凉止血之药，复伤脾胃，愈不能统血，是速其危也。考《金匮》用胶艾四物汤，治妇人陷经，漏下黑不解，故东垣有属寒之说。虽此症属虚热者多，然亦不可不察其病变之无穷焉。

《广笔记》方（亦作丸服）治崩漏甚效。

人参　黄芪补血以统之　生地　白芍凉血以止之。各三钱　麦冬心主血，心清则血不妄行，五钱　枣仁　枸杞各三钱　杜仲二钱　续断肝藏血，补肝则血有所归。二钱　阿胶血去多则补益之。但真者甚难，或用熟地，或用鳖甲、龟甲各五钱代之，以龟通任脉，鳖入肝经，并补阴除热　黄肉二钱　五味血滑脱，则酸敛之　荆芥血下渗，则升举之。炒，各八分。热甚者，可暂加地榆、槐花。

此补气益血，滋阴清热，兼酸敛升举之剂，立法周备，用故辄效。按嘉言云：若天癸已尽，潮讯已绝，血下有如崩漏，此为脱荣，宜大补。急用凉血清火为治。

加味逍遥散　保阴煎（方中牛膝忌

用）**左归饮　天王补心丹　加味归脾汤**（俱见虚劳）

此五方皆可治崩漏，须审其因，加减取用。

脉宜微弱，不宜实大。

崩漏　举例

妇患崩血，由于中年郁怒，百药不效。仲淳用大剂参、芪，以胎发灰（火煅末，存性）调入药服，久之渐愈。

胎前

胎前有三禁，禁汗下利小便。仲淳云：安胎大法，宜补脾胃，（参、术、扁豆）壮腰肾，（杜仲、续断）滋阴（生地、二冬）养血（杞、芍、枣仁）顺气，（橘红、砂仁）总宜清热（芩、连、骨皮、银花）为主，忌破气破血，升散辛热燥剂。然胎前诸症不一，有谓之恶阻者，由胃气虚弱，恶心而妨阻饮食也。有谓之子烦者，缘心肺有热，烦闷而胸膈不安也。有胎动上冲，以致心腹胀满作痛者，谓之子悬，责之气逆所致。有两足浮大，甚至面目肢体俱肿者，谓之子肿，责之脾虚所致。（土不制水）有小便涩痛淋沥者，谓之子淋，责之下焦虚热。有小便不通，或因胎满压胞所致者，则宜升举之。或别有所因者，随症治之。有遗尿不禁，或为频数，此属肝火血热；亦有因阴虚火旺，亦有因胎压尿胞所致之不同。有怀胎而点滴下血者，或月月若行经者，或猝然大下者，皆由阴虚不足以济火，气虚不足以固血所致，

亦有因脾虚不能统血，有因肝火血热妄行者，若血漏尽则毙。常见漏胎之生儿，多不育，以无血荫胎故也。有频惯堕胎者，因血气虚损，不能荣养胎元而然。立斋云：堕胎因内热而虚者为多，宜常服安胎饮。凡娠妇腰痛，多致堕胎，不可不知。有娠妇忽然失音，不能言语者，即经所云人有重身，九月而瘖，此胞之络脉绝也。胞脉者，系于肾少阴之脉，贯肾系舌本，故不能言，不必治也，当十月复。既产而胞络通，则能言矣。至若难产之故，多由内热灼其胞液，以致临产之际，干涩而难；或脾胃虚弱，不能运化精微，而令胞液不足，亦致难产。宜于七八月间常服补气滋阴，养血清热疏滞之剂，如安胎饮，达生散之类，加减用之；若中年之妇，生育太多，气血虚弱者，尤宜预服。或有因孕妇形盛气实，身居安逸，口厌肥甘，致胞胎肥厚，根蒂坚牢，亦令难产，宜预服瘦胎丸饮。胎前调治之大纲如此，然胎产自有专科，所当合参则备。

竹茹汤（见伤寒）加参、苓、芍、橘、木瓜、苏子、砂仁。

此方补胃清热，利气降逆，治恶阻之神剂。如肥人而因中脘停痰者，可用二陈汤加枳壳、砂仁之类，胃弱加人参。半夏损津液，虽为妊娠所忌，然有是病，则用是药，故孙真人为立方之圣，其胎前方中亦用之，若非系湿痰，切勿妄投。

犀角散

犀角凉心　**麦冬**清肺　**骨皮**除热
黄芩泻火　**赤茯苓**导赤。此治子烦之剂。

紫苏饮（重订）

紫苏　橘红理气通滞　**大腹皮**降逆

气　**白芍**敛逆气　**当归**血中气药　**人参**虚者用之。宜加沉香、砂仁。

此治子悬（即胎上冲）之剂。仲淳一方，用紫苏、橘红、麦冬、竹茹、枇杷叶施于阴虚之人，甚宜，甚效。

茯苓导水汤（见肿胀）

原方应去泽泻、（嫌其利水）槟榔。（嫌其破血）虚加人参。

此方理脾制水，清肺利气，可治子肿。原方内加减药中有犯胎气者宜去之。薛氏载鲤鱼汤一方，用白术、茯苓、橘红、当归、白芍，以鲤鱼一尾，破洗煎浓汁煎药。

五淋汤（见淋门）

原方应去**牛膝**，（嫌其通经）宜少用车前。

此方滋阴清热，分利小便，治子淋宜之。

补中益气汤（见泄泻）

此升举之法，若胎满压胞，小便不通者，可仿此加减，煎汤探吐。须审不可吐诸条，用之则稳。或别有所因者，当参小便不通门诸法治之。一法令稳婆手入产户，托起其胎，即溺出如注。

加味逍遥汤（见小便不禁，宜从加减法）**六味**宜去泽泻，加知、柏、二冬，二方俱加白薇。（治血淋，及胎产遗尿）

此二方皆治小便不禁。肝火血热，用加味逍遥；阴虚火旺，用知柏、六味，分别用之。

八仙长寿丸　人参固本丸（俱见虚劳。宜作煎饮）

俱加白芍、枣仁、杜仲、续断之属。

此二方皆可治胎漏下血。八仙丸但治阴虚不足以济火，而固本丸则兼治气

虚不足以固血矣。如因脾虚不能摄血者，加味归脾汤。如因肝火血热妄行，加味逍遥散，俱加减用之。

安胎饮（亦可作丸长服）

白术健脾生荣血，以荫胎元　**黄芩**泻火清胞热，以安胎元，二味称安胎圣药　**杜仲　续断**补肾，使肾气充足，托住胎元，不致堕矣。杜仲八两，续断二两，为末，山药糊丸，名保胎丸　**生地二冬**滋阴　**枸杞　白芍**养血　**人参　甘草**补气　**砂仁**通滞。宜加银花、黄连、连翘（可预解一切胎毒，服至百剂，神效。黄连一味煎饮，治孕妇腹内钟鸣，及儿哭）。

此方补脾胃，壮腰肾，滋阴养血，清热顺气，诸法尽备。自初孕至产，皆当主此，随宜加减服之。若频惯堕胎者，尤宜预服。仲淳云：余阅本草，见治胎将堕欲死者，用生地二两，酒炒砂仁末一两，水酒各二碗，分作二次服，传一门人，试之如神。

达生散

人参或用黄芪　**甘草**补气　**白术**健脾　**白芍　当归**养血　**紫苏　陈皮**理气通滞　**腹皮**降气消肿。如临产时服，宜加白蜜、麻油（各一杯），若胞浆破早，血水先干者，不时与以协济之。

此方名达生者，取诗言诞弥厥月，先生如达之义。达，小羊也；先生，首生也。羊子先首生而无留难。预服此方，则气血不虚不滞，兼之滑润，而其产也，犹之达矣。

瘦胎饮

枳壳麸炒，二两　**甘草**炙，一两。为末，每服二钱，白汤调下，日三服。

温隐居加当归、木香。或煎或丸皆可

此方名瘦胎者，欲令其胎瘦而易产也。昔湖阳公主体肥，每产累日不下，南山道人进以此方，而得效。果形盛气实者方可用之，否则必致耗气而难产，是以药贵因人而施耳。

保产无虞方 临月预服数剂，及将产再服一剂，自然易产。

当归酒洗，一钱五分 **白芍** **川芎**利其血。各一钱二分 **黄芪**一钱 **甘草**益其气。五分 **枳壳**炒 **厚朴**通其滞。姜汁炒各五分 **川贝母**一味为末，酒服。能治难产及胎衣不下。去心研一钱 **菟丝子**一味为末，酒服能治横生。一钱五分 **荆芥穗** **川羌活**透关利节 **蕲艾**性能通窍，各五分。河水煎服

此治难产之神方。然阴虚内热，咳逆之人，仍宜滋阴养血，清热顺气为主。

佛手散（一名芎归汤）治娠妇伤动，或子死腹中，血下疼痛，服此探之，不损则痛止，已损当即下。

当归五钱 **川芎**二钱五分。水酒各半煎服

此方安生胎，下死胎，乃王道之剂也。一方用牛膝一两，酒煎服之。仲淳用生鸡子三四枚，盐三钱，调服。又有用麻油、白蜜各一杯，入汤顿服者，并可采用。胎死腹中法，当以妊妇舌尖青黑为验，若唇舌俱青，子母俱死也。

妇人手少阴动甚者妊子。（心脉流利滑动，则血旺而能胎，非数如豆粒之动也）阴搏阳别，谓之有子。（心主血，肾主子宫。言少阴二脉搏手，与阳邪有别；以其流利滑动，而有和调之象也）三部脉浮沉正等，无他病，而不月者孕

也。尺大而旺亦然。经断，病多，六脉不病，亦为有妊。体弱之妇，脉虽微细，尺脉按之不绝，便是有妊。（以其体弱，脉故难显）尺脉虽小，按之滑者，妊也。（尺为肾之外候，乃生人之根蒂。冲任二脉，皆起于胞中，为生化之地，故血盛而脉形如水，气聚而脉象如珠，其状皆往来流利，动滑脉之体也）左疾为男，右疾为女。（疾即数也）

妇人有身经断，其脉弦者，后必大下，不成胎也。（弦为肝木太过，肝主疏泄不能藏血也）妊娠七八月，脉实牢强大者吉，沉细者难产而死。妇人欲生，其脉离经，夜半觉，日中则生也。（离经者，离于经常之脉。盖胎动于中，脉乱于外，势所必至也）

胎前　举例

一　一妊妇咳嗽，其痰上涌，日五六碗，诸药不应。立斋以为此水泛为痰，用六味丸料及四君子汤，一剂稍安，数剂而愈。

二　一妇怀孕腹胀满，用鲤鱼汤，（白术、茯苓、桑皮、木瓜、秦艽、紫苏、橘红、姜皮，大鲤鱼一尾，破洗煎汁煎药）数剂而安。丹溪云：余族妹苦于难产，遇胎则驱之，余甚悯焉。盖其体肥而勤女工，体肥则气虚，久坐则气不运，儿在胞胎，亦不能自运耳，后怀孕至五六月，用紫苏饮加参数十剂，而产甚快。

三　一孕妇累日不产，催生药不验，此坐草太早，心怀畏惧，气结不行焉。用紫苏饮一剂而产。

四 一妇年三十余岁始生产，交骨不开。用归芎汤，加龟甲（一个。酥炙）、妇人头发（一握，存性），连进三四剂，顿开分娩。此方能治交骨不开难产，陈自明云：交骨不开，阴气虚也。

五 一妇怀孕，勤苦负重，腹中阴冷重堕，口中甚秽。立斋曰：此必其胎已死，令视其舌青黑，与芒硝五钱服之，化下秽水而安。

产后

产后十人九虚，皆由怀胎十月，气血半荫其儿；加之产下，去其恶露，子宫空虚。故丹溪云：产后宜大补气血为要，虽有杂症，以末治之。又仲淳曰：治产后大法，宜行败血，次宜补血清热，总宜补养心脾肝肾为主，忌破气升提，燥热苦寒，汗吐下诸药。稽方书论产后病症甚多，姑举大略言之。如昏晕不省人事，或因去血过多，气血两虚而致者；（清魂散、参苏汤之属）或因瘀血不行，反逆冲上而致者；（黑神散治之）乍寒乍热如疟，或由气血虚损，营卫不和而作者；（加味归脾、逍遥之属）或由瘀血停留，相连肝胆经脉而作者。（黑神散）头痛或由血虚火炎者，（四物加甘菊、银花、二冬、牛膝之属）或由败血入肝，随经上冲巅顶者。（黑神散）腰痛若悠悠隐隐，喜人按摩者，血去多而肾虚也；（六味加牛膝、杜仲、续断之属）若胀痛如刺，时作时止，手不可按者，败血流入腰肾间也。（黑神散）少腹痛而按之即止者为血虚，（芎甘汤加归地、牛膝、续断、沉、砂之属）按之愈痛者为瘀凝。腹中有块，时上时下，痛不可忍，此名儿枕块痛，乃宿血也。（黑神散）胁痛亦以可按为肝经血虚气逆，（生地、归、芍、甘菊、续断、羚羊、郁金、降香之属）拒按者为肝经血凝气滞。（黑神散）呕恶有因胃气虚逆，（宜分寒热。热者竹茹汤加参、苓、橘红、木瓜之属，寒者异功去术、甘，加豆蔻、生姜之属）腹胀有因脾阴衰弱。（异功去术、甘，加白芍、枣仁、莲肉、扁豆之属）二症亦有因败血入脾胃而然者。（调荣散去莪术，加楂肉、黑豆之属）气急喘促，因血脱气无所依，上逆胸中，名曰孤阳，（人参固本汤，加苏子、橘红、瓜蒌仁、枇杷叶、童便之属）最为难治，亦有因败血入肺所致者。（茅根、桑皮、藕汁、童便之属。挟虚者合参苏汤）若心神恍惚，睡卧不安，语言失度，如见鬼状者，此属血舍空虚，神魂不宁之故，亦有因血少不能上荣于舌，而言语含糊謇涩者。（补心丹，接命丹之类）若心下胀满，烦躁犯乱，谵言妄语，如见鬼状者，此原败血停滞，上干心君所致，亦因败血上冲，而神昏舌强不语，以心藏神而舌为心苗故也。（犀角地黄汤加丹参、琥珀、羚羊之属）恶露不下，而痛不甚者，阴血素虚，败血亦少之故。（柏仁丸加丹参、黑豆之属）小腹胀满刺痛者，此责停滞之咎。（黑神散）恶露不止，肝虚不藏，有因脾虚不摄者，有因血热妄行之不同。（宜参调经门诸方以治之）然诸条总不越血气大虚为病，败血为殃二端。若别有所因者，又当随其所因，而各从本门参酌治之。按：《金匮》论新产妇人有三病。一曰病痉。因新产血虚多汗出，易中风邪所致。然痉病多由亡血，筋无所荣，不必拘定复中风邪而然。二曰病郁冒。东垣言：妇人分娩，及半产漏下，昏冒目眩，盖因血暴亡而火上炽，但补其血，则神自昌。三曰大便难。盖血与汗，则津液所生。血虚汗出，津液亡而胃燥；燥则热而干，大便难于出矣。又沈氏谓：产后大虚，外邪易侵，或身表经络受邪，或从阴户入于胞宫，则病状千变。故虚中常带实证，而实中常有藏虚，攻补之法，不可不明。如《金匮》治产后腹中疗痛，疗痛者绵绵而痛，是属虚也，责之气血两虚，或有微寒阻滞气血所致，用羊肉汤，以羊肉补益气血，当归养血而行血滞，生姜散寒而行气滞，温补之法也。治产后腹中痛，有瘀血着脐下，用下瘀血汤，以大黄、桃仁、䗪虫蜜丸，酒化调服，峻药缓治，攻之法也。治产妇腹痛烦满，不得卧，责其脾虚气滞食停之故，用枳芍散，以枳实通气消食，芍药补脾养肝，一攻一补，攻补兼施之法也。故或补或攻，或攻补兼施，应仿此法，随宜用药施治，毋拘丹溪之说，而固执不通。然攻之一法，又必妇人形盛气实，果有不得不下之症者，方可小剂微下之，否则未有不蹈虚虚之祸，而杀人矣。

黑神散（加减）

生地凉血。三钱　**当归**和血。二钱　**赤芍**　**蒲黄**行血生用，各一钱五分　**干姜**炒黑，引血药入血分，祛恶养新。三五七分　**黑豆**炒，一大撮。以上六味即黑神散，原方有肉桂、甘草，天寒内无热者可用桂、姜　**牛膝**生用。三钱　**续断**酒炒　**泽兰**四味皆行瘀而代补　**玄胡**酒炒。各二钱　**楂肉**均行结气滞血。拌砂糖炒　**桃仁**善破瘀血。炒研，各二钱　**红花**少用和血，多用行血。八分，**荆芥**能入血分散瘀。炒黑，一钱，**益母草**煎汤煎药。口干舌缩，加生鸡子（一枚）调服。寒热往来加鳖甲（五钱），头痛加川芎（一钱），腰痛加杜仲（三钱）。儿枕痛极加乳香、没药（各六七分）。虚汗加枣仁（炒研，三钱），悸惊亦加之。汗不止，加参、芪（各二钱）。

此以祛恶露为主，乃产后必用之剂。然当随所见症，而加以的药治之。如恶露过多，少腹已显无块，按之不痛者，即宜禁用行血破血诸药。

清魂散

人参血脱补气，虚者议加　**当归**引诸药各归其所当归之经　**泽兰**独入血海，攻击稽留　**荆芥**古方一味，炒黑为末。童便白汤各一杯，调服三钱，产下即服，不患血晕。原方有川芎，嫌其辛散去之　**童便**产家圣药，一杯

此方治产后血晕，不省人事，虚者宜之。房中宜预置炭火，俟产下以醋沃之，使尝闻醋气，可免血晕。或烧旧漆器亦可。产妇房中，宜闭户牖，毋使冒风，设一犯之，其患最巨。宜本方去参，同海藏防风当归汤，参酌治之。若盛暑之时，当置大盆井水于房中，勿近帐帏；隆冬必置炭火，勿令受寒，受则难治。

参苏汤

人参能固元气于垂亡。一两　**真苏木**少用和血，多用破血。二两。加童便（一杯）顿服。一方加鹿角胶，（益气补血。五分。生鹿角屑，逐瘀血，随宜采用）。随症加减，难以尽述。

此攻补兼施之法也，施于恶露未行，元气将脱者甚当。若去血过多，气血两虚而昏晕者，是当以人参为君，鹿胶为臣，而以苏木、童便为佐使矣。虚人须预煎汤，俟产下即服，可免血晕。左方加独参汤、参芪汤、参附汤之类，皆治虚脱之剂，宜参酌取用。

加味归脾汤　逍遥散　六味地黄丸　保阴煎　左归丸饮　人参固本丸　集灵散　天王补心丹（俱见虚劳）**接命丹**（俱见中风）**竹茹汤　犀角地黄汤**（俱见伤寒）**柏仁丸**（见调经）**加味四物汤**（见头痛）**调荣散　加味异功散**（俱见肿胀）

此数方各随所宜，活法加减用之。产后应用诸方甚多，不能尽列，须临机应变，向各门中采取用之可也。

胞衣不下方

益母草三两。一方单用益母草六两，酒煎入童便顿饮，治横生甚验　**牛膝　当归**各五分　**芒硝**二三钱，或用玄明粉代之。虚人勿用，酒煎入童便（一杯）或合失笑散（蒲黄、五灵脂同用）。

此方责之血入衣中，胀大难下，腹中胀痛，手不可近，甚至胸满喘急，速进此药，血散胀消，其衣自下，缓则不救。一方以产妇头发入口作呕，即出。亦有因气虚无力送出者，本方可合参苏汤，或因血少干涩不下者，本方可加麻油，生鸡子白各一杯顿服。

子肠不收方

有用蓖麻子捣贴丹田，及涂头顶心者，如已收上，即宜洗去。有用半夏末吹鼻，取嚏而入者。有用鳖头灰、白芨、五倍子末、枯矾、羊脂等药，可加冰片敷托而入之者，亦可煎汤频洗。有用麻油煎热熏洗，即用鳖头灰汤调服者。若日久不能收上，宜大补气血为主，暂加升提，如补中益气汤之类。如恶露未尽，及喘咳呕恶等症，仍宜戒投。

玉门不敛方

有用八珍汤加黄芪、五味子等药者，责之气血大虚也。有用加味逍遥散者，责之肝经虚热，其症必肿胀燉痛，当兼用敷药汤洗，并随宜疗治。

加味涌泉散

王不留行一钱五分　**穿山甲**炙研，七分　**木通**一钱五分　**麦冬**五钱　**当归**三钱　**瓜蒌仁**一枚，捣，猪蹄煎浓汤煎药。

此治乳汁不下之方也。参、芪随宜加用外，用木梳于乳房梳下。

兔怀汤

归尾　赤芍　红花　牛膝

此摘乳之方。妇人之血，下则为月经，上则为乳。欲摘乳者，通其月事，则乳汁下行，免乳胀之苦矣。方曰兔怀，子生三年，然后免于父母之怀也。

新产脉宜小缓，若数大发热为凶。

如胞衣未下，恶露未来，腹胀如鼓，呕吐黄水多带腥臭，加喘者，必产后口鼻有黑气者，（胃绝肺败也）死。或血脱过多，或汗出不止而致痓，（乃为败症）不治。产后汗出，手拭不及者，难治。产后虚喘，产后痢疾，产后蓐劳，皆难治。（生产名曰坐草，蓐草，蓐也。产中虚乏劳倦，寒热如疟，百节酸疼，肢体倦怠，咳嗽痰逆，名曰蓐劳）

产后　举例

一　一妇产后发狂，持刀杀人。仲淳曰：此阴血暴崩，肝虚火炎故也。令先饮童便（一杯）少止，用大剂生地、当归、牛膝、泽兰、茯神、远志、枣仁、龙齿，仍加童便，顿服而止。

二　一妇小产后，阴血暴崩，作晕恶心，牙齿浮肿，喉咙作痛，日夜叫号不绝。仲淳云：此症因失血过多，阴血暴亏，阳无所附，火故上炎，胸中烦热，所谓上盛下虚之候也。法当降气，气降则火自降，阳交于阴，诸病自已尔。药用生地、麦冬、枸杞、枣仁、续断滋阴养血，白芍、五味敛火下降，牛膝、童便引火下行，兼能祛瘀，郁金降气，苏子、橘红、枇杷叶降气，青蒿、鳖甲除热，大剂饮之而愈。

三　一妇产后腿痛，不能行立，久之饮食不进，困惫之极。仲淳诊之曰：此脾阴不足之候。脾主四肢，阴不足故病下体。向所用药虽多，皆苦燥之剂，不能益阴。用白芍、枣仁、石斛、牛膝、木瓜为君，生地、枸杞、茯苓、黄柏为臣，甘草、车前为使，一剂即效，四剂而愈。

四　一产妇二便不通，诸药不应，发热危甚。立斋令饮牛乳，一日稍通，三日而痊。人乳尤善。

五　一妇产后惊悸，闻声辄死，用力抱持，则虚烦欲死，如是累月。仲淳曰：此心脾肝俱虚也。用人参、麦冬、五味、茯神、远志、枣仁、石斛、芍药、甘草、辰砂为丸，龙眼肉汤送下，弥月而愈。

六　一妇产后气喘，仲淳投人参、苏子、麦冬各五钱，一剂即愈。三日后，忽自汗无间，昼夜闻响声及饮热汤即汗遍体。投以参、芪各五钱，加归、地，二剂不效。遍检方书，有云汗为心液，凡服固表药不效，法当补心。恍然曰：是已。此妇素禀有火，气非不足也。产后阴血暴亡，心主血，故心无所养而病汗。以枣仁一两为君，归、地、杞、芍、麦冬、圆肉、牛膝、杜仲、五味、牡蛎大剂与之，至三十二剂罔效。病家欲令更方。仲淳曰：吾前所以投参、芪不应，而遽止之者，以参、芪为气分药，剂且大，其不应者，必与症不合也。兹得其情，复何惑乎？盖阴血难成易亏，不可责效旦夕，仍投前药。至四十二帖，汗渐收，忽得睡，睡至四日夜，一醒霍然，颜色逾常。血足则色华也。

七　一产妇恶露淋沥，体倦面黄，食少恶寒，昼夜不寐，惊悸汗出。此心脾虚热，用加味归脾汤而痊。

八　一产妇略闻音响，其汗如水而昏愦，诸药到口即呕。立斋以为脾气虚败，用参附末为细丸，时含三五丸，随液咽下，乃渐加之至钱许，却服参附汤而愈。

九　一妇产后五日，食冷物，复动怒伤脾，作泄，乃微嗽。又三日泄不止，手足冷，发喘，床亦动摇，神魂飞荡，以人参、附子各五钱投之如故。加参附又不效。渐加至参三两，附子三钱，一剂而愈。

附仲淳治疗疽一切肿毒神方[1]

（症轻者，制小其剂）

生甘菊连根打碎，一二两　金银花五六钱　紫花地丁　生地　茜草　甘草节各三五钱　连翘　牛蒡　贝母　花粉各二三钱　白及　白芷各一二钱　夏枯草五六钱，煎汤煎药。如皂角刺、穿山甲、鲜首乌、赤芍、牛膝、地榆、犀角之属，皆可采用，溃后加黄芪（盐水炒）、米仁（五钱至一两）、山药、白芍（各三五钱）、麦冬（五六钱）、五味子（钱许）。虚者加人参（五钱至三两）。

此方凉血破瘀，除热解毒，散结消肿，余尝用此加减，治一切外科大小诸症，未溃者消，已溃者敛，大用大效，小用小效。

---

[1] 神方：扫叶山房本该方附于"中暑"病方后。

跋

医镜者，小子元宰嗣父松园公竭三十余年探索之功，揣摹按验，审时用药，察症定方，恍乎有得，再四删削，务期醇正，不尚奇僻之见，以致学医人费之诮。我嗣父之成书，其用心有如此者。嗣父同气二人，小子宰、乃仲氏，西侯公所出，年甫十龄，嗣父艰于得子，又蒙重疾，依次房嗣宰为子，蒙恩抚育，延师授室，无异所生。吾父壮年名噪黉序，两预棘闱。后因疾作，延医诊视，百无一效，遂废举子业，穷究医药之理，远达京邸，与试国学，就职医院，因而考订岐黄、灵素诸书者有年，又于辇下诸名家，讲求精理，始旷然有见。医家寄人生死，时下用药多误，诊脉不审，往往杀人。大抵胸无定见，多为成方所拘。如新室之袭尚书，金陵之泥周礼，偏见曲学，祸国祸民，医道亦然。古人云：上医医国，次则医人。要之出死入生，挽回性命，其功不减于医国。此我父所为攻苦二十年，寒檠雪案，手不停披，辄命小子宰昼夜钞辑，垂成辄复改窜，凡数十次。此种苦心，惟小子宰亲见而熟悉之。时嗣姊丈简中，壬午科，今授山东守府，字亦可者，与小子宰同受恩于松园翁，素佩服吾父之书，有功后世，同为参证。我两人窃相拟议，今之号为明医，大抵云积阴功居半，养身家居半。夫一心两用，其于医道，岂尽当乎。况彼所云阴功者，又未尝力学好古，从勤苦中得来也。小子宰谬列武庠，未免分功内外场事，不及授吾父伐毛洗髓之秘，然吾父生平辛勤，惟思救人济世，力挽庸医僻见，若绝不作身家计者，小子亦得于历年钞撮之余，深悉其用心之专且至也。亦可程公向服膺此书，数寓书于宰促其录成，邮致官廨，以待当代知心好义之流，共襄刊刻，于以救世，即以活人，医国医人，两有赖焉。庶不负松园公对后学之正鹄方向，对先圣之继往开来，其宏志伟愿，庶得借以申抒焉。宰手拙性鲁，不学无术，既不能开阐医道新学，复无以追述嗣父之遗志，即其热爱方术之特长，小子宰亦不能序述，谨百拜而为之跋。时康熙五十八年，腊月朔旦。